— 全国高等职业教育医学影像技术专业新形态规划教材 —

医学影像解剖学

（供医学影像技术、放射治疗技术等专业使用）

主　编　陈　涛　杨义耀

中国协和医科大学出版社
北　京

内容提要

本教材是“全国高等职业教育医学影像技术专业新形态规划教材”之一，系根据本套教材的编写指导思想和原则要求，结合专业培养目标和本课程要求的教学目标编写而成，内容涵盖了人体各部位的常规解剖及影像学解剖知识。此外，本教材还增加了丰富的数字资源，包括教学视频、微课、课件、思维导图、岗位对标考试等知识点总结、能力测试等，丰富了教材内容，增强了线上和线下教学的联动性，以提升学生学习的主动性和积极性。

本教材供医学影像技术、放射治疗技术等专业使用，还可作为医学影像专业从业考试的参考书。

图书在版编目（CIP）数据

医学影像解剖学／陈涛，杨义耀主编. -- 北京 ：中国协和医科大学出版社，2025. 7. --（全国高等职业教育医学影像技术专业新形态规划教材）. -- ISBN 978-7-5679-2606-6

Ⅰ. R813

中国国家版本馆 CIP 数据核字第 202559QH19 号

主　　编　陈　涛　杨义耀
策划编辑　刘　婷
责任编辑　刘　婷　尉　琢
封面设计　邱晓俐
责任校对　张　麓
责任印制　黄艳霞
出版发行　**中国协和医科大学出版社**
（北京市东城区东单三条 9 号　邮编 100730　电话 010-65260431）
网　　址　www. pumcp. com
印　　刷　北京中科印刷有限公司
开　　本　889mm×1194mm　1/16
印　　张　23. 25
字　　数　600 千字
版　　次　2025 年 7 月第 1 版
印　　次　2025 年 7 月第 1 次印刷
定　　价　72. 00 元

全国高等职业教育医学影像技术专业
新形态规划教材建设指导委员会

编者名单

主　　编 陈　涛　杨义耀

副 主 编 王　哲

编　　者（按姓氏笔画排序）

刁玉萌（潍坊护理职业学院）

王　哲（齐鲁医药学院）

刘　胜（菏泽医学专科学校）

李　春（潍坊市益都中心医院）

杨义耀（襄阳职业技术学院）

陈　涛（潍坊护理职业学院）

赵振美（山东第一医科大学）

崔荣花（海口市人民医院）

数字教材编者名单

主　　编　陈　涛　杨义耀

副 主 编　黄琳璐

编　　者　（按姓氏笔画排序）

李　春（潍坊市益都中心医院）

杨义耀（襄阳职业技术学院）

陈　涛（潍坊护理职业学院）

黄琳璐（潍坊护理职业学院）

崔荣花（海口市人民医院）

出版说明

随着医学影像技术在现代医疗中的核心地位日益凸显，行业对高素质应用型人才的需求持续攀升。当前，我国医学影像技术领域呈现“设备智能化加速升级”与“复合型人才结构性短缺”并存的现状，人工智能、多模态影像融合、精准医疗等技术的广泛应用，使得传统教材已难以匹配快速迭代的行业需求。高等职业教育作为技术技能型人才培养的主阵地，其新型教材体系的建设，不仅是实现职业教育类型化发展的关键举措，更是推动医学影像技术国产化进程、助力“健康中国 2030”目标达成的重要基石。

本套教材以实践科学发展观为指导思想，以服务教学、指导教学、规范教学、适应我国医学教育改革为宗旨，立足高等职业教育教学实际，以胜任能力培养为目标，使课程设置与理论实践紧密衔接，突出教材内容的实用性、先进性、科学性和通用性。本套教材为新形态教材，具体体现为：体现教育改革精神与职业教育特色；注重产教融合，突出实践教学；以实际操作技能为导向，融入新技术、新方法；融合思政，强化价值引领；以学生为中心，丰富模块设计；纸质教材与数字教材融合；教材编写在贯彻职业教育理念的同时，亦充分体现现代化的教育思想和方法，以全面提升学生的创新精神、人文素养、胜任能力等综合素质，培养适应医疗卫生体制改革的复合型和应用型人才。

同时，本套教材的编写遵循教材编写的基本规律，秉持“三基、五性、三特定”的原则，注重基础理论、基本知识和基本技能的培养，内容深度和广度适应全国高等职业教育的需求。教材编写以医学影像技术专业的培养目标为导向，着重培养学生的职业技能，满足职业岗位需求、学生学习需求和社会需求。教材内容涵盖了医学影像技术领域工作岗位所需的知识、技能和素质，帮助学生全面理解工作岗位，培养学生科学的临床思维和学习方法，以满足社会对学生知识和技能的要求，强调培养学生的创新能力、信息获取技能和终身学习能力，确保教材的启发性。在编写过程中，我们充分考虑到高等职业教育的多样性，确保教材既能适应不同院校的需求，又能满足学生毕业时的知识和技能要求。

本套教材涵盖医学影像解剖学、医学影像诊断学、X 线摄影检查技术等 12 门课程，定位清晰、特色鲜明，具有以下特点。

一、构建高质量、互动性强的创新形态教材体系

本系列教材为创新形态教材，教材所有内容，均实现数字化呈现；同时，为纸质教材提供配套教学视频、微课、思维导图、教学课件、在线练习等丰富教学资源，学生可直接获取与教材内容相关联的课程资源；支持多媒体资源嵌入与实时更新；配套的数字教材平台，支持在线教学、资源共享、数据分析等功能，实现教学全流程数字化管理，满足多样化教学需求。这种创新的学习方式，不仅提高了教学效果，也丰富了学习体验，使学习更加便捷，提升了学生的学习积极性和主动性。

二、强化价值引领，助推专业教育与思政教育相融合

本套教材以专业知识为载体，以思政教育为引领，深度挖掘专业课程蕴含的思政资源，巧妙融入教材内容，全方位助推专业教育与思政教育深度交融，培育德技兼修人才。在教材编写中，我们注重以影像案例为切入点，将社会主义核心价值观、医者仁心的职业精神、中华优秀传统文化等思政元素自然融入专业知识点。引导学生树立正确的职业价值观，具备社会责任感，在实践教学环节强化人文关怀培养，使学生在掌握专业技能的同时，自觉践行“健康所系，性命相托”的医者担当。

三、体现教育改革精神与职业教育特色

本套教材深入贯彻国家职业教育改革精神，坚持以人为本、能力为重，强调实践操作和技能培训，注重培养学生的职业素养和实际工作能力。内容贴近职业实践，力求使学生能够顺利进入职业领域，成为胜任基层医疗机构或医学影像相关岗位的高级技术型专业人才。编写过程中，我们注重教材内容与实际工作岗位匹配，确保教材内容符合基层实际工作的需求。

四、注重产教融合，突出实践教学

高等职业教育强调产教深度融合，创新培养模式，这是职业教育的重要发展方向。本套教材的建设始终把提高人才培养质量放在首位，密切联系实际，突出实践教学，将专业内容设置与行业需求对接；推动教学与行业技术发展同步，使课程内容与职业标准对接；完善职业教育教学过程机制，使教学过程与实际工作过程对接。

五、贴合考试，对接行业需求

本教材严格遵循《国家职业教育改革实施方案》及职业教育规划教材建设要求，以医学影像技师职业标准为核心，将岗位技能、职业技能竞赛、职业资格考试内容有机融入教材，实现“岗课赛证”融通，助力学生无缝对接行业需求。

六、以学生为中心，丰富模块设计

考虑到职业教育学生的年龄和学习特点，本套教材的模块设置丰富多样，包括案例导入、思维导图、考试知识点总结、习题等模块。这种结构不仅有助于学生理解和记忆知识点，还能提高学生的学习兴趣和学习效果。每个模块设计精细，既有理论讲解，又有实践应用，旨在全面提升学生的综合素质。

希望本套教材的出版，能够推动高质量医学影像技术专业人才的培养，促进我国医学影像技术专业领域的教材建设与教育发展，为促进我国医学影像事业的发展和保障人民健康作出积极贡献。

前　言

在当今职业教育蓬勃发展、医学技术日新月异的时代浪潮下，培养契合社会需求的基层医学影像专业技术人才，已然成为高等职业院校肩负的重要使命。秉持着这一目标，我们精心编撰了这本《医学影像解剖学》教材。

为更好地推动职业教育教学改革向纵深迈进，本次教材编写确立了以强化价值引领、注重产教融合、优化教材结构、紧密贴合临床实践、全力打造数字化与立体化教材为核心的指导思想。我们力求突破传统藩篱，摒弃冗长繁杂的理论堆砌，让理论阐述精准直击要点、有的放矢。实践技能板块更是紧密围绕临床病例展开，以通俗易懂的笔触勾勒关键，确保与学生未来的职业发展路径无缝对接，时刻紧跟现代医学前沿步伐。

尤为值得一提的是，课程全程融入思政元素，旨在点燃学生的学习热情，同时潜移默化地提升学生的职业道德，培养卓越的职业素养，全方位彰显课程结构的科学性、综合性与灵活性，聚焦专业与职业发展必需的核心知识与关键技能，为学生成长成才铺就坚实道路。

翻开这本教材，您将看到从人体大体解剖与局部解剖的基础原点出发，巧妙地将医学影像解剖学知识、常见疾病及多发病的常规影像检查资料与高清图片相互交织。系统解剖与影像解剖内容依照由浅入深、先易后难的逻辑脉络紧密串联，完美呈现科学性、基础与临床深度融合及超强实用性的鲜明特色。在深度探究影像解剖学奥秘的征程中，注重断面与整体的关联、实体解剖与虚拟影像的精准对应，以简洁文字搭配丰富图像对比、精准标注，将组织结构栩栩如生地展现，助力学生在有限的学习时间里，轻松领悟人体正常影像解剖结构的精髓，为后续专业进阶筑牢根基。

教材在编排设计上独具匠心，每章开篇的“学习目标”如明灯指引方向；紧接着的“案例导入”模块瞬间将学生带入真实情境，搭配核心知识拆解，抽丝剥茧般剖析要点；而介绍影像解剖内容时，X线检查、CT、数字减影血管造影（DSA）、MRI、超声检查等各环节均嵌入“知识拓展”模块，巧妙融入思政元素，滋养学生心灵；章节尾声的“本章小结”以思维导图形式提纲挈领，复盘重点；“考试知识点总结”精准聚焦职业资格要点；最后的“拓展练习及参考答案”为学生巩固所学、自我检验提供有力抓手。

不仅如此，纸质教材甄选的解剖高清彩图，涵盖X线图、CT图、MRI图、DSA图等，张张清晰典型，堪称视觉盛宴。纸质教材和与之相辅相成的数字教材、精美课件及海量系统解剖、局部解剖、临床影像图片，共同构建起立体化、数字化的学习资源宝库，充分满足师生教与学的多元需求。

本教材既适用于高等职业医学院校医学影像技术专业的教学，又可作为医疗单位放射科、介入科及临床各科人员的参考用书和工具书。

这本教材，既是知识的汇聚，更是情怀与责任的承载。它在传授专业知识的同时，精心培育学生的职业精神与道德风尚，紧密贴合课程内容，佐以鲜活案例与数字化、立体化辅助资源，以创新之姿实现以案促教，赋能教师轻松授课，激发学生主动探索，全面提升自学能力。我们衷心期望广大师生在使用过程中畅所欲言，分享宝贵见解，让这本教材在持续迭代中熠熠生辉，为医学影像教育事业注入源源不断的活力，培育出更多德才兼备的基层医学栋梁。愿每一位翻开此书的学子，都能在医学影像的知识苍穹中找到属于自己的闪耀坐标，凭借所学，守护大众健康，书写精彩人生篇章。

由于时间仓促，编者水平有限，疏漏之处在所难免，敬请读者及同仁批评指正。

感谢各位编委所付出的辛苦劳动，感谢本书所引用参考文献作者们对本教材的支持和贡献，特别是本教材编写过程中得到海口市人民医院放射科及相关人员的大力支持，在此一并表示诚挚的感谢。

编　者

2025 年 4 月

目录

绪　论

教学课件

学习目标

素质目标

（1）具有良好的影像技师职业素养，增强职业适应能力。

（2）具备良好的职业道德、医患沟通能力和团队协作精神。

知识目标

（1）掌握：本学科常用的专业术语；本学科常用的检查方法及影像独特表征。

（2）熟悉：本学科的学习目的与有效方法。

（3）了解：医学影像解剖学的定义及发展史。

能力目标

（1）具有辨别正常与异常影像图像的能力，具有立体思维，有平面与立体相结合的能力。

（2）具有协同医生、护士共同完成影像学检查及诊断的沟通能力。

案例导入

【案例】

患者，男，49 岁，建筑工人。接触场尘工地环境数十年，咳嗽不止，于 2011 年就诊。经医院放射科检查，发现患者胸部右肺上叶有一肿块，后被诊断为肺癌早期。经医生全方位治疗，患者于 2013 年身体康复。

【问题】

放射科医生采用了哪些影像学检查手段发现了患者右肺上叶肿块？

· 核心知识拆解 ·

一、医学影像解剖学的概念及发展历史

（一）医学影像解剖学的概念

医学影像解剖学（medical imaging anatomy）是利用医学影像检查技术使人体组织器官成像，获取人体组织器官影像，进而探究正常人体组织器官全方位信息的学科。具体涵盖对其形态的辨识、结构的剖析、位置的定位、毗邻关系的梳理、运动状态的观测、功能特性的探究。常用的医学影像检查技术有数字X线摄影（digital radiography，DR）、计算机体层摄影（computed tomography，CT）、正电子发射计算机体层显像（positron emission tomography computed tomography，PET/CT）、数字减影血管造影（digital subtraction angiography，DSA）、磁共振成像（magnetic resonance imaging，MRI）、超声成像（ultrasonography，USG）等。图像的显示包括二维图像、三维图像、功能成像及分子成像等。广义的医学影像解剖学还包括各种内镜技术、热成像技术、显微镜技术所显示的人体正常细微形态结构影像。

（二）医学影像解剖学的发展历史

德国物理学家威廉·康拉德·伦琴（Wilhelm Conrad Rötgen）在1895年11月8日发现了X线，同年12月28日他把为其夫人拍的手骨照片和发现的X线论文一同发表，这是全人类第一次用X线显示的人手骨影像。继人体断面解剖学、X线解剖学之后，随着CT、MRI、USG、DSA、PET/CT等新技术的出现，医学影像解剖学有了快速的发展。莱德利（Ledley）制作了《CT横断层图谱》；魏格纳（Wegener）依据CT图像绘制了《正常人体全身横断层图谱》；埃尔-库里（El-Khoury）编著了《MRI和CT断层解剖学图谱》；金金斯（Jinkins）利用X线、CT和MRI图像等绘制了《神经系统胚胎、解剖和变异图谱》；波普（Pop）等制作了《四肢和脊柱区的MRI图谱》，这些图谱使正常与异常图像的对照一目了然，对一些临床诊断感兴趣区域有较细致的显示。我国医学影像解剖学与国外相比虽起步比较晚，但发展迅速。我国学者编写了《腹部影像学应用解剖》《颅脑CT解剖学》《影像断面解剖学》《人体颅底部薄层断面MRI、CT图谱》《人体断面解剖学》《MRI、CT、ECT对照图谱》《CT与MRI解剖图谱》等。

美国科罗拉多大学和相关临床医疗中心参与研究虚拟可视人计划（the Virtual Human Project Initiative），于1994年成功获取一例男性数据，1995年发布了西方女性解剖结构数据集。2000年韩国亚洲大学与韩国科技信息研究院共同发布了一套韩国男性切片数据集。我国2001年启动了虚拟中国数字人体（Virtual Chinese Human，VCH）的研究，2022年起，南方医科大学（原第一军医大学）、陆军军医大学（原第三军医大学）先后完成了中国数字化虚拟人原始断层切削图片数据的获取。2004年，钟世镇主编的《数字人和数字解剖学》出版。2005年，华中科技大学生物医学光子学教育部重点实验室在南方医科大学高分辨率原始切削照片的基础上，完成了高分辨率的数字化虚拟人三维解剖结构数据集的获取，建立了各生理系统的标识数据库、数据网络共享和发布平台。在此基础上，我国

在数字医学、数字解剖学、医学图像学等领域开展了后续研究工作。

二、医学影像解剖学的研究方法及常用术语

（一）医学影像解剖学的研究方法

医学影像解剖学的研究方法是利用光源、声源、电磁波、放射源和现代医学影像设备技术，多途径、多方位、使用不同的对比剂对人体进行透视、摄片、平扫、增强扫描、声波探查、核素源引入等方法，采集多种信息后经处理获得数字或模拟的黑白、彩色影像形态结构及代谢功能图像，显示人体的正常解剖结构、运动功能、分泌代谢等变化。影像后处理显示方法也多种多样，如 CT 图像多平面重建（multi-planer reconstruction，MPR）、最大密度投影（maximal intensity projection，MIP）、最小密度投影（minimum intensity projection，MinIP）、表面遮盖法（surface shading display，SSD）、容积再现（volume rendering，VR）、透明技术（raysum）、仿真内镜（virtual endoscopy，VE）、灌注及功能成像；MRI 图像如脂肪抑制技术、水抑制技术、水成像技术、MRI 扩散成像、MRI 灌注成像、MRI 脑功能性成像、MRI 波普分析（MRS）；超声波图像如超声造影、“萤火虫”技术等；PET/CT 图像如 PET 心肌代谢显像氟代脱氧葡萄糖（^{18}F-FDG）标记的 FDG 显像等，上述方法使人体的正常和异常形态结构及功能变化显示得更加客观精确。随着医学影像设备、计算机技术的发展，计算机 X 线摄影（CR）、DR、CT、MRI、DSA、超声（US）、发射体层摄影（emission computed tomograph，ECT）[如单光子发射体层摄影（single photon emission computed tomography，SPECT）和正电子发射体层摄影（positron emission tomography，PET）、PET/CT、PET/MRI 等] 等设备在临床、科研、教学中普遍使用，研究的门类更加齐全，队伍更加强大，同时影像设备硬件和软件不断的更新换代提高了密度分辨率、空间分辨率、时间分辨率，使影像显示更加快捷、图像质量更加清晰，研究的内容包括人体几乎所有系统器官的形态、位置、结构、毗邻关系及生物电、离子等在体内的变化过程，它既能研究人体器官的解剖结构形态，也能对人体部分器官的功能特性进行研究，应用的领域更加广阔，在临床医学诊断治疗中的地位和作用越来越重要。

微课：医学影像解剖学学习目的与方法

（二）医学影像解剖学的常用术语

1. 断层和断面 在医学影像解剖学领域，“断层”特指依循人体特定方向，切取一定厚度所形成的解剖切片，或是通过医学影像技术进行扫描所获的图像，其本质是对人体结构在某一维度的呈现。解剖切片常被称作断层标本，而借助医学影像扫描得到的数据信息，则称为断层图像。“断面”，实则指断层标本的外表面，可表述为剖面或切面，其范畴相对局限，仅用于标本的某个平面展示。因此，断层概念所涉及的广度与深度更为宽泛。

医学影像扫描所得到的断层图像，其实是单位厚度组织结构的重叠影像。扫描的厚度越薄，重叠的组织结构就越少，断层与断面就越接近，得到的影像信息越真实。医学影像解剖学一般以横断层面（横断面）、矢状层面（矢状面）、冠状层面（冠状面）三个方向观察人体结构形态，常以横断层面为主（图 绪论-1）。

（1）横断层面（横断面）：即轴位像，是与人体纵轴线垂直的断层，将人体分为上、下两部分平面，当人体站立位时此平面与水平面平行。分析横断层图像时，一般观测扫描的下表面（图 绪论-2）。

（2）矢状层面（矢状面）：从前后方向将人体分为左、右两部分的断层，与人体的横断层和冠状断层垂直。通过人体正中的矢状断层称为正中矢状断层。分析矢状断层图像时，一般观测其左侧表面（图 绪论-3）。

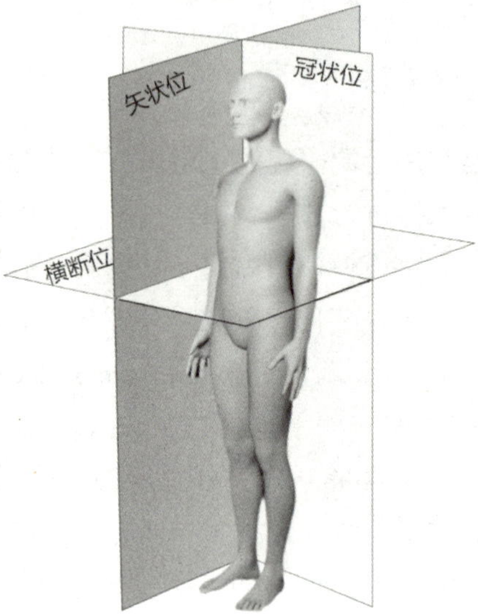

图 绪论-1　人体轴位与扫描方位

微课：头颅磁共振常规序列

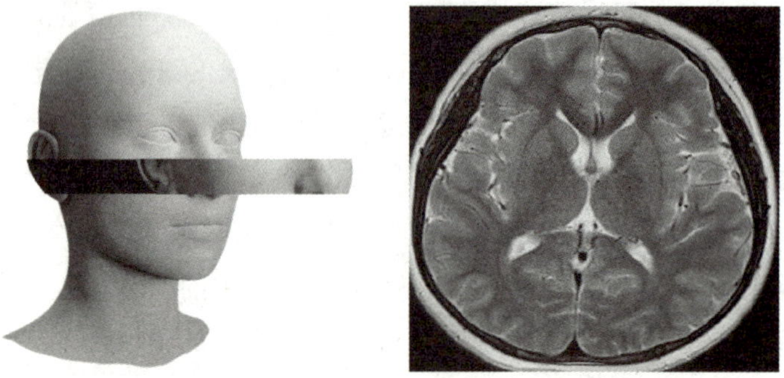

（a）　　　　（b）

图 绪论-2　横断层标本与横断面

（a）颅脑横断层示意图；（b）颅脑横断面（MRI T_2WI）

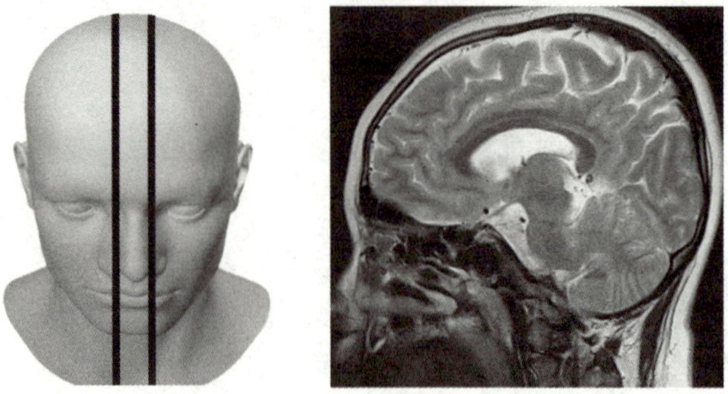

（a）　　　　（b）

图 绪论-3　矢状断层标本与矢状断面

（a）颅脑矢状断层示意图；（b）颅脑矢状断面（MRI T_2WI）

（3）冠状断层（冠状面）：也称额状断层，从左右方向将人体分为前、后两部分，分别与横断层和矢状断层垂直。分析冠状断层图像时，一般观测其前表面（图 绪论-4）。

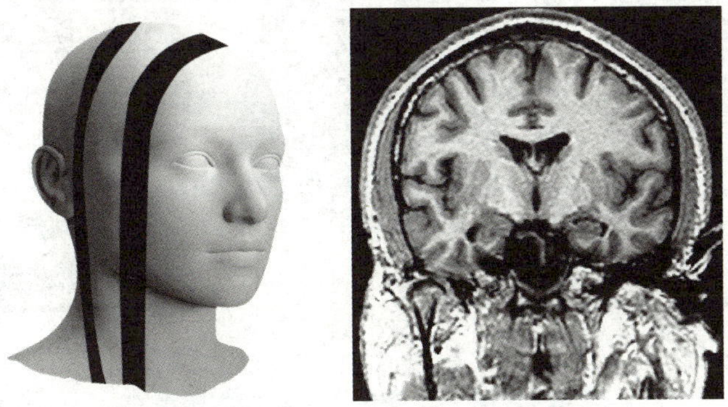

（a）　　（b）

图 绪论-4　冠状断层标本与冠状断面

（a）颅脑冠状断层示意图；（b）颅脑冠状断面（CT）

2. 密度　医学影像学中的密度包括人体组织密度（tissue density）和光学密度（optical density，OD）两种情况。在进行 X 线成像时，组织结构密度越低（如气管、支气管、肺组织、含气的胃肠道等），吸收的 X 线就越少，相应组织在 X 线片、DR 或 CT 图像上越黑。光学密度又称照片密度，X 线片或 DR 片上，越黑的区域放在观片灯上透光越少，光学密度就越高，而组织密度就越低。

3. 空间分辨率、密度分辨率和时间分辨率　空间分辨率（spatial resolution）是指区分空间结构大小的能力，影像图像中像素越大、数目越小，空间分辨率越低；密度分辨率（density resolution）是指区分两种组织之间最小密度差别的能力，影像图像中的像素越大、数目越少，密度分辨率越低；时间分辨率（time resolution）是指探测系统产生预定质量图像所需的时间长短。

4. 窗宽和窗位　窗宽（window width）指黑白图像上 16 个灰阶度（64 级）所包含的密度、信号值、回声强弱范围，在此范围内的组织均以不同的模拟灰度显示，而低于或高于此范围的组织则分别被呈现为黑色或白色，窗宽的大小直接影响图像的对比度；窗位（window level）是指图像的中心位置，一般应选择观察组织密度、信号值、回声强弱的中心值作为窗位，又称窗中心。要获得清晰且满足诊断需求的图像，必须选用合适的窗宽与窗位。

5. CT 值　CT 值（CT value）反应器官组织对 X 线的吸收系数多少，即组织密度的高低。CT 影像灰阶图像的黑与白，是人为的量化标准，单位为 HU（Hounsfield unit）。亨氏单位为 CT 值的单位（通用的亨氏单位制）。规定水的 CT 值为 0，空气为-1000HU，作为最低值，骨皮质为+1000HU。某一解剖结构所形成的 CT 图像的像素的 X 线衰减值（吸收系数值），称为该结构的 CT 值。

6. 多平面重组（MPR）　是指在一组 CT 横断面图像的基础上，通过计算机软件重新排列体素，获得同一组织结构冠状面、矢状面及任意斜面的二维图像的后处理技术。MPR 可较好地显示组织器官内复杂解剖关系，有利于准确定位（图 绪论-5）。

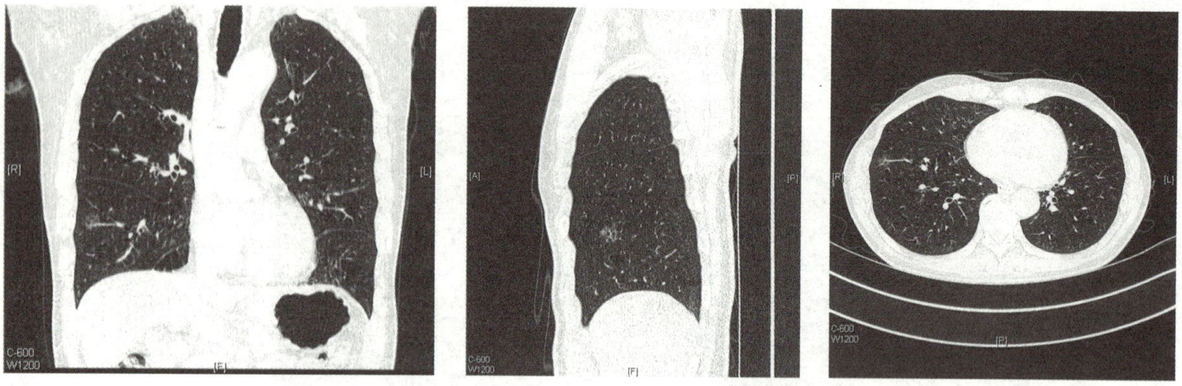

（a）　　（b）　　（c）

图 绪论-5　胸部 CT 多层面重组

（a）经四心腔 CT 冠状层面；（b）经四心腔 CT 矢状层面；（c）经四心腔 CT 横断层面

7. 曲面重组　曲面重组（curved planar reformation，CPR）是指沿着感兴趣组织结构的中轴画一条曲线作为参照平面，经计算机软件对该曲线经过的层面体素进行重组，显示为拉直展开的二维图像（图 绪论-6）。

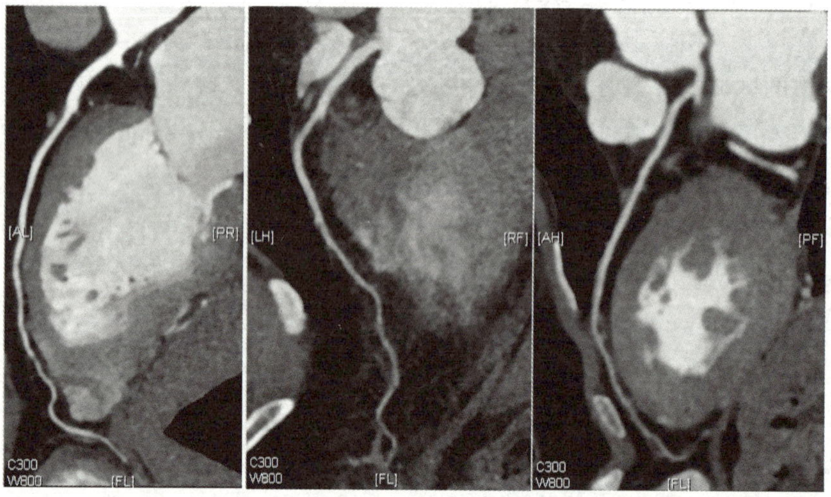

图 绪论-6　左冠状动脉曲面重组

8. 部分容积效应　部分容积效应（partial volume effect）是指在同一扫描层面内含有两种以上不同密度的组织时，所测得的 CT 值是其平均值，不能如实反应其中任何一种组织的真实 CT 值，如在低密度组织中较小的高密度病灶，其 CT 值偏低；反之，在高密度组织中较小的低密度病灶，其 CT 值偏高。

9. T_1 和 T_2 加权成像　在 MRI 检查时，主要用于获取组织间 T_1 弛豫时间差别的成像方法，称为 T_1 加权成像（T_1 weighted imaging，T_1WI）。体内组织或结构 T_1 弛豫时间较短时，在 T_1WI 上呈白色，称为短 T_1 信号（高信号），如脂肪组织；反之在 T_1WI 上呈黑色，则称为长 T_1 信号（低信号），如脑脊液。用于获取组织间 T_2 弛豫时间差别的成像方法，称为 T_2 加权成像（T_2 weighted imaging，T_2WI）。体内组织或结构 T_2 弛豫时间较短时，在 T_2WI 上呈黑色，称为短 T_2 信号（低信号），如骨皮质；反之在 T_2WI 上呈白色，则称为长 T_2 信号（高信号），如脑脊液。

10. 伪影　伪影（artifact）是在扫描或图像处理环节，因一种或多种因素致使图像中呈现人体原本不存在的各类影像。这些影像并非人体真实结构的反映，而是成像过程受干扰的结果。主要包括运动伪影、高密度结构伪影（如金属）、机器故障伪影等，可影响图像质量。

三、医学影像解剖学常用的检查方法及影像特点

在临床实践中，运用各种医学影像检查手段，能够获取不同类型的影像资料，而这些资料各自反映着独特的影像解剖信息。因此，学习与研究医学影像解剖学，务必熟练通晓各类影像检查方法的特性。

1. X 线检查 临床上常用的 X 线检查方法包括 X 线透视、X 线摄影（如计算机 X 线摄影、数字化 X 线摄影）、特殊 X 线摄影（如钼靶 X 线乳腺摄影）及造影检查（如支气管造影、DSA）等，不同的 X 线检查方法具有不同的成像原理和适应证。X 线图像是 X 线束穿透人体特定部位时，历经不同密度、厚度组织结构后所形成的投影总和，本质上为穿透路径上各类结构投影彼此交叠而呈现的重叠影像，反映的是人体组织吸收 X 线后，到达成像材料上 X 线量所存在的差异（图 绪论-7）。在 X 线片上，人体各部位的组织结构图像由黑白各异的灰阶影像构建而成，不同组织呈现不同的灰阶表现。高密度组织显示为白色，如骨组织；低密度组织显示为黑色，如含气的肺组织；中等密度组织显示为灰色，如软组织和液体。在 X 线透视观察下所见到的影像与 X 线片上的黑白相反，称为“反相”。X 线图像是二维平面图像重叠影像，可致解剖结构显示不理想，此外，锥形 X 线束可以导致图像放大、变形、失真和晕影，X 线图像与实体可能有一定差别。

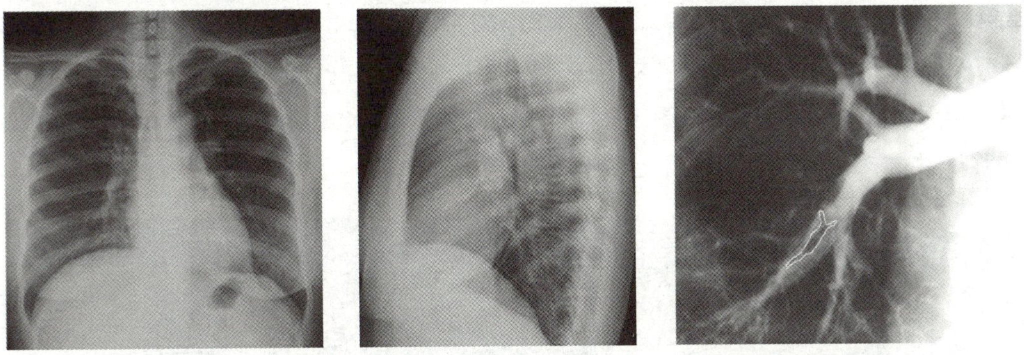

(a_1) (a_2) (b)

图 绪论-7 不同 X 线检查方法成像

(a_1)、(a_2) 胸部正侧位 X 线检查图像；(b) 肺动脉造影检查图像

2. CT 检查 即计算机体层摄影检查，检查方法有很多种，主要包括常用的 CT 普通扫描、CT 增强扫描及为了达到某种特定目的而使用的特殊扫描，如薄层扫描、靶扫描等。CT 检查是根据人体不同组织对 X 线的吸收与透过率的不同，应用灵敏度极高的仪器对人体进行测量，然后将测量所获得的数据输入计算机，经计算机进行数据处理形成模拟人体组织结构在该层面上的光学密度图像，显示黑白图像，可以在显示器上显示或直接给各种载体进行打印或存储。CT 图像的黑与白反映组织密度的高低，高密度组织显示白影，中等密度组织显示灰影，低密度组织显示黑影（图 绪论-8）；通过窗宽、窗位调节图像的黑白变化观察人体不同层次的影像变化，也可以功能成像。CT 图像以横断面图像为主，或以冠状位、矢状位及多方位二维、三维图像显示人体结构形态，但易受多种因素如部分容积效应、噪声、伪影等干扰。

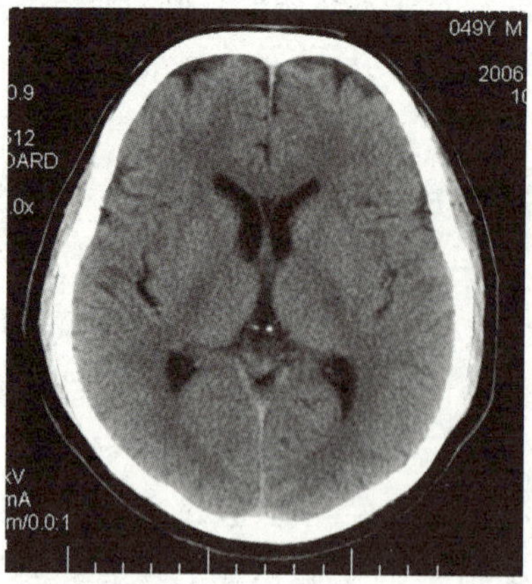

图 绪论-8　颅脑经脑室三角区的 CT 横断层面成像

3. MRI 检查　即磁共振成像检查，又称核磁共振成像或自旋成像检查，是人体的氢质子在主磁场作用下磁化重新排序，外加射频脉冲，发生共振后引起能级跃迁，从而形成人体 MRI 图像的一种医学影像成像技术，是临床上应用较广泛的一种辅助检查手段。从宏观上讲，磁共振现象的结果是氢质子含量高的组织，纵向磁化矢量大，射频开冲作用后磁化矢量发生偏转，产生旋转的横向磁化矢量。横向磁化矢量越大，MRI 信号越强，越可帮助区分质子密度不同的两种组织。射频脉冲停止后，高能级质子释放能量逐渐恢复至平衡状态，这个恢复过程称为弛豫。纵向弛豫称为 T_1 弛豫，是纵向磁化矢量逐渐恢复至其平衡值 63%的过程。横向弛豫称为 T_2 弛豫，是横向磁化矢量从其初始最大值（激发后瞬间）逐渐衰减至 37%的过程。在 T_1WI 序列中，短 T_1 的组织表现为高信号，如脂肪组织；长 T_1 的组织表现为低信号，如脑脊液。在 T_2WI 序列中，短 T_2 的组织表现为低信号，如骨皮质；长 T_2 的组织表现为高信号，如脑脊液（图 绪论-9）。MRI 有别于 X 线、CT 等辅助检查，其以准确地定位病灶，增强磁共振，从而对病灶进行定性检查。

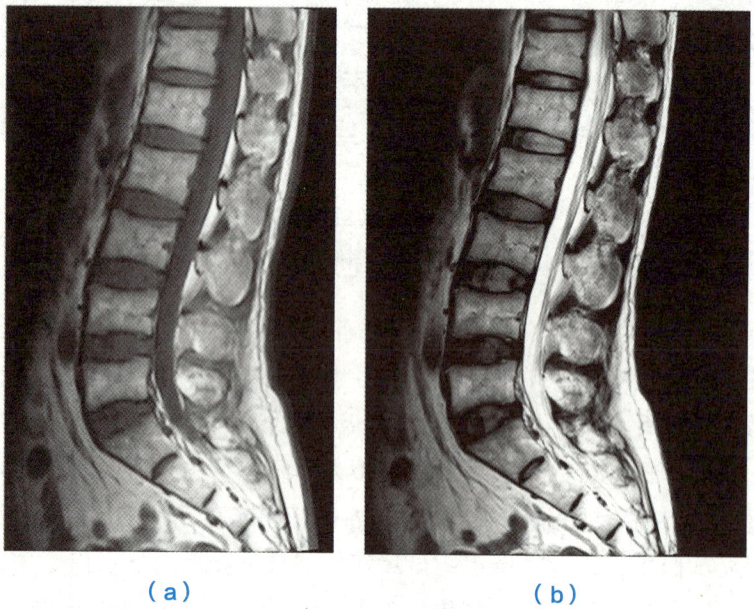

（a）　　（b）

图 绪论-9　脊髓矢状断层 MRI 成像

（a）脊髓矢状断层（MRI T_1WI）；（b）脊髓矢状断层（MRI T_2WI）

4. DSA 检查 即数字减影血管造影检查，是利用计算机处理数字化的影像信息，以消除骨组织和软组织影像，使血管清晰显示的一种摄影技术。DSA 既可以显示血管本身的形态改变，如扩张、畸形、痉挛、狭窄、梗死、出血等病变，又可根据血管位置的变化，确定有无占位，是先进的心脑血管诊疗方法，也是心血管疾病诊断的“金标准”。DSA 图像是数字化减影图像，可以显示血管路径图，时间分辨率高，能够实时成像，动态观察血管，透视下与 X 线片的黑、白呈反相显示，如果不熟悉血管解剖，就很难识别某一帧图像上的内容（图 绪论-10）。

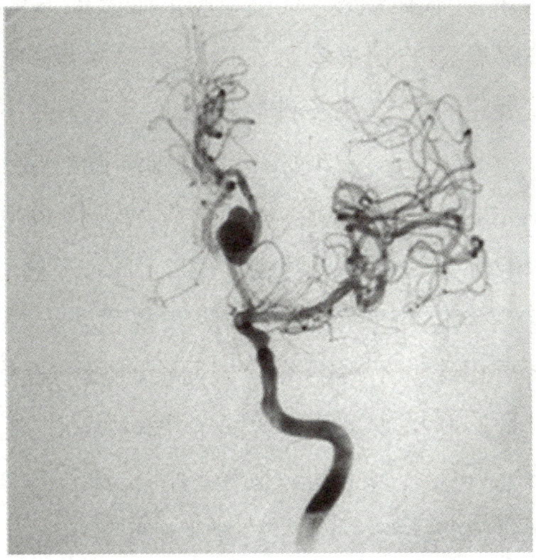

图 绪论-10 颅脑前交通动脉血管瘤 DSA 成像

5. US 检查 即超声检查，是在基于不损伤人体组织及功能状态的条件下，应用超声仪器获取人体组织结构的静态或动态图像，血流或组织的多普勒图谱、彩色图像及反映组织结构的运动轨迹图等，主要从示波屏上的波幅、波数、波的先后次序等来判断有无病变。超声检查方法较多，归纳起来主要有脉冲回声法（主要包括 A 型超声、B 型超声、M 超声）和差频回声法（主要包括频谱多普勒超声、彩色多普勒超声），此外，还有三维超声、思维超声、弹性超声等。

超声成像是利用超声波，以不同的探头从不同角度获得回声的强弱，经计算机处理获得的人体二维或三维图像。超声声像图是以回声的强弱表示组织间阻抗差别的大小，强回声表现为极亮的点状、条状或团块状回声，其与周围组织间有明显声阻抗差异而在界面产生强反射，其后方因声能衰减出现无回声区（黑色），称为声影，常见于气体、金属、钙化、结石、骨骼表面；高回声表现为点状、片状、条状或团状回声，后方无声影，常见于纤维组织、肾窦等；等回声表现为灰白点状回声，如正常肝实质；低回声表现为均匀细小灰白点状回声，如正常肾皮质；弱回声表现为细小灰黑点状回声，如正常淋巴结；无回声表现为黑色暗区，如羊水、尿液、胆汁、血液等。

（1）彩色多普勒超声检查：是利用超声多普勒原理，探查人体内组织器官血流，再采取伪彩色标记的方法使其显示出来，规定朝向探头运动的显示为红色，背离探头运动的显示为蓝色。运动速度越快的颜色显示越明亮，运动速度越慢的颜色显示越深暗。

（2）脉冲式多普勒超声检查：是在二维超声心动图定位的情况下，利用多普勒原理，采用一系列电子技术，实时显示心脏或大血管内某一点一定容积（SV）血流的频谱图，是一种能无创检查出心内分流和反流的技术。规定朝向探头运动的显示为红色，背离探头运动的显示为蓝色；湍流显示为绿色，正向湍流显示为黄色，反向湍流接近青色（接近深蓝色）。

四、医学影像解剖学的学习目的和学习路径探索

1. 医学影像解剖学的学习目的 医学影像解剖学是高等职业教育医学影像技术专业的重要基础课程，通过学习这门课程，能够系统地掌握人体各系统的正常解剖结构，包括器官的位置、形态、大小、毗邻关系等。这为后续学习医学影像诊断学、超声诊断学等专业课程奠定坚实的基础，为以后从事医学影像技术工作提供必要的解剖学知识支撑。学会准确识别不同影像检查手段下的人体解剖结构，能够正确摆放患者体位、选择合适的扫描参数，以获得高质量的影像图像，在未来临床实习和工作中更好地理解疾病的发生、发展过程，以及各种影像表现与解剖结构的关系。要做到能够结合临床症状和体征，对影像图像进行分析和诊断，为临床医生提供准确的诊断依据。

2. 医学影像解剖学的学习路径探索 医学影像解剖学作为人体解剖学的关键分支领域，在学习过程中自然要依循人体解剖学的一般性学习策略，大致涵盖以下几个核心要点。

（1）通透理解成像机制，构建整体与断层融合的认知视角：人体是一个有机的整体，各个断层恰似整体拼图中的关键碎片，紧密相连、不可拆分。故而在研习进程中，务必要搭建起整体与断层协同考量的思维框架，着力培育自身的断层解剖思维素养。在涉足某一特定断层知识前，首要任务是明晰该断层于人体整体架构中的精准方位，洞悉断层标本的制备流程及影像扫描模式，提前做好课前预习，熟稔相关章节要点，做到胸有成竹。

（2）秉持理论与实践联动，树立形态结构与功能协同互促的理念：组织器官的形态架构构成了功能实现的基石，而功能的动态变迁亦会对组织器官的外在形态产生影响，二者相辅相成、互为牵制。投身医学影像解剖学学习时，应当立足整体视野，秉持形态与功能紧密关联、持续演进的观念深入探究。精准洞察并牢牢把握人体影像结构的形态特征、其动态变化轨迹，以及与功能更迭之间的内在逻辑纽带。

（3）塑造立体思维范式，运用科学思维解码影像解剖图像：钻研医学影像解剖学，不仅要对各类检查手段及成像原理了如指掌，更要能够精准解读、剖析影像解剖图像。从时间维度审视，每一幅图像恰似客观映现人体解剖生理动态演变进程中的一个瞬间定格；从空间范畴考量，每一幅图像仅仅展露了整体信息的局部片段或某一维度，切不可一叶障目。凭借不同成像技术所获取的影像，均以从暗至亮各异灰度的形式予以呈现，且源自不同成像技术的影像表征也存在差异。因而，需在深度理解不同成像技术基本原理的根基上，谙熟其影像特质，并能够依据影像呈现反推组织特性，凭借科学的思维策略恰如其分地认知、剖析影像解剖图像，进而精准拿捏分析要诀。

▶知识拓展

低剂量胸部 CT

低剂量胸部 CT（LDCT）就是在保证图像质量的前提下，通过降低管电压、管电流等条件来进行的胸部 CT 检查，辐射剂量大大减少，约为 1mSv，远低于我国放射防护标准中公共人群每年剂量限值 5mSv 的规定。每年进行一次 LDCT 是安全的，其对肺癌的发现率是胸部 X 线检查的 10 倍左右，国际上证实 LDCT 检查是唯一有效的肺癌二级预防的干预技术。诊断结果的正确率达 90%以上，缺点是对于体型较胖的人士，射线穿透不足，会影像结节的观察。

考试知识点总结

本章小结

协和云课堂…… 拓展练习及参考答案

（陈 涛）

教学课件

第一章　头颈部

学习目标

素质目标

（1）具有头颈部规范影像技术操作的意识和安全意识。

（2）具有良好的影像技师职业素养，增强职业适应能力。

（3）具备良好的职业道德、医患沟通能力和团队协作能力。

知识目标

（1）掌握：头颈部应用解剖；颅脑部的横断面、冠状面和矢状面影像解剖；耳、颌面部和颈部的横断面和冠状面影像解剖。

（2）熟悉：头颈部的 X 线解剖。

（3）了解：颌面部、内耳的构造。

能力目标

（1）具有绘制大脑表面观、头颈部正中矢状面结构图的能力。

（2）具有识别头颈部重要断面正常影像图像的能力。

·核心知识拆解·

第一节　概　述

案例导入

【案例】

患者，男，45 岁。近半年来出现左侧耳鸣、听力减退。近期出现左侧面部麻木、抽动。

【问题】

1. 患者应做何种影像学检查？
2. 应重点观察哪些部位？

头颈部分为头部和颈部，头部通过眶上缘、颧弓、外耳门和乳突尖的连线分为颅脑部和面部。颈部以颈静脉切迹、胸锁关节、锁骨上缘和肩峰至第7颈椎棘突的连线与胸部、上肢相连。

头颈部横断层常用的基准线有听眦线、Reid 基线、眶线和连合间线。头部冠状层面的基准线常用经 Reid 基线的外耳门中点处做垂线，作为冠状断层的基准线。头颈部矢状断层的基准线常用头颈部正中矢状线，作为矢状断层的基准线。

头颈部主要标志性结构有眉弓、翼点、颧弓、乳突、枕外隆凸、下颌角、舌骨、甲状软骨、环状软骨和胸锁乳突肌。

一、境界与分区

头部与颈部以下颌体下缘、下颌角、乳突尖、上项线及枕外隆凸的连线作为划分界限。进一步细分头部时，以眶上缘、颧弓、外耳门和乳突尖的连线为基准，将其划分为后上方的颅脑部与前下方的面部。而颈部与胸部、上肢的分界，则依据颈静脉切迹、胸锁关节、锁骨上缘及肩峰至第7颈椎棘突的连线予以明确。

颅脑部以脑颅骨为骨性支架，包括颅内结构及覆盖在颅骨外的头皮。面部以面颅骨为支架，包括面部、眶、耳、鼻腔和口腔。颈部分为固有颈部和项部，前者指的是两侧斜方肌前缘和脊柱颈段前方的部分，后者为两侧斜方肌覆盖的深部与脊柱颈段之间的部分。

二、常用基准线及标志性结构

（一）常用基准线

1. 头颈部横断层常用的基准线

（1）听眦线（canthomeatal line，CML）：又称听眦线，为外眦与同侧外耳门中点处的连线，颅脑部横断层扫描多以此线为基准线。

（2）Reid 基线（Reid base line，RBL）：又称听眶下线，为眶下缘中点与同侧外耳门中点处的连线，头部横断层标本制作以此线为基准线。

（3）听眶线（supraorbitomeatal line，SML）：又称听眶上线，是眶上缘中点与同侧外耳门中点之间的连线。以此线作为基准进行断层成像时，所获图像与颅底平面相互契合。在临床影像操作过程中，依循该基准线开展扫描，能够有效削减颅骨伪影，使颅后窝的结构得以清晰呈现。

（4）连合间线（intercommissural line）：即前连合后缘中点与后连合前缘中点的连线，又被称作 AC-PC 线。在脑立体定位手术及 X 刀、γ 刀等医疗操作中，大多以该线作为基准线，为精准施术提供关键的定位参照。

2. 头部冠状断层的基准线 经 Reid 基线的外耳门中点处做垂线，为冠状断层的基准线。脑立体定位手术多采用经连合间线中点做垂线为冠状成像的基准线。

3. 头颈部矢状断层的基准线 常用头颈部正中矢状线作为矢状断层的基准线，各矢状断层均与正中矢状面平行。

（二）标志性结构

头颈部主要标志性结构如下。

1. 眉弓（arcus superciliaris） 为眶上缘上方的弓形隆起，男性较明显，与额叶的下缘相对，额窦位于其内侧的深面。

2. 翼点（pterion） 为额骨、顶骨、颞骨鳞部和蝶骨大翼相连接处的缝，位于颧弓中点上方约4cm处，多呈"H"形，为颅骨薄弱的部分，内面有脑膜中动脉前支通过。

3. 颧弓（zygomatic arch） 为颞骨的颧突和颧骨的颞突构成的弓形结构，支撑面部，位于外耳门前方的水平线上，长约3横指（5~6cm），其上缘平对颞叶前端的下缘。

4. 乳突（mastoid process） 为耳垂后方的圆锥形隆起，其根部的前内侧有茎乳孔，面神经由此孔出入颅，乳突后部的内面有乙状窦通过。

5. 枕外隆凸（occipital spine） 为枕骨外面中部最明显的隆起，位于枕骨后正中，其深面有窦汇。

6. 下颌角（angule of mandibule） 为下颌支后缘与下颌底相交处。

7. 舌骨（hyoid bone） 为颈前区软组织内的马蹄铁形骨质，其后方平对第3、第4颈椎的椎间盘。

8. 甲状软骨（thyroid cartilage） 为喉软骨，位于舌骨的下方，其上缘约平对第4颈椎体，相当于颈总动脉发出颈内、外动脉处。

9. 环状软骨（cricoid cartilage） 为喉软骨中唯一完整的软骨环，对支撑呼吸道有重要作用。环状软骨位于甲状软骨的下方，其后方平对第6颈椎体，该平面是咽与食管、喉与气管的分界标志。

10. 胸锁乳突肌（sternocleidomastoid） 为斜于颈部两侧皮下位置表浅的肌肉，是颈部分区的标志。

▶知识拓展

翼点

翼点也称为蝶顶点，是位于颅骨颞窝内的一个特定区域，由额骨、顶骨、颞骨和蝶骨大翼四块颅骨交汇形成的"H"形骨缝。

这个区域在解剖学上具有重要的形态结构特点，表现为相对较薄的骨质和脆弱的结构。由于翼点区域骨质菲薄，内有脑膜中动脉前支通过，受暴力打击时容易发生骨折，并可能损伤血管，形成硬膜外血肿。

翼点深面有运动性语言中枢，因此在临床手术中，翼点开颅是重要的手术方法之一，即翼点入路，通过去掉部分额骨、颞骨和蝶骨大翼，从外侧面开颅，显露脑组织。翼点入路于神经外科手术领域应用极为广泛，是颅底外科与显微神经外科开展过程中最为常用的手术入路形式之一。其巧妙借助外侧裂这一自然解剖间隙，最大限度减小了对脑组织的牵拉作用，进而能够有效针对鞍区、颅前窝、颅中窝乃至上斜坡等部位的颅底病变实施精准探查。

在日常生活中应注意保护翼点区域，避免受到严重的外力作用，因其脆弱性，在遭受外力撞击时容易发生损伤。

第二节　颅脑部

微课：颅脑磁共振解剖

案例导入

【案例】

患者，男，55 岁。突然出现头晕、呕吐、言语不清、视物模糊、复视。高血压病史 15 年。近期出现左半身活动不灵活。

【问题】

1. 请问患者应做何种影像学检查？
2. 重点应观察哪些部位？

一、应用解剖

颅脑部是由脑颅骨围成的相对封闭的颅腔，各颅骨间通过颅缝紧密连接，因此颅腔内出现出血、肿瘤等占位性病变可以导致颅内压升高，甚至形成脑疝，危及生命。颅骨下有包裹脑的被膜，由外向内依次是硬脑膜、蛛网膜和软脑膜。脑由白质和灰质组成，白质又称髓质，由神经纤维构成；灰质在端脑和小脑的表面形成皮质，还有深埋在脑白质内的灰质核团。脑实质内的腔隙是脑室，包括一对侧脑室、第三脑室、第四脑室及连通脑室的室间孔和中脑水管。

（一）颅骨

颅骨可分为脑颅骨和面颅骨两大部分（图 1-2-1、图 1-2-2）。

1. 脑颅骨　脑颅骨总计 8 块，其中额骨、筛骨、蝶骨及枕骨不成对，颞骨与顶骨则成对出现，它们相互组合，共同搭建形成颅腔结构。颅腔顶部主要由额骨、顶骨及枕骨构建而成，呈现穹隆样形态，此部分被称作颅盖；颅腔底部构造较为复杂，由处于中部的蝶骨、后方的枕骨、两侧的颞骨，还有前方的额骨与筛骨共同组成。

（1）额骨（frontal bone）：分三部分。①额鳞（frontal squama）：呈贝壳状的扁骨，内有含气空腔，称为额窦（frontal sinus）。②眶部：为后伸的水平位薄骨板，构成眶上壁。③鼻部：位于两眶部之间，呈马蹄铁形，构成鼻根的一部分。

（2）筛骨（ethmoid bone）：为最脆弱的含气骨，位于两眶之间，参与构成鼻腔上份、鼻腔外侧壁和鼻中隔。此骨分为以下三部分。①筛板（lamina cribrosa）：构成鼻腔的顶，板的前份有向上伸出的骨嵴，称为鸡冠，是大脑镰前端的附着点。②垂直板（lamina perpendicularis）：构成骨性鼻腔的上部。③筛骨迷路（ethmoidal labyrinth）：是筛骨的核心结构，位于颅前窝底、鼻腔外侧壁上方，因其内部复杂的蜂窝状气房系统而得名。垂直板的两侧由菲薄骨片围成许多小腔，称为筛窦（ethmoidal sinuses）。筛骨迷路内侧壁具有两个卷曲小骨片，即上鼻甲、中鼻甲。在横断面上，上、中鼻甲呈前后端均不与鼻腔外侧壁相连的、游离的条状影。迷路外侧壁骨质极薄，构成眶的内侧壁，称眶板（lamina orbitalis）。

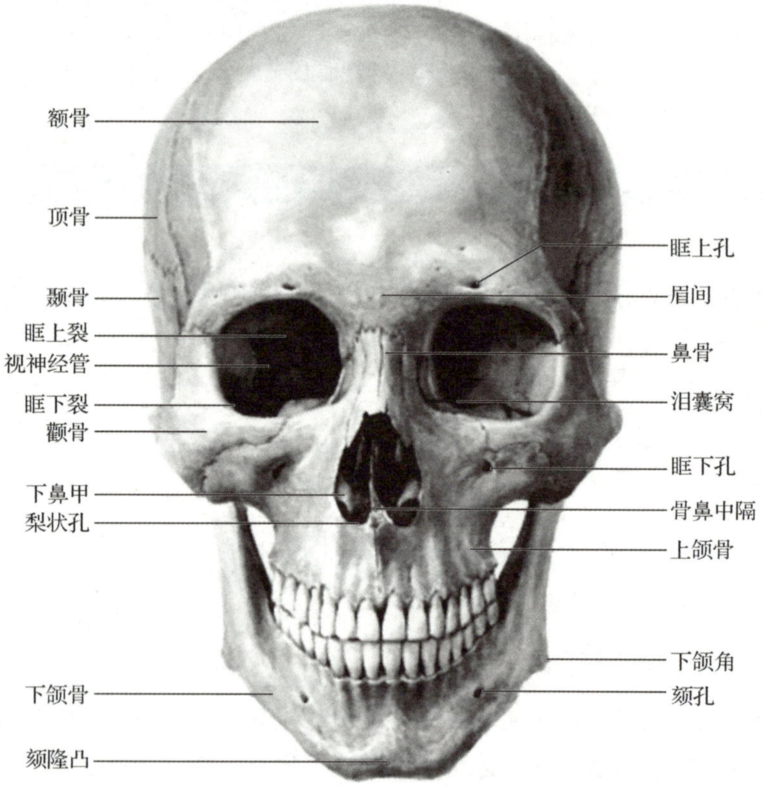

图 1-2-1　颅骨前面观

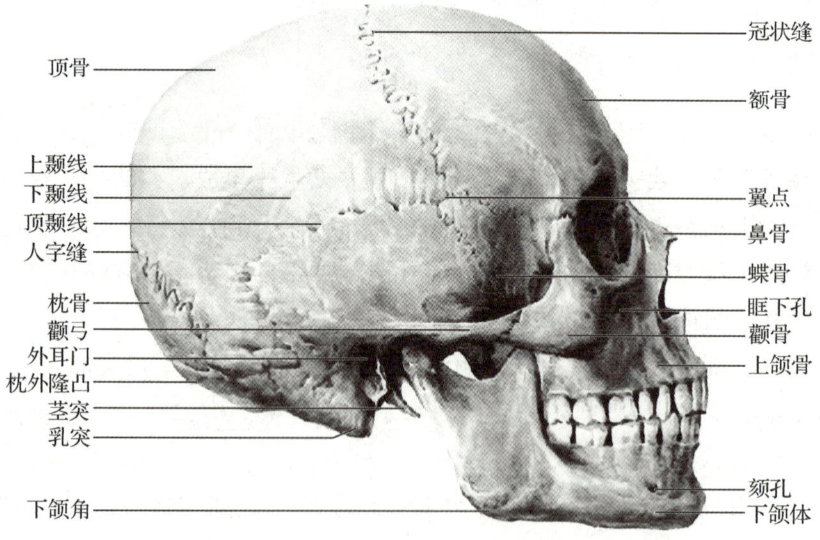

图 1-2-2　颅骨侧面观

（3）蝶骨（sphenoid bone）：形似蝴蝶，在颅底中央分为体、大翼、小翼和翼突 4 部分。①体：内有含气空腔，称为蝶窦（sphenoidal sinus）。体上面形似马鞍状的结构称蝶鞍（sella turcica），中央凹陷为垂体窝（hypophysial fossa），其内容纳垂体。垂体窝后方的骨质为鞍背（dorsum sellae），鞍背向前上方的凸起称后床突（processus clinoideus posterior）。②大翼（greater wing）：由体两侧发出，向上扩展，范围较大，分为上、下两部分，上部是颞窝的一部分，下部构成颞下窝的顶。大翼根部由前向后有圆孔（foramen rotundum）、卵圆孔（foramen ovale）和棘孔（foramen spinosum），分别通过重要的神经和血管。其中圆孔内穿行的主要是三叉神经上颌神经支，卵圆孔内穿行的主要是三叉神经下颌神经支，棘孔内穿行的主要是脑膜中动脉。③小翼（lesser wing）：为三角形薄板。上面是颅前窝的后部，下面构成眶上壁的后部。小翼的后方骨性突起是前床突（processus clinoideus anterior）。小翼与体的交界处有视神经管（opticcanal），位于前床突的内前方。小翼与大翼之间的裂隙为眶上裂（superior orbital fissure），位于前床突的后外方。所以前床突是识别视神经管和眶上裂的重要标志。④翼突（pterygoid process）：从体和大翼连接处下垂，向后敞开成为内、外侧板，之间有翼突凹。翼突凹内走行的是翼内肌（medial pterygoid），止于下颌角的翼肌粗隆，有闭口作用。翼外肌（lateral pterygoid）走行于翼突外侧板的外侧，止于下颌颈、颞下颌关节的关节盘等，有开口作用。

微课：垂体 MRI 解剖

（4）枕骨（occipital bone）：位于颅的后下部，前下部有枕骨大孔（foramen magnum）。枕骨的两侧部的下方有椭圆形的关节面为枕髁（condylus occipita），与寰椎侧块的上关节面形成寰枕关节（atlantooccipital joint）。左、右枕髁的前外方有一对条状管影是舌下神经管（canalis hypogiossalis）。

（5）颞骨（temporal bone）：形态不规则，左右对称各一块，分布于头颅两侧并向颅底延展，在颅底及颅腔侧部的构建中发挥作用。以其外耳门作为参照中心，可将颞骨划分为以下三个部分。①鳞部（squamous part）：外观呈鳞片状，处于外耳门前上方位置，其内侧面存在脑膜中动脉沟，前下部向前方伸出颧突，该颧突与颧骨的颞突相互连接，共同构成颧弓。在颧突根部下方的深窝即为下颌窝（mandibular fossa），它与下颌骨髁突上方的下颌头相互适配，二者结合形成颞颌关节。窝前缘的横行突起，称关节结节（articular tubercle）。②鼓部（tympanic part）：位于下颌窝后方，从前、下、后方围绕外耳道。③岩部（petrous part）：呈三棱锥形，尖指向前内，底向外耳门；其前面朝向颅中窝，在该面中央可见弓状隆起，隆起外侧相对较薄之处即为鼓室盖。而在岩尖部位，存有三叉神经压迹。从后面观察，岩部近中央位置设有内耳门（internal acoustic pore），此门通向内耳道。再看其下面，表面凹凸不平，其中央部位存在颈动脉管外口，该外口向前内方向延伸通入颈动脉管（carotid canal），且颈动脉管内部有颈内动脉颅壁段穿行而过。颈动脉管先垂直向上行，继而折向前内，开口于岩部尖为颈动脉管内口。颈动脉管外口后方的深窝是颈静脉窝，后外侧有细长骨突为茎突（styloid process）。外耳门的后方，岩部后份的突起为乳突，内含许多含气腔隙称为乳突小房（mastoid cells），乳突的前方、茎突根部后方的孔为茎乳孔（stylomastoid foramen）。

（6）顶骨（parietal bone）：位于颅顶中部，呈四边形，左右各一。

2. 面颅骨　有 15 块骨，其中不成对的有下颌骨、舌骨和犁骨，成对的有上颌骨、腭骨、鼻骨、泪骨、下鼻甲及颧骨。面颅骨围成眶、骨性鼻腔和口腔。

（1）下颌骨（mandible）：为面颅骨中最大者，分为一体两支。①下颌体（corpus mandibulae）：呈弓形。其上缘构成牙槽弓，有容纳下牙根的牙槽；下缘为下颌底（basis mandibulae）。体的外面正中凸向前为颏隆凸（protuberantia mentalis），前外侧面有颏孔（mental foramen）。②下颌支（ramus of mandible）：是下颌体后方上耸的方形骨板，末端有两个突起，前方为冠突（processus coronoideus），是颞肌附着处，后方为髁突（processus condylaris），两突之间的凹陷为下颌切迹（incisura mandibulae）。横断面扫描时，常可见髁突位于冠突的后方，两者不相连，之间为下颌切迹。髁突上端的膨大为下颌头（head of mandible），与颞骨鳞部的下颌窝形成颞颌关节，头下方较细处为下颌颈（neck of mandible）。下颌体向后上方与下颌支相连，下颌支后缘与下颌底相交处称下颌角。横断面扫描时，上、下颌牙槽骨均呈弓形，下颌牙槽骨的后方有下颌支相连，而上颌牙槽骨不与下颌支相连，这是区别上、下颌牙槽骨的重要依据。下颌支内面中央有下颌孔（mandibular foramen）。

（2）舌骨：位于下颌骨的下后方，呈马蹄铁形。中间部为体（corpus），向后外延伸的长突为大角（cornu majus），向上延伸的短突为小角（cornu minus）。舌骨后方平对第 3、第 4 颈椎的椎间盘，是颈部重要的标志性结构。

（3）犁骨（vomer）：为斜方形骨片，构成鼻中隔的后下份。

（4）上颌骨（maxilla）：成对存在，构成颜面的中央部，分为一体和四突。上颌体内含上颌窦，上颌窦向下深入上颌牙槽骨。上颌骨牙根处理时，常导致牙根掉入上颌窦造成上颌窦炎。上颌体分前面、颞下面、眶面及鼻面，前面的上份有眶下孔（infraorbital foramen）；眶面构成眶下壁，有眶下沟向前下连于眶下管；鼻面构成鼻腔外侧壁。额突（frontal process）呈向上方的突出态势，是构成鼻梁结构的一部分；颧突（zygomatic process）向外侧伸展，进而与颧骨实现连接；牙槽突（alveolar process）由上颌骨体部朝着下方伸出，其下缘形成牙槽结构，用于容纳上颌牙的牙根；腭突（palatine process）则是由上颌骨体部向内水平延展而出，在中线部位与对侧的腭突相互融合，共同构建起骨腭的前份区域。

（5）腭骨（palatine bone）：成对存在，呈“L”形，分为水平板（lamina horizontalis）和垂直板（lamina perpendicularis），水平板构成骨腭的后份，垂直板构成鼻腔外侧壁的后份。

（6）鼻骨（nasal bone）：成对存在，为长条形上窄下宽的小骨片，是构成鼻背的基础。

（7）泪骨（lacrimal bone）：成对存在，是位于眶内侧壁的前份的方形小骨片。

（8）下鼻甲（inferior nasal concha）：成对存在，是附着于上颌体和腭骨垂直板的鼻面上、薄而卷曲的小骨片。下鼻甲附着于鼻腔外侧壁。需注意的是，上、中鼻甲属于筛骨，是脑颅骨部分，下鼻甲属于面颅骨。在横断面上，上、中鼻甲呈前后端均不与鼻腔外侧壁相连的、游离的条状骨质影，而下鼻甲呈后端游离、前端附着于鼻腔外侧壁的条状骨质。

（9）颧骨（zygomatic bone）：成对存在，位于眶的外下方，呈菱形，形成面颊的骨性突起。

（二）脑的被膜

脑的被膜自内向外依次是软脑膜、蛛网膜和硬脑膜。

1. 软脑膜（cerebral pia mater） 薄、富有血管和神经，覆盖于脑的表面并深入脑沟裂内，随着脑回的突起而突起，随脑沟的凹陷而凹陷。在脑室的一定部位，软脑膜及其血管与该部的室管膜上皮共同组成脉络组织，形成脉络丛，分泌脑脊液。

2. 蛛网膜（cerebral arachnoid mater） 薄而透明，缺乏血管和神经，与软脑膜之间形成蛛网膜下隙，其内充满脑脊液，此隙向下与脊髓的蛛网膜下隙相通。蛛网膜下隙在某些部位扩大称为蛛网膜下池（subarachnoid cisterns），也称脑池（cerebral cisterns），相邻的脑池之间相互沟通。在影像诊断中，脑室和脑池的鉴别，以及不同脑池之间的鉴别具有重要意义。脑池主要分布于脑干的腹侧面和背侧面，重要的脑池包括小脑延髓池、交叉池、四叠体池、脑桥小脑角池、脚间池、帆间池等。蛛网膜与硬脑膜之间形成硬膜下隙，脑蛛网膜紧贴硬脑膜，在上矢状窦附近形成许多绒毛状突起，突入上矢状窦内，称蛛网膜粒（arachnoid granulations）。脑脊液经过蛛网膜粒渗入硬脑膜窦内，回流入静脉（图 1-2-3）。

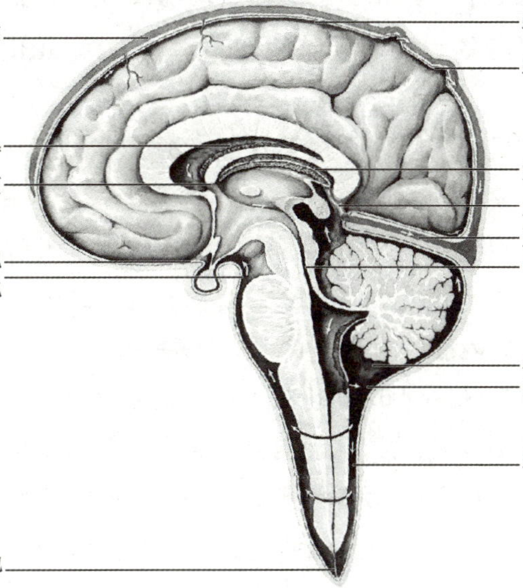

图 1-2-3 脑脊液循环示意图

（1）脑干腹侧的脑池，自下向上可见：①延髓与枕骨基底部斜坡之间为延池（medulla oblongata cistern）。两条椎动脉在延池内上行，于桥延沟附近汇合成基底动脉。②在延池的上方，脑桥基底部与斜坡、鞍背之间为桥池（pontine cistern），其内有基底动脉走行。桥池向两侧的延续为脑桥小脑角池（cistern of pontocerebellar angle），位于脑桥的两后外方。面神经和前庭蜗神经穿脑桥小脑角池入内耳门、内耳道，此处是听神经瘤的好发部位。若两侧脑桥小脑角池不对称，内耳门和内耳道左右不对称、变宽呈喇叭口样，甚至出现骨质破坏，患者会出现进行性听力障碍、面部不适、面肌抽搐等症状，这都提示可能有听神经瘤的存在。③两中脑大脑脚之间为脚间池（interpeduncular cistern），脚间池内有动眼神经穿行，在 MRI 横断层图像上，在脑脊液的衬托下动眼神经显示尤为清楚。在视交叉的周围有交叉池（chiasmatic cistern），交叉池前下方为含气的蝶窦。脚间池、交叉池相互沟通，又都在蝶鞍区的上方，因此在影像学上统称为鞍上池（superior sella cistern）。④鞍上池的上方有终板池（terminal lamina cistern），位于终板的前方、胼胝体嘴的下方。

（2）脑干背侧的脑池，自下向上可见：①小脑扁桃体与前方的延髓之间有三角形脑池，为小脑延髓池（cerebellomedullary cistern），影像上称之为枕大池。第四脑室的脑脊液经正中孔入枕大池。②在小脑幕与小脑半球之间可见薄且窄的脑池，为小脑上池（superior cerebellar cistern）。③中脑背侧、四叠体的后方可见一脑池，为四叠体池（quadrigeminal corpus cistern）。④在四叠体池上方、胼胝体压部下方有大脑大静脉池（Galen's vein cistern）。在横断层图像上，典型的大脑大静脉池呈菱形，内常见松果体和大脑大静脉的断面。大脑大静脉是一短干，在胼胝体压部的后方，向后呈直角转折汇入直窦内。⑤帆间池（cistern of velum interpositum）又称中间帆腔，位于胼胝体压部的前方、大脑大静脉池的上方。帆间池的后界为胼胝体压部，前外侧界是穹隆，顶是胼胝体干，底是第三脑室顶壁的脉络丛。在横断层图像上，典型的帆间池呈尖朝前的三角形。帆间池内可见两条大脑内静脉的断面，大脑内静脉起自室间孔，向后越过松果体上方到达胼胝体压部下方，与对侧的大脑内静脉汇合成大脑大静脉。四叠体池、大脑大静脉池、帆间池是自下而上的三个脑池，它们是互相通连的。

还有部分脑池不在脑干的腹、背侧面，比如大脑纵裂池、大脑外侧裂池、环池等。

3. 硬脑膜（cerebral dura mater） 坚韧而有光泽，由两层合成，外层源于颅骨的内骨膜，与颅顶骨结合松散，易于剥离，当发生颅外伤硬脑膜血管破裂时，可在硬脑膜与颅骨之间形成梭形硬膜外血肿；内层为包裹层，包裹于脑的表面。硬脑膜较厚，在 CT、MRI 图像上可以显示，而蛛网膜、软脑膜较薄不易显示。

硬脑膜的特点如下。①硬脑膜分两层，除在某些地方两层敞开，形成硬脑膜窦，又称硬脑膜静脉窦（如海绵窦、乙状窦、上矢状窦等）以外，其余地方均合为一层。硬脑膜窦为颅内静脉的一部分，由分开的两层硬脑膜衬以内皮细胞构成。硬脑膜窦内血液流向为下矢状窦汇入直窦，直窦与上矢状窦汇成窦汇，窦汇向两侧分流至横窦，后续为乙状窦，乙状窦汇入颈内静脉。海绵窦内的静脉血部分经岩上窦汇入横窦，部分直接汇入颈内静脉（图 1-2-4）。②硬脑膜不仅包被在脑的表面，其内层还伸入脑各部之间，形成镰、幕，以便更好地保护脑组织。如大脑镰（cerebral falx），呈镰刀状伸入两侧大脑半球的大脑纵裂，前下缘附着于鸡冠，后下缘连于小脑幕，大脑镰与小脑幕之间形成直窦。小脑幕（tentorium of cerebellum）呈帐篷状或天幕状突入大脑、小脑之间。小脑幕上方与大脑镰相连，后方连至横窦，前外侧与颞骨岩锥岩上嵴相连，向前延伸形成岩床突韧带与蝶鞍的前、后床突相连，其内缘游离形成小脑幕切迹，小脑幕切迹与鞍背形成小脑幕裂孔，其内有中脑通过。当颅脑上方区域发生诸如脑出血、肿瘤等病变时，常引发颅内压升高，在此情形下，小脑幕切迹上方的海马旁回及钩易受挤压，向小脑幕切迹处移位，进而形成小脑幕切迹疝，亦称为海马旁回疝，该疝会对中脑与动眼神经造成压迫。另有小脑镰（cerebellar falx），其为处于小脑幕下方且向两侧小脑半球之间延伸的小隔，内部含有枕窦结构。

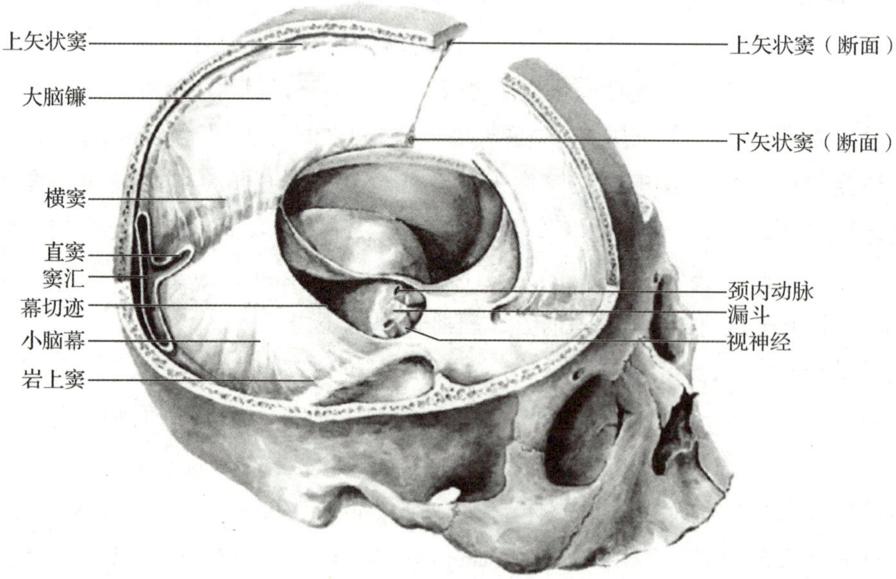

图 1-2-4　硬脑膜、硬脑膜窦示意图

（三）脑

脑由端脑、间脑、中脑、脑桥、延髓和小脑 6 部分组成。通常将中脑、脑桥和延髓统称为脑干。

1. 端脑（telencephalon） 由左、右大脑半球和半球间联合及其内腔构成。大脑实质包括白质和灰质，白质又称髓质，灰质包括大脑表面的皮质和深埋在大脑白质内的灰质核团。大脑半球的内腔称为侧脑室。

大脑半球的髓质，主要由联系皮质各部位和皮质下结构的神经纤维组成，分以下三类。①联络纤维，联系同侧大脑半球内各部分皮质的纤维，主要有钩束、上纵束、下纵束和扣带。②连合纤维，联系左右大脑半球皮质的纤维，包括胼胝体、前连合和穹隆连合。③投射纤维，主要由大脑皮质与皮质下各中枢间的上、下行纤维组成，主要是内囊。

大脑半球的基底灰质核团主要有尾状核、豆状核、屏状核、杏仁体。尾状核（caudate nucleus）呈"C"形，分头、体、尾三部分。尾状核头膨大，构成侧脑室前角的外侧壁，头部向后变细部分为体部，尾部伸入颞叶侧脑室下角的顶壁向前终于杏仁体（amygdaloid body）。豆状核（lentiform nucleus）位于背侧丘脑的外侧，形似双凸透镜，其横断面呈尖朝内的三角形，外侧部分为壳（putamen），内侧部分为苍白球（globus pallidus）。尾状核、背侧丘脑与豆状核之间的白质板为内囊（internal capsule），尾状核与豆状核之间为内囊前肢（anterior limb of internal capsule），背侧丘脑与豆状核之间为内囊后肢（posterior limb of internal capsule），内囊前肢和内囊后肢之间为内囊膝（genu of internal capsule）。内囊广泛损伤，患者会出现三偏症状，即对侧偏身感觉消失、对侧偏瘫和对侧偏盲。豆状核的外侧隐约可见屏状核（claustrum）；屏状核内侧面平坦，与豆状核之间的髓质为外囊（external capsule）；屏状核与岛叶皮质之间的髓质为最外囊（extreme capsule）。杏仁体与尾状核尾相连，表面有海马旁回钩的皮质覆盖。

在大脑半球的外侧面上（图 1-2-5），脑表面有大量的沟，沟和沟之间为突起的脑回。大脑表面主要的沟如下。①中央沟（central sulcus）：是一条由后上走向前下的深沟，大部分是不中断的，中央沟之前的部分是额叶（frontal lobe），之后的部分是顶叶（parietal lobe）。中央前沟、中央后沟与中央沟伴行，这三条沟界定出了两个脑回，前为中央前回（precentral gyrus），是躯体运动中枢，属于额叶；后为中央后回（postcentral gyrus），是躯体感觉中枢，属于顶叶。中央前回髓质较厚，中央后回髓质较薄。中央后沟常伸入大脑中线与扣带沟的缘支相连。因此，在横断层图像上，根据这些特点帮助识别中央沟，中央前、后沟及中央前、后回。中央后回之后的顶叶内，有一前后走行的沟，为顶内沟（intraparietal sulcus），分出内上方的顶上小叶和外下方的顶下小叶。围绕外侧沟终末端的脑回是缘上回（supramarginal gyrus）、围绕颞上沟终末端的脑回是角回（angular gyrus），缘上回和角回属于顶下小叶。②外侧沟（lateral sulcus）：又称大脑外侧裂、大脑外侧窝。呈前后走行，伸入脑内后，向前、向后、向上、向下延续。外侧沟之下部分为颞叶（temporal lobe），颞上沟、颞下沟将颞叶分为颞上、中、下回，颞上回转入外侧沟下壁的短横回为颞横回（transverse temporal gyrus）。岛叶（insula）位于外侧沟的深面，与额叶、颞叶、顶叶相分界，覆盖在岛叶外侧的部分称为岛盖（operculum）。③枕叶（occipital lobe）：顶枕沟和枕前切迹之间的部分为枕叶。

在大脑半球的内侧面上（图 1-2-6），最具特色的是很多结构呈"C"形或环形排列，包括胼胝体、胼胝体沟、穹隆、扣带回及扣带沟等，这些结构在脑的发育过程中不断弯曲，形成了"C"形或环形。胼胝体（corpus callosum）属于大脑连合纤维，分为嘴、膝、干（体）和压部，广泛联系额叶、顶叶、枕叶、颞叶，胼胝体的下面构成侧脑室顶。胼胝体前方、上方可见胼胝体沟，再向前、向上可见扣带沟，两沟之间为扣带回（cingulate gyrus），其内的髓质为扣带。扣带回呈"C"形，其前端环绕胼胝体嘴、膝的下方及前方，走行于胼胝体的上方；后端走行于胼胝体压部的后下方。扣带回在胼胝体压部的后下方或压部后方突然变细，是锥形的部分称为扣带回峡（isthmus of cingulate gyrus）。扣带沟的终末向上发出缘支，之前发出中央旁沟，两沟之间为中央旁小叶（paracentral lobule），是中央前、后回向内的反折。中央旁小叶之前的是额内侧回（medial frontal gyrus），位于扣带回的上方，是额上回向内的反折。扣带沟缘支的后方可见两条深沟，即顶枕沟（parietooccipital sulcus）和距状沟（calcarine sulcus）。顶枕沟分隔了前方的楔前叶（precuneus）和后方的枕叶，楔前叶为顶上小叶向内的卷折。距状沟呈“人”字形，其前方与顶枕沟汇合，距状沟两岸的皮质为视觉中枢。顶枕沟和距状沟之间的脑组织呈“楔”字形，为楔叶（cuneus），距状沟下方为舌回（lingual gyrus）。

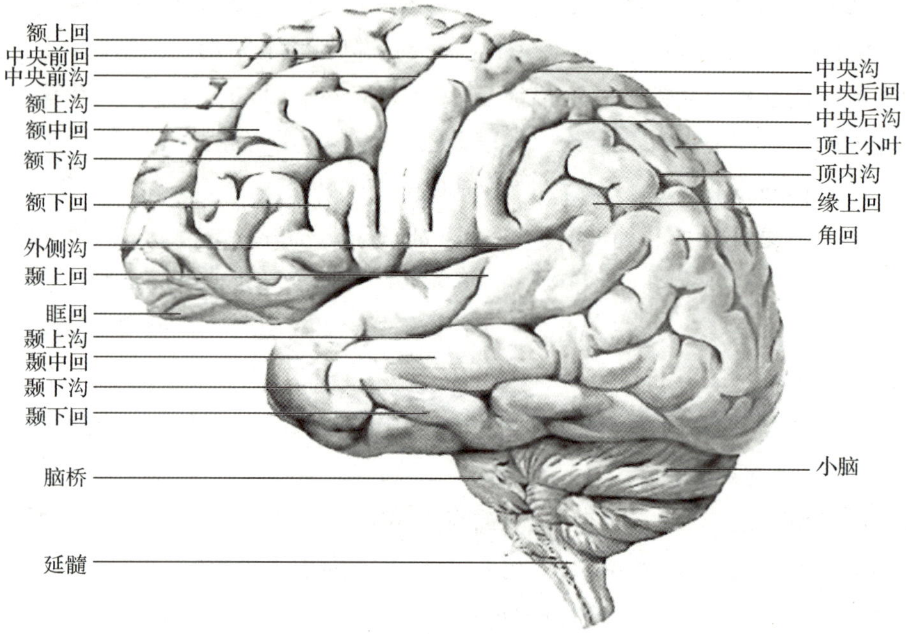

图 1-2-5　脑的外侧面观

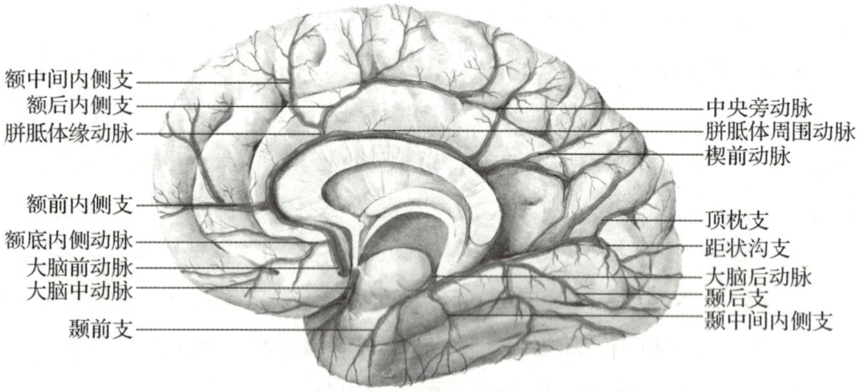

图 1-2-6　脑的内侧面观

在大脑半球的底面上（图 1-2-7），额叶下面底面可见一前后走行的沟，为嗅束沟（olfactory groove），内有嗅球、嗅束连至嗅三角，嗅三角与视束之间可见前穿质。嗅束沟内侧较直的脑回为直回（straight gyri），嗅束沟外侧有“H”形沟，围绕它的脑回统称为眶回（orbital gyri）。颞叶下面主要有外侧的枕颞沟、内侧的侧副沟，由外向内分出枕颞外侧回、枕颞内侧回、海马旁回和海马，海马旁回前方膨大并绕海马沟弯曲而形成钩（orbital gyri）。

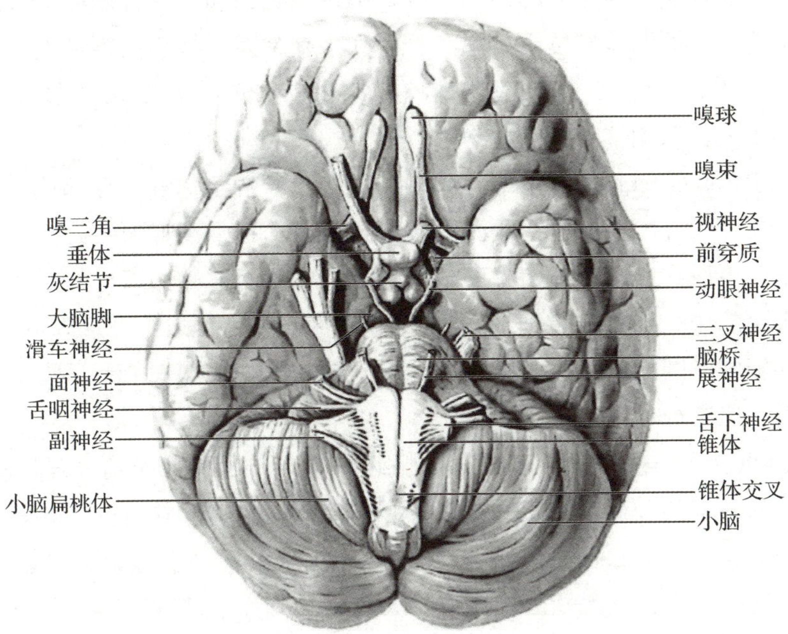

图 1-2-7　脑的底面观

2. 间脑（diencephalon） 位于大脑半球与中脑之间，可分为丘脑、下丘脑、底丘脑、上丘脑和后丘脑。

微课：基底节区影像解剖

（1）丘脑（thalamus）：又称背侧丘脑（dorsal thalamus），为呈卵圆形的灰质团块，两侧背侧丘脑通过其内侧面的丘脑间黏合相连，下方借下丘脑沟与下丘脑相分界。背侧丘脑的内侧面构成了第三脑室侧壁的上份。

（2）下丘脑（hypothalamus）：位于背侧丘脑的腹侧、下丘脑沟以下，构成了第三脑室的底；其内侧面构成第三脑室侧壁的下份。在脑的底面观上，下丘脑由前向后依次是视交叉（optic chiasma）、灰结节（tuber cinereum）和乳头体（mamillary body），灰结节向前下形成中空的圆锥状部分，称漏斗（infundibulum），与垂体相连。

（3）底丘脑（subthalamus）：位于丘脑的下方，是间脑和中脑被盖之间的过渡区。

（4）上丘脑（epithalamus）：位于背侧丘脑背面，包括松果体（pineal body）、缰连合（habenular commissure）、缰三角（trigonum habenulae）、丘脑髓纹（stria medullaris thalami）和后连合（posterior commissure）。

（5）后丘脑（metathalamus）：位于背侧丘脑的后下方，中脑顶盖的上方，包括内侧膝状体（medial geniculate body）和外侧膝状体（lateral geniculate body）。

3. 脑干（brain stem） 由中脑、脑桥和延髓组成。

（1）中脑（midbrain）：介于间脑与脑桥之间，由腹侧的大脑脚和背侧的顶盖组成。两大脑脚之间为脚间池，内有动眼神经穿行；大脑脚两侧是环池，内有大脑后动脉 P2 段走行。中脑背侧的顶盖有一对上丘（superior colliculus）和一对下丘（inferior colliculus），合称为四叠体（quadrigeminal body），下丘的下方有滑车神经穿出，四叠体的后方是四叠体池。因此，中脑四面环水，前有脚间池、两侧是环池、后方是四叠体池。中脑的内腔为中脑水管，连通第三脑室和第四脑室。

（2）脑桥（pons）：腹侧为脑桥基底部，正中线上有基底动脉沟，内有基底动脉走行，基底部内有大量的横行纤维向两侧伸展形成宽大的小脑中脚。脑桥背侧面和延髓背侧面的上部敞开共同构成菱形窝，构成第四脑室的底。第四脑室位于延髓、脑桥和小脑之间，呈四棱锥形，其底为菱形窝，尖向后上朝向小脑蚓部。脑桥和延髓之间为延髓脑桥沟（bulbopontine sulcus），沟内由内向外有展神经、面神经和前庭蜗神经出入，双侧椎动脉在此沟附近汇合成基底动脉。

（3）延髓（medulla oblongata）：其上端与脑桥相连接，下端至枕骨大孔部位，在此处和颈段脊髓接续。延髓依结构特征可划分为上、下两段，上段为开放部，其中央管朝向后侧敞开，与小脑半球共同构建形成第四脑室；下段在形态及结构方面与脊髓相近，故而被称作闭合部，该段内部的内腔为中央管，此中央管与脊髓的中央管相互贯通。延髓腹侧面前正中裂两侧的纵形隆起为锥体（pyramid），在延髓上部锥体背外侧的卵圆形隆起为橄榄（olive），锥体与橄榄之间有舌下神经根穿出，橄榄外侧自上而下有舌咽神经、迷走神经和副神经相连。

微课：小脑供血影像

4. 小脑（cerebellum） 位于颅后窝内，借小脑幕与上方大脑半球相分隔。小脑由两侧隆起的小脑半球（cerebellar hemispheres）和中间狭窄的小脑蚓（vermis）组成。小脑半球下面的前内侧的突出部称小脑扁桃体（tonsil of cerebellum）。小脑扁桃体在枕骨大孔的上方紧邻延髓，当发生颅内高压时，小脑扁桃体有可能被挤入枕骨大孔，形成枕骨大孔疝，或称小脑扁桃体疝，压迫延髓，甚至危及生命。

小脑表面存在诸多相互平行的沟，这些沟将小脑分隔成众多狭窄的小脑叶片，一定数量的小脑叶片进一步组合构成小叶。从整体结构上看，小脑可划分为绒球小结叶、前叶及后叶三个部分。小脑的最外层为小脑皮质，往深部探寻，皮质之下是小脑髓质，而隐匿于髓质内部的则是小脑核。此外，连接小脑与小脑之外其他脑区的神经纤维汇聚形成三对小脑脚，即脑上脚、脑中脚、脑下脚，它们分别与中脑背面、脑桥及延髓的后外侧面相互连接。小脑核由内向外依次是顶核（fastigial nucleus）、球状核（globose nucleus）、栓状核（emboliform nucleus）和外侧最大的齿状核（dentate nucleus）。

（四）脑室

脑室是脑实质内的腔隙，内壁上有室管膜将其封闭，因此脑室管膜瘤常发生于脑室内。脑室包括左、右大脑半球内的一对侧脑室，左、右背侧丘脑与左、右下丘脑之间的第三脑室，脑桥、延髓与小脑之间的第四脑室，以及连通脑室的室间孔和中脑水管（图 1-2-8）。

微课：脑室的 MRI 解剖

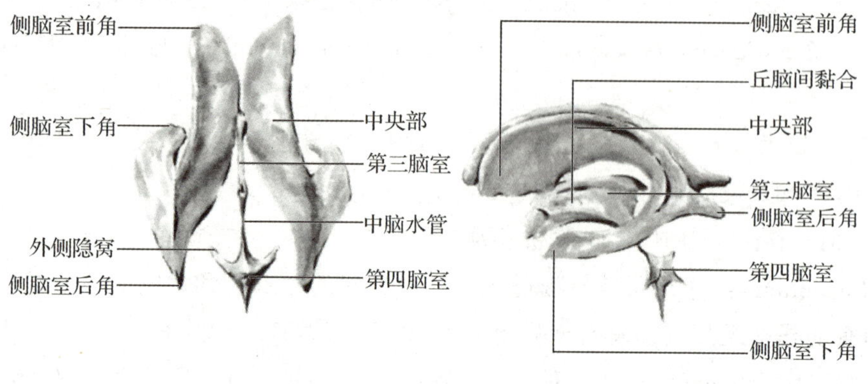

图 1-2-8 脑室系统示意图

1. 侧脑室（lateral ventricle） 在形态上整体呈现“C”形，依其结构可细分为侧脑室前角、中央部、后角及下角四个部分。其中，侧脑室中央部、下角与后角相互交汇之处，呈三角形外观，此区域即为侧脑室三角区（trigone of lateral ventricle）。侧脑室脉络丛大多集中于中央部、三角区及下角内部，这里是脑脊液生成的关键部位，侧脑室所产生的脑脊液经室间孔流入第三脑室。

（1）侧脑室前角：为室间孔以前的部分，伸入额叶。侧脑室前角在横断层呈羊角状，在冠状断层上呈尖朝下的三角形，因此在连续横断层图像上，层面越靠下侧脑室前角越窄。

侧脑室前角的毗邻：前壁是胼胝体膝；腹外侧壁是尾状核头；内侧壁是透明隔，透明隔是架在胼胝体与穹隆之间薄薄的白质板，两透明隔之间的间隙为透明隔间腔，正常情况下透明隔间腔不明显，当脑积水时透明隔间腔体积增大，两透明隔间距加大。

（2）侧脑室中央部：位于顶叶，在室间孔与胼胝体压部之间，顶壁是胼胝体干，内壁是透明隔，下壁是穹隆、背侧丘脑、侧脑室脉络丛等，外侧壁是尾状核体部等。

（3）侧脑室后角：伸入枕叶，又称枕角，外侧壁有视辐射通过，内侧壁有距状沟前部皮质陷入形成的隆起，称为禽距（calcar avis）。

（4）侧脑室下角：伸入颞叶，较长、呈弓形裂隙状，自后上斜向前下走行，冠状面呈半月形，横断层呈狭窄的裂隙状，有时因部分容积效应不易显示。连续横断层扫描常见层面越往下侧脑室下角越偏前。侧脑室下角的内、下壁（底壁）上有一隆起，称海马（hippocampus）。

2. 第三脑室（third ventricle） 位于两侧的背侧丘脑、下丘脑之间，呈狭窄的裂隙状腔隙。正常情况下，不管在横断层还是冠状断层上都应是狭窄的裂隙状腔隙。侧脑室产生的脑脊液经过室间孔进入第三脑室，又与第三脑室脉络丛产生的脑脊液经过中脑导水管进入第四脑室。

第三脑室的毗邻：顶壁是第三脑室脉络丛，产生脑脊液；底壁是下丘脑，从前向后依次是视交叉、漏斗、灰结节、乳头体；前壁是前连合、终板；后壁自上而下是缰连合、松果体、后连合；外侧壁为两侧的背侧丘脑和下丘脑。因此，在连续横断层图像上位置较高显示的是两背侧丘脑之间的第三脑室上部；位置较低时显示的是两下丘脑之间的第三脑室下部。第三脑室室腔伸入漏斗的部分称为漏斗隐窝；伸入终板和视交叉的部分称为视隐窝；伸入松果体柄内部分称为松果体隐窝，上方有松果体上隐窝。

3. 第四脑室（fourth ventricle） 外形仿若帐篷状，处于脑桥、延髓的背侧及小脑半球三者之间的区域。具体而言，脑桥与延髓背侧敞开后所形成的菱形窝，构成了第四脑室的底部；其顶部的前部为小脑上脚及上髓帆（也称作前髓帆，是位于两小脑上脚之间的白质板），后部则由下髓帆（即后髓帆）与第四脑室脉络组织共同构成。第四脑室向两侧外侧角延伸，伸展至脑干和小脑之间，进而形成第四脑室外侧隐窝，该隐窝的末端开口即为外侧孔；在靠近菱形窝下角之处，设有第四脑室正中孔，外侧孔与正中孔均与蛛网膜下隙相通。

4. 脑脊液回流 由左、右侧脑室脉络丛生成的脑脊液，会经由第三脑室前方的左、右室间孔流入第三脑室；这些脑脊液与第三脑室顶壁脉络丛所产生的脑脊液汇合，一同经中脑导水管流入第四脑室；它们又与第四脑室后髓帆脉络丛产生的脑脊液汇聚，一起通过外侧孔及正中孔排入蛛网膜下隙。尚有部分脑脊液会进入脊髓的中央管内。

二、 X 线解剖

头部 X 线摄影主要有 3 个方位，可观察头颅的大小与外形异常、颅缝闭合情况、颅内压力增高的迹象、外伤骨折、局限性骨质破坏和增生、颅颈交界的畸形等，通过体位变化还可观察鼻旁窦的位置及形态。常用的有颅骨后前位和侧位，怀疑颅底骨折时可以拍摄颅底颏顶位。

（一）颅骨后前位

颅骨后前位主要显示重要的颅缝、颅盖骨及面部结构（图 1-2-9）。

1. 颅缝 组成颅穹隆的各颅骨之间通过颅缝连接，颅缝在 X 线摄影呈透明锯齿状条纹影，一般矢状缝先闭合，继而冠状缝，而人字缝（lambdoidal suture）和枕骨乳突缝闭合最晚甚至终身不闭。①颅骨中线上可见上下走行的矢状缝（sagittal suture）影，位于左、右顶骨之间。沿矢状缝有时可见带状密度减低区，为上矢状窦压迹影。②矢状缝下端左右分开，可见呈锯齿状的人字缝影，常居冠状缝下方。③沿颅穹下方可见透明的弧形冠状缝（coronal suture）影，呈锯齿状，位于额骨和左、右顶骨之间。部分人颅盖侧壁上可出现透明的颞鳞缝，由外上斜向内下；有时额骨内可见额缝影，此缝出生后 6 个月开始闭合，5~6 岁应完全闭合，也可终身存在。

2. 颅盖骨 颅骨前后相互重叠，颅穹隆上方可见颅盖骨的 3 层结构：外板，厚约 1. 5mm；内板，厚约 0. 5mm；板障，为松质骨，密度较低。

3. 面部结构 额骨的下方、中线附近，可见额窦呈形状各异的低密度影，左右各一。两侧眼眶呈椭圆形，大小一致、左右对称，位于额窦的外下方，周围高密度是眶壁的骨质、中央低密度是眶腔内的软组织，眼眶的下份有颞骨岩部重叠。额窦下方、两眼眶之间为鼻腔，中线上可见鼻中隔，其两侧骨性高密度为鼻甲，含气的低密度为筛窦及鼻道。眼眶的下方、鼻腔的外侧可见呈三角形的含气低密度影，为上颌窦。下颌骨呈“U”形位于图像的下、外方，下方的下颌体上可见下颌牙槽骨及下颌牙，其上方为上颌牙槽骨及上颌牙，下颌体的两侧可见下颌角及下颌支。

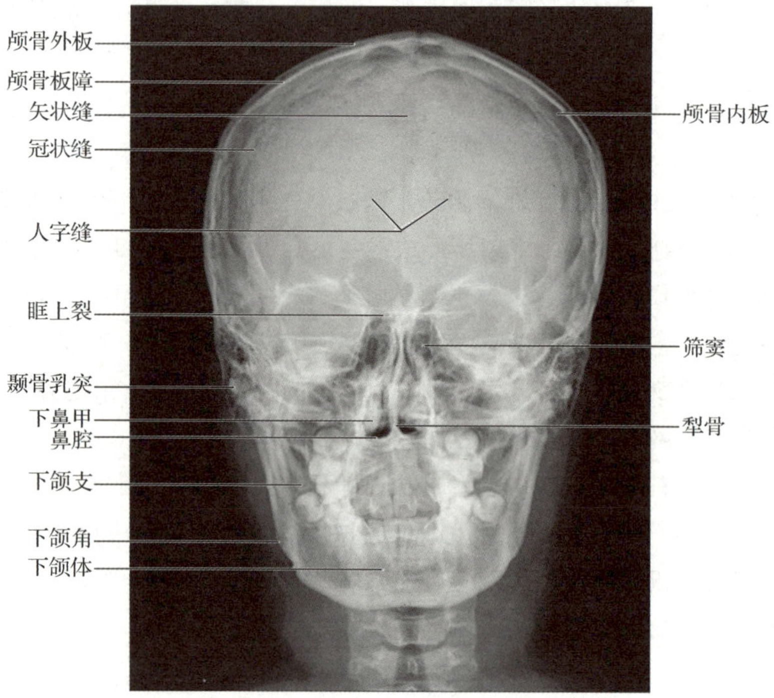

图 1-2-9　颅骨后前位片

（二）颅骨侧位

颅盖骨呈侧位重叠，可见内板、外板及板障 3 层结构，主要显示前方的额骨、左右顶骨的重叠影及后方的枕骨影。额骨的额鳞内见三角形透明区，为额窦。额窦的下方可见左、右眼眶等结构的重叠影，再往下为左、右上颌窦等结构的重叠影，再往下为上、下颌牙槽骨及上、下颌牙等结构的重叠影。颈段脊柱前方、颅底下方的透明区为咽。枕鳞中部的外板向后隆起为枕外隆凸，内板向前隆起为枕内隆凸（internal occipital protuberance）。颅前、中、后窝自前上向后下依次呈阶梯状下降，蝶鞍居影像中心，鞍底呈单边影（图 1-2-10）。

1. 颅前窝（anterior cranial fossa）　位置较高，从额窦后壁开始至蝶骨小翼后缘为止，在鼻腔和眶腔的上方。颞骨的筛板呈直线状致密影，由鞍结节向前延伸至额窦后缘。

2. 颅中窝（middle cranial fossa）　由蝶骨大翼组成，底呈向下凹曲的弧线致密影，中央区为蝶鞍，呈马鞍形，其前后径为 11~12mm，深度为 6~9mm，蝶鞍的中部凹陷的低密度区为垂体窝，其内容纳垂体。垂体窝前方为鞍结节（tuberculum sellae）；前上方向后的高密度骨性突起，为蝶骨小翼后方的前床突；后方为鞍背，鞍背向上的骨性突起为后床突；后下的高密度骨质影为斜坡；下方为鞍底，与蝶窦相隔，蝶窦气化越显著，鞍底越薄，边缘越锐利，蝶窦常位于垂体窝的前下方。从侧位片上观察蝶鞍，根据其前后径和深径的关系分为椭圆形、扁平型和圆形 3 种类型，发生垂体瘤时，颅骨侧位片上显示蝶鞍扩大、变形。

3. 颅后窝（posterior cranial fossa）　内有脑桥、延髓和小脑等结构，位置最低，自鞍背及岩骨嵴开始到枕内隆突为止，可见斜坡由鞍背向后下延伸，止于枕骨大孔前缘。延髓通过枕骨大孔和椎管的脊髓相连。

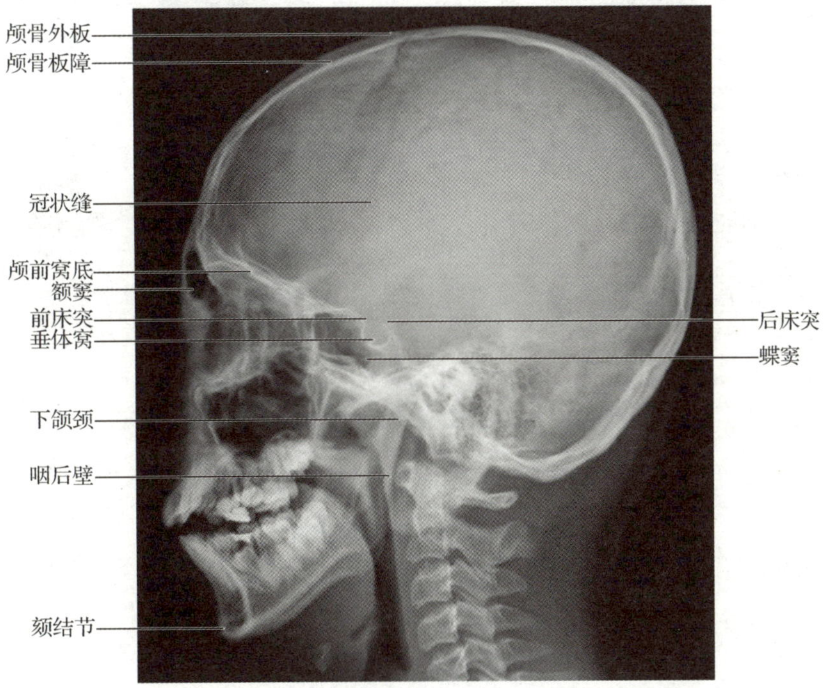

图 1-2-10　颅骨侧位片

（三）颅底颏顶位

颅底颏顶位主要用于检查颅底骨质，尤以颅中窝结构显示较好，颅中窝的中央前界为硬腭后缘，中线是由鼻中隔和犁骨形成，后端为犁骨附着于蝶骨体处。

图像前方呈弓形的致密影为下颌骨重叠影，下颌骨后方、犁骨两侧的透明区为鼻腔影；鼻腔影后方为蝶骨体，其内有时隐约可见蝶窦影。在蝶窦两侧各有疏密相间的区域，为蝶骨翼突影，对比度良好时可显示翼突内、外侧板构成人字形致密影及中间的翼突凹，翼突凹内有翼内肌，翼外肌位于翼突外侧板的外侧。于下颌骨的后方、蝶骨体的两侧位置，能够观察到一处由蝶骨大翼颅底面所构成的灰暗色调三角形区域，在该区域的后方，致密部分为颞骨岩部。在灰暗三角形区域内后缘的中部，存在两个透明的孔，其中处于前方、形态较大且呈椭圆形的是卵圆孔，三叉神经的下颌神经等结构于孔内穿行；位于后方、形状小而圆的为棘孔，脑膜中动脉在其内穿行。颞骨岩部中部有一类圆形透明孔，为颈动脉管外口，是颈内动脉入颅的位置。颞骨岩部尖端前方可见由岩部尖端与蝶骨、枕骨共同围成的透明区，为破裂孔（foramen lacerum）。颈内动脉从颈动脉管外口穿入，走行在颞骨岩部的颈动脉管内，先向上再向前行，从颈动脉管内口穿出，向前走行于海绵窦的颈动脉沟。蝶骨体的后方透明区为咽腔，咽腔和两侧颞骨岩部后方的致密影为枕骨，其前部较致密的梯形区为枕骨基底部，基底部后方为枕骨大孔（图 1-2-11）。

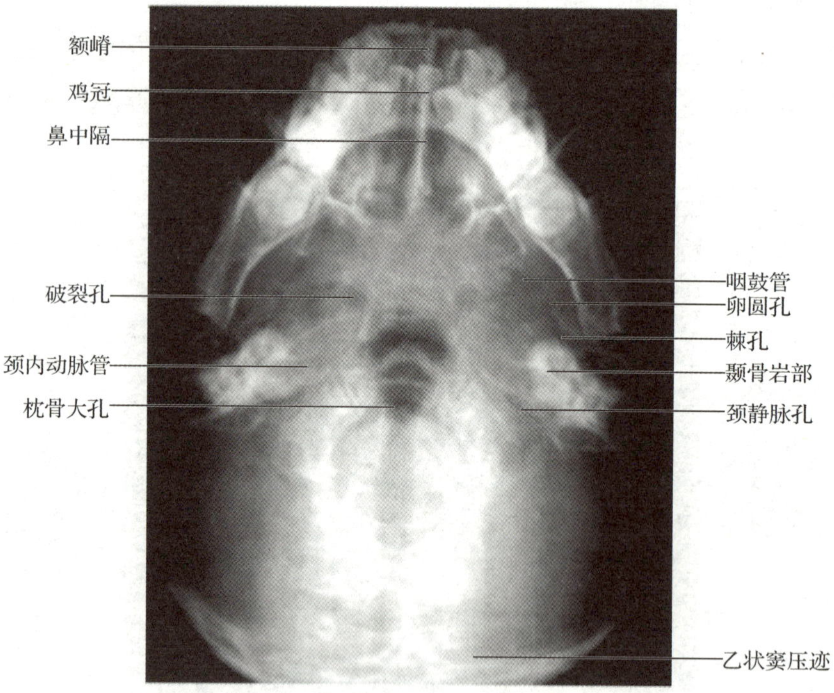

图 1-2-11　颅底颏顶位片

三、 CT 影像解剖

（一）头部 CT 横断层面

1. 经中央旁小叶层面　大脑被突入的大脑镰分隔成两个半球，全长的大脑镰呈稍高密度影，大脑镰与两侧大脑半球之间可见呈长条状的低密度影，为左、右大脑纵裂池，大脑镰前、后端可见三角形膨大影，为上矢状窦。

大脑实质被前方额骨、后外方顶骨包围，主要显示大脑皮质向大脑表面突起的脑回，脑回与脑回之间凹进去的脑沟，充斥着脑脊液。中央沟位于层面的后份，中央沟分隔了前方额叶和后方的顶叶，可见与中央沟平行的中央前、后沟。额上回位于层面的前内方，内侧皮质紧靠大脑镰的部分又称为额内侧回。额上回的外侧为额中回，两者之间为额上沟。中央沟的前后相邻的脑回为中央前回和中央后回，中央后回之后的脑组织为顶上小叶。在中线上，额内侧回的后方可见垂直于大脑镰的深沟，为扣带沟缘支，其前方的脑组织为中央前、后回向内的反折，即中央旁小叶（图 1-2-12）。

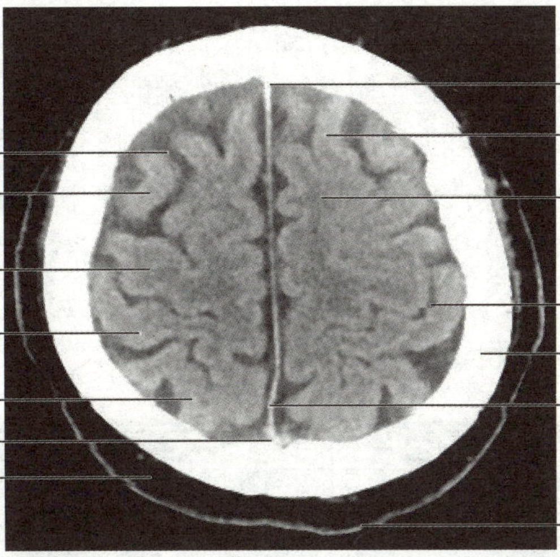

图 1-2-12　经中央旁小叶 CT 横断层面

2. 经半卵圆中心层面　该层面主要特点是半卵圆中心（centrum semiovale）出现和中央沟位置前移（图 1-2-13）。

（1）中线结构：大脑半球中线上可见全长的大脑镰，两侧可见大脑纵裂池影，大脑镰前、后端可见三角形的上矢状窦影。

（2）大脑实质：层面中央的辐射冠体积大、近乎椭圆形，称半卵圆中心。在 CT 图像上有时因部分容积效应脑沟不易识别，可以通过髓突定位法来识别脑回、判断脑叶，对疾病定位。髓质是神经纤维束的聚集，髓质向不同的方向伸出条索状突起，称为髓突，脑回是由脑表面的皮质加上中央的髓质（髓突）组成的。额上回髓突伸向前或前内；额中回髓突伸向前外；额下回髓突伸向外。本层面伸向前或前内的额上回髓突及伸向前外的额中回髓突，分别对应的脑回为额上回和额中回，额上回的内侧皮质紧靠大脑镰的部分为额内侧回。额内侧回的后方为扣带回，扣带回的后方为楔前叶。中央沟前移至层面中份，中央沟的前面为中央前回，后面为中央后回，中央后回后方为顶上小叶。

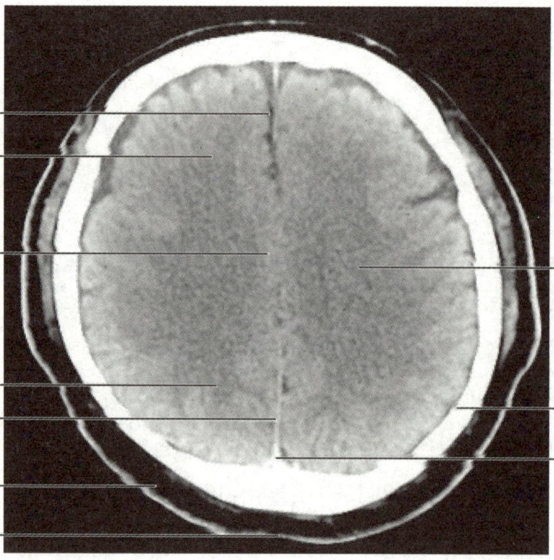

图 1-2-13　经半卵圆中心 CT 横断层面

3. 经侧脑室顶部层面　该层面最主要的变化是半卵圆中心内出现侧脑室顶部影（图 1-2-14）。

两大脑半球之间的大脑镰，被胼胝体体部分成前、后两部分。大脑镰前半部分的外侧对应的类圆形髓质为额叶髓质，位于前或斜向前内的是额上回，前外侧的为额中回，外侧的为额下回。

两侧脑室顶部呈新月形，其内侧可见呈宽“X”形的脑白质，为胼胝体的体部。两侧脑室顶部的外侧壁是尾状核，呈条状。两侧脑室顶部再向外的脑表面仍可见中央前回、中央后回。中央后回之后为顶下小叶、枕外侧回。

大脑内侧面的后部出现一条内外走行、垂直于大脑镰的沟，为顶枕沟，其前方脑组织是顶叶的楔前叶，其后方脑组织是属于枕叶的楔叶。

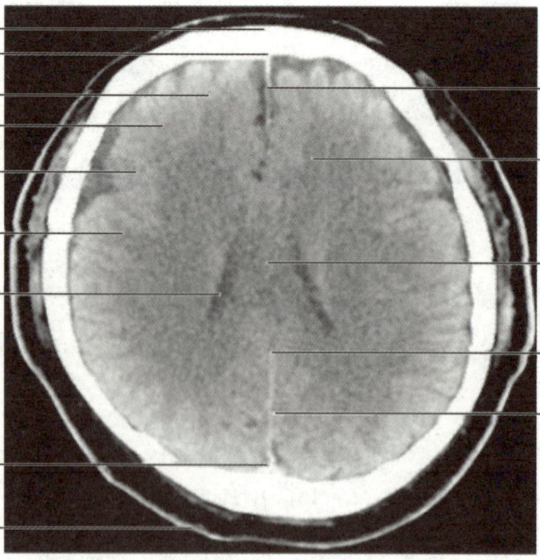

图 1-2-14　经侧脑室顶部 CT 横断层面

4. 经侧脑室体部层面　该层面主要特点是宽大的侧脑室体部呈典型的“X”形（图 1-2-15）。

（1）中线结构：大脑镰被分为前、后两部分，且前部短后部长，两侧仍可见大脑纵裂池影。大脑镰前份的前端和后份的后端仍可见上矢状窦前部和后部的断面。

（2）大脑实质：半卵圆中心内出现了侧脑室体部，侧脑室体部呈“X”形、体积宽大，其内可见脉络丛。侧脑室的外侧壁出现了略高密度的尾状核，内侧壁可见一层薄薄的白质板，为透明隔。侧脑室的前方近乎圆形白质区为额叶髓质，向前或前内、向前外和向外发出的髓突依次形成额上回、额中回和额下回；侧脑室的后方一团髓质为顶枕叶髓质，顶枕叶髓质又分出顶下小叶和枕叶髓突。在中线的后份可见顶枕沟，前方脑组织为楔前叶，之后为楔叶。

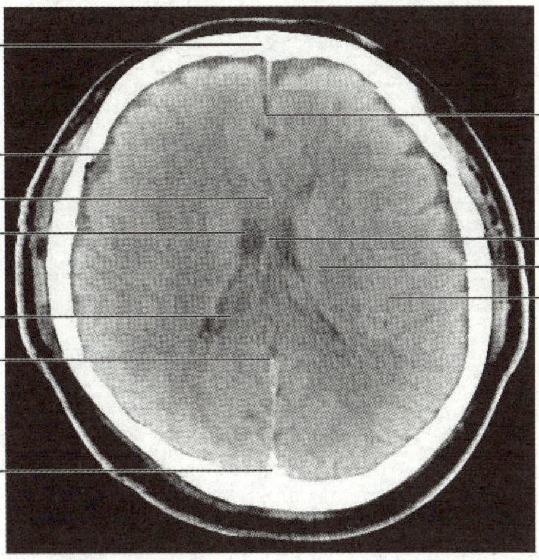

图 1-2-15　经侧脑室体部 CT 横断层面

5. 经帆间池层面　该层面主要特点是细长的侧脑室前角出现和典型的帆间池影像出现（图 1-2-16）。

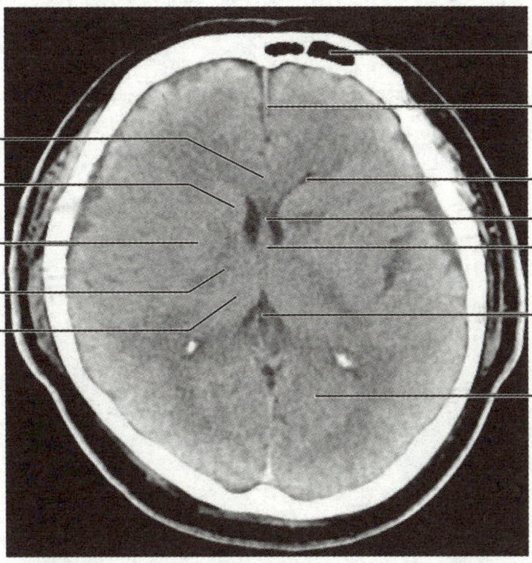

图 1-2-16　经帆间池 CT 横断层面

额骨的额鳞内开始出现额窦。胼胝体膝之前的结构与上个层面相差不大。两侧脑室前角变得细长并斜向前外，之间的脑白质仍为胼胝体膝；其内侧壁为透明隔，透明隔后为穹隆柱，透明隔之间可见裂隙状的透明隔间腔；其外侧壁为尾状核头，再向后外可见豆状核影，尾状核的后内方是椭圆形的背侧丘脑，三者之间为内囊。豆状核的外侧依次向外为岛叶、大脑外侧裂底及岛盖。侧脑室三角区内见钙化的脉络丛。侧脑室三角区的前内方为背侧丘脑，侧脑室三角区的内侧与胼胝体压部相邻。在两背侧丘脑之间、胼胝体压部的前方可见一尖朝前的三角形含脑脊液低密度影，即帆间池，帆间池内可见一对大脑内静脉影。胼胝体压部之后，两侧枕叶之间的大脑纵裂内有大脑镰的后份，其后方连有上矢状窦后份，大脑镰的前份开始分叉，为刚刚出现的小脑幕。

6. 经第三脑室层面 该层面主要特点是出现了典型的“Y”形大脑外侧裂和裂隙状的第三脑室（图 1-2-17）。

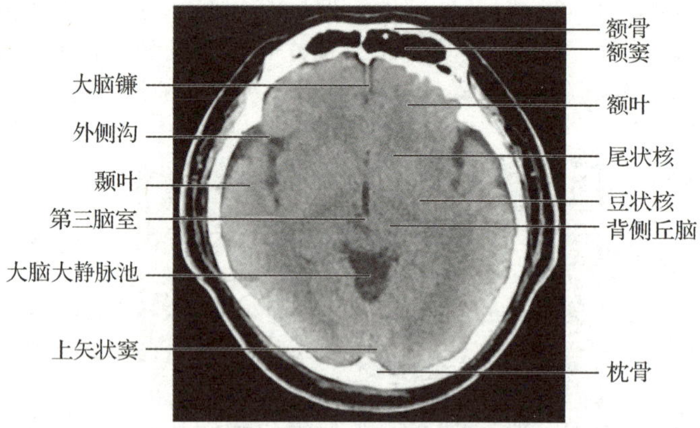

图 1-2-17 经第三脑室 CT 横断层面

额窦体积增大，左右不对称。“Y”形大脑外侧裂是脑组织分界的重要标志：大脑外侧裂之前的部分为额叶；大脑外侧裂之后的部分为颞叶；大脑外侧裂之内对应的部分是岛叶。

岛叶的内侧可见豆状核，豆状核的后内方为背侧丘脑。背侧丘脑与豆状核之间可见密度略低的内囊后肢。两背侧丘脑之间呈前后走行、裂隙状的低密度影为第三脑室。硬脑膜结构呈典型的长“Y”形，大脑镰前端分叉为小脑幕，幕短镰长。

7. 经第三脑室下部层面 该层面的主要特点是大脑基底核区的大部分结构消失了，脑干及幕下小脑开始出现。

大脑外侧裂呈“Y”形，分隔了前方的额叶、后方的颞叶和内侧的岛叶。额叶体积减小，额骨的额鳞内仍可见含气的低密度额窦影。在大脑中线上见一呈前后走行、裂隙状的低密度影，为第三脑室的下部，其外侧壁为下丘脑。第三脑室的后方可见中脑，前方的两个膨大为左、右中脑大脑脚，两者之间为脚间池，后方为一对上丘，环抱上丘是呈“C”形的四叠体池。“Y”形为硬脑膜结构，后方的大脑镰变短，两小脑幕之间可见小脑结构。大脑镰后份与小脑幕之间为直窦，后方为上矢状窦（图 1-2-18）。

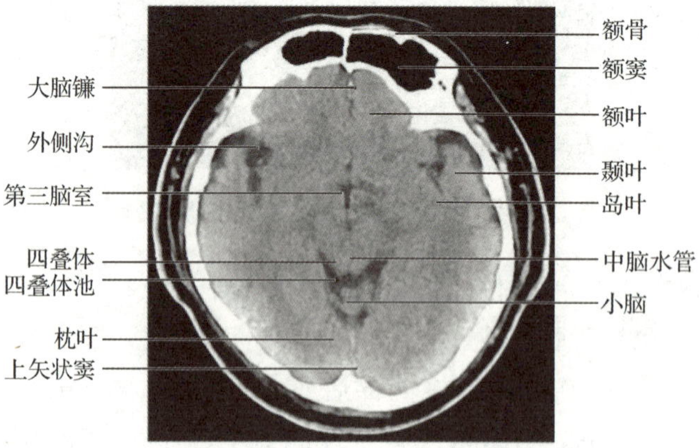

图 1-2-18 经第三脑室下部 CT 横断层面

8. 经鞍上池层面 该层面主要特点是六角形鞍上池出现，硬脑膜由长“Y”形变成宽“Y”形。颅前窝为额叶的底，嗅束沟分隔了内侧的直回和外侧的眶回。

六角形的鞍上池：前角伸向大脑纵裂，一对前外侧角伸向大脑外侧裂池，一对后外侧角伸向后外方与环池相通，后角为正后方、位于两大脑脚之间的脚间池。外侧窝池后方为大脑颞叶，在紧邻鞍上池外侧壁的大脑颞叶部分为钩、海马和海马旁回等。中脑四面环水，在脑脊液的衬托下较容易识别。中脑的前方、两大脑脚之间为脚间池，中脑的两侧有环池，四叠体的后方为四叠体池，四叠体池向前经环池与鞍上池沟通。四叠体池的后方为小脑幕，两小脑幕之间的小脑半球体积增大（图 1-2-19）。

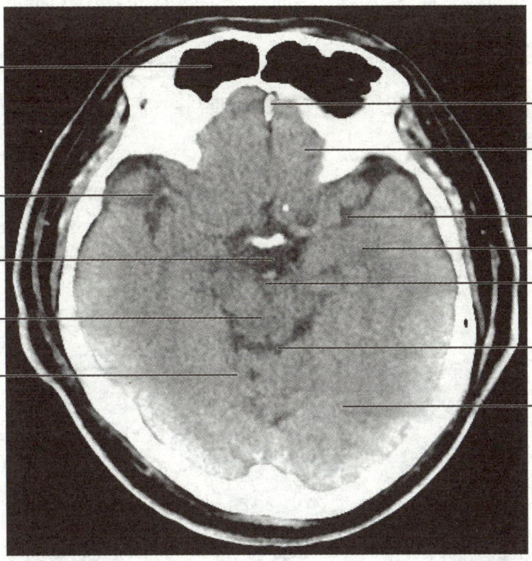

图 1-2-19 经鞍上池 CT 横断层面

9. 经蝶鞍层面 该层面主要特点是蝶鞍及脑桥出现。

额叶的前方为额窦，两侧为眶腔，眶腔内低密度的脂肪影为眶脂体。额窦后方高密度影为鸡冠，眶腔的后方向后内延伸的弧形骨质为蝶骨小翼，向后的凸起为前床突。前床突的内前方为视神经管，内有视神经穿行。层面的中央为蝶鞍区，鞍背前方的类圆形软组织为垂体柄，蝶鞍区的两侧为海绵窦，强化后其内侧壁可见圆形颈内动脉断面。脑桥基底部前端与鞍背之间为桥池，内有基底动脉断面。脑桥的背侧与小脑之间为第四脑室上部，两侧为小脑上脚。两小脑幕呈“八”字形，之间为小脑结构。第四脑室的后方可见小脑蚓，小脑蚓两侧为小脑半球，小脑蚓再后方可见窦汇（图 1-2-20）。

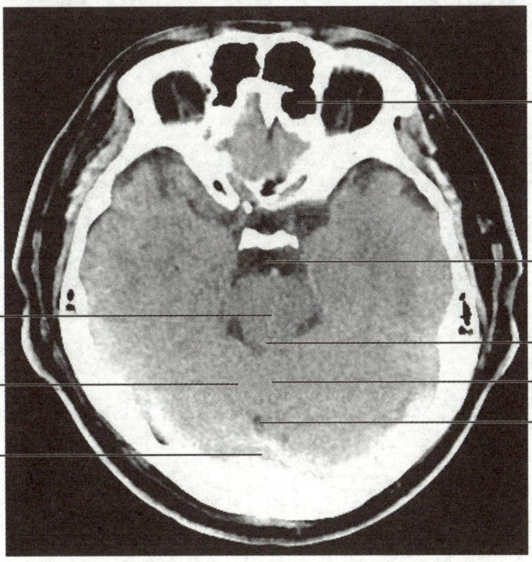

图 1-2-20 经蝶鞍 CT 横断层面

10. 经小脑中脚层面　该层面主要特点是宽大的小脑中脚连接了脑桥与小脑（图 1-2-21）。

（1）软组织颅前窝：主要由中部的鼻腔和两侧眶腔组成。鼻腔的中央为鼻中隔，两侧为筛窦。眶腔呈底朝前尖朝后内的三角形，前为眼球的玻璃体，眼球的外周呈环形，称眼环，主要由眼球壁的纤维膜、血管膜和视网膜等组成。眼球的后方可见更低密度的脂肪影，为眶脂体，其内可见多个长条状软组织密度影，为视神经和眼外肌。颅中窝主要由颅中窝侧凹内的颞叶组成，体积很小。外侧为颞下窝，内有颞肌。颅后窝：脑桥与斜坡之间为桥池，内有基底动脉断面。桥池向后外方的延伸为脑桥小脑角池。脑桥通过粗大的小脑中脚与小脑连接，脑桥与小脑之间为第四脑室中部，呈倒置的“元宝”状。第四脑室后方可见小脑蚓，小脑蚓两侧为小脑半球，小脑蚓后方为窦汇，窦汇向两侧延续为横窦、乙状窦。

（2）骨窗：鼻腔的前方为鼻骨，后方为筛骨垂直板，两侧为筛窦的筛小房。眶腔的内侧壁通过菲薄的纸样板与鼻腔相隔。筛窦后方可见蝶窦，将其分隔。颅中窝后壁、颞骨岩部见大量含气的乳突小房。

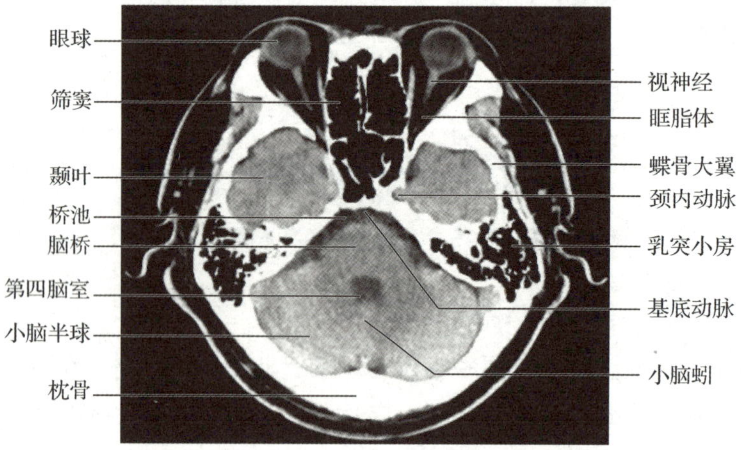

（a）

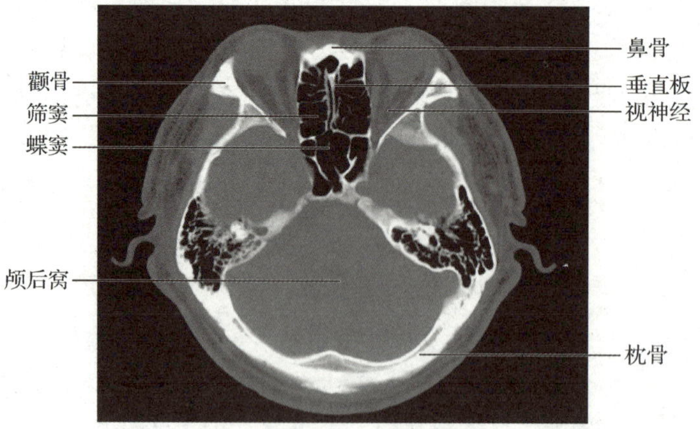

（b）

图 1-2-21　经小脑中脚 CT 横断层面

（a）软组织窗；（b）骨窗

11. 经蝶窦层面

（1）软组织窗：颅前窝中央的鼻腔体积增大，前方为鼻骨，后方中央为鼻中隔，两侧为筛窦。

眶腔前后径变短、体积减小，眼球的前方呈薄椭圆形的高密度影，为晶状体，它是人体中密度最高的软组织，CT 值可达 100HU 以上，后方低密度影为玻璃体。眼球的后方为眶脂体。颅中窝：颞叶体积很小，中央为蝶窦，其内可见多条骨梗。颅后窝：脑桥基底部前端与鞍背斜坡之间为桥池，内有基底动脉断面。脑桥的背侧与小脑之间为第四脑室。第四脑室的后方可见小脑蚓，小脑蚓两侧为小脑半球。外耳道向内延伸至中耳，乳突内见含气的乳突小房。

（2）骨窗：仍可见纸样板分隔了鼻腔和眶腔，鼻腔的前方为鼻骨，后方为筛骨垂直板，两侧为筛窦的筛小房，筛窦后方为蝶窦。眶腔的外侧壁由颧骨和蝶骨大翼组成，蝶骨大翼的内后方可见由颞骨岩部尖端、蝶骨、枕骨共同围成的破裂孔。在颞骨岩部上可见内耳道，内有面神经和前庭蜗神经穿行。内耳道的外侧有耳蜗及半规管，其外后方为乳突小房（图 1-2-22）。

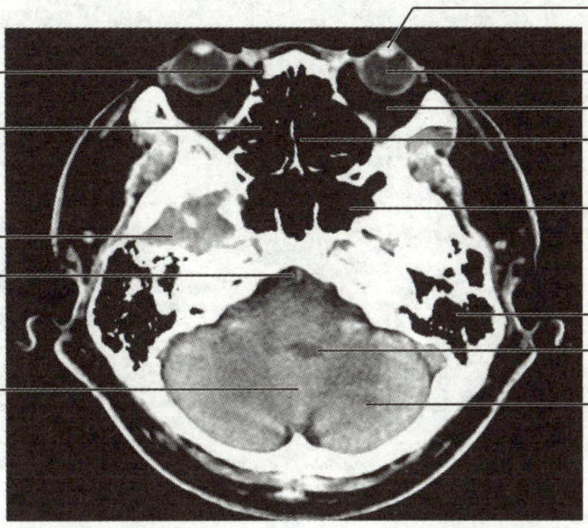

（a）

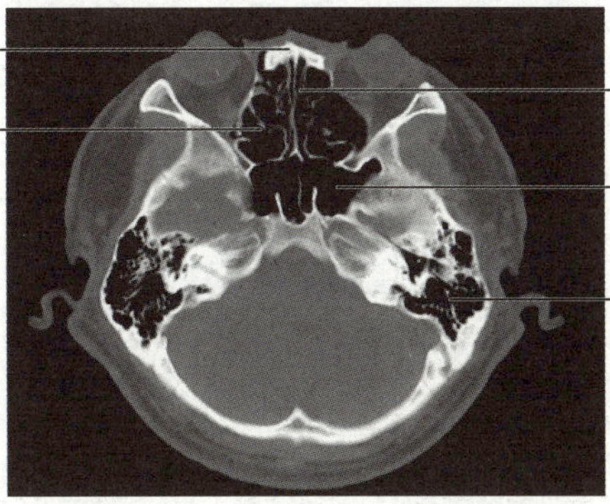

（b）

图 1-2-22　经蝶窦 CT 横断层面

（a）软组织窗；（b）骨窗

12. 经上颌窦层面

（1）软组织窗：鼻腔中央为鼻中隔，两侧为中鼻甲、中鼻道。眶腔消失，鼻腔两侧是上颌窦。颧弓内侧的骨质为下颌骨的冠突，冠突内侧肌肉为颞肌，外侧是咬肌。外耳道向内延伸至中耳。斜坡的正后方可见延髓的断面，延髓前方可见延池，内有椎动脉的断面影。延髓与小脑扁桃体之间为第四脑室下部，小脑扁桃体两侧为小脑半球。

（2）骨窗：鼻腔中央为鼻中隔，鼻腔外侧壁上有鼻泪管与眶腔相通。鼻腔的两侧是三角形的上颌窦，其内有眶下神经管穿行。颧弓后内侧为颞下颌关节，椭圆形下颌头位于关节窝内。外耳道向内延伸至中耳，乳突内见含气的乳突小房（图 1-2-23）。

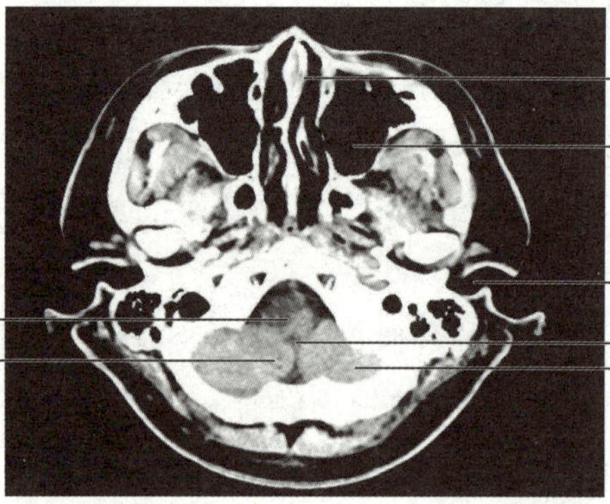

（a）

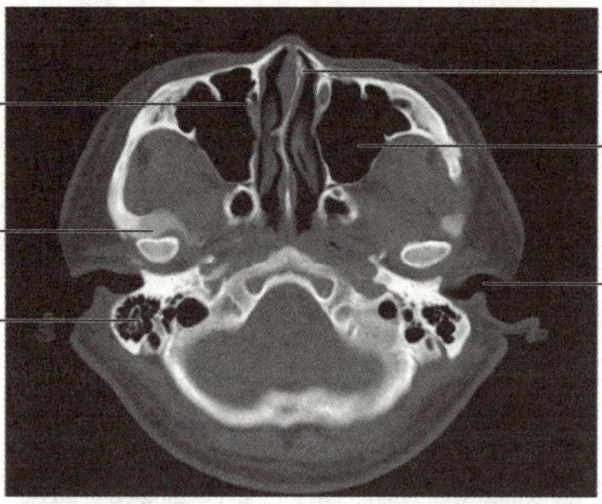

（b）

图 1-2-23　经上颌窦 CT 横断层面

（a）软组织窗；（b）骨窗

（二）头部 CT 重组

1. 经头部正中矢状断层重组　面颅部分，主要显示鼻腔及鼻甲，口腔内见舌，上方可见硬腭及后方的软腭（图 1-2-24）。

脑颅部分，由外向内依次可见：细线样高密度的头皮，紧贴头皮的低密度皮下脂肪，颅骨呈高密度、厚薄不均，额骨的额鳞内见含气低密度腔，为额窦，蝶骨体内为蝶窦。蝶窦的上方有一浅窝为垂体窝，其内的软组织为垂体。垂体后方为鞍背，鞍背向前上的突起为后床突。鞍背向下为斜坡。斜坡的下方为枕骨大孔，再往下为颈段脊柱。

胼胝体位于脑颅部分的中央，呈弧形，分为胼胝体嘴、膝、体和压 4 部分。扣带回环绕在胼胝体前、上方，两者之间为胼胝体沟。扣带回的前、上方有扣带沟。顶枕沟之前为楔前叶，之后为枕叶。枕叶下方可见密度稍高的小脑幕，之下为小脑半球。

胼胝体下方的低密度影为侧脑室，侧脑室借室间孔与第三脑室相通。室间孔位于穹隆柱与背侧丘脑之间，室间孔的前方有前连合，前连合的下方与视交叉之间的薄板样结构为终板。穹隆走行于胼胝体压部的前方，在背侧丘脑的上方前行。背侧丘脑的前下方为下丘脑，下丘脑的底壁由前向后依次为视交叉、灰结节和乳头体。视交叉下方的垂体窝内可见垂体，向上经垂体柄与下丘脑相连。胼胝体压部与穹隆之间的腔隙为帆间池，背侧丘脑的后下方为松果体，胼胝体压部的下方有大脑大静脉，大脑大静脉和松果体周围的腔隙为大脑大静脉池，该池经胼胝体压部下方向前上连通帆间池，向下延续为四叠体池。背侧丘脑的下方为中脑，中脑的前份为中脑大脑脚，其前方为脚间池，中脑的后份可见四叠体，四叠体的后方为四叠体池。中脑内可见中脑水管，上连第三脑室，下接第四脑室。

中脑下方为脑桥，脑桥基底部与枕骨斜坡之间为桥池，内有上行的基底动脉。脑桥的下方为延髓，延髓的前方为延池，内有椎动脉上行。脑桥、延髓的后方存在一处凹窝，即呈菱形的菱形窝，小脑与该菱形窝之间共同构建形成第四脑室，此脑室向上与中脑水管相通，向下则和脊髓中央管相通。第四脑室中的脑脊液凭借第四脑室正中孔及两个外侧孔，流入蛛网膜下隙。

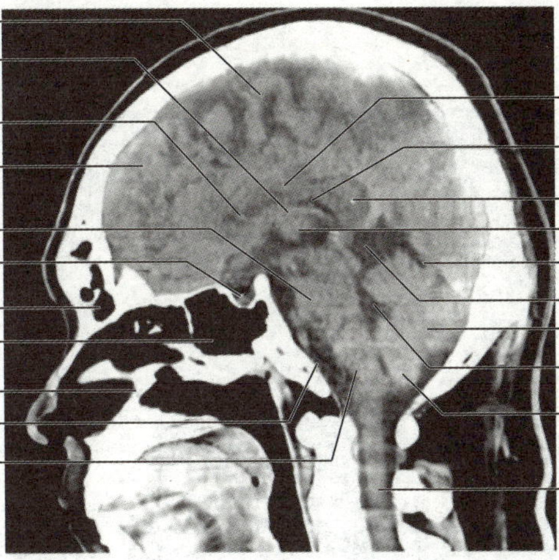

图 1-2-24　经头部正中矢状断层重组 CT

2. 经丘脑矢状断层重组　依据大脑半球结构位置，前半部区域为额叶，后半部包括顶叶与枕叶。按照从前向后的顺序观察，依次可见额上回、中央前回、中央沟、中央后回及顶上小叶。在顶叶的后下方有顶枕沟，处于顶枕沟后下方，且位于小脑幕上方的脑组织部分即为枕叶，小脑幕下方对应的则是小脑半球。胼胝体位于层面中央，胼胝体压部前方为背侧丘脑，胼胝体体部与胼胝体膝下方的灰质团块为尾状核。尾状核头和豆状核前端相连接。胼胝体与背侧丘脑之间的腔隙为侧脑室，背侧丘脑、尾状核与豆状核之间的脑白质为内囊（图 1-2-25）。

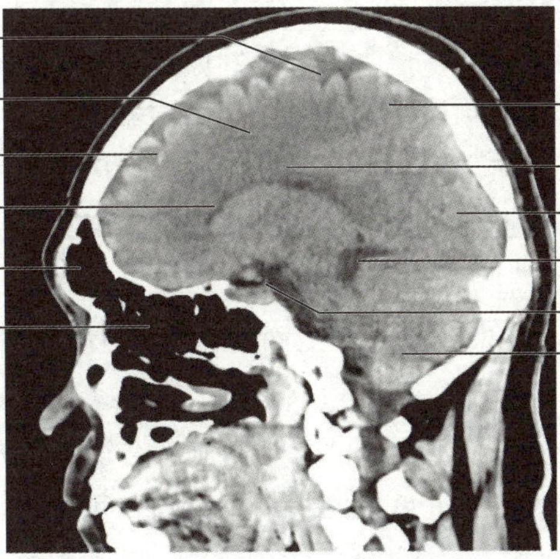

图 1-2-25　经丘脑矢状断层重组 CT

3. 经眼眶冠状断层重组　以眶板、筛板构成颅前窝的底为界，以上部分为脑颅，以下部分为面颅

（图 1-2-26）。

（1）脑颅部分：中央有附着于鸡冠的大脑镰，与两侧大脑半球之间形成大脑纵裂池。两大脑半球主要是额叶，近乎于圆形的额叶髓质位居半球中部，额叶髓质分别向内上、外上和外侧依次发出形成额上、中、下回的髓突，分别伸入额上、中、下回。额上、中回之间可见额上沟，额中、下回之间可见额下沟。在眶板的上方可见嗅束沟分出了内侧的直回和外侧的眶回。

（2）面颅部分：眶腔内主要显示眼球后方的视神经、眼外肌及眶脂体。中部为鼻腔，中央为鼻中隔，两外侧可见鼻甲及鼻道。鼻腔外上方为筛窦，两侧为三角形的上颌窦。鼻腔的下方为硬腭，硬腭的下方为口腔，内有舌、口腔前庭等。

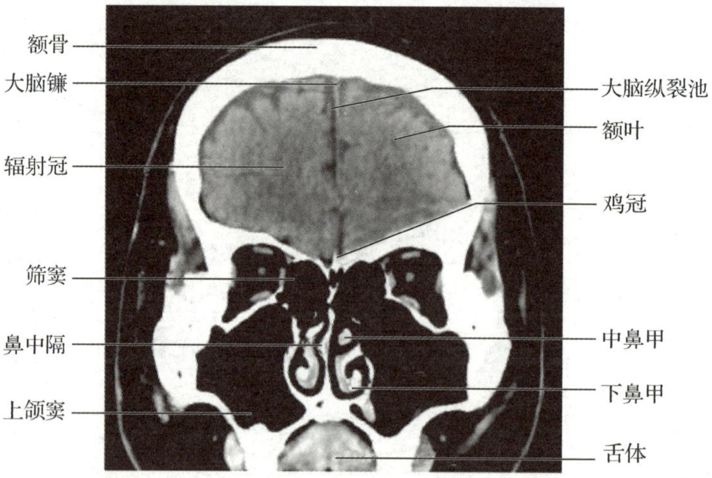

图 1-2-26　经眼眶冠状断层重组 CT

4. 经垂体窝冠状断层重组　在中线上，胼胝体上方可见大脑镰凸入额叶区分了左、右大脑半球，大脑镰上方的三角形稍高密度影为上矢状窦的断面，大脑镰与左右大脑半球之间的低密度影为大脑纵裂池。两侧额叶由内上至外下依次是额上回、额中回、额下回和中央前回。额上回的内侧为额内侧回，下方出现与大脑镰垂直的扣带沟和胼胝体沟，两者之间为扣带回。大脑外侧沟呈“Y”形，上方为额叶、下方为颞叶、内侧为岛叶。

胼胝体的下方可见侧脑室前角，尾状核头构成其外侧壁，内侧壁为透明隔。尾状核头的外下方出现了尖朝内的三角形，为豆状核，尾状核与豆状核之间为内囊前肢。

垂体位于蝶鞍的垂体窝内，垂体窝的外上方骨性结构为后床突。垂体上方居中的为垂体柄，若垂体柄偏向一侧提示垂体病变。再向上为视交叉，视交叉周围为交叉池，构成了鞍上池。垂体下方为蝶窦（图 1-2-27）。

5. 经第四脑室冠状断层重组　在中线上，自上而下依次是上矢状窦、大脑镰、扣带回、大脑大静脉池、小脑蚓和第四脑室。

以小脑幕为界区分出幕上大脑和幕下小脑。幕上大脑部分以颞、顶叶为主，其内可见侧脑室三角区。小脑中部为小脑蚓，小脑蚓的下方可见第四脑室。小脑扁桃体显示于第四脑室的下方，两侧为小脑半球（图 1-2-28）。

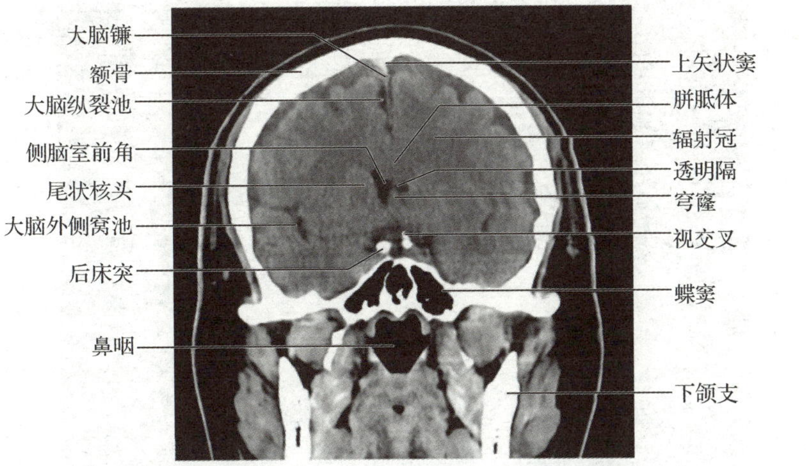

图 1-2-27 经垂体窝冠状断层重组 CT

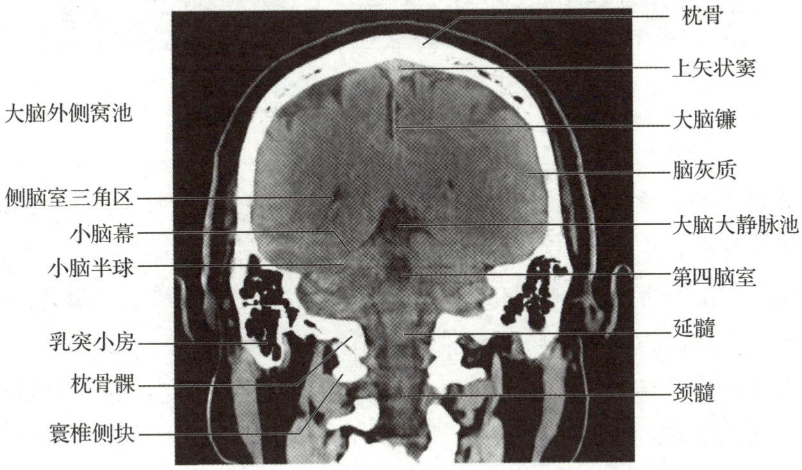

图 1-2-28 经第四脑室冠状断层重组 CT

（三）头部 CT 三维重组

1. 头部前面观三维重组 颅骨分为脑颅骨和面颅骨（图 1-2-29）。

（1）脑颅骨：8 块脑颅骨位于后上方，借颅缝连接在一起围成了颅腔，容纳并保护脑组织，位于额骨和左、右顶骨之间的是冠状缝，两顶骨之间为矢状缝。额骨为贝壳状的扁骨，位于两眶部之间的部分参与构成鼻根，颞骨鳞部呈鳞片状，位于外耳门前上方。

（2）面颅骨：位于前下方，形成了颜面的基本轮廓，并参与眶腔、鼻腔和口腔的组成。上颌骨分为一体和四突，上颌体前面的上份有眶下孔，上颌体眶面构成眶下壁，鼻面构成鼻腔外侧壁。上颌骨额突上方，构成鼻梁的一部分；颧突伸向外侧，与颧骨相接。下颌骨分为一体两支，下颌体呈弓形，其上缘构成牙槽弓，下缘为下颌底。下颌体的前外侧面有颏孔，下颌体向后上方与下颌支相连，下颌支后缘与下颌底相交处为下颌角。

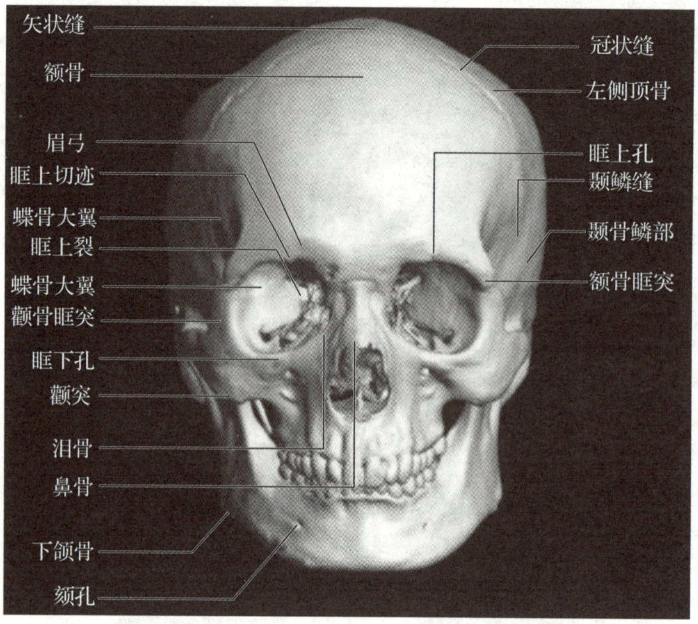

图 1-2-29　头部前面观三维重组 CT

2. 头部左侧面观三维重组（图 1-2-30）

（1）脑颅骨：在颅的中间由前向后依次是额骨、筛骨、蝶骨和枕骨，颞骨和顶骨位于两侧，额骨与顶骨之间的冠状缝在前，顶骨与枕骨之间为人字缝在后。额骨的额鳞内有额窦，额骨眶部构成眶上壁，额骨鼻部构成鼻根的一部分。颞骨的鳞部有伸向前的颧突，与颧骨的颞突构成颧弓。在外耳门的前方，颧突根部下面的深窝为下颌窝与下颌骨的下颌头，形成颞颌关节。外耳门的后方，颞骨岩部后份的凸起为乳突，内含许多含气腔隙，为乳突小房，乳突的前方有伸向前下的茎突。

（2）面颅骨：上颌骨构成颜面的中央部，额突构成鼻梁的一部分；颧突伸向外侧，与颧骨相接构成颧弓。下颌支的末端有两个凸起，前方为冠突，后方为髁突，两突之间的凹陷为下颌切迹。髁突的上端的膨大为下颌头，与颞骨鳞部的下颌窝形成颞颌关节，头下方较细处为下颌颈。下颌体向后上方与下颌支相连，下颌支后缘与下颌底相交处为下颌角。

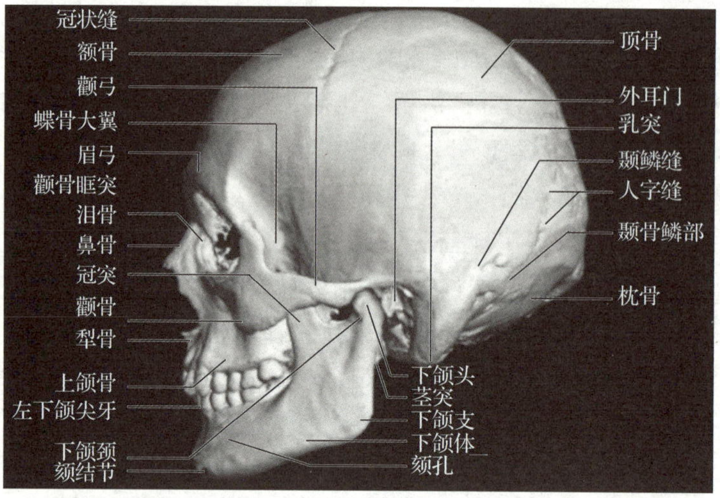

图 1-2-30　头部左侧面观三维重组 CT

3. 颅内向下观颅底三维重组　颅底是由前方的筛骨、两侧的颞骨、中央的蝶骨及后方的枕骨组成。颅底有许多孔、裂、管，内有血管、神经穿行，当发生颅底骨折时这些血管、神经受损，可引起相应临床症状（图 1-2-31）。

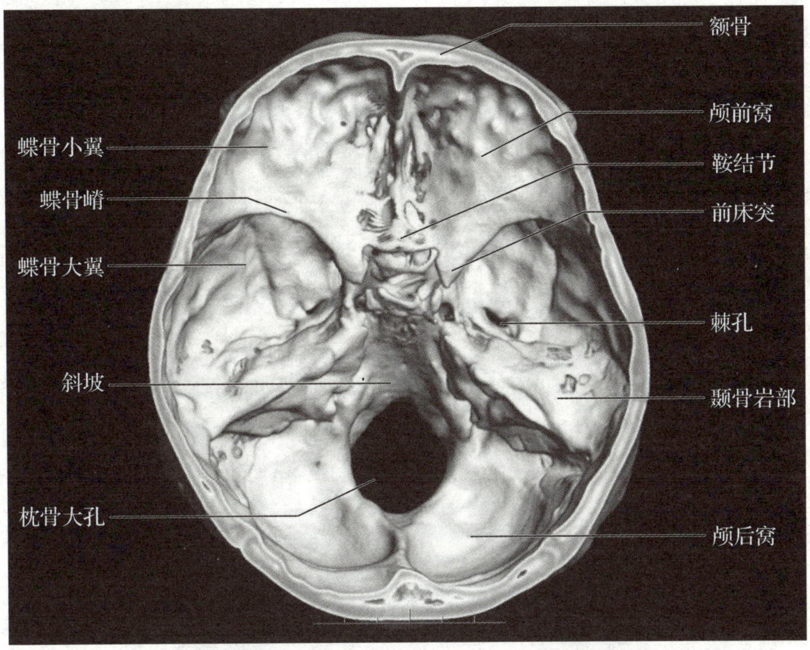

图 1-2-31　颅内向下观颅底三维重组 CT

颅底内面以蝶骨小翼、前床突、蝶平面及颞骨岩锥的岩上嵴为界分为 3 个阶梯状排列的颅窝，分别为颅前窝、颅中窝和颅后窝。

（1）颅前窝：颅前窝内容纳大脑额叶。中央的骨质为蝶平面，向前延伸为鸡冠、筛板，构成鼻腔顶。向两侧为眶板，眶板后为蝶骨小翼。蝶骨小翼向后内的凸起为前床突，前床突的前内方为视神经管通眶腔。颅前窝筛板骨折常伴有脑膜和鼻腔顶部黏膜撕裂，可引起脑脊液鼻漏，甚至发生嗅神经损伤。当发生颅前窝眶板骨折时，由此引发的出血可进入眶部，引起眼眶周围淤血斑，从而形成“熊猫眼”的外观。

（2）颅中窝：两侧为颅中窝侧凹，内有大脑颞叶。颅中窝中份骨质为蝶鞍部分，后方为斜坡，向上凸起为鞍背，鞍背向外上方的凸起为后床突，鞍背前方为垂体窝，垂体窝前方的骨质为鞍结节，两侧沟是视交叉沟向前外通连视神经管。垂体窝内容纳垂体，垂体的两侧有两层硬脑膜敞开形成的海绵窦，海绵窦内有颈内动脉和动眼神经、滑车神经、展神经及三叉神经的眼神经与上颌神经穿行。颅中窝前壁骨质为蝶骨大翼，蝶骨大翼后缘与颞骨岩锥交界处有 3 个孔影：前为圆孔，内有三叉神经第 2 支上颌神经穿行；中为卵圆孔，内有三叉神经第 3 支下颌神经穿行；后为棘孔，内有脑膜中动脉穿行入颅。颅中窝外侧壁为颞骨鳞部，后内侧壁为颞骨岩锥的岩上嵴。颞骨岩锥岩尖部、斜坡和蝶骨体围成破裂孔，有颈内动脉穿行。

（3）颅后窝：前界为蝶骨体斜坡及颞骨岩锥，后界为枕骨内侧面。颅后窝的中央有枕骨大孔，延髓在此处向下移行为脊髓，枕骨大孔的后上方、延髓的后方有小脑扁桃体。当发生颅内高压时，小脑扁桃体向前下移位，形成小脑扁桃体下疝，凸入枕骨大孔，压迫延髓，危及患者生命。枕骨大孔的前方为枕骨斜坡，在斜坡后外方有一个骨性凸起，为颈静脉结节，位于颈静脉孔的前内方，颈静脉孔向后延续为乙状窦沟，乙状窦沟再向两侧延续为横窦沟。

四、 MRI 断层影像解剖

（一） 横断层面

微课：颅脑磁共振解剖

1. 经中央旁小叶横断层面 该层面头皮及皮下组织厚薄不均，呈 T_1WI 高信号、T_2WI 中等信号。其内为颅骨，分为外板、板障和内板。其中，外板、内板由骨皮质组成，T_1WI、T_2WI 均呈低信号，板障由骨松质组成，呈 T_1WI 高信号、T_2WI 中等信号。全长的大脑镰位于左右大脑半球之间，呈 T_1WI 中等信号、T_2WI 低信号，大脑镰与两侧大脑半球之间为长条状的左、右大脑纵裂池，内有脑脊液，呈 T_1WI 低信号、T_2WI 高信号，大脑镰前、后端可见三角形膨大的低信号影，为上矢状窦的前、后断面。

中央沟位于层面的后份，中央沟之前为中央前沟，两者之间为中央前回；中央沟之后的脑沟为中央后沟，两者之间为中央后回。中央前回之前可见一条近乎于前后内走行的沟，为额上沟，其内侧脑回为额上回，外侧为额中回。额上回的内侧部分贴近大脑镰，又称额内侧回。其后方的脑组织为中央前、后回向内的反折，即中央旁小叶，中央旁小叶的后界为扣带沟缘支，前界为中央旁沟。中央后回之后的顶叶为顶上小叶（图 1-2-32）。

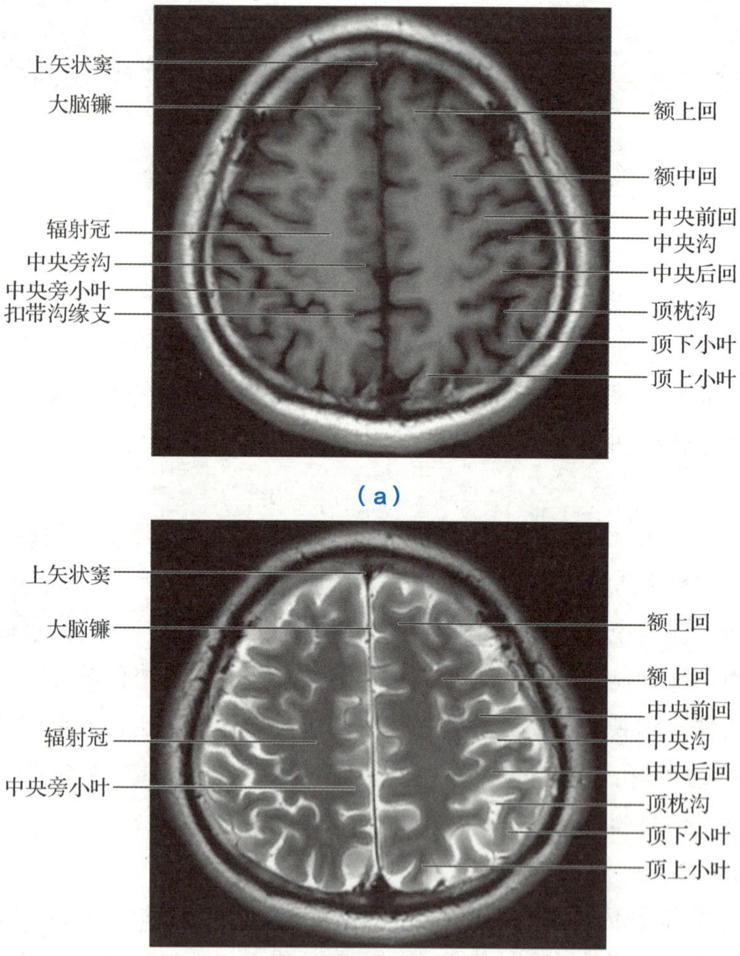

图 1-2-32 经中央旁小叶横断层面

（a） MRI T_1WI；（b） MRI T_2WI

2. 经半卵圆中心横断层面 本层面出现辐射冠的最大截面，又称半卵圆中心。

从半卵圆中心向前或斜向前内发出的额上回髓突、向前外侧的额中回髓突及向外发出的额下回髓突及其周围皮质，分别构成了额上回、额中回和额下回。中央沟位置稍前移，中央前沟和中央后沟仍与之平行，中央沟以前为中央前回，以后为中央后回。中央后回之后的顶叶内见一由内后斜向前外的沟，为顶枕沟，其外侧的脑组织为顶下小叶、内侧为顶上小叶。

大脑内侧面在额内侧回的后方可见垂直于大脑镰的沟，为扣带沟，之间为扣带回。大脑镰、大脑纵裂池和上矢状窦的位置、形态与上一层面类似（图 1-2-33）。

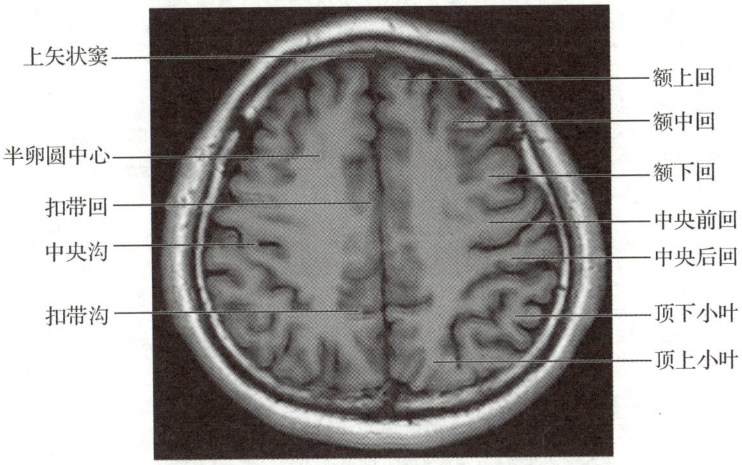

（a）

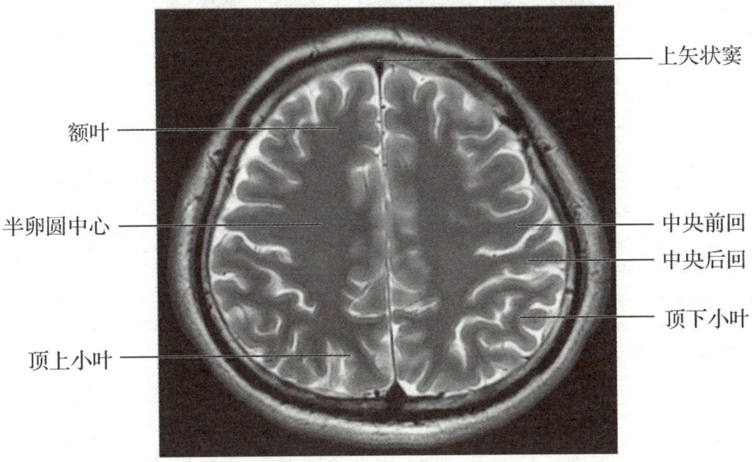

（b）

图 1-2-33 经半卵圆中心横断层面

（a）MRI T_1WI；（b）MRI T_2WI

3. 经侧脑室顶部横断层面 该层面最主要的特点是半卵圆中心内出现侧脑室顶部影。

两大脑半球之间的大脑镰已不是全长大脑镰，被胼胝体分成前、后两部分。大脑镰前半部分的外侧对应的额叶由前向后依次是额上回、额中回和额下回。两侧脑室的内侧壁为透明隔，其前后相邻的是胼胝体。两侧脑室顶部的外侧呈条状 T_1WI 低信号，为尾状核体部。两侧脑室顶部再向外的脑表面仍可见中央沟、中央前沟和中央后沟，以及中央前回、中央后回。中央沟前移至层面的中份，中央后回之后为顶下小叶。

大脑内侧面的前部，额内侧回的后方为扣带回的前份，两者之间为扣带沟；大脑内侧面的后部出现一条外内走行、垂直于大脑镰的深沟，为顶枕沟，前为楔前叶、后为楔叶，楔前叶的前方为扣带沟及扣带回的后份（图 1-2-34）。

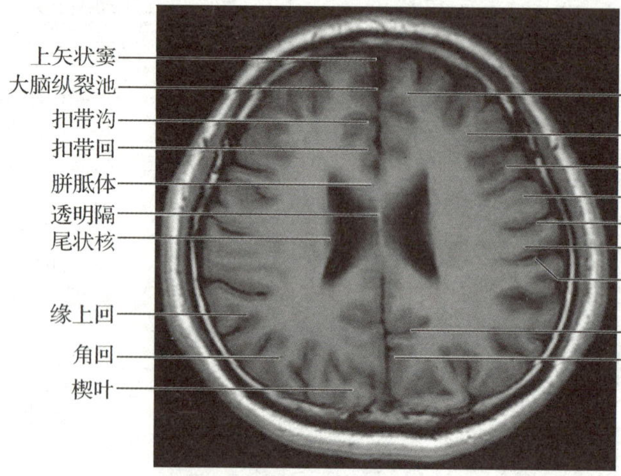

(a)

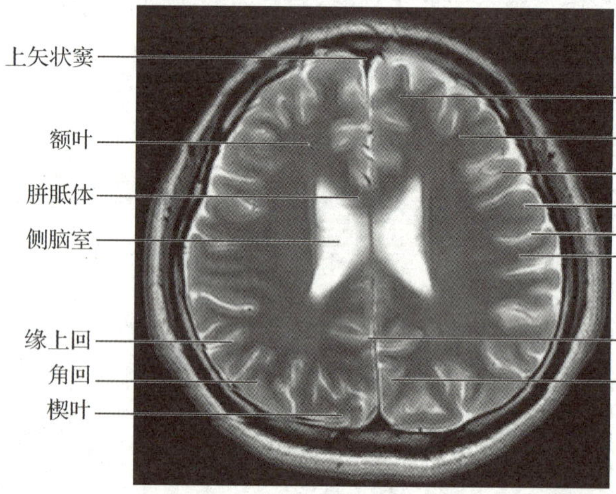

(b)

图 1-2-34　经侧脑室顶部横断层面

(a) MRI T_1WI；(b) MRI T_2WI

4. 经侧脑室体部横断层面　该层面最大的特点是，宽大的侧脑室体部呈典型的“X”形。

大脑外侧面的前份由前向后分别为额上回、额中回和额下回。大脑外侧面的中份，围绕在外侧沟周围的脑回为缘上回，缘上回之前为中央前、后回的下份，缘上回之后为角回。

大脑内侧面由前向后为额内侧回、扣带沟及扣带回前份。胼胝体前份向前外形成额钳，联系两侧额叶髓质。侧脑室体部呈“X”形，其内可见脉络丛，侧脑室体部向前外伸出了前角。侧脑室的内侧壁为透明隔，侧脑室前角的外侧壁可见尾状核头。胼胝体后份向后外形成枕钳，联系两侧顶枕叶髓质。大脑内侧面后份可见典型的顶枕沟，分隔了前方的楔前叶和后方的楔叶（图 1-2-35）。

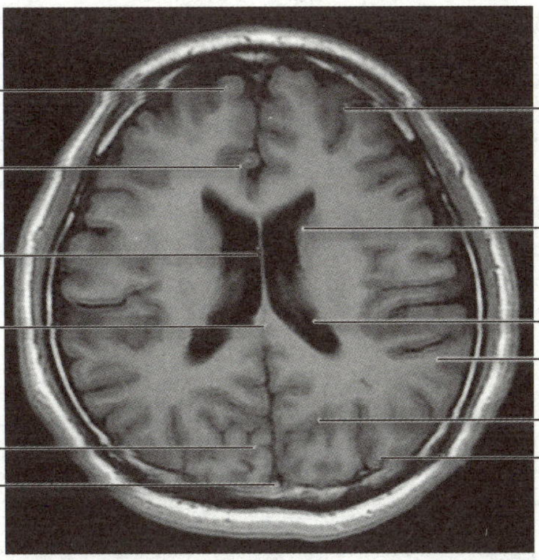

（a）

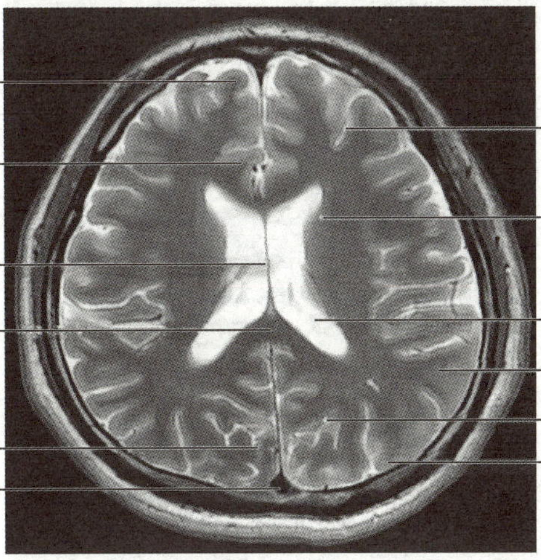

（b）

图 1-2-35　经侧脑室体部横断层面

（a）MRI T_1WI；（b）MRI T_2WI

5. 经帆间池横断层面　该层面最大的特点是，侧脑室分为前方的侧脑室前角及后部的侧脑室三角区，豆状核、背侧丘脑、内囊、帆间池等结构出现。

两侧脑室前角伸向前外侧，之间的脑白质为胼胝体膝部，联系左、右额叶髓质。额叶髓质向前或前内、向前外、向外发出的髓突，分别对应了额上回、额中回和额下回。额上回的内侧为额内侧回，之后为扣带沟及扣带回的前份。

两侧脑室前角呈“羊角”状，前半部分伸向前外，后半部分几乎平行，两前角前半部分之间的脑白质为胼胝体膝；后半部分的内侧壁为透明隔，其后方膨大为穹隆柱。侧脑室前角的外侧壁可见椭圆形尾状核头影，再向后外可见豆状核呈尖朝内、底朝外的三角形，豆状核信号不均，其内侧的苍白球 T_1WI 信号略高于外侧的壳。壳的外侧隐约可见条状、弧形的屏状核，屏状核的外侧为岛叶皮质，岛叶皮质的外侧脑组织为岛盖，两者之间为大脑外侧裂池。尾状核的后内方可见椭圆形的背侧丘脑。

尾状核、背侧丘脑与豆状核之间可见呈“>”“<”形的内囊，尾状核头与豆状核之间存在内囊前肢，这一区域在神经传导等生理过程中发挥关键作用；背侧丘脑与豆状核之间为内囊后肢，它与内囊

前肢协同运作，保障脑部信息的有序传递；内囊前、后肢之间的连接部位为内囊膝。豆状核与屏状核之间的白质纤维构成外囊，屏状核和岛叶皮质之间的白质纤维则形成最外囊，这些不同层次的白质纤维结构相互配合，共同维持着大脑复杂而有序的功能。胼胝体压部的前方、两背侧丘脑之间可见一尖朝前的三角形，内含脑脊液，为帆间池，其内可见两条大脑内静脉的断面。

宽大的侧脑室三角区内可见脉络丛，向后伸出后角，侧脑室三角区的后内侧方为胼胝体压部。距状沟前部分隔了前方的楔前叶和后方的枕叶，距状沟的后部将枕叶分为前方的舌回和后方的楔叶（图 1-2-36）。

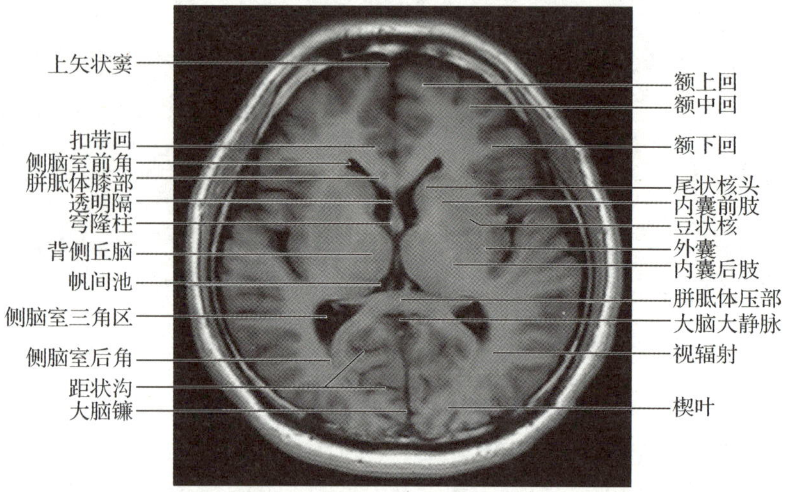

（a）

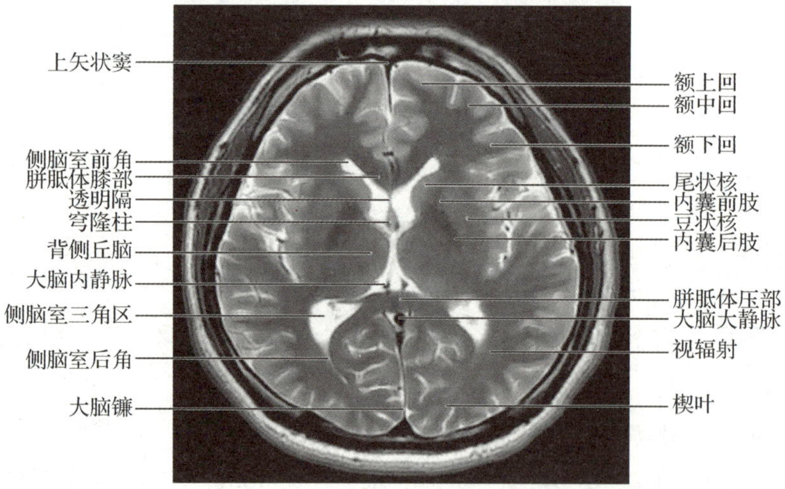

（b）

图 1-2-36　经帆间池横断层面

（a）MRI T_1WI；（b）MRI T_2WI

6. 经第三脑室横断层面　该层面最大的特点是，前连合呈弓形位于第三脑室上份的前方，典型的大脑大静脉池出现。

大脑表面可见外侧沟由外向内凸入，呈“Y”形。“Y”形的外侧沟是脑组织分界的重要标志：外侧沟之前的部分为大脑额叶，之后的部分为大脑颞、枕叶，之内对应的部分是岛叶。岛叶的内侧为豆状核，豆状核的前内侧为尾状核，两者之间薄薄的白质纤维为内囊前肢；豆状核后内方的椭圆形结构为背侧丘脑，两背侧丘脑之间可见前后走行的裂隙状结构，为第三脑室。第三脑室的后方可见大脑大静脉池，内有松果体及大脑大静脉的断面影，大脑大静脉的后方可见直窦的断面影。

颞叶被颞上沟和颞下沟由前向后依次分为颞上回、颞中回和颞下回。颞叶后方为枕叶，侧脑室三角区向后发出裂隙状的后角伸入枕叶（图 1-2-37）。

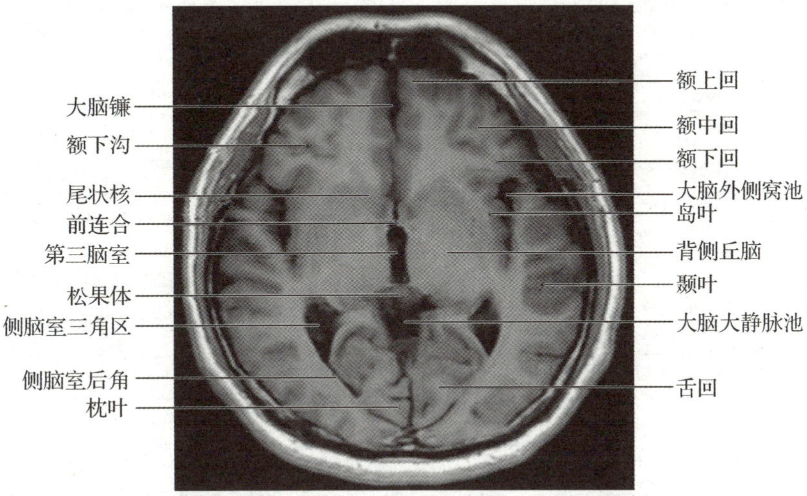

（a）

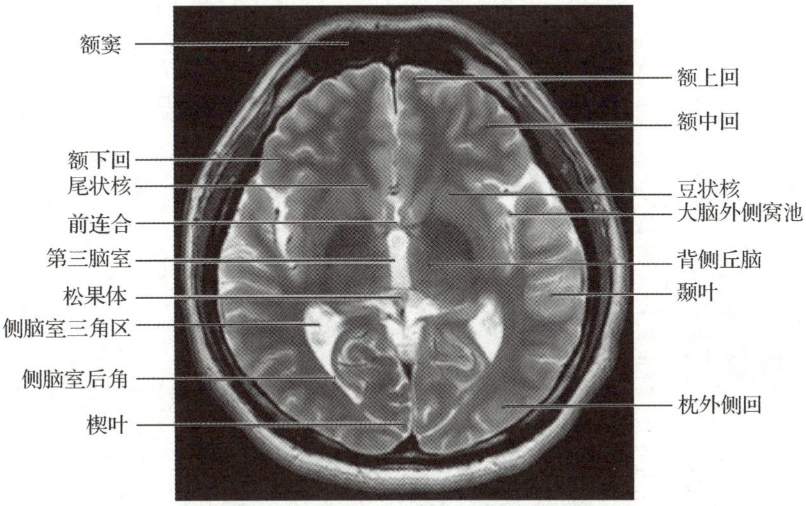

（b）

图 1-2-37　经第三脑室横断层面

（a）MRI T_1WI；（b）MRI T_2WI

7. 经第三脑室下份横断层面　该层面最大的特点是，大脑主要的基底核团消失，第三脑室下份和中脑出现。

大脑外侧沟呈“Y”形，外侧沟之前的部分为额叶，之后的部分为颞叶、枕叶，之内的部分为岛叶。两额叶之间为大脑镰前部，两侧仍可见大脑纵裂池，其内可见大脑前动脉的断面。颞叶由前向后依次分为颞上回、颞中回和颞下回。颞叶髓质内可见狭窄的侧脑室下角，其内侧壁上可见海马的断面。

中脑位于层面的中央，其前份两侧的中脑大脑脚之间可见脚间池；后份为四叠体，四叠体的后方可见四叠体池，呈“C”形环抱前方的四叠体。可见 T_2WI 低信号的中脑灰质核团，其中位于后内方的为红核，前外方的为黑质。中脑之前可见双侧下丘脑，两下丘脑之间的裂隙为第三脑室的下部，下丘脑的前外方可见视束的断面。

大脑镰后部的前端分叉，为小脑幕，共同组成长“Y”形硬脑膜。两小脑幕之间可见小脑蚓，之后可见直窦的断面（图 1-2-38）。

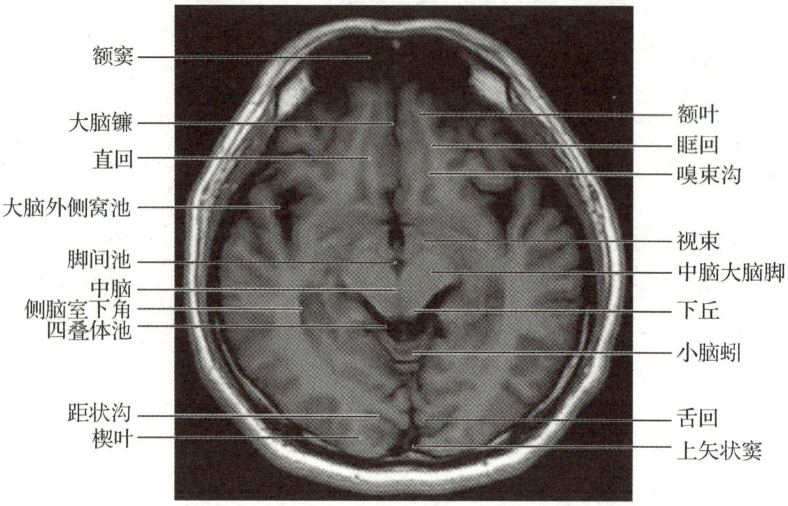

（a）

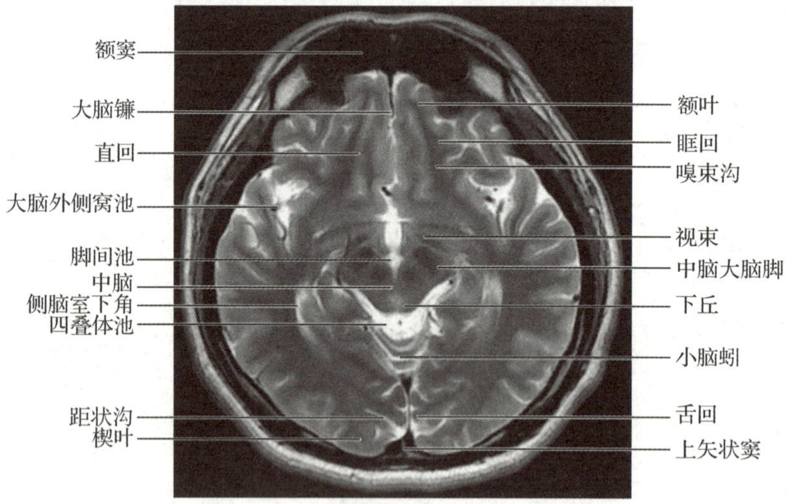

（b）

图 1-2-38　经第三脑室下份横断层面

（a）MRI T_1WI；（b）MRI T_2WI

8. 经鞍上池横断层面　该层面最大的特点是，典型的六角形鞍上池出现，经环池与四叠体池通连。

嗅束沟将额叶分为内侧的直回和外侧的眶回。两额叶前方可见额鳞内的额窦，外侧眶腔开始出现。两中脑大脑脚之间为脚间池，中脑的两侧为环池，后方是四叠体池，四叠体池前方可见中脑导水管。直回的后方可见视交叉的断面影，围绕在视交叉周围的脑池是交叉池，与脚间池统称为鞍上池，四叠体池向前经环池与鞍上池沟通。鞍上池在本层面呈典型的六角形：前角伸向大脑纵裂；一对前外侧角伸向大脑外侧沟，大脑外侧沟内可见大脑中动脉断面；一对后外侧角伸向后外方与环池相通，环池内可见大脑后动脉断面；后角为正后方的脚间池。

颞叶由前向后依次分为颞上回、颞中回和颞下回。颞叶髓质内仍可见狭窄的，呈裂隙状的两侧脑室下角。在侧脑室下角的内侧壁上可见海马的断面，海马的后方为海马旁回。海马前内方的膨大部分为钩，钩的前外侧的灰质核团为杏仁体。特别强调：当发生小脑幕切迹疝时，海马旁回、钩疝入中脑与小脑幕切迹之间，可能会压迫中脑、动眼神经等结构，出现相应的临床症状。鞍上池后方为中脑和小脑半球。

微课：海马 MRI 解剖

大脑镰的后部前端分叉为小脑幕，两者共同组成宽“Y”形，两小脑幕之内为小脑。大脑镰的后部与小脑幕之间的为直窦，后方为上矢状窦的后份（图 1-2-39）。

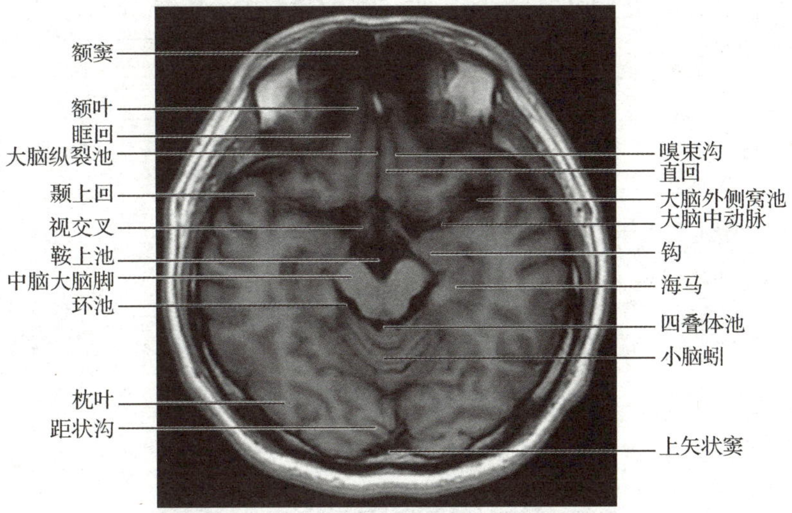

（a）

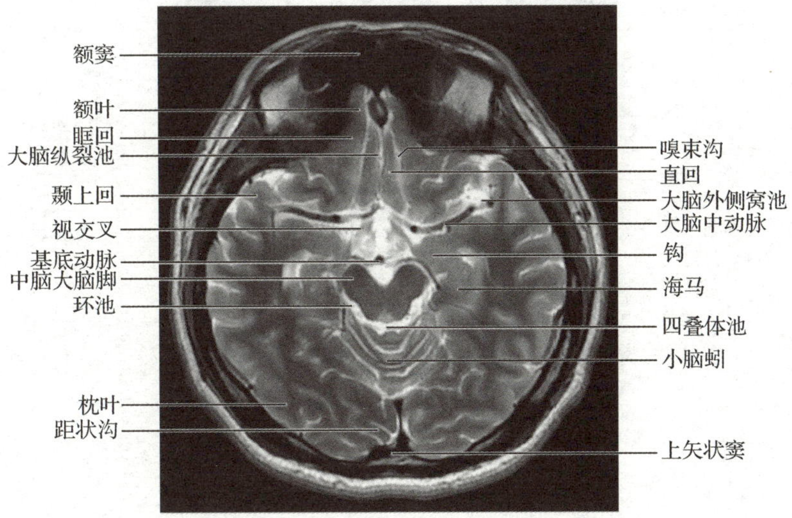

（b）

图 1-2-39 经鞍上池横断层面

（a）MRI T_1WI；（b）MRI T_2WI

9. 经蝶鞍横断层面 该层面最大的特点是出现了垂体、脑桥。

额叶消失，颞叶体积缩小。颅前窝由中部的鼻腔和两侧眶腔占据。眶腔呈底朝前、尖朝后内的三角形，眼球的玻璃体呈 T_1WI 低信号、T_2WI 高信号，玻璃体的后方可见 T_1WI 高信号的眶脂体，其内可见多个长条状中低信号影，为内直肌和外直肌，眶间部有视神经的断面。鼻腔中部可见鼻中隔，两侧为筛窦的筛小房，筛窦的后方为蝶窦。蝶鞍内可见垂体信号。垂体的两侧为海绵窦，其内侧可见颈内动脉海绵窦段的断面。

小脑幕呈“八”字形，其内为小脑，两小脑半球之间为小脑蚓。脑桥的前方与鞍背之间是桥池，其内可见基底动脉的断面影。脑桥的两侧可见粗大的三叉神经根断面影，脑桥与小脑之间为第四脑室上部，第四脑室的两侧为两小脑上脚（图 1-2-40）。

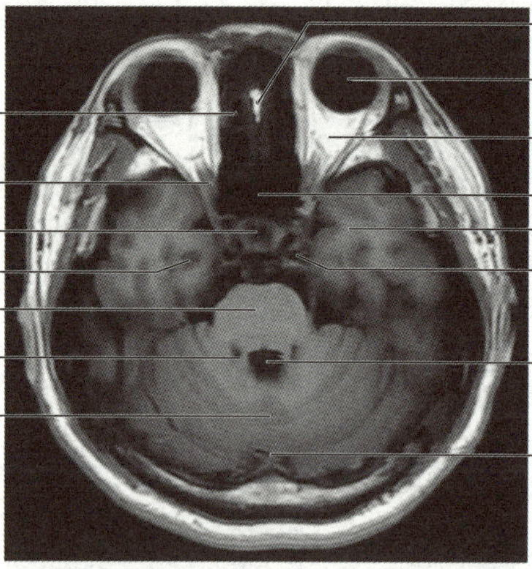

（a）

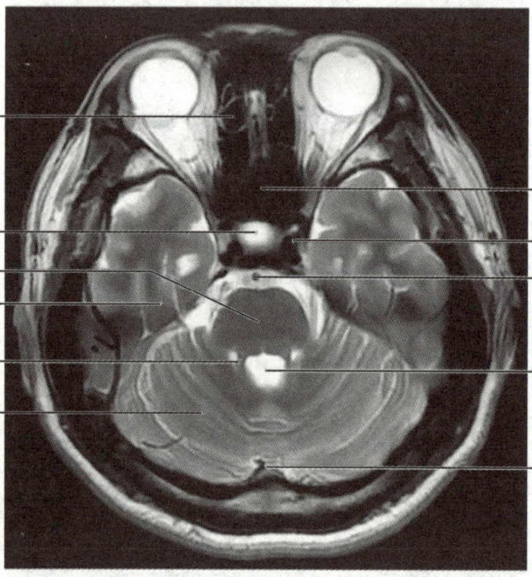

（b）

图 1-2-40　经蝶鞍横断层面

（a）MRI T_1WI；（b）MRI T_2WI

10. 经小脑中脚横断层面

（1）颅前窝：其内主要是中部的鼻腔和两侧眶腔占据。眶腔内椭圆形的晶状体呈 T_1WI 中高信号、T_2WI 低信号，晶状体的后方为玻璃体。眼球后方的眶脂体内可见视神经、内直肌和外直肌的断面影。鼻腔中部可见鼻中隔，两侧为筛窦。

（2）颅中窝：外侧有颞肌，颅中窝侧凹内容纳颞叶的底。鼻腔的后方可见蝶窦，蝶窦的两侧可见颈内动脉的断面影。

（3）颅后窝：被小脑半球占据，小脑中部为小脑蚓，两侧为小脑半球，粗大的小脑中脚连接于小脑和脑桥之间。脑桥的前方为桥池，桥池向后外延续为脑桥小脑角池，内有面神经及前庭蜗神经穿过，此处是听神经瘤的好发部位。脑桥与小脑之间可见第四脑室（图 1-2-41）。

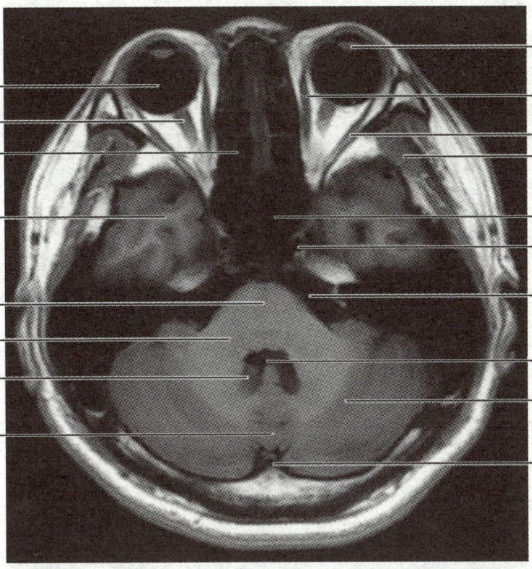

（a）

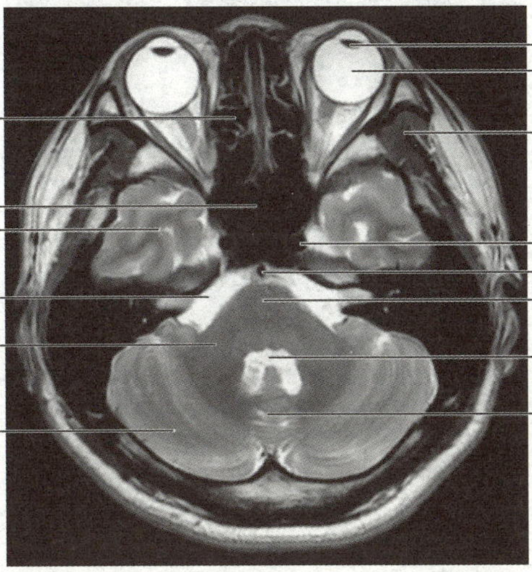

（b）

图 1-2-41　经小脑中脚横断层面

（a）MRI T_1WI；（b）MRI T_2WI

11. 经蝶窦横断层面

（1）颅前窝：其内主要被中部的鼻腔和两侧眶腔占据。鼻腔体积增大，可见鼻中隔及两侧筛窦。眶腔体积缩小，即将消失。

（2）颅中窝：其侧凹内容纳颞叶的颞极。鼻腔的后方可见蝶窦。颞骨岩锥的前端可见颈内动脉的断面影。颞骨岩部后份为呈 T_2WI 低信号的乳突，前方内耳中可见耳蜗及走行在内耳道的面神经和前庭蜗神经。

（3）颅后窝：其内被小脑半球占据，延髓的前方为延池，延髓与小脑之间可见第四脑室下份。第四脑室的后方为小脑扁桃体，其后方为小脑蚓（图 1-2-42）。

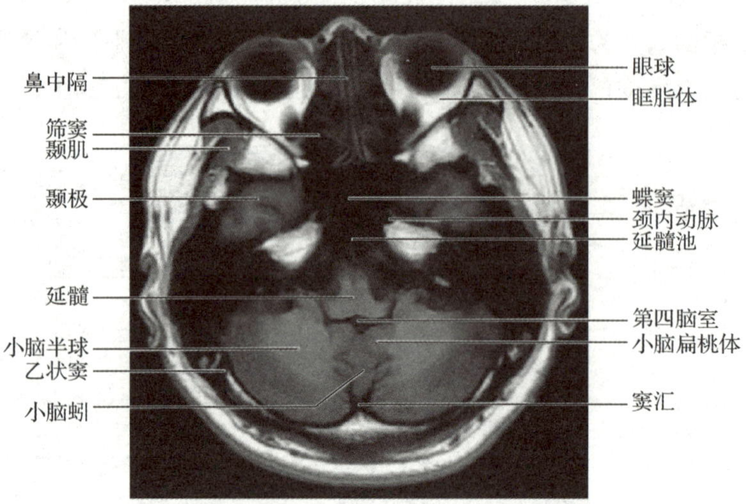

（a）

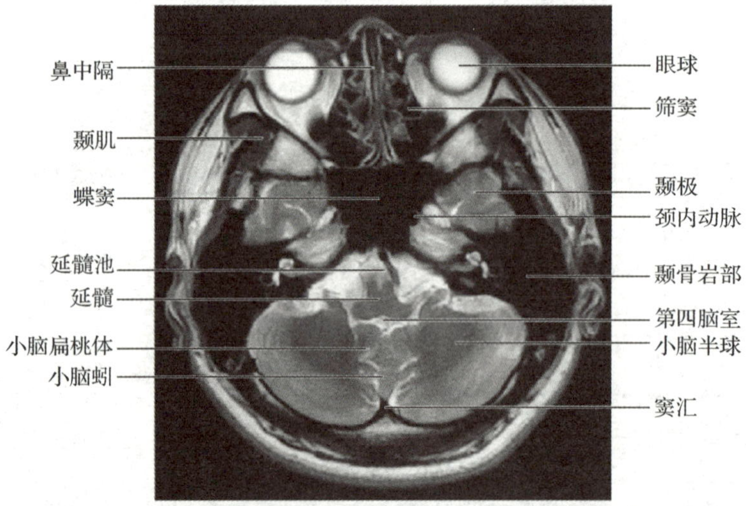

（b）

图 1-2-42 经蝶窦横断层面

（a）MRI T_1WI；（b）MRI T_2WI

12. 经上颌窦横断层面 鼻腔中部可见鼻中隔，两外侧为下鼻甲、下鼻道，鼻腔外侧壁上有鼻泪管与眶腔相通，鼻腔的两侧是三角形的上颌窦，其内有眶下神经管穿行。颞下窝内可见颞肌，后方可见组成颞颌关节的下颌头。颅后窝内被两小脑半球占据，两小脑半球的内侧为小脑扁桃体，小脑半球的内前方可见延髓的断面（图 1-2-43）。

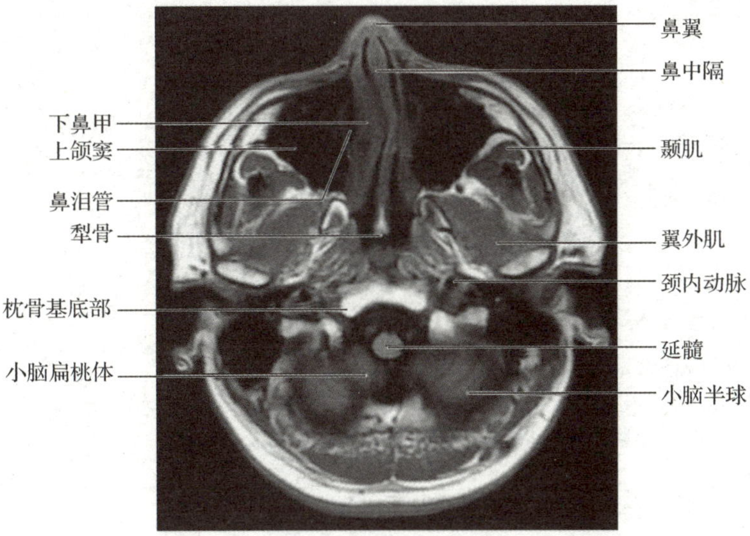

（a）

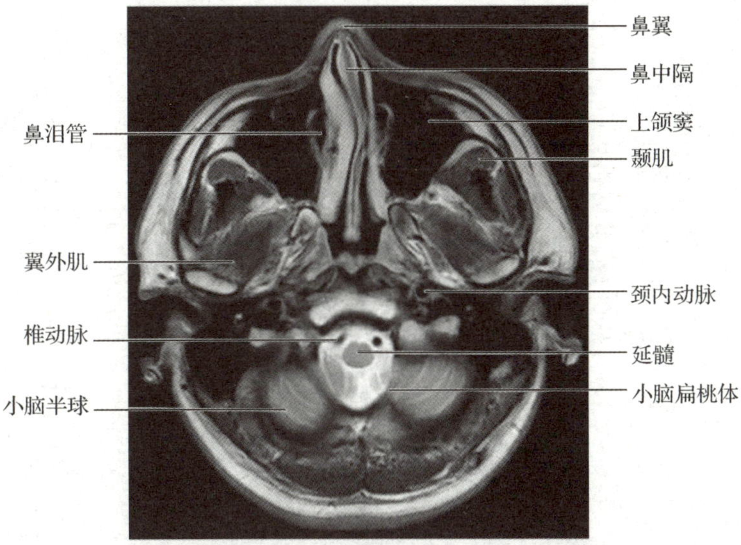

（b）

图 1-2-43　经上颌窦横断层面

（a）MRI T_1WI；（b）MRI T_2WI

（二）冠状层面

1. 经眼球冠状断层　以眶板、筛板构成颅前窝的底为界，以上部分为脑颅，以下部分为面颅。

（1）脑颅部分：中央为大脑镰，与两侧大脑半球之间形成大脑纵裂池。两大脑半球主要是额叶，近乎于圆形的额叶髓质位居半球中部，额叶髓质分别向内上、外上和外侧依次发出相应髓突，分别伸入额上回、额中回、额下回。三者之间可见额上沟、额下沟。在眶板的上方可见嗅束沟分出了内侧的直回和外侧的眶回（图 1-2-44）。

（2）面颅部分：眶腔内结构包括眼球及周围的眼外肌、眶脂体。中下方为鼻腔，中央为鼻中隔，两外侧可见中、下鼻甲及鼻道。鼻腔外上方为筛窦，两侧为上颌窦。鼻腔的下方为硬腭，硬腭的下方为口腔，内有舌、口腔前庭等。

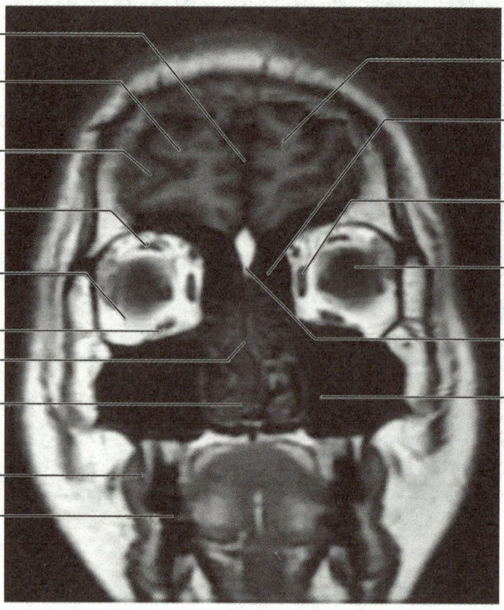

（a）

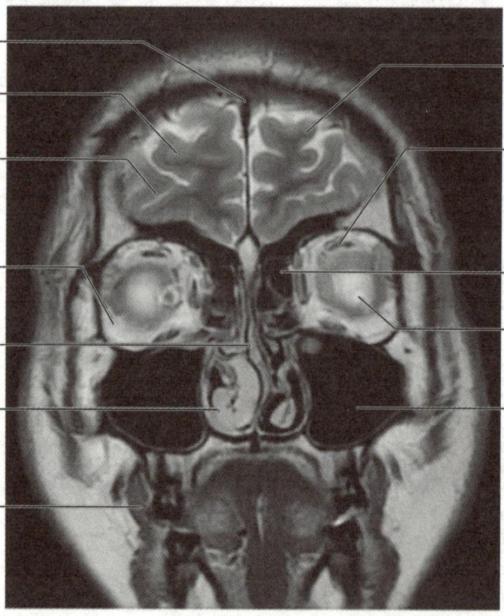

（b）

图 1-2-44　经眼球冠状断层

（a）MRI T_1WI；（b）MRI T_2WI

2. 经视交叉冠状断层　在中线上，胼胝体上方可见大脑镰凸入左、右大脑半球，两侧额叶由内上至外下依次是额上回、额中回和额下回。胼胝体上方为胼胝体沟，再向上为扣带沟，两沟之间为扣带回。

大脑外侧沟由外向内走行，然后发出一个上支、一个下支，呈“Y”形。横向走行呈“一”字形的为水平部，上支和下支构成了垂直部。“Y”形大脑外侧沟是区分脑叶的标志，水平部上方为额叶、下方为颞叶，垂直部的内侧为岛叶。岛叶的外侧为覆盖岛叶的岛盖，主要由额下回和颞上回组成。胼胝体的下方可见侧脑室前角，尾状核头构成其外侧壁，内侧壁为透明隔。尾状核头的外下方出现的尖朝内的三角形为豆状核，尾状核与豆状核之间为内囊前肢。

蝶鞍区内可见“工”字形结构，由视交叉、垂体柄及垂体组成。视交叉周围为交叉池，是构成鞍上池的组成部分，在 MRI 的 T_2WI 图像上，清晰可见颈内动脉的 C1 段向内发出大脑前动脉的 A1 段和向外侧发出大脑中动脉的 M1 段。垂体下方为垂体窝的底壁，即下方蝶窦的顶壁，蝶鞍两侧为海绵窦，海绵窦内壁可见颈内动脉的断面。

蝶鞍两侧为颅中窝侧凹，内容纳大脑颞叶。颞叶髓质由上往下依次发出相应髓突组成颞上回、颞中回和颞下回，三者之间有颞上沟、颞下沟。颞叶的内下方被枕颞沟和侧副沟分为枕颞外侧回、枕颞内侧回和海马旁回（图 1-2-45）。

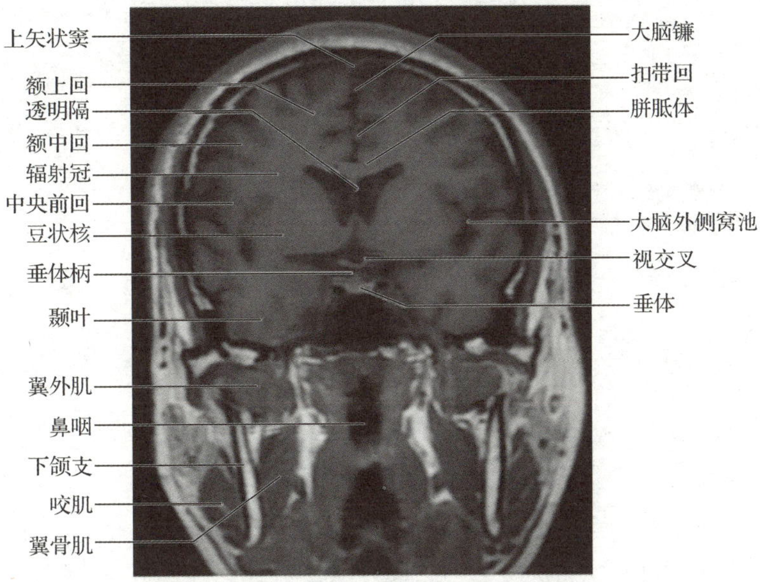

（a）

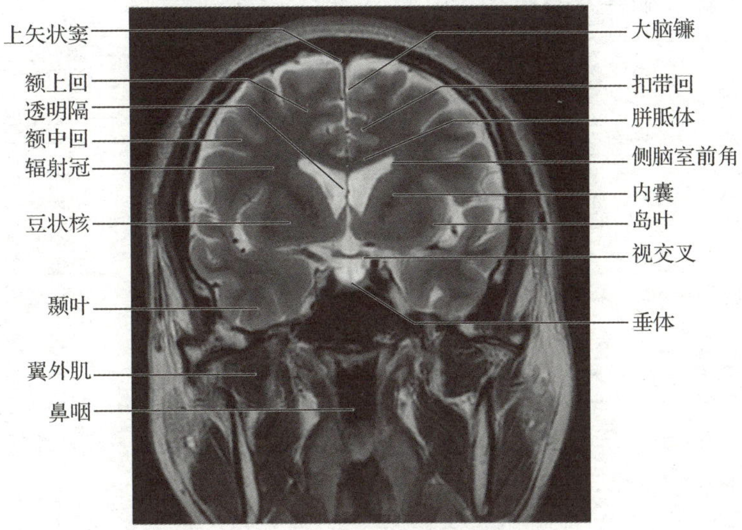

（b）

图 1-2-45　经视交叉冠状断层

（a）MRI T_1WI；（b）MRI T_2WI

3. 经第四脑室冠状断层 宽大的胼胝体压部出现，其下方为大脑大静脉池。仍以小脑幕区分出幕上大脑和幕下小脑。幕上大脑部分以颞叶、顶叶为主，其内可见侧脑室体部呈“八”字形。小脑中部为小脑蚓，其两侧为小脑扁桃体，小脑扁桃体的两侧为小脑半球。小脑蚓的下方可见呈倒置“元宝”状的第四脑室（图 1-2-46）。

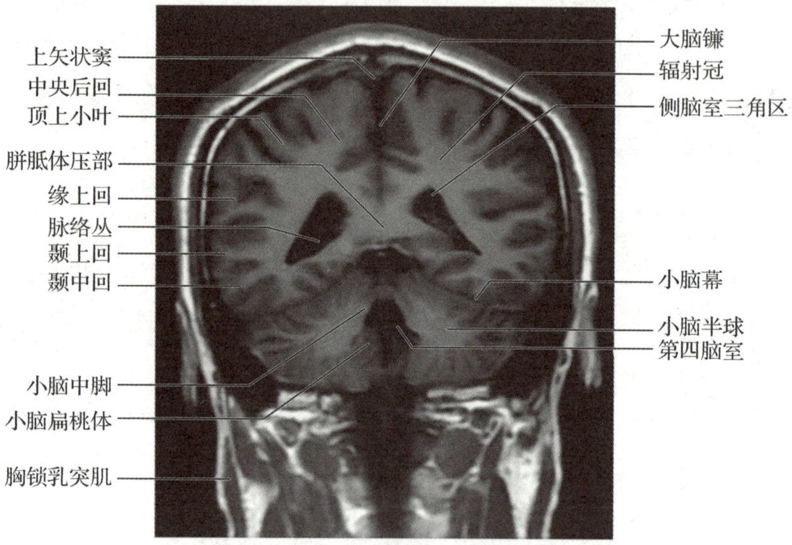

(a)

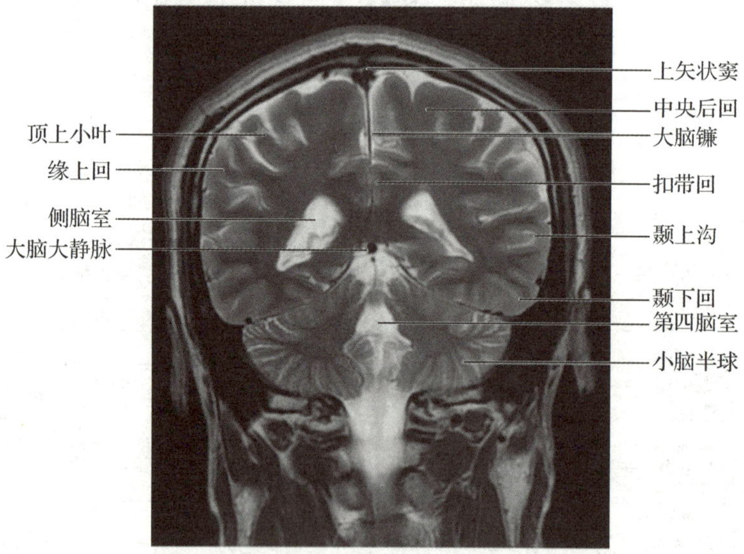

(b)

图 1-2-46 经第四脑室冠状断层

(a) MRI T_1WI；(b) MRI T_2WI

（三）矢状层面

1. 经颅脑正中矢状断层 本层面是矢状断面最主要的一个层面，以颅底为分界，分出之上的脑颅和之下的面颅（图 1-2-47）。

（1）脑颅：此部分是重点，以胼胝体为界，之上为额叶、顶叶、枕叶由前向后排列共同组成的

“C”形结构。胼胝体也呈“C”形，MRI 的 T_1WI 呈高信号，由前向后依次为胼胝体嘴部、膝部、体部和压部。胼胝体的上方为胼胝体沟，胼胝体沟之上为扣带回，扣带回内的白质部分称为扣带，扣带回的上方可见扣带沟，扣带沟的终末向上分出扣带沟缘支，扣带沟缘支的前方可见中央旁沟，两沟之间为中央旁小叶，是中央前回、中央后回向内的卷折。中央旁小叶后方可见由后上走行至前下的顶枕沟，顶枕沟与扣带沟缘支之间为楔前叶，顶枕沟之后为枕叶。枕叶内可见呈“人”字形的距状沟，距状沟和顶枕沟之间为楔叶，距状沟之下为舌回。枕叶下方可见小脑幕，之下为小脑。

（2）面颅：前方为鼻腔结构，后为鼻咽部。下方为腭，前为硬腭，后为软腭。再向下为口腔部分，其内可见舌肌的信号影。

胼胝体的下方也有呈“C”形的穹隆，在胼胝体与穹隆之间有一对白质板，即透明隔，透明隔构成侧脑室的内侧壁。穹隆的下方为间脑及第三脑室。胼胝体压部的下方可见松果体、缰联合等结构。垂体位于蝶鞍内，分为前部的腺垂体和后上部的脑垂体，其前下方为蝶窦。垂体向上经垂体柄连于下丘脑，垂体柄的前上方为视交叉，视交叉的上方为终板及前连合，视交叉的后方为灰结节及乳头体。越过间脑再向下为脑干，包括中脑、脑桥和延髓。中脑的前份为中脑大脑脚，之间为脚间池，内有动眼神经穿行。中脑顶盖的后方为四叠体，其后方为四叠体池。中脑的下方为脑桥，凸向前为脑桥基底部，内有基底动脉沟，有基底动脉走行。脑桥、延髓的背侧与小脑半球之间有第四脑室。在正中矢状断面上，第四脑室呈天幕状或三角形。

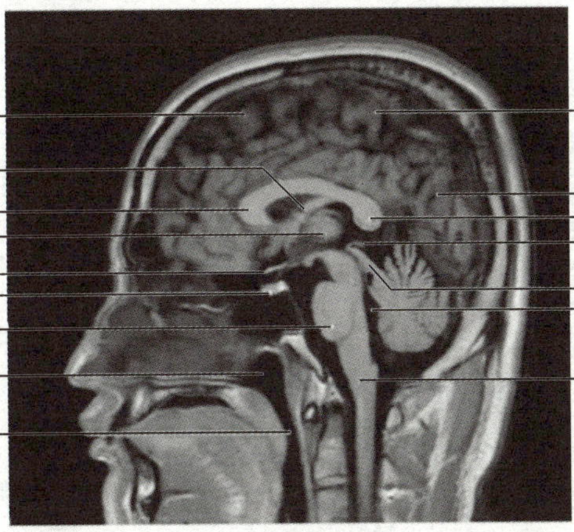

图 1-2-47 经颅脑正中矢状断层（MRI T_1WI）

2. 经海绵窦矢状断层 本层面的特点是显示了垂体两侧的海绵窦结构（图 1-2-48）。额骨的额鳞内可见额窦，向后为筛窦，再向后可见蝶骨体内的蝶窦。向下为鼻腔结构，前为固有鼻腔，后为鼻咽部。下方为腭，前为硬腭，后为软腭。再向下为口腔部分，其内可见舌。

脑颅部分仍以胼胝体为界，之上的脑结构由前向后为额叶、顶叶、枕叶，呈“C”形排列。胼胝体的上方为胼胝体沟，胼胝体沟之上为扣带回，清晰显示了扣带回内的扣带。扣带回的后方可见由后上走行至前下的顶枕沟，顶枕沟之前为楔前叶，之后为枕叶。胼胝体压部的后方可见扣带回突然变细，称为扣带回峡。枕叶内可见呈“人”字形的距状沟，距状沟之上为楔叶，之下为舌回。枕叶与小脑之间可见小脑幕。

胼胝体的下方可见呈“C”形的侧脑室及尾状核的头部和体部，胼胝体压部之前可见穹隆的部分断面。侧脑室的后下方、胼胝体压部的前方可见背侧丘脑，背侧丘脑前方的白质为内囊前肢。背侧丘脑的前下方为中脑，中脑的前方可见脚间池，其内可见动眼神经。脚间池的前方为海绵窦，其内可见颈内动脉的海绵窦段。海绵窦的上方可见前方的视交叉和后方的视束，视交叉的周围可见交叉池与脚间池共同组成的鞍上池。中脑的下方为脑桥，脑桥的前方为桥池。脑桥与小脑之间可见裂隙状的第四脑室。

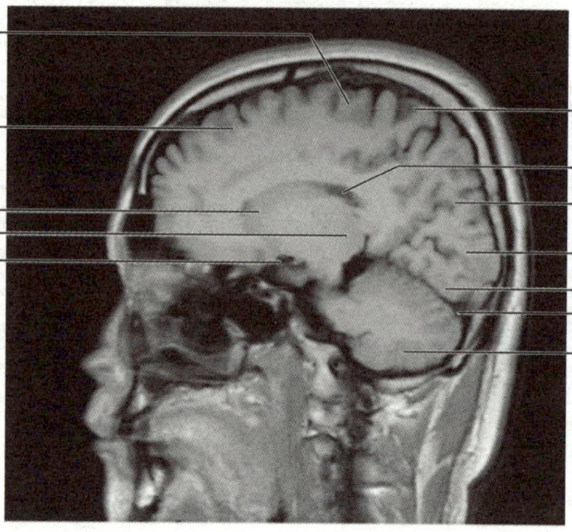

图 1-2-48　经海绵窦矢状断层（MRI T_1WI）

▶ **知识拓展**

垂体瘤

垂体瘤是一组起源于腺垂体、神经垂体及胚胎期颅咽管囊残余鳞状上皮细胞的肿瘤。垂体瘤多数为良性，是神经系统和内分泌系统的常见肿瘤之一，发病率占颅内肿瘤的 10% ~20%。

1. 主要症状　首先，由于肿瘤压迫大脑或附近其他部位可能引起头痛、视野缺损和复视、面部疼痛、上睑下垂、癫痫发作和恶心呕吐等症状。其次，功能性垂体腺瘤会分泌激素，引起激素水平升高。例如，分泌促肾上腺皮质激素的垂体瘤会引发库欣综合征，表现为体重增长、“满月脸”“水牛背”等；分泌生长激素的垂体瘤会导致肢端肥大症等。

2. 影像学表现　垂体微腺瘤 CT 平扫表现为垂体密度不均、垂体上缘局部隆突、垂体柄偏移、鞍底局部骨质变薄及塌陷等。增强后可见无强化的低密度结节影。在 MRI 的 T_1WI 呈低信号，而 T_2WI 呈高信号或等信号，动态增强扫描显示，早期肿瘤信号低于正常垂体，后期信号高于正常垂体。

垂体大腺瘤 CT 平扫表现为鞍区等密度或略高密度肿块，中心可能有坏死或囊性低密度区，肿瘤呈类圆形，边界清楚、光滑。如突破鞍隔向上生长，可见“雪人”征及鞍上池变形、闭塞等。增强扫描示肿瘤呈均一或周边强化，边界更清晰。在 MRI 的 T_1WI 呈等信号，T_2WI 呈高信号。增强扫描时，肿瘤实质部分强化明显，而囊变、坏死或钙化区域不强化。

第三节　耳　部

案例导入

【案例】

患者，男，54岁。自幼发现右耳后肿物，触之较软，无疼痛、肿胀、瘙痒，未曾破溃，皮损处无外伤史，无听力下降及耳道流液，未予治疗。近1年自觉肿物逐渐增大，为求进一步治疗以“耳后肿物”收入院。

【问题】

请问患者应做何种影像学检查？

一、应用解剖

耳（ear）又称前庭蜗器（vestibulocochlear organ），其构造复杂，可分外耳、中耳和内耳（图1-3-1）。

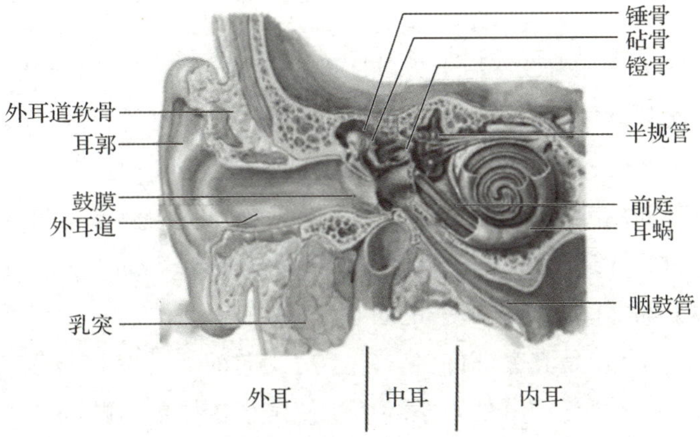

图1-3-1　耳部结构示意图

1. 外耳　外耳（external ear）包括耳郭、外耳道和鼓膜三部分。耳郭位于头部两侧，凸面向后，凹面朝向前外；外耳道是从外耳门至鼓膜的管道，成人长2.0~2.5cm；鼓膜位于外耳道与鼓室之间，为椭圆形半透明薄膜，直径约1cm，与外耳道底形成45°~50°的倾斜角。

2. 中耳　中耳（middle ear）为外耳与内耳之间的含气不规则腔隙，其大部分处于颞骨岩部范畴。从解剖位置看，向外，中耳凭借鼓膜与外耳道实现分隔，该鼓膜作为屏障，可有效阻拦外界异物贸然侵入；向内，依托封闭前庭窗和蜗窗的特定构造，与内耳形成界限，以此保障内耳微环境稳定；向前，经咽鼓管延伸至鼻咽部，咽鼓管仿若通气管道，对维持中耳气压平衡至关重要。中耳内部构造精细复杂，涵盖鼓室、听小骨、咽鼓管、乳突窦，以及乳突小房等。

（1）鼓室：位于颞骨岩部内，是一个含气的不规则小腔。以鼓膜紧张部上、下缘平面为界，鼓室自上而下依次分为上鼓室、中鼓室和下鼓室三部分。它共有六个壁：上壁称作鼓室盖，紧邻颅中窝，犹如一道屏障，隔开了两个不同的区域；下壁是颈静脉壁，作为分隔鼓室与颈静脉窝的薄层骨板，承担着重要的隔离职责；前壁为颈动脉壁，也就是颈动脉管的后壁，其上有咽鼓管的开口，对耳部与咽部的气体流通起着关键作用；后壁是乳突壁，其上方设有乳突窦的入口，窦口下方有锥隆起，在锥隆起的内下方为乳突窦，这些结构相互关联，影响着耳部的声学传导等功能；内侧壁称作迷路壁，此壁中部隆起形成岬，岬的后上方有卵圆形的前庭窗，由镫骨底封闭，岬的后下方有圆形的蜗窗，由第二鼓膜封闭，这两个窗在声音的传导与感知过程中扮演着不可或缺的角色；外侧壁则由鼓膜和鼓室上隐窝的外侧骨壁共同构成，直接与外界环境相接触，对声音的收集与初步处理意义重大。鼓室内由三块听小骨连结鼓膜与前庭窗。三块听小骨为锤骨、砧骨和镫骨。鼓膜张肌止于锤骨颈，镫骨肌则止于镫骨颈。鼓索神经自锥隆起外侧穿入鼓室，其间途经砧骨长脚与锤骨柄所夹区域，继而向前越过岩鼓裂，离开鼓室后进入颞下窝，并融入舌神经。咽鼓管为鼓室与鼻咽部相连通的管道，起着平衡气压之关键作用。乳突小房是乳突部诸多含气小房，其向前借乳突窦与鼓室实现连通。

（2）听小骨（auditory ossicles）：为人体耳内体积最为微小的一组骨，其构成涵盖锤骨、砧骨及镫骨，是由胚胎鼓室周围间充质分化发育而来，共同搭建起传导声波的机械装置。听小骨所处位置为中耳内部，每侧耳部各有 3 块，它们彼此之间借助关节紧密相连，进而形成听骨链。锤骨形状仿若鼓槌，其结构细致划分，包括头、柄、外侧突及前突等部分。

（3）咽鼓管（auditory tube）：是鼓室通向鼻咽的管道，它是耳部的“通气阀”，不仅能平衡鼓室内外气压，确保鼓膜两侧压力均衡，维持正常听力，而且在鼻咽部与耳部之间的免疫防御、炎症传播等方面起着双向调节作用。

（4）乳突窦（mastoid antrum）：为鼓室后上方的腔隙，又称鼓窦。其位于鼓室上隐窝的后方，向前开口于鼓室后壁的上部，此开口保障了乳突窦与鼓室间的气体、分泌物等流通，向后下则与乳突小房相通，成为鼓室和乳突小房之间的关键通道。乳突窦向前借乳突入口通鼓室；后壁邻乙状沟，后下方通乳突小房；顶部以鼓室盖向后延伸的乳突窦盖与颅中窝分隔；内侧壁有外半规管凸和面神经管凸；外侧壁正对耳甲艇深处的外耳道上三角，成年人的壁厚 1.0～1.5cm，其稳定的壁厚为乳突窦提供了必要的结构支撑，也为影像学诊断提供了一定的参考标准。

（5）乳突小房（mastoid cell）：是乳突部许多含气小房，向前经乳突窦与鼓室相通，众多含气小房如同一个个“声学缓冲舱”，能优化中耳的声学环境，使声音传导更为顺畅。

3. 内耳 内耳（internal ear）作为听觉和位觉感受器所在的部位，又称迷路，深藏于颞骨岩部之中，是前庭蜗器的主要构成部分。它处于鼓室内侧壁与内耳道底之间，长度在 1.7～2.0cm，其走向与颞骨岩部的长轴保持一致。内耳形态分为骨迷路和膜迷路两大部分，二者外形相近，均呈现为内部连续却不规则的腔隙构造。骨迷路作为坚实的支撑框架，为膜迷路提供保护与依托，膜迷路则精细地容纳着各类听觉、位觉感受器，二者紧密协作，共同完成复杂的听觉与位觉感知功能。

内耳道（internal acoustic meatus）为颞骨岩部后面的骨性管道，在其内部穿行着前庭蜗神经、面神经及迷路动脉，这些重要的血管、神经经由内耳道底的小孔进出内耳道。内耳道起始于颅后窝的内耳门，径直穿过颞骨岩部，最终止于内耳道底。其一端开口于颅腔，即内耳门，另一端则以盲端结束于内耳道底。从内耳门至内耳道底的距离约为 10mm。

4. 颞骨 属于颅骨中的脑颅骨，共 2 块，左右各一。颞骨是构成耳部的重要骨性结构，位于头颅两侧，并延至颅底，参与构成颅底和颅腔的侧部，形状不规则。可分以下三部分。①岩部：尖伸向前内，底向外耳门；前面朝向颅中窝，中央为弓状隆起，前外侧为鼓室盖，岩尖处有三叉神经压迹；后面近中央处有内耳门；下面中央有颈动脉管外口，其后方为颈静脉窝，外窝后外侧的突起为茎突。②颞鳞部：位于外耳门前上方，内面有脑膜中动脉沟，外面前下方有伸向前的颧突，其根部下面为下颌窝，窝前缘有关节结节。③鼓部：从前、下、后方围绕外耳道。

二、 X 线解剖

耳的 X 线摄影主要有 3 个方位，即正位、侧位、轴位。正位包括斯氏（Stenever）位、反斯氏位；侧位包括许氏（Schuller）位、劳氏（Law）位、伦氏（Runström）位；轴位有梅氏（Mayer）位、欧文氏（Owen）位。临床上将伦氏位、劳氏位、许氏位和梅氏位共同作为中耳乳突 X 线摄影的常规位置。

1. 伦氏位　主要用于观察乳突窦、上鼓室、迷路、听小骨及乳突窦入口等的结构影像。乳突小房显示清晰，乳突小房影的后下方为乙状窦影像。颞下颌关节影像显示清楚，其后上方可见上鼓室、乳突窦、乳突窦入口及乳突小房影（图 1-3-2）。

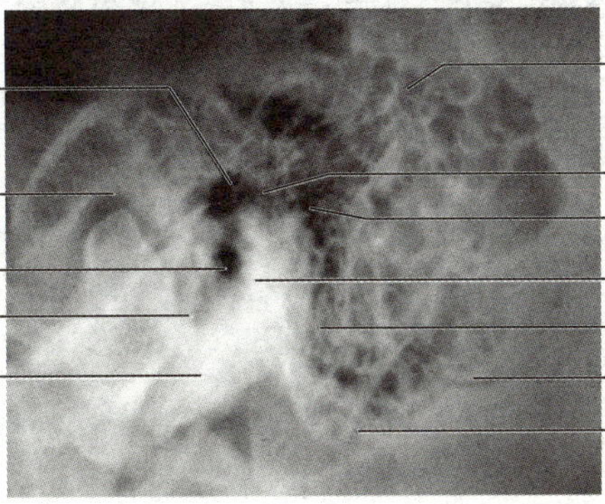

图 1-3-2　伦氏位

2. 劳氏位　主要用于观察乳突小房、鼓室盖、乙状窦、鼓室及外耳孔等的结构影像。在劳氏位片上，颞骨岩锥的影像呈现于颞下颌关节后方，呈现出酷似“鱼头”形状的影像特征。其中，形似“鱼头”的口端部位对应岩尖；“鱼眼”处呈现为圆形透明区域，此为内外耳道与鼓室相互重叠所形成的影像。“鱼头”的上缘可见致密线条，其代表岩上缘或鼓室盖，该线条中段略微隆起，此隆起部分即为弓状隆起。“鱼头”后缘的致密线则为乙状窦前壁。上、下两缘致密线在其上端会合，二者所形成的夹角称作窦硬膜角，两缘之间围成的三角区域命名为窦硬膜三角。在内、外耳门透明影像后方，骨质呈现致密状态，显影浓白，此处即为骨迷路所在部位。“鱼头”后半部分，也就是窦硬膜三角区域内，呈现蜂窝状透明区，此为乳突小房的影像。在乳突小房之中，相当于弓状隆起深部位置，存在一个较大的透明影像，即为乳突窦。沿着乙状窦前壁致密线的后方，可见一透明带状影像，此为乙状窦，乙状窦下方的骨影向下凸起，且带有致密边缘，借此可清晰显示乳突的外形轮廓。乳突内部同样充满气房，偶尔还可观察到细管状的导静脉呈现透明影像（图 1-3-3）。

3. 许氏位　许氏位显示外耳道、中耳、上鼓室、乳突窦入口、乳突窦，以及周围区、乳突、窦硬膜三角区、鼓室盖和乙状窦壁。

于颞下颌关节后方见内、外耳门重叠投影，其中还能显示中耳的锤骨头及锤骨柄呈高密度影。鼓室和乳突窦上方有条状致密影，为鼓室盖，据此将乳突窦与颅中窝相隔。鼓室盖下后方凹陷向前的弧形致密影为乙状窦壁。鼓室盖与乙状窦壁相交构成硬膜窦角。乙状窦壁中部能显示 2~3mm 宽的乳突导静脉管状透亮影，乳突小房分布于乳突窦周围及乳突部（图 1-3-4）。

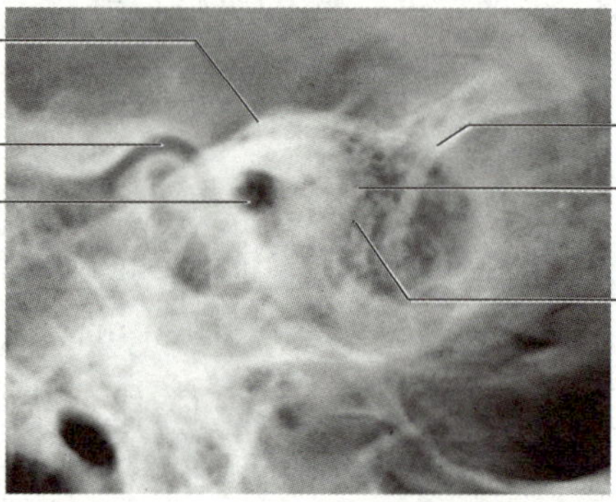

图 1-3-3　劳氏位

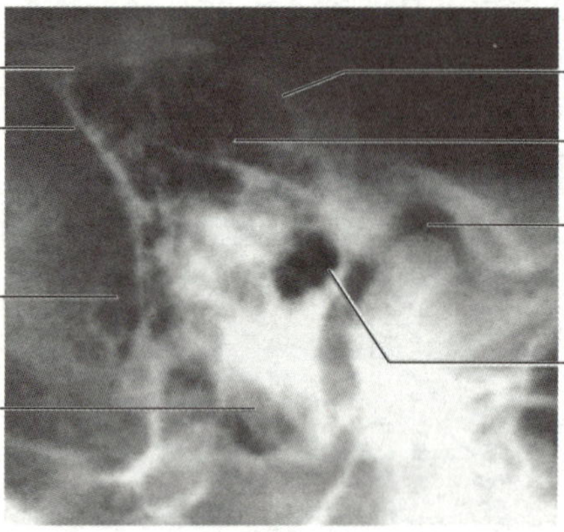

图 1-3-4　许氏位

4. 梅氏位　主要显示乳突窦入口、鼓室、外耳道。颞骨岩部长轴与下颌骨髁突后缘几乎平行，岩尖垂直指向下方，乙状窦前壁连于岩部的后缘，岩部前缘从外耳后壁延伸到岩尖。在颞下颌关节后方可见到外耳道前后壁影，鼓室投影部分重叠于外耳道，上鼓室居外耳道的上部，乳突窦入口由上鼓室通向乳突窦（图 1-3-5）。

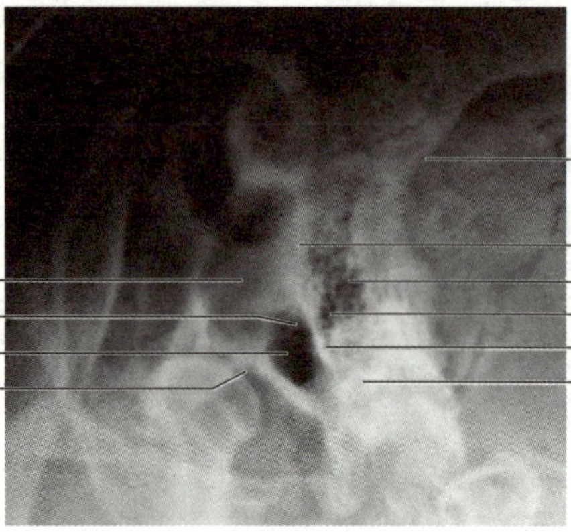

图 1-3-5　梅氏位

三、影像断层解剖

（一）横断层面

1. 经咽鼓管横断层面　在此断面影像中，主要呈现出骨性外耳道、鼓室及咽鼓管的解剖形态。骨性外耳道呈宽大的管状低密度影，管壁表现得光滑平整，边界清晰可辨。鼓膜在影像中呈线样的软组织密度影，其两端连接于外耳道前、后骨棘之间，位置相对固定。位于鼓膜内侧的为下鼓室，在下鼓室的前方可见一线样管状低密度影，为咽鼓管，其走向为由鼓室朝着前内方延展，最终抵达鼻咽腔，形成一条连通耳部与鼻咽部的重要通道。颈动脉管水平部与前方的咽鼓管呈平行排列，且其外后壁构成了鼓室的前壁结构，两者紧密相邻。颈静脉孔呈现为鼓室后方类似圈形的骨切迹，由岩骨与枕骨颈静脉切迹共同构成（图 1-3-6）。

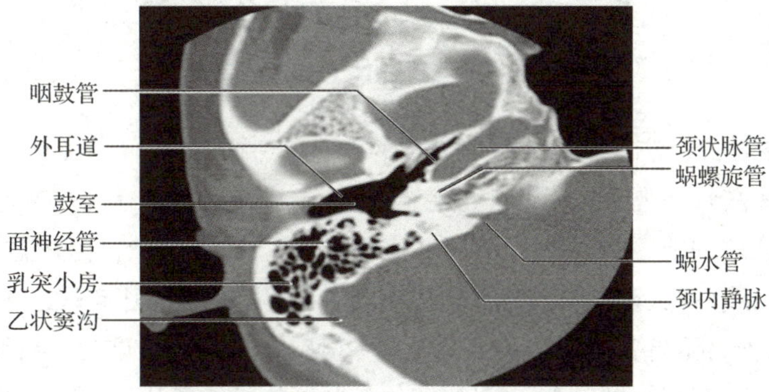

图 1-3-6　经咽鼓管 CT 横断层面

2. 经鼓岬横断层面　锤骨柄紧密附着于鼓膜之上，其影像表现为高密度影，直向鼓岬。鼓岬所处位置为中鼓室内侧壁，是该区域的重要解剖标识。鼓室后壁处存在骨性凸起，为锥隆起。锥隆起内侧形成的切迹即为锥隐窝，其外侧切迹为面隐窝，二者以锥隆起为界，分布于两侧。鼓岬后部存在一切迹，此切迹区域为圆窗（图 1-3-7）。

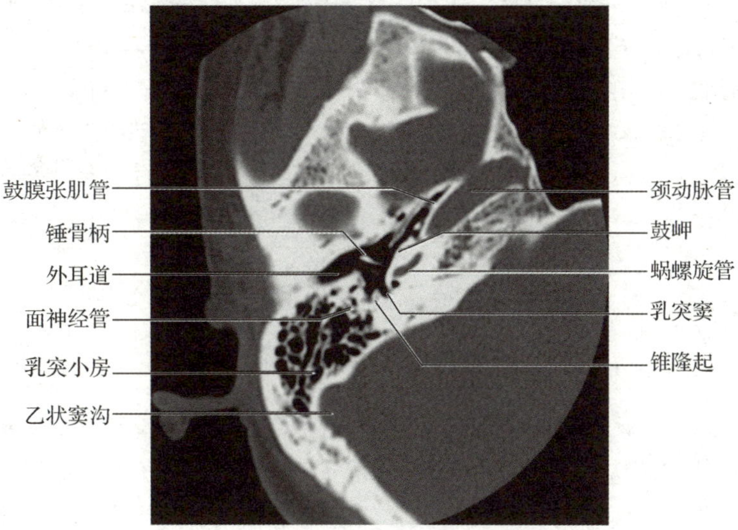

图 1-3-7　经鼓岬 CT 横断层面

3. 经前庭窗横断层面 此层面上鼓室腔内可见两块听小骨。锤骨头与砧骨体之间的缝隙为锤砧关节。鼓室内侧可见前庭窗，其内后见前庭、内耳道、后半规管。鼓室后方见一较大的含气腔，为乳突窦。周边乳突小房为低密度小腔隙（图 1-3-8）。

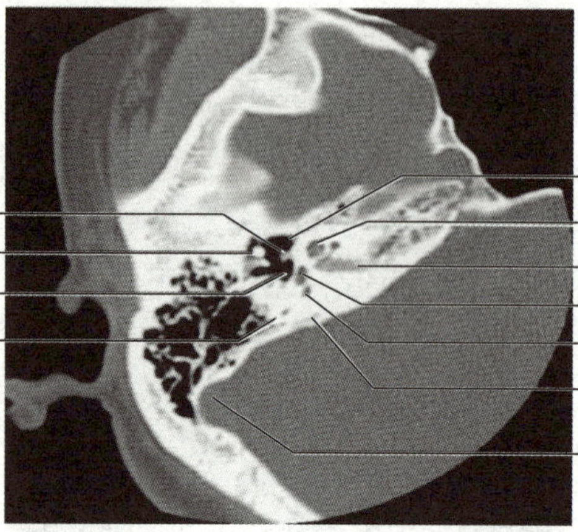

图 1-3-8 经前庭窗 CT 横断层面

4. 经外半规管横断层面 主要呈现乳突窦及其入口、外半规管、后半规管，以及内耳道的解剖结构。乳突窦入口呈现蜂窝状外观，属于低密度腔隙，将前方的上鼓室与后方的乳突窦贯通，保障耳部气腔之间的流通。内耳道的前、后缘边界清晰，光滑锐利，易于识别，为影像学定位提供了可靠标志。在内耳道内，可见线样低密度影朝着前方伸展，即为面神经管的迷路段。内耳道外侧毗邻前庭与总脚。外半规管呈现为半环形低密度影，在维持人体平衡感知方面意义重大。在外半规管后方，能够观察到点状低密度影，为后半规管的断面，与外半规管等共同构成的部分是人体位觉感受的重要基础（图 1-3-9）。

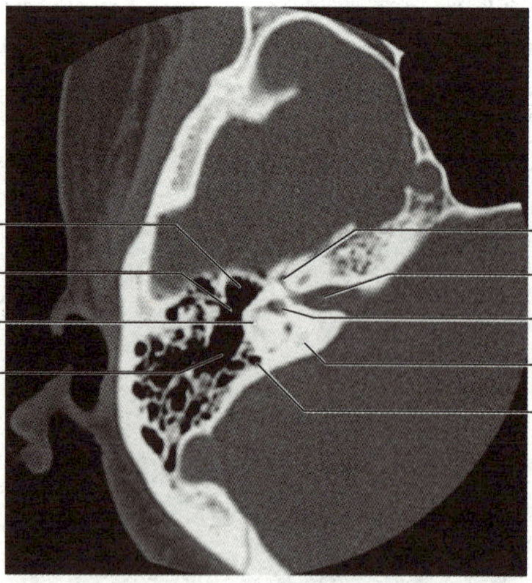

图 1-3-9 经外半规管 CT 横断层面

5. 经前半规管横断层面 颞骨岩部表现出骨质致密的特征，而颞骨乳突部则可见大量气化的乳突小房，其前方呈板状的骨质结构即为颞骨鳞部。岩部尖端的后内侧存在一处凹陷区域，名为弓状下窝，该部位在解剖定位及相关生理功能的关联上，具有特定意义。前半规管的走向与岩骨长轴呈垂直态势，其断面影像呈现为圆点状，易于识别辨认。后半规管的走向恰好与岩骨长轴平行，在影像层面表现为斜行的管状影。在前半规管的外侧可见一呈前后走向的哑铃状空腔，该空腔前方对应的是上鼓室，后方为乳突窦，二者之间的连接部分即为乳突窦入口（图 1-3-10）。

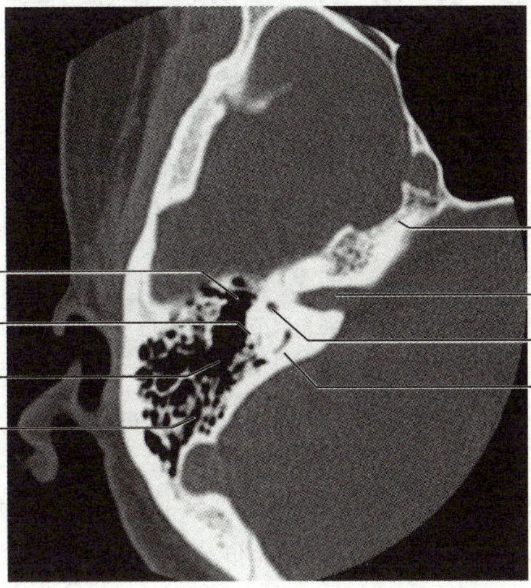

图 1-3-10 经前半规管 CT 横断面

（二）冠状断面

1. 经咽鼓管冠状断面 该断面偏内侧可见软组织密度影，为颈内动脉断面，边缘密度高，中心密度稍低，断面光滑整齐。颈内动脉内侧为颞骨岩部，外侧下方为咽鼓管断面。咽鼓管上方为鼓膜张肌断面（图 1-3-11）。

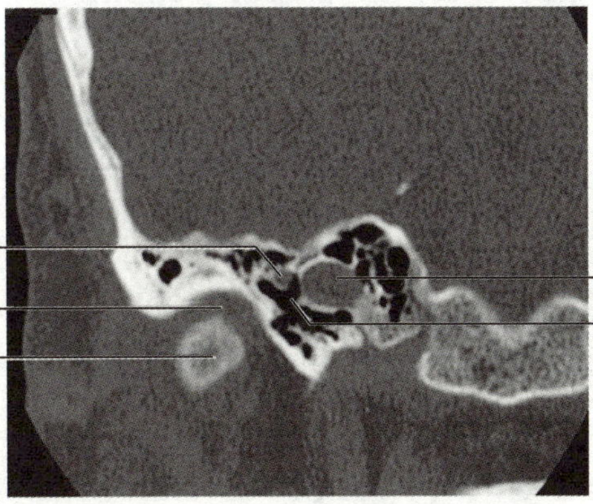

图 1-3-11 经咽鼓管 CT 冠状断面

2. 经锤骨冠状断面 外耳道将鼓室清晰地分为上、中、下三个部分。其中，位于外耳道上壁上方的区域即为上鼓室；正对外耳道的部分界定为中鼓室；处于外耳道下壁之下的则为下鼓室。高密度的锤骨头处于中鼓室、上鼓室内，其形态呈典型的蝌蚪状，辨识度颇高。中鼓室的内侧为耳蜗，在影像中可观察到蜗螺旋管的结构。面神经管的迷路段起始于耳蜗上方，继而向外上方延伸拓展。在耳蜗下方，可见一半圆形切迹，此为颈动脉管外口所在之处。上鼓室外侧壁与锤骨头、锤骨颈之间所形成的空隙部位，即为鼓室上隐窝，此处因其特殊解剖结构，成为胆脂瘤的好发区域。而上鼓室外侧壁至外耳道下壁内缘之间呈现的线样高密度影即为鼓膜（图 1-3-12）。

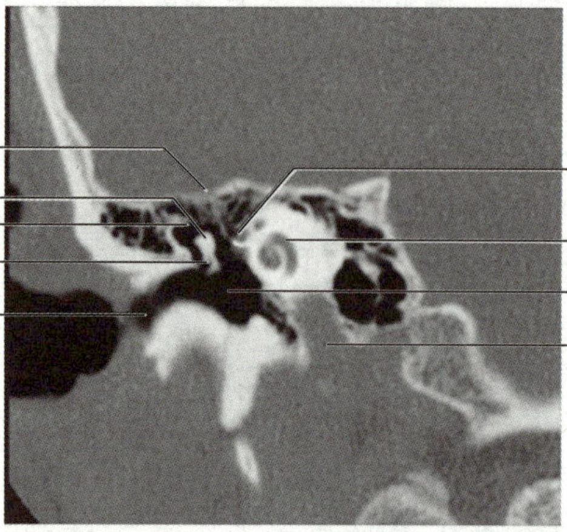

图 1-3-12　经锤骨 CT 冠状断面

3. 经砧骨冠状断面　砧骨体与砧骨长脚共同呈现出一倒置水滴状的高密度影像，为中耳内部结构的定位提供了显著标识。鼓室上隐窝在影像中呈现为低密度的不规则含气腔隙形态，鼓岬作为中耳的内侧壁结构，正对外耳道。中鼓室内侧区域能够清晰辨识出前庭窗、蜗窗，以及耳蜗等结构（图 1-3-13）。

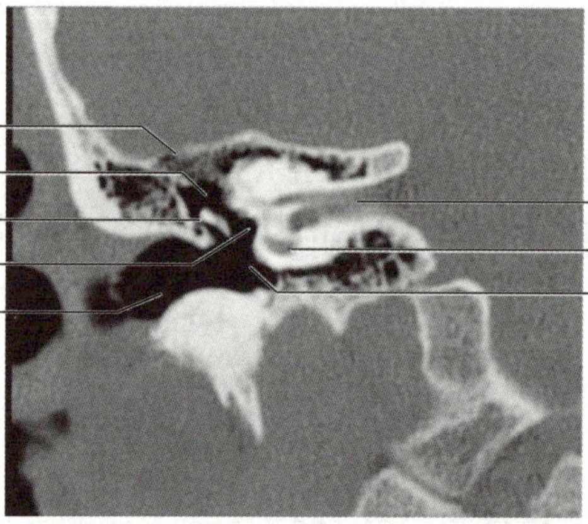

图 1-3-13　经砧骨 CT 冠状断面

4. 经前庭窗冠状断面　鼓室天盖的下方能够清晰呈现鼓室上隐窝。砧镫关节处于上、中鼓室内，其影像特征表现为在“L”形高密度影之中呈现裂隙样低密度影，镫骨以近乎水平的走向伸展，其长脚径直延伸向鼓室内侧壁，外半规管呈现为一条横行的骨密度管，构成了上鼓室内侧壁的一部分，其下方的切迹即为前庭窗。在前庭窗的上方，可观察到外半规管、前半规管及前庭等结构；内侧区域则有蜗窗、蜗螺旋管及内耳道（图 1-3-14）。

5. 经面神经管垂直段冠状断面　可清晰识别出面神经管垂直段，也就是乳突段。乳突窦呈现为上下走行的低密度腔形态，于其内侧区域，能够观测到外半规管、前半规管及前庭的断面（图 1-3-15）。面神经管精准定位于乳突窦的内下方，呈现为近乎垂直走行的管状结构，其管壁边界清晰可辨，中心区域密度相对较低。

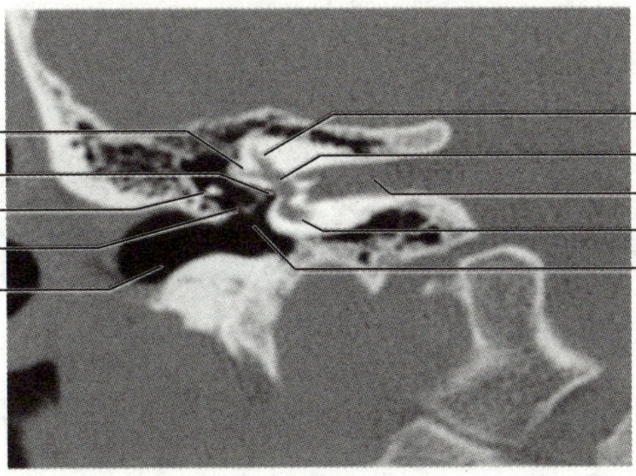

图 1-3-14　经前庭窗 CT 冠状断面

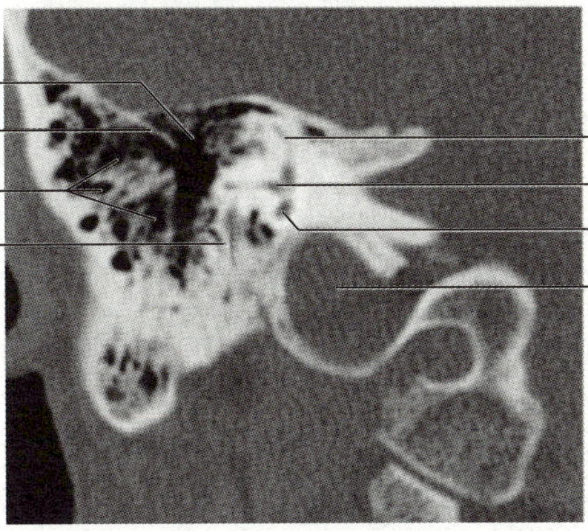

图 1-3-15　经面神经管垂直段 CT 冠状断面

▶**知识拓展**

耳石症

耳石症又称为良性发作性位置性眩晕，主要由附着于耳石膜上的耳石脱落所致，当头部相对于重力发生变化时，脱落的耳石会在内耳半规管内移动，从而诱发强烈的眩晕，伴有恶心、呕吐。耳石症好发于四十岁以上的人群，女性较多。

1. 耳石症的特点　当头位相对重力发生变化时，患者可出现眩晕；如在床上翻身的时候可以诱发眩晕，严重时可伴强烈的恶心、呕吐、心悸等症状；在查体时，可以出现特征性的眼球震颤。

需要注意，耳石症不会伴有听力下降、耳鸣、行走不稳、声音嘶哑等症状。

2. 耳石症的治疗　耳石症具有自限性，即使不治疗也可以慢慢地完全缓解，恢复时间长短不同，但是容易复发。治疗方式是手法复位，通过一系列的手法把耳石从半规管里面排出来，症状立刻得到缓解。同时，也可以应用一些减轻恶心症状的药物，如甲磺酸倍他司汀、异丙嗪等。

第四节　颌面部

案例导入

【案例】

患者，女，55 岁。2 个月前无明显诱因出现左眼溢泪、分泌物增多，偶伴眼痛。

【问题】

1. 请问患者应做何种影像学检查？
2. 如患者做 CT 检查应重点观察哪些层面？

一、应用解剖

（一）眶区

眶区位于鼻腔上部的两侧，包括眶和眼球及其附属结构。

1. 眶　眶（orbit）呈现为底朝前外、尖向后内延伸的四棱锥形腔隙结构，作为眼球及其附属结构的容纳空间（图 1-4-1）。眶尖部位有圆形的视神经管，直接与颅中窝相通，眶的上壁主要由额骨眶部与蝶骨小翼共同构建而成，在前外侧份区域，存在相对较深的泪腺窝。下壁主体结构源自上颌骨，在其与外侧壁相交汇的后份区域，可见眶下裂，此裂的中部还存在向前延展的眶下沟及其延续而成的眶下管。

内侧壁从前往后依次由上颌骨额突、泪骨、筛骨眶板及蝶骨体构成，外侧壁由颧骨和蝶骨大翼协同构建，在其与上壁交界的后份区域，存在眶上裂，该裂向后径直与颅中窝相通，与视神经管一同搭建起眶区与颅内沟通的重要桥梁。

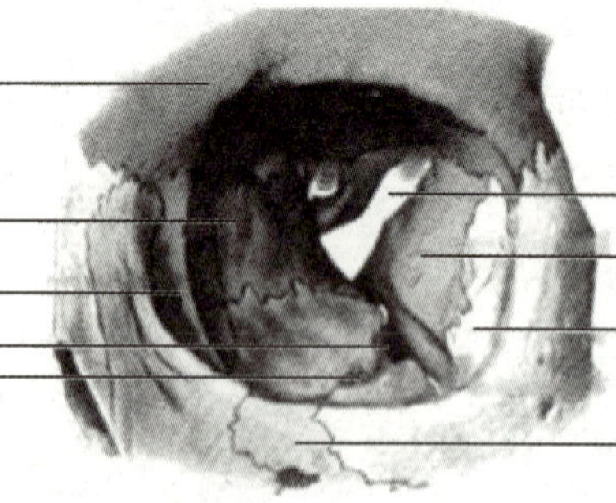

图 1-4-1　眶

2. 眼球及其附属结构

（1）眼球（eyeball）：精准定位于眶腔内部，其形态近似球形（图 1-4-2），是视器的关键核心结构。眼球附属结构环绕于眼球周围或分布在其附近区域，眼球外肌调控眼球的运动方向与幅度；泪器为眼部的“清洁卫士”，负责分泌、引流泪液，维持眼表湿润；眼睑则如同眼球的“防护帘幕”，既能阻挡强光、灰尘等有害因素，又能在睡眠等时段为眼球提供静谧的休憩环境。

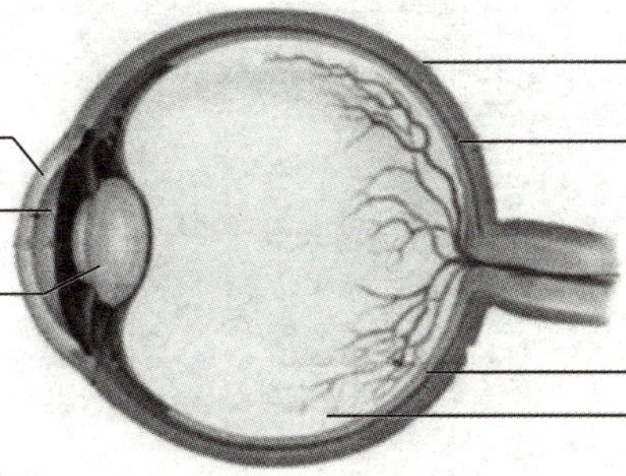

图 1-4-2　眼球

（2）眼球壁：作为眼球至关重要的结构组成，由外至内依次为三层膜结构。①外膜，即眼球纤维膜，质地厚且坚韧，依据位置不同，可细分为前方的角膜与后方的巩膜。②中膜，也就是眼球血管膜，内部富含血管及色素。中膜由后向前有序分为脉络膜、睫状体和虹膜三部分。③内膜为视网膜，作为眼球接收光信号的关键“信息处理器”，负责将外界光线转化为神经冲动。眼球内容物包含房水、晶状体和玻璃体，它们与角膜一同构建起眼的屈光系统。

（3）眼球外肌：作为驱动眼球运动的关键肌群，属于横纹肌范畴，包含 4 条直肌、2 条斜肌及 1 块上睑提肌。（图 1-4-3）。

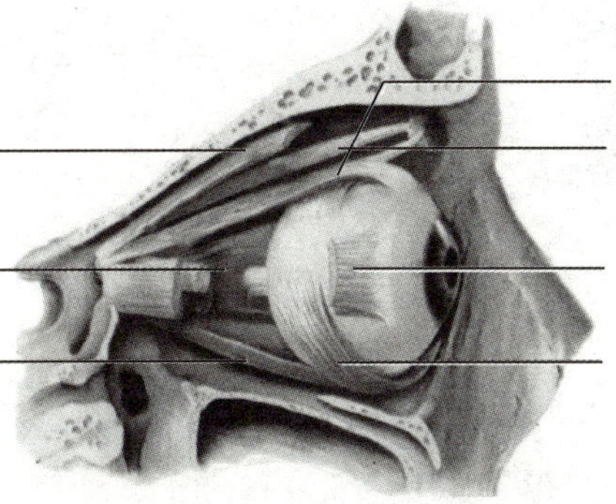

图 1-4-3　眼外肌

（二）鼻腔和鼻旁窦

1. 鼻腔　鼻腔（nasal cavity）作为呼吸系统的起始，由鼻骨、鼻软骨搭建起基础框架，内表面衬有鼻黏膜，鼻中隔宛如一道天然屏障，将鼻腔精准分隔为左右对称的两半，进一步细分为前下份的鼻前庭及后上份的固有鼻腔。鼻前庭区域被皮肤覆盖，其上生长着鼻毛，发挥净化空气的重要作用。鼻腔外侧壁的主体结构源自筛骨迷路，其表面错落分布着上、中、下鼻甲，以及与之相对应的下方的上、中、下鼻道（图 1-4-4），鼻腔向后经鼻后孔与鼻咽部连通，形成一条连贯的呼吸通道。

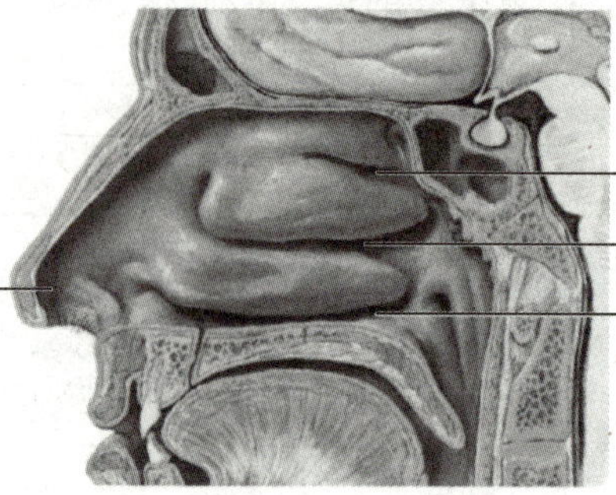

图 1-4-4　鼻腔

2. 鼻旁窦　鼻旁窦（paranasal sinuses）为含气颅骨朝鼻腔开口的空洞，即副鼻窦，开口于鼻腔，含额窦、蝶窦、筛窦与上颌窦。额窦藏于眉弓深部，呈三棱锥形。蝶窦位于蝶骨体内，被中隔分为左右腔，多不对称。筛窦是筛骨迷路腔隙，依部位分前、中、后筛窦，呈"蜂巢"样交错分布。上颌窦在上颌体内呈锥体形，窦口高于窦底，直立位时积液难引流（图 1-4-5、图 1-4-6）。

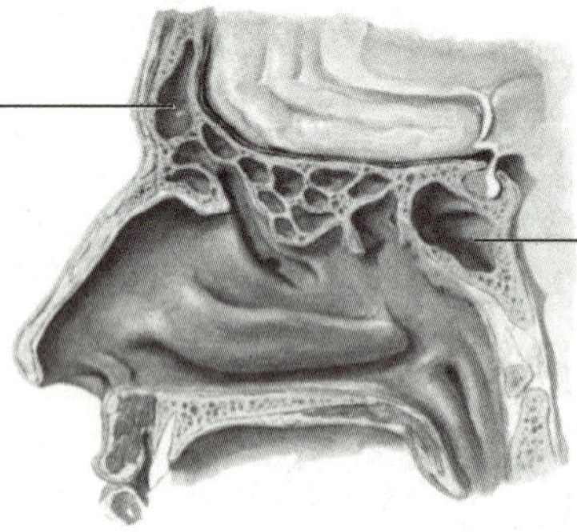

图 1-4-5　鼻窦

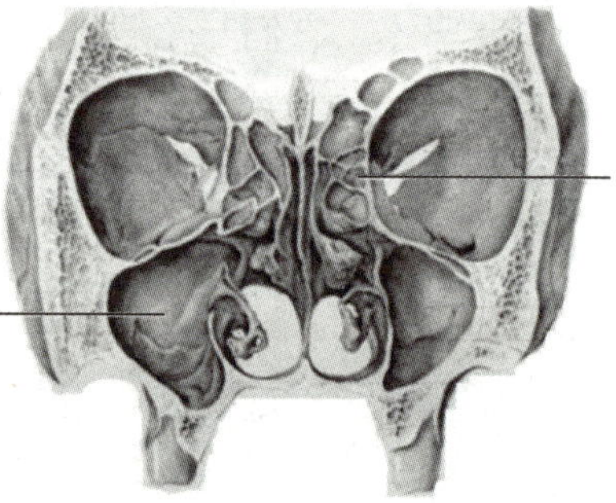

图 1-4-6　鼻窦

（三）口腔

口腔（oral cavity）为消化道的起始部，向前经口裂通外界（图 1-4-7），向后经咽峡通口咽。口腔的侧壁为颊；上壁为腭，与鼻腔相分隔；下壁为舌下区，其底部由下颌舌骨肌和舌骨舌肌构成，内有舌下腺、下颌下腺深部、舌下神经和舌神经等。

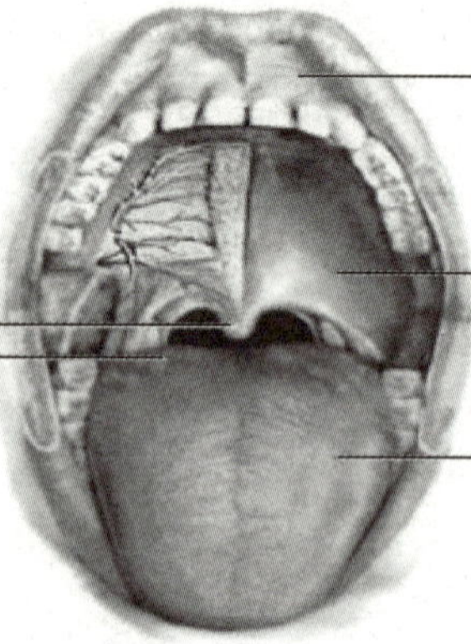

图 1-4-7　口腔

（四）面侧区

1. 腮腺咬肌区　是腮腺与咬肌所处的下颌支外侧及下颌后窝区域，该区域包含腮腺、咬肌及诸多神经、血管等关键结构。腮腺处于外耳道的前下方，上缘紧密邻接颧弓、外耳道及颞下颌关节，下缘与下颌角平齐，前方毗邻咬肌、下颌支与翼内肌，后方则邻近乳突和胸锁乳突肌上部。整体形态上，腮腺呈现不规则楔形，底部朝外，尖端朝咽旁方向伸展，以下颌支后缘或面神经作为分界标志。

2. 面侧深区　位于腮腺咬肌区前部的深面，即颞下窝（infratemporal fossa）的范围，由顶、底和四壁围成。

二、X线解剖

1. 眼眶后前位　眼眶呈稍椭圆的四边形，两侧基本对称，眼眶影像致密浓白，边缘清晰。顶壁为前颅窝底，前部大半为额骨水平板，后部由蝶骨小翼组成，外上方有一稍向上隆起的浅窝，即泪腺窝。内壁前部由上颌骨额突和泪骨组成，后部为筛骨底板和蝶骨体。外壁前部由额骨颧突和颧骨额突组成，后部为蝶骨大翼。下壁为上颌窦顶壁，由颧骨、上颌骨和腭骨眶板组成。眶后壁大部由蝶骨组成，由眶上裂作为眶顶壁和眶外侧壁的分界，眶下裂为眶下壁与眶外侧壁的分界（图1-4-8）。

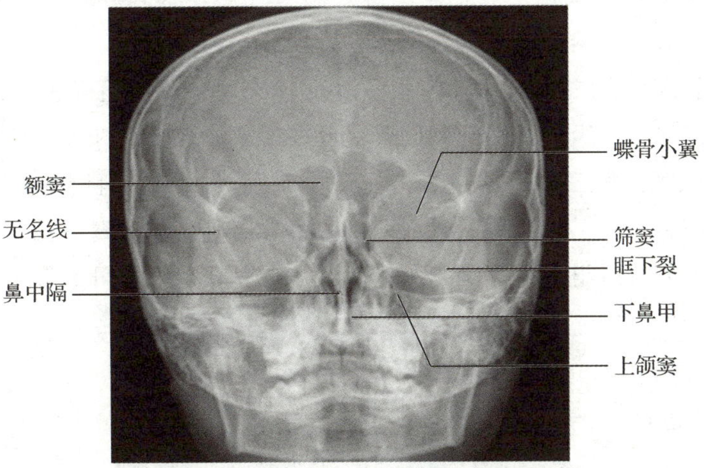

图1-4-8　眼眶后前位

2. 眼眶侧位　眼眶呈锥体形，底朝前、尖朝后，两侧眼眶结构重叠。在眼眶前部，鼻骨部分显影，在鼻骨后下方的眶内缘，可见上颌骨额突。眶上壁的大部分由额骨水平部构成，该部分的上面恰好对应着前颅窝底。眶外侧壁前缘呈现为略向前凹的致密粗线影。眶内侧壁下部，能够观察到上颌骨内侧向上延伸而出的额突。眶后壁处于眶尖部位，此处呈现出两条近乎平行且略向前凸的弧形致密线影，实则为蝶骨大小翼的切线投影，其间还重叠有透亮的蝶窦影。眶下壁的前部眶缘相对较厚，能够为眶区提供一定的支撑保护，而眶底骨壁相对菲薄，其下方可见上颌窦（图1-4-9）。

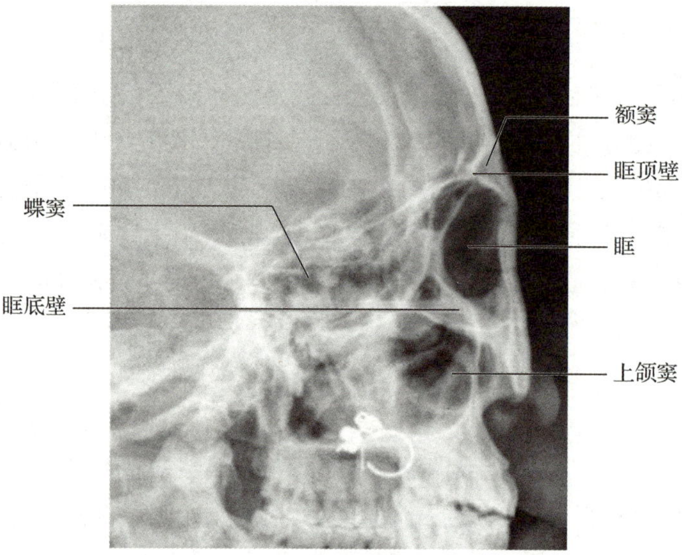

图 1-4-9 眼眶侧位

3. 鼻窦华氏位 两侧颞骨岩部的影像会投射于上颌窦腔的下方区域，能够清晰辨识出额窦、筛窦及上颌窦，窦腔气房因内部充盈气体，呈现出显著高于眼眶的透亮度（图 1-4-10）。

（1）额窦：位于额骨内，眼眶正上方，正常人额窦气化发育差异较大，有时一侧或两侧完全不发育或发育较差。额窦大多呈扇形透亮区，顶部有许多分隔切迹。

（2）筛窦：位于两侧眼眶之间的筛骨内，呈蜂窝状气房，前后组筛窦可以分开，前组位于鼻腔和眼眶之间的筛骨迷路内，后组位置偏低、偏外，可投影于鼻腔上部和上颌窦的内上部。

（3）上颌窦：呈尖朝下的三角形透亮影，窦壁呈致密线状影，内侧壁薄，外侧壁厚，为前后壁移行部的切线影，顶壁微上凸，位于眶下缘之下，顶壁中部有扁圆形眶下孔。圆孔和眶上裂影重叠于上颌窦腔内，窦腔内上方有后组筛窦气房。两侧鼻翼及上唇软组织影可重叠于上颌窦内下方。

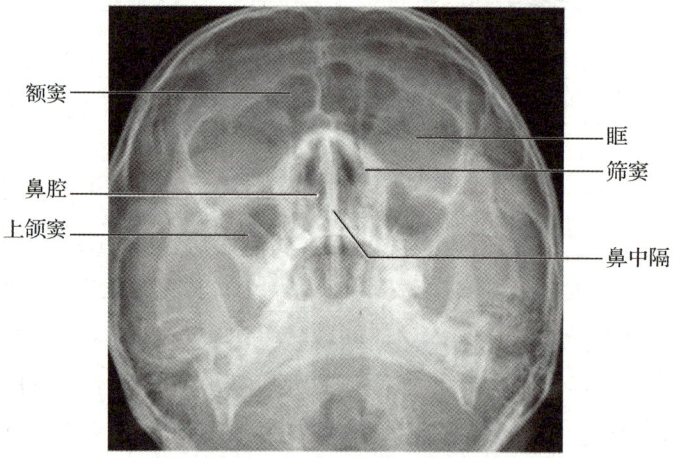

图 1-4-10 鼻窦华氏位

4. 鼻咽侧位 鼻咽部位于鼻腔后，上接颅底，下至软腭。顶壁由蝶骨、枕骨构成支撑。咽顶壁与后壁软组织贴附骨壁，影像对比清晰、界限易辨。此部位软组织向下续接颈椎前软组织，表面光滑，仅寰椎结节处略前凸，属正常特征。鼻咽顶及后壁软组织厚度随年龄变化。儿童期受腺样体肥大影响，顶后壁交界增厚，10 岁后渐萎缩。成人鼻咽顶前部厚约 5mm，一般不超 10mm。从咽部前壁看，软腭呈光滑软组织带状影，下方可见舌根、会厌、喉头依次排列（图 1-4-11）。

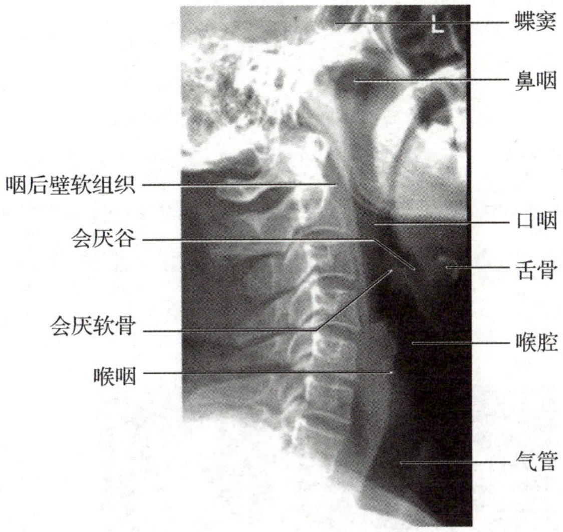

图 1-4-11　鼻咽侧位

微课：喉部 X 线解剖

5. 颞下颌关节位　颞骨的下颌窝、关节结节和下颌骨的下颌头及颞下颌关节的软组织结构共同构成颞下颌关节，位于外耳道前方，下颌头位于关节窝内，闭口时，关节间隙约为 2mm（图 1-4-12）；张口时，髁突向关节窝的前方移位，但不超过关节结节下方，且两侧对称（图 1-4-13）。

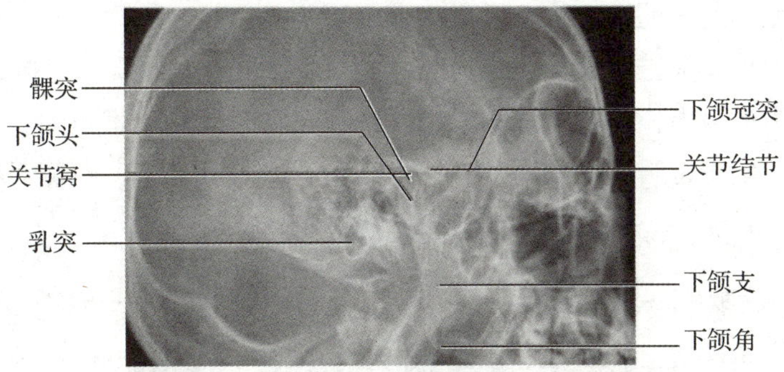

图 1-4-12　颞下颌关节闭口位

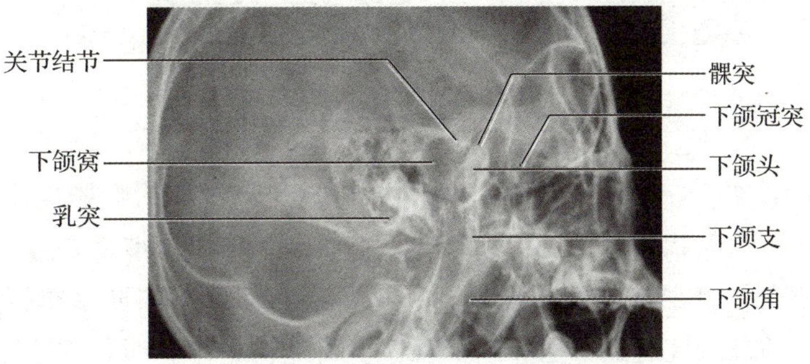

图 1-4-13　颞下颌关节开口位

三、影像断层解剖

（一）CT 断面解剖

1. 横断面解剖

微课：眼部 CT 解剖

（1）经眼球上方层面：此层面眼眶呈底朝前、尖朝后的锥形。眶内壁主要由筛骨迷路、纸样眶板构成，外壁的前部为颧骨，后部为蝶骨大翼。眼球居眶腔的前半部，或有部分突出眶口。眼球壁的前外侧有软组织密度的扁团块影，此为泪腺。在眼球壁的内前方与眶内壁之间有一小带状影，为上斜肌腱或滑车结构（图 1-4-14）。

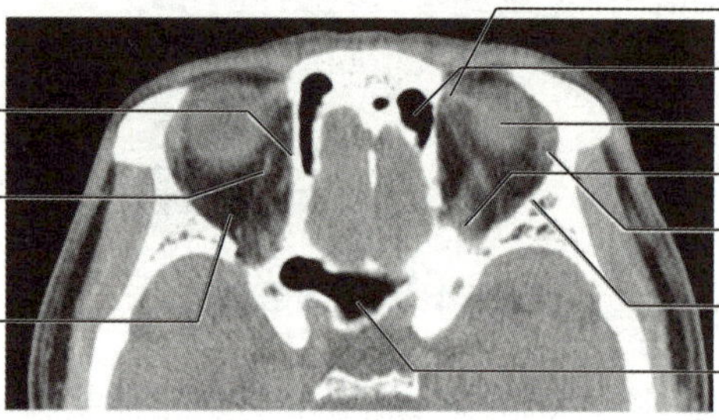

图 1-4-14　经眼球上方横断面

（2）经眼部视神经层面：以视神经为核心的横断层面观测可见，眼球壁呈 1mm 厚均匀高密度环状眼环；玻璃体低密度均匀，前方有浓白梭形高密度影为晶状体。

视神经从球后极中央至眶锥中央，粗细均匀，宽 3～4mm，边界清，连接眼球与颅内。内、外直肌在眶内脂肪衬托下影像清晰，球壁附着端较中段细，正视时双侧肌索粗细相仿，斜视时一侧收缩增粗、另一侧伸展变细，属正常眼肌生理调节。视神经管骨壁锐利完整、双侧对称（图 1-4-15）。

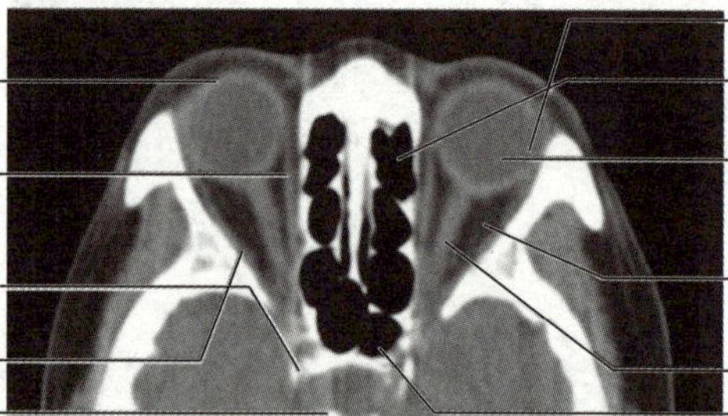

图 1-4-15　经眼部视神经横断面

（3）经眼球中部层面：以眼球为中心的横断层面可见，玻璃体为低密度影，均匀一致，前方可见浓白的梭形高密度影，为晶状体。可见内、外、下直肌，下斜肌多难以分清（图 1-4-16）。

（4）经眼球下部层面：此层面眼眶仍呈锥形，可见下直肌，下斜肌多难以分清。眶底后内部分常见上颌窦顶部腔影，前部眶底有眶下沟和眶下管，呈裂隙状。在上颌窦顶后方与眶外侧壁后段之间为眶下裂。

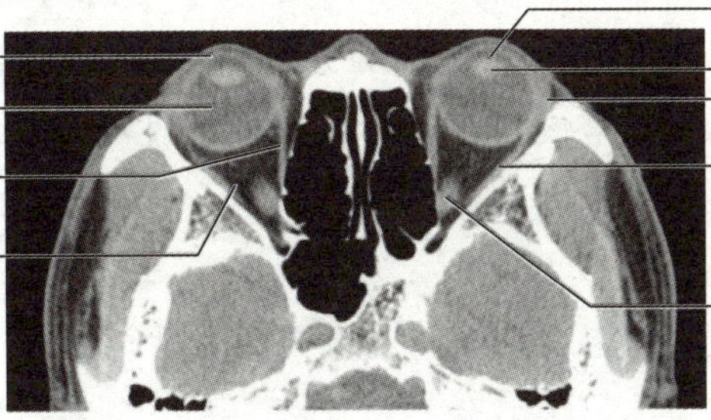

图 1-4-16 经眼球中部横断面

（5）经上颌窦顶部层面：鼻腔呈狭小气道，鼻中隔影像明晰，鼻甲呈带状影，利于识别鼻腔构造。上颌窦前、内、外后壁清晰，呈三角形，其骨性内壁后部偶不连续，此处可显窦口，是上颌窦与鼻腔的关键通道。上颌窦内壁前部有椭圆形低密度小孔影，被菲薄骨壁环绕，即鼻泪管。两侧颧弓内侧软组织影为颞下窝，脂肪间隙对称。翼腭窝是上颌窦后壁外侧脂肪间隙，神经、血管穿梭其中（图 1-4-17）。

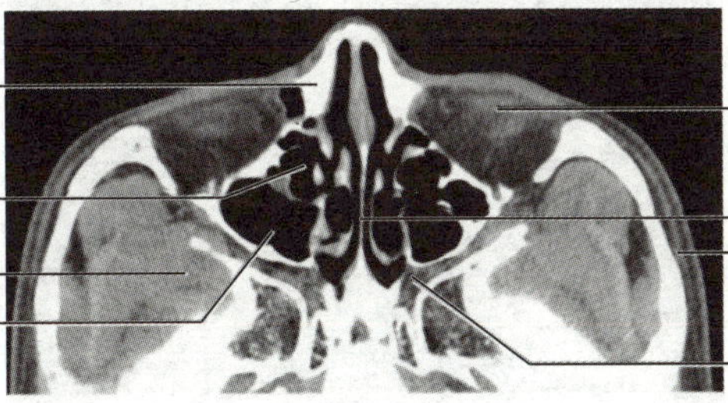

图 1-4-17 经上颌窦顶部横断面

（6）经上颌窦层面：此层面通过上颌窦中部，前方的鼻部中线上前方有软骨鼻中隔，后方为骨性鼻中隔。鼻中隔两侧为左、右下鼻甲。上颌窦前壁为上颌体的前面；内侧壁为鼻腔的外侧壁，上颌窦口开口于中鼻道；后壁为上颌体的颞下面；前壁较厚，内侧壁、后壁较薄。上颌窦后壁的外后方为颞下窝，浅层有颞肌。上颌窦后壁的内侧部后方为翼突内、外板，后壁与翼突内、外板连接处为翼腭窝。翼突内板后缘形成鼻后孔的外侧界。翼突内板后方有咽鼓管圆枕，圆枕与翼突内板之间的凹陷为咽鼓管咽口。圆枕后方与咽后壁间形成一弧形外凸，为咽隐窝。咽后壁稍向前隆起，中间可有切迹。在此层面，鼻咽腔呈梯形（图 1-4-18）。

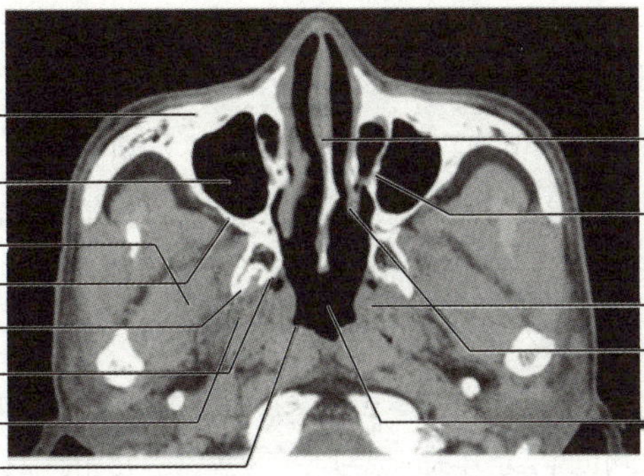

图 1-4-18 经上颌窦横断面

（7）经咽鼓管咽口层面：鼻咽腔区域解剖结构有规律，两侧基本对称，鼻咽腔居中呈略方形含气空腔。其前接鼻腔，后邻椎前软组织，两侧壁前为翼突内、外侧板，后外侧是咽旁软组织。

咽旁软组织分内、中、外三区，分工明确。咽旁区内，腭帆张肌小，位于咽鼓管口前外呈梭状影；腭帆提肌稍大，在咽鼓管口后内呈梭状，二者协同控制咽鼓管开闭，保障气压平衡。咽鼓管与咽隐窝间的咽鼓管圆枕含软骨，密度略高。咽旁区后部有颈深上组淋巴结、下四对颅神经等，CT 平扫时，除颈内动脉、静脉外，其余难辨。

咽旁间隙是吞咽肌、咀嚼肌间的脂肪间隙，前抵翼板，后至茎突。前部呈裂隙状低密度斜影，后部为底边向外多边形透亮影，其大小与年龄有关，老年人因组织萎缩常更宽大。

颞下窝在咽旁间隙外，含翼内、外肌及颞肌深头。翼内、外肌呈橄榄状肌束，由后外向前内走行，间隙分界清，前界骨性翼外板、后界翼间筋膜是辨别标志。颞肌深头为椭圆形断面影，与翼内、外肌间有低密度脂肪区。

咽后软组织位于两筋膜间，两侧隔筋膜与咽旁区后部相邻，中间咽缝两侧有脂肪，CT 呈低密度线状影，头长肌与颈长肌对称纵向分布，支撑咽后区域（图 1-4-19）。

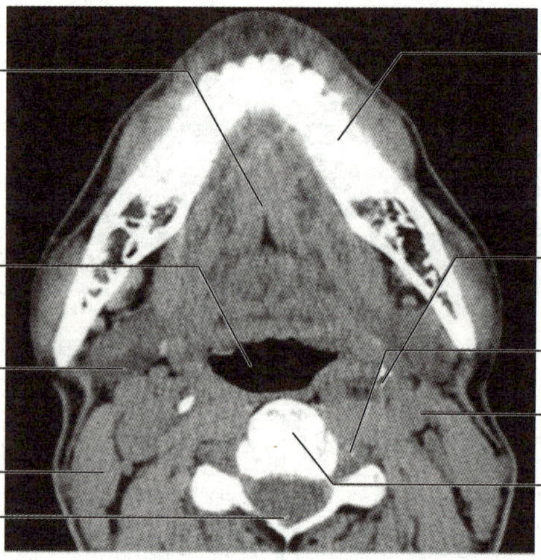

图 1-4-19　经咽鼓管咽口横断面

（8）经舌骨层面：舌骨呈弓形，舌骨体居中，两侧舌骨大角向后延伸，连接部有裂隙。两侧颌下腺呈椭圆形软组织块影，位于舌骨大角前外侧，二者毗邻紧密。舌骨体正中后方可见舌骨会厌正中襞，两侧是会厌谷，为含气腔隙，大小常不对称，属正常变异，会厌谷后方的弓形线状影即会厌（图 1-4-20）。

（9）经颞下颌关节层面：影像呈现完整的颞颌关节结构。下颌头断面呈椭圆形，左右径大于前后径，与关节窝适配。关节间隙为 2~3mm，后间隙略宽。下颌关节窝前部有引导下颌运动的关节结节，内侧邻蝶骨嵴稳结构，后侧借鳞骨裂与外耳道相隔保独立。关节结节延伸成颧弓，颧弓内侧颞肌是咀嚼关键发力点，与颞下颌关节等配合完成咀嚼运动（图 1-4-21）。

2. 冠状面解剖

（1）经眶中部层面：此层面对眶上壁、眶下壁、眶尖结构和上直肌、下直肌、上斜肌、下斜肌及泪器结构的显示优于横断面，同时可显示眼眶与相邻鼻窦、颅内结构之间的关系，以及眼外肌、视神经的毗邻关系。

眼眶呈圆形，各壁结构清晰。上壁为额骨眶板，支撑顶部；内壁呈纸样板轻薄，分隔相邻鼻窦；下壁是上颌窦上壁；外壁由颧骨构成侧面。眼球位于眼眶中央，外周眼环守护内部结构，内有均匀玻璃体保障光传导。眼环周围有 4 条扁平状眼外直肌，调控眼球转动。上直肌上方、眶下可见上睑提肌影。在眼眶外上方，扁平状泪腺影介于眼球和眶壁间（图 1-4-22）。

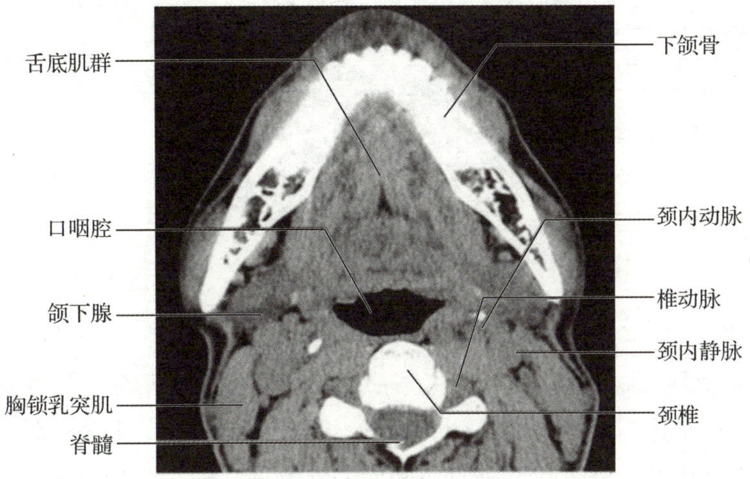

图 1-4-20　经舌骨横断面

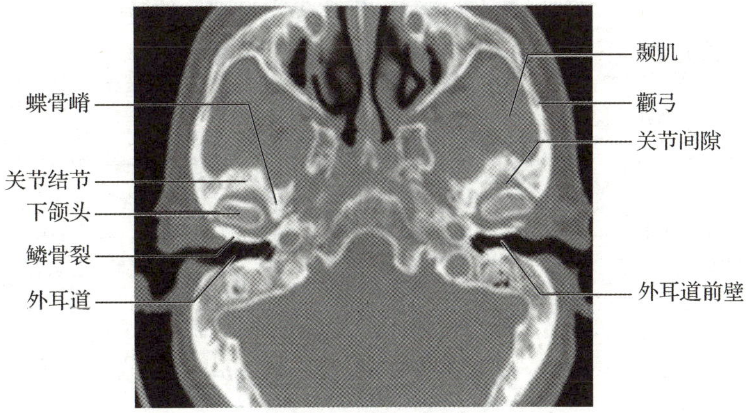

图 1-4-21　经颞下颌关节横断面

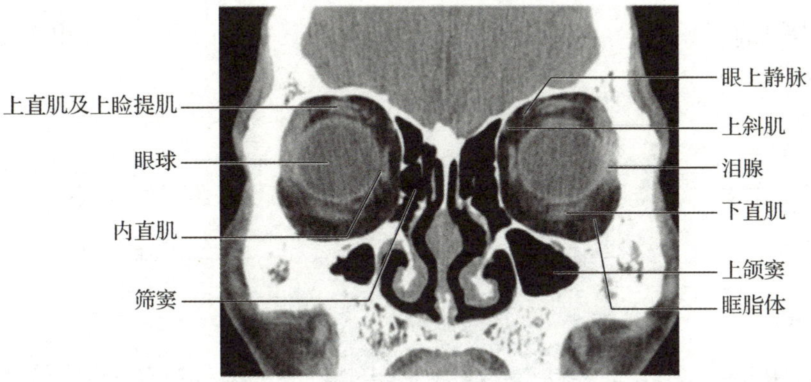

图 1-4-22　经眶中部冠状层面

（2）经眼球后缘层面：眼球后脂肪多，除下斜肌难见外，其余眼外肌断面较明晰，4 条直肌间偶现细线状肌间筋膜。肌锥中央可见约 5mm 圆点状视神经断面影，连接眼球与颅内视觉中枢。视神经与上直肌、内直肌间，时有眼上静脉断面影（图 1-4-23）。

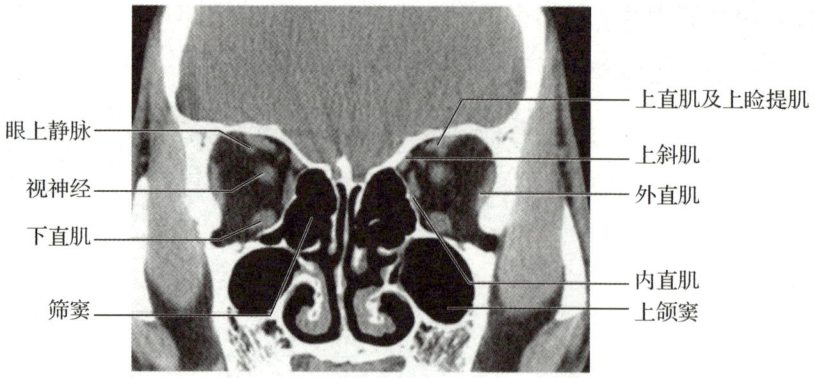

图 1-4-23　经眼球后缘冠状层面

（3）经眶尖层面：此层面眼眶显著缩小，呈三角形，各边构成清晰。上边为颧骨眶板或蝶骨小翼，外边是蝶骨大翼，内下边与后组筛窦外侧壁相连，眼眶外上角通眶上裂、外下角通眶下裂。上直肌与上睑提肌断面贴近眶上壁或外上角，外直肌断面邻外侧壁，内直肌断面靠眶腔内角，下直肌断面贴近眶内下壁，诸肌向中心聚拢，优化眼球运动调控（图 1-4-24）。

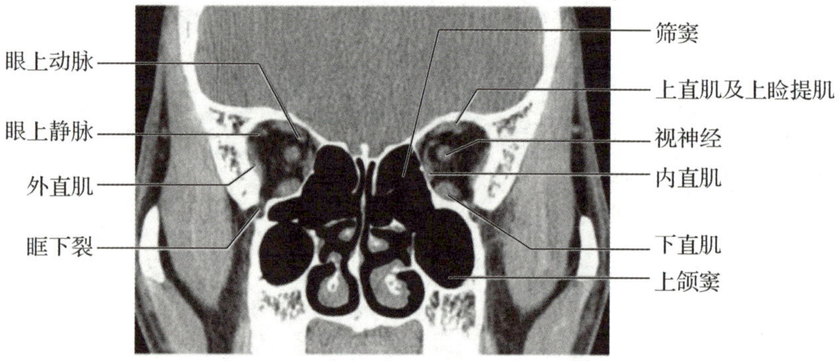

图 1-4-24　经眶尖冠状层面

（4）经窦口-鼻道复合体层面：窦口-鼻道复合体是前组副鼻窦在中鼻道开口的关键区，含诸多标志性解剖结构。钩突为筛骨新月状薄骨片，尾端与下鼻甲筛骨突上升部相连，上缘游离内倾（图 1-4-25）。与筛漏斗同层为前组筛窦，与筛泡同层、中鼻甲下方为中组筛窦，中鼻甲上方为后组筛窦。

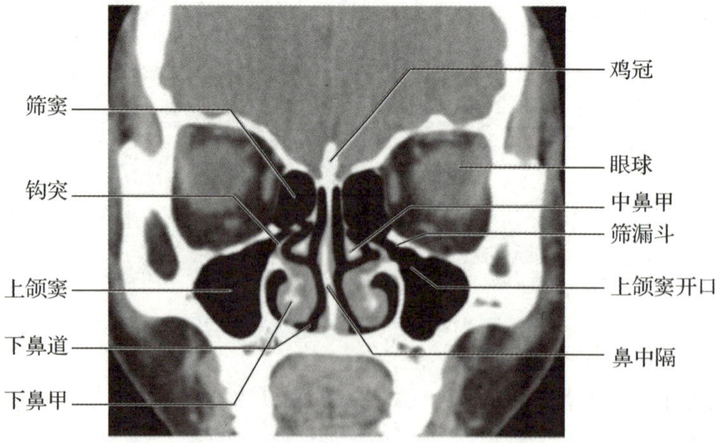

图 1-4-25　经窦口-鼻道复合体冠状层面

筛漏斗是三维腔隙，前、内、下界由钩突环绕，外侧壁靠眶纸板，后界为筛泡，是额窦、前组筛窦、上颌窦引流汇合处，经半月裂与中鼻道相通。

半月裂冠状面位于钩突与筛漏斗层后，狭长如隙，多数上颌窦开口于内。鼻腔顶部以筛板与颅内相隔，筛板中部上方是鸡冠，鼻中隔附于筛板中部下方，两侧嗅沟清晰，上、中、下鼻道显示分明。

（5）经颞下颌关节层面：经关节中部冠状面扫描显示关节结构最为清晰，可见髁突、关节窝及关节间隙（图 1-4-26）。

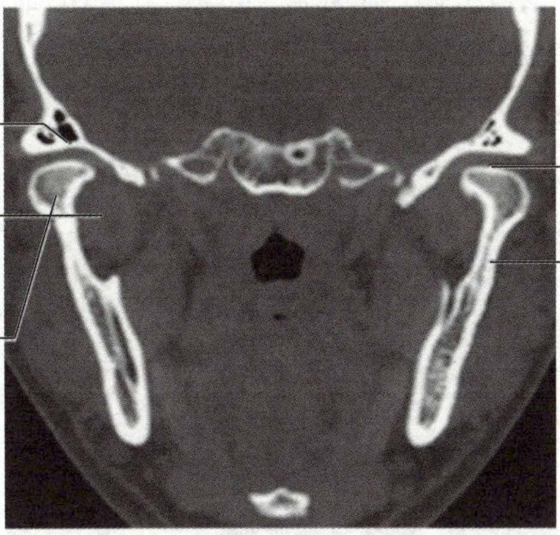

图 1-4-26　经颞下颌关节冠状层面

3. 矢状面解剖　主要观察颞下颌关节。闭口时，下颌头位于颞下颌关节窝内，关节间隙显示均匀。关节盘是颞下颌关节的关键结构，呈双凹透镜状。前带较厚，中间带薄，后带最厚承载主受力，后带延续为双板区。关节盘前为翼外肌，其上肌腱绕关节结节与前带相连。张口时，下颌头移至关节结节下方，关节盘随髁突向前下移至二者间。关节盘后带始终在下颌头后上方（图 1-4-27）。

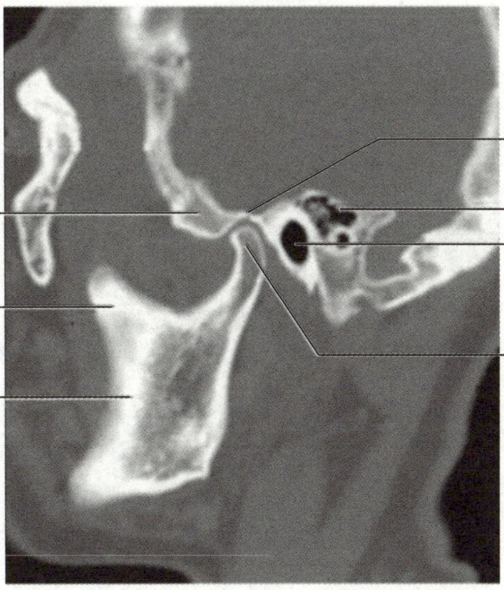

图 1-4-27　经颞下颌关节矢状层面

（二）MRI 断层解剖

1. 横断面解剖

（1）经视神经层面：此横断层影像有助于观察眼部结构。眼球壁在 T_1WI、T_2WI 呈低中信号，玻璃体、房水在 T_1WI 呈低信号、在 T_2WI 呈高信号，晶状体在 T_1WI 呈中低信号、在 T_2WI 呈低信号；视神经在 T_1WI、T_2WI 呈中等信号，自眼球后极向后内、上直行或呈波浪状至眶尖，传导视觉信号；眼肌在 T_1WI 呈中等、T_2WI 呈低信号，调控眼球运动的眼内、外直肌和上斜肌横断层显像佳；眶内脂肪在 T_1WI 和 T_2WI 呈高信号。泪腺在眼球上部横断层显示较好，在 T_1WI、T_2WI 均呈低信号。眶上静脉和眼动脉在 T_1WI 和 T_2WI 均呈低信号。眼眶骨皮质在 T_1WI、T_2WI 中均呈低信号，骨髓质均呈高信号（图 1-4-28）。

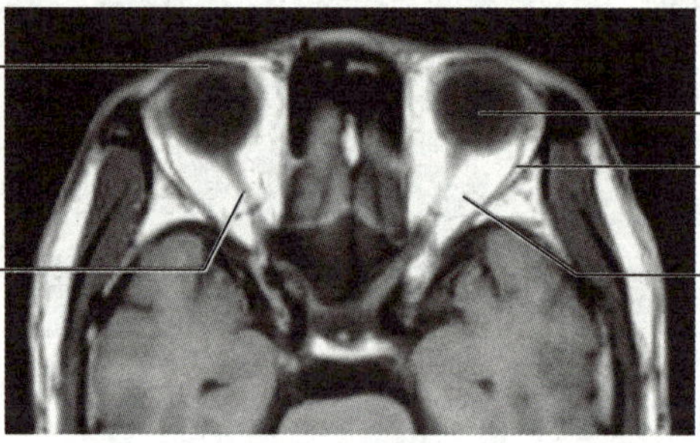

图 1-4-28　经视神经横断面

（2）经咽隐窝层面：鼻咽部上部的形态颇具特征性，鼻咽腔壁左右对称。两侧后壁向腔内凸出的小隆起为咽鼓管圆枕，它是咽鼓管的软骨端，在 T_1WI 呈等或稍高信号，覆盖其上的黏膜信号强度稍低。

咽鼓管咽口在咽鼓管圆枕的前方，稍向侧后壁凹入，咽隐窝在咽鼓管圆枕的后方，稍向后壁内凹入，多呈裂隙状。有时，充气不佳或有黏液附着时咽鼓管咽口或咽隐窝填平，不可误认为病变所致。中部鼻咽腔的外方为翼内肌，后方为头长肌，均呈较低信号（图 1-4-29）。

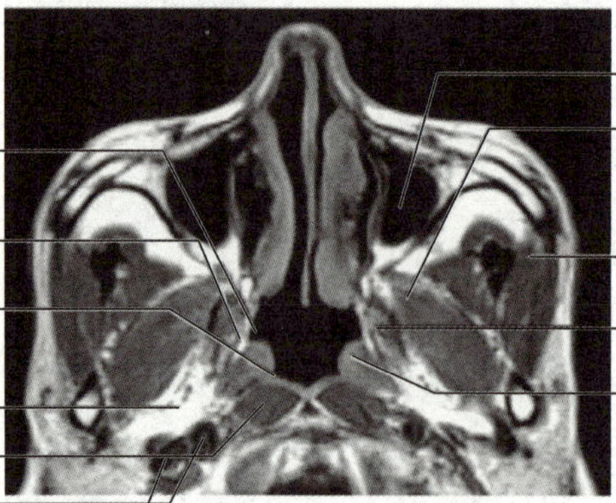

图 1-4-29　经咽隐窝横断面

2. 冠状面解剖

（1）经眼球后部层面：此层面影像可呈现眼部大部分构造，视神经在 T_1WI、T_2WI 呈中等信号，断面呈圆形，位于眼部中央，是观察内部结构的最佳位置，尤其 T_1WI 能清晰展现视神经及其鞘膜，视神经纤维与鞘膜呈低信号，蛛网膜、软脑膜移行至视神经表面界限分明，其周围蛛网膜下隙脑脊液呈环形高信号。眼球周围肌肉显像清晰，冠状位影像为观察眼外肌形态、大小首选。眼眶骨及额窦在 T_1WI、T_2WI 均呈低信号，窦腔气体呈极低信号，与周边形成反差可勾勒眼眶解剖图像（图 1-4-30）。

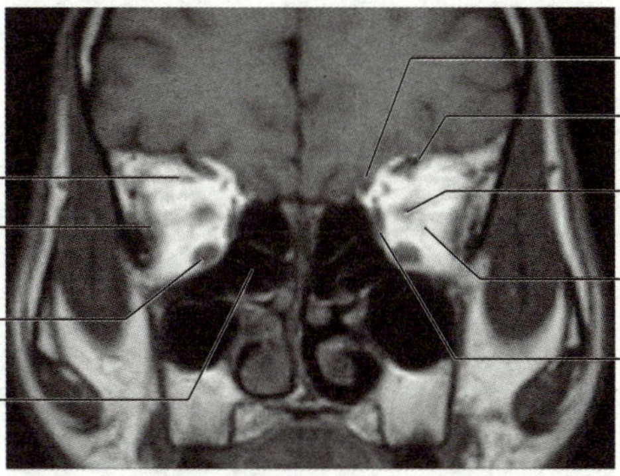

图 1-4-30　经眼球后部冠状面（MRI T_1WI）

（2）经咽鼓管圆枕层面：鼻咽腔结构规整对称，鼻咽腔侧壁有光滑弧形小凸起，即咽鼓管圆枕，咽鼓管圆枕前方凹陷区为咽鼓管咽口，是中耳通气的通道。翼突板与斜坡呈 T_1WI 高信号，构成鼻咽腔顶，下覆低信号黏膜。翼管在翼突板内上方。侧壁由中缩肌、扁桃体组织构成。位于鼻咽腔下部中央、可防止食物反流的悬雍垂呈软组织信号。咽旁间隙分隔翼内肌与扁桃体组织，其间有包膜、脂肪组织。腮腺呈 T_1WI 中等信号贴附咬肌之上（图 1-4-31）。

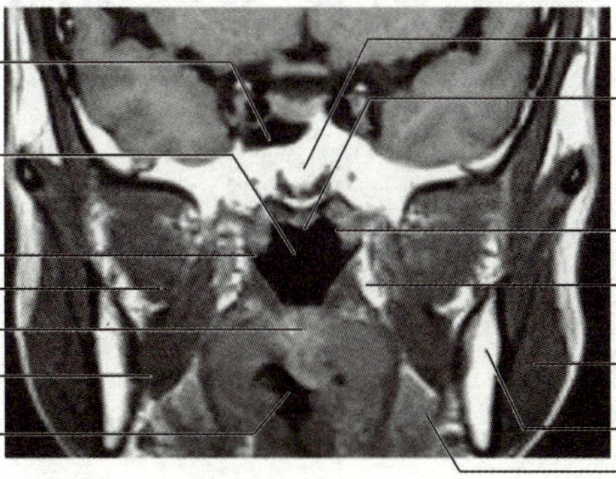

图 1-4-31　经咽鼓管圆枕冠状面（MRI T_1WI）

3. 矢状面解剖

（1）经视神经矢状层面：眼部结构布局清晰。眼眶呈锥形，前端是眼睑与眼裂。前半部为圆形眼环，其前部为角膜，角膜后方为梭形晶状体，再往后是玻璃体。视神经从眼球后极向眶尖稍上方呈浅“S”形伸展。眼环后方是眶脂体。眶上壁下，上直肌与上睑提肌配合，调控眼球上转、眼睑上扬；眶下壁上，下直肌调控眼球下转。有时上直肌前端与视神经间有眼上静脉斜断面影（图 1-4-32）。

（2）经鼻咽部矢状层面：T_1WI 能够精细呈现鼻咽部顶壁、后壁及外侧壁的形态特征与厚度信息，是鼻咽部 MRI 检查的关键断层影像。于正中矢状位层面，中脑导水管清晰可辨。鼻咽顶壁所处位置特殊，介于枕骨斜坡骨皮质呈现的线状低信号区域与空气充填所致呈无信号的鼻咽腔之间，顶壁黏膜得以鲜明显现，厚度为 2~3mm，较正常的中脑导水管略宽，且信号强度高于肌肉组织。在顶壁下方，因咽缩肌的作用，咽后壁厚度稍有增加，可达 3～4mm，顶壁与咽后壁整体弧度自然流畅、线条连续且柔和。成人腺样体通常已退化，顶壁多呈平直外观，或向斜坡方向略微凹陷，若向鼻咽腔突出则为异常表现。当扫描层厚设定为 5mm 时，在正中矢状位邻近的旁正中矢状位层面，可显示鼻咽部的后外侧壁，且该层面常伴有动眼神经显像。后外侧壁由黏膜与淋巴组织构成，附着于头长肌之上。鼻咽部后外侧壁的 MRI 扫描厚度判定具有相对性，重点在于对比右侧旁正中矢状面与左侧旁正中矢状面上其厚度是否一致（图 1-4-33）。

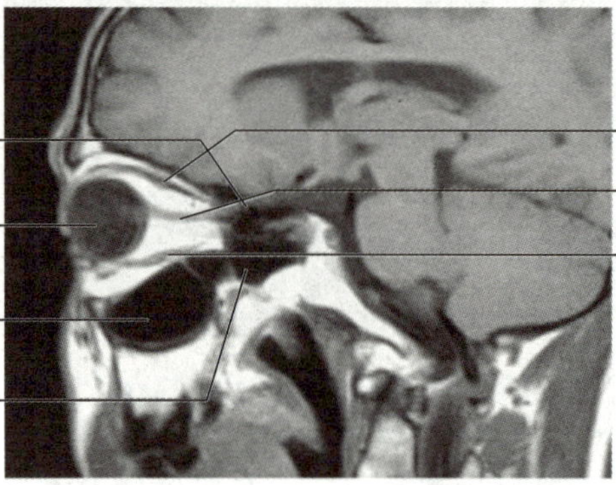

图 1-4-32　经视神经矢状面（MRI T_1WI）

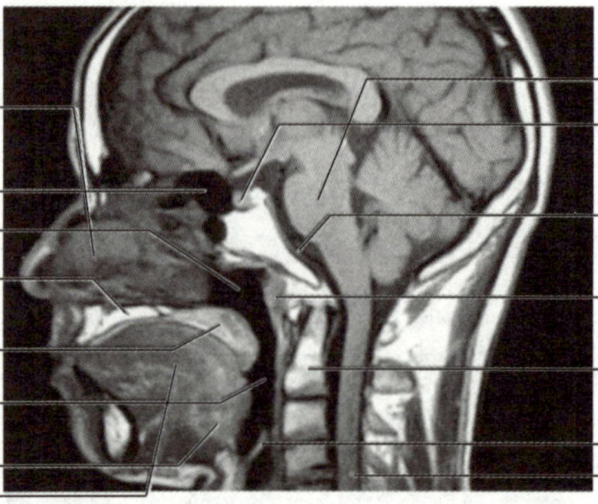

图 1-4-33　经鼻咽部矢状面（MRI T_1WI）

▶知识拓展

脑脊液鼻漏

脑脊液鼻漏是由于外伤或先天因素，导致颅前窝底、颅中窝等部位的蛛网膜、硬脑膜和骨质缺损、破裂，使脑脊液流入鼻腔的现象。患者鼻腔常间断或持续地流出清亮水样液体，低头可使流出液体增多，一般单侧鼻腔居多，双侧少见，并可伴有嗅觉减退或消失等症状。

第五节　颈　部

案例导入

【案例】

患者，女，61 岁，因“右颈前区肿大 10 年，压迫不适感数月”入院。24 年前，该患者于某医疗机构接受左侧甲状腺次全切除术，术后病理检查结果明确判定为结节性甲状腺肿。基于当时病情考量，术后并未启用甲状腺素片进行后续治疗。10 年前，B 超检查发现右侧甲状腺区域存在结节，鉴于结节性质未明晰且病情相对稳定，遂长期动态随访，嘱密切关注结节变化。而在近数月内，患者主述颈部出现明显压迫不适感，尤其是在身体活动后，气促症状随之突显。

【问题】

请问患者应做何种影像学检查？

一、应用解剖

颈部前方涵盖喉、气管、咽、食管等呼吸和消化通道，以及甲状腺、甲状旁腺等内分泌腺，在颈部两侧，存在着呈纵向分布的大血管，如颈总动脉、颈内动脉、颈外动脉及颈内静脉等；还分布着迷走神经、膈神经等重要神经。颈后部正中位置为脊柱颈段，包含脊髓颈段，颈根部则有斜向连接颈部和上肢的血管神经束，并且胸膜顶和肺尖从胸腔凸入颈根部。

在颈部的各个结构之间，存在着结缔组织。颈部的浅筋膜和深筋膜会形成筋膜鞘和大量筋膜间隙，颈部肌肉依据其位置和功能可分为颈浅肌群、舌骨上肌群、舌骨下肌群及颈深肌群。颈部淋巴结十分丰富，多数沿着血管和神经排列，这种排列方式使得其在疾病，尤其是肿瘤转移过程中极易受到累及。

（一）喉

喉处于喉咽前方（图 1-5-1），其上界为会厌上缘，差不多平对第 2 至第 3 颈椎之间，下界为环状软骨下缘，平第 6 颈椎下缘。成年男性喉的上下径约 5cm，左右径约 4cm，女性尺寸较男性小约 25%。喉的位置在性别、年龄上存在差异，女性略高于男性，小儿高于成人，老年人偏低，且随着年龄增长，喉的位置逐渐下移。喉上方凭借韧带与舌骨相连，下方依靠肌肉固定于胸骨，这使得吞咽或发音时，喉既能上下移动，又能随头的转动而左右移动。

从覆盖与毗邻结构看，喉前方覆盖着皮肤、浅筋膜、深筋膜及舌骨下肌群，后壁紧挨着喉咽部，两侧分布有颈部血管、神经及甲状腺侧叶等。喉的结构繁杂，以软骨作为支撑框架，借助关节、韧带与弹性纤维膜相互连接，并且配以喉肌。

1. 喉软骨　包括不成对的甲状软骨、环状软骨、会厌软骨和成对的杓状软骨、小角软骨、麦粒软骨、楔状软骨（图 1-5-2）。

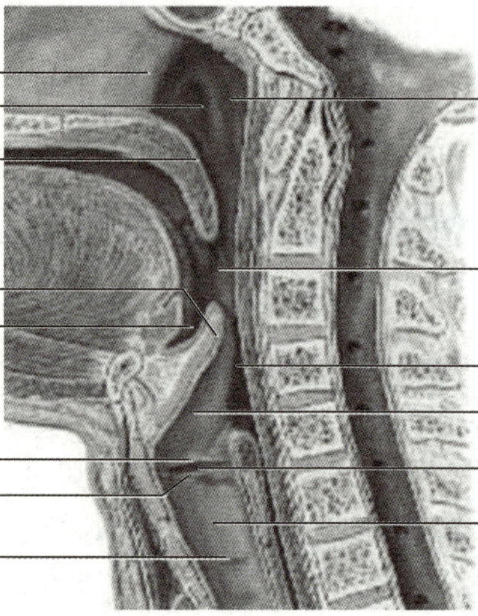

图 1-5-1　喉腔结构及分区

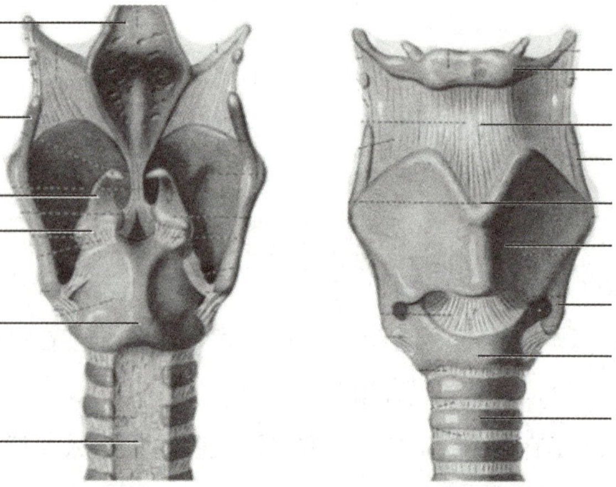

图 1-5-2　喉软骨

(a) 后面观；(b) 前面观

(1) 甲状软骨 (thyroid cartilage)：构成喉的前壁。它由左右两个近似四边形的软骨板构成，两板前缘在正中线相互愈着，形成向前突出的前角，成年男性前角上端向前的突出部分尤为显著，也俗称喉结。软骨板后缘游离，向上、下分别形成上角与下角，其中上角较长，借助韧带和舌骨大角连接；下角短粗，其尖端内侧面带有小关节面，能与环状软骨构成关节。

(2) 环状软骨 (cricoid cartilage)：处在甲状软骨下方，是呼吸道中唯一完整的软骨环，对于维持呼吸道的开闭起着关键作用。其前部是环状软骨弓，后部为环状软骨板，弓部平对第 6 颈椎椎体，是颈部重要的标志性结构，板的上缘有一对小关节面，和杓状软骨形成关节。

(3) 会厌软骨 (epiglottic cartilage)：形状如同上宽下窄的树叶，以下端狭细的茎附着于甲状软骨前角内面，其前面稍凸，朝向舌根；后面略凹，构建起喉前庭前壁。会厌软骨下部与甲状舌骨膜之间有脂肪组织分隔，在中线处微微向后方隆起，形成会厌结节，且其为弹性软骨，基本不发生骨化。

(4) 杓状软骨 (arytenoid cartilage)：位于环状软骨板上方，左右各一，外形呈略三角锥体形。有向上的尖、朝下的底及两突，底的关节面和环状软骨板上缘共同构成环杓关节；底向前的凸起称声带突，有声韧带附着于此；底向外侧较钝的凸起称肌突，是喉肌的附着部位。

（5）小角软骨（corniculate cartilage）：位于杓状软骨尖的上方。

（6）麦粒软骨（triticeal cartilage）：位于甲状舌骨外侧韧带内。

（7）楔状软骨（cuneiform cartilage）：藏于杓状会厌襞后端。

甲状软骨、环状软骨和成对的杓状软骨大部分属于透明软骨，20 岁之后便开始骨化，甲状软骨板后缘是最早出现骨化迹象的部位。环状软骨在女性 17 岁、男性 21 岁启动骨化进程，25 岁之后基本完成骨化，且甲状软骨和环状软骨骨化后内部会形成骨髓腔。在 MRI 和 CT 图像中，喉软骨呈现出较高的信号或密度，这成为喉影像学检查时关键的识别标志。

2. 喉腔　喉腔（laryngeal cavitv）是依托喉软骨搭建的支架围成的腔隙，向上经喉口与喉咽相连通，向下则以环状软骨下缘接续气管，并且喉腔黏膜和咽、气管的黏膜也是连贯延续的。

（1）前庭壁和声襞：在喉腔侧壁存在两对凸向腔内的黏膜皱襞。靠上方的一对是前庭襞，从甲状软骨前角中部延伸至杓状软骨声带突上方，两侧前庭襞之间的空隙是前庭裂；下方的一对称声襞，同样起于甲状软骨前角中部，连接到杓状软骨的声带突，比前庭襞更为明显，两侧声襞与杓状软骨基底部之间的裂隙为声门裂，是喉腔最为狭窄之处。

（2）喉口（aperture of larynx）：作为喉腔的入口，朝向后方偏上，由会厌软骨上缘、杓状会厌襞及杓间切迹共同围成。

（3）喉腔分部：依据前庭裂和声门裂，喉腔可划分为 3 个部分。

1）喉前庭（laryngeal vestibule）：为喉口至前庭裂平面之间的喉腔，呈上宽下窄的漏斗状。

2）喉中间腔（intermedial cavity of larynx）：位于前庭裂平面至声门裂平面之间，是喉腔容积最小的区域，其向两侧喉侧壁伸展的梭形隐窝名为喉室。

3）声门下腔（infraglottic cavity）：指从声襞游离缘到环状软骨下缘的部分，呈上窄下宽的近似圆锥形。此区域的黏膜下组织相对疏松，一旦出现炎症极易引发水肿。

（4）喉腔的影像学分区：在影像学中，通常按照深层淋巴管无相互交通的特点，把喉腔分成 3 个区域。

1）声门上区：为声门裂平面之上的范围，包含会厌舌面（连同会厌游离缘）、杓状会厌襞、杓间区、会厌喉面、前庭襞及喉室。

2）声门区：以声门裂（包含声带）为中心，由向下 5~10mm 的区域及其前、后部分共同构成。

3）声门下区：指的是声门区往下直至环状软骨下缘的内腔，由弹性圆锥与环状软骨一同围成上窄下宽的圆锥形构造。

3. 喉内间隙　处于甲状舌骨膜、甲状软骨与会厌软骨之间，存在充满疏松结缔组织的潜在间隙，借助方形膜可将此间隙一分为二。

（1）声门旁间隙（para glottic space）：也称喉旁间隙，处在喉室与喉小囊的外侧。其前方及外侧是甲状软骨，内侧为方形膜和弹性圆锥，后方为梨状隐窝的前部。前内侧凭借方形膜与会厌前间隙相邻，向后延伸至杓状会厌襞，与梨状隐窝相接；两侧的喉旁间隙在喉后部相互连通。

（2）会厌前间隙（pre-epiglottic space）：位于会厌前方与甲状舌骨膜之间，上方正中有舌骨会厌韧带，前方是甲状舌骨膜，侧面为方形膜，后方即会厌前面，呈楔形，内部填充脂肪组织，利于会厌灵活运动。进行吞咽时，甲状软骨上举，会厌前间隙内组织收缩，脂肪增厚，促使会厌向后压，进而关闭喉口。两侧间隙被弹性纤维组织分隔，互不连通，但均可与同侧的声门旁间隙相通。

上述两个间隙中有进出喉的血管、神经、淋巴管等结构，加之组织疏松，在发生喉癌时，癌细胞易顺着这些间隙扩散。

（二）甲状腺

甲状腺（thyroid gland）呈“H”形，包含两个侧叶和一个峡部。侧叶紧密附着于甲状软骨板、环状软骨及第 1 至第 6 气管软骨环的前外侧面，峡部则处于第 2 至第 4 气管软骨环的前方（图 1-5-3）。

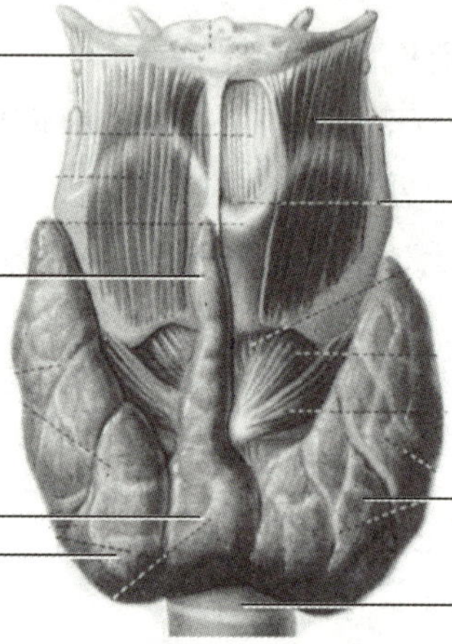

图 1-5-3　甲状腺

甲状腺侧叶横切面近似三角形，前部为舌骨下肌群和胸锁乳突肌所覆，内侧面与气管、食管两个管道，喉上神经喉外支、喉返神经两条神经，以及咽下缩肌、环甲肌两块肌肉相邻；后部与甲状旁腺、颈总动脉和甲状腺下动脉等结构相邻。

甲状腺有真、假两个被囊。真囊处于内层，系腺体周围结缔组织增厚而成；外层为甲状腺假囊（又称甲状腺鞘），源于颈深筋膜中层。在甲状腺侧叶和峡部后面，甲状腺假囊与甲状软骨、环状软骨、气管软骨间增厚形成甲状腺悬韧带，此韧带将甲状腺固定于喉和气管，使吞咽时甲状腺能随喉上下移动。

甲状腺血供丰富，其动脉和静脉并非完全伴行。甲状腺的动脉主要有五条，即成对的甲状腺上动脉、甲状腺下动脉和不成对的甲状腺最下动脉。甲状腺静脉在真囊下形成静脉丛，之后汇聚为甲状腺上、中、下三对静脉。在甲状腺周围，与甲状腺密切相关的神经主要是喉上神经和喉返神经。

（三）颈部淋巴结

颈部存在数量较多的淋巴结，分布于颈上部、颈前区及颈外侧三个主要区域（图 1-5-4），最终汇入头颈干。颈上部的淋巴结主要沿着头与颈交界的位置排列。颈前区的淋巴结则沿着颈前的静脉及颈部的重要器官（如喉、气管、甲状腺）的前方和两侧进行排列。颈外侧的淋巴结可细分为浅、深两组，其中浅组沿着颈外静脉分布，而深组则沿着颈内静脉和颈横动静脉分布。沿颈横血管分布的淋巴结为锁骨上淋巴结，此为头颈部淋巴结的最终集合之处。

颈部淋巴结是淋巴病变最早且最常受到累及的部位之一，它还是头颈部恶性肿瘤（通常是鳞状上皮癌）的关键转移部位，并且是胸腹部呼吸道和消化道肿瘤的终末转移站点，应予以高度重视。

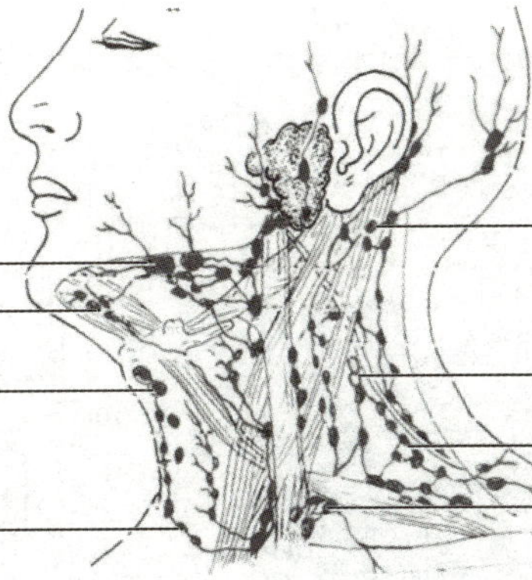

图 1-5-4 颈部淋巴结

二、 X 线解剖

1. 颈部正位 颈部正位像上，喉与颈椎阴影重叠，在中线上显示为宽带状透明的喉腔轮廓，喉腔下方为气管，两者以第 6 颈椎下缘为界。喉软骨可因钙化显示（图 1-5-5）。

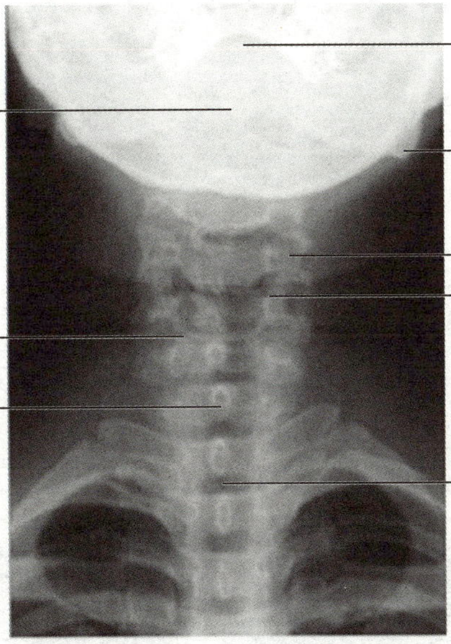

图 1-5-5 颈部正位

2. 颈部侧位 颈椎前方长条形透亮影为咽腔，上达颅底，下续食管，前面与鼻腔、口腔、喉腔相通。以软腭和会厌上端为界，软腭以上为鼻咽腔，会厌上端以下为喉腔，两者之间为口咽。咽后壁平坦，与颈椎椎体前缘之间有软组织，上部较厚，向下很快变薄。鼻咽前方与鼻腔相通；顶壁以颅底为界，与蝶窦、蝶鞍相邻。口咽腔前壁有软腭和悬雍垂，呈舌形向后下弯曲的阴影。在舌根下方，能够观察到舌骨的影像。喉的上部存在会厌软骨，其形状似叶片，向后方偏上方伸展，远端处于游离状态。在会厌软骨下端的前下方，偶尔可以看到甲状软骨前缘的阴影。在甲状软骨的阴影区域内，存在一个横置的双凸透镜样的透明裂隙，此为喉室。喉室的上缘是室带（也称假声带），而在室带的上方则是喉前庭。在喉前庭的阴影中，可以看到自后下向前上延伸，连接杓状软骨和会厌软骨的杓会厌皱襞。

喉下腔指的是声带以下至环状软骨下缘的部分，其在颈椎体下缘水平处与气管相连接（图 1-5-6）。

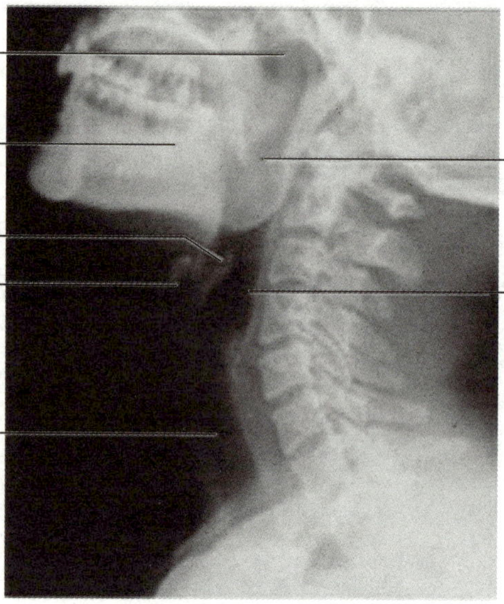

图 1-5-6　颈部侧位

三、影像断层解剖

（一）横断层面

1. CT 横断面解剖

（1）经舌骨横断面：舌骨呈现为弓形，舌骨体处于中间位置，两侧的舌骨大角向后延伸，在其连接部能够观察到裂隙。两侧的颌下腺呈现为椭圆形的软组织块影，它们的位置处于舌骨大角的前外侧。在舌骨体正中的后方，可以看到舌骨会厌正中襞，而会厌谷则位于正中襞的两侧，会厌谷是含气腔，需要注意的是，两者的大小可能并不对称。在会厌谷后方，有一个弓形的线状影，此为会厌（图 1-5-7）。

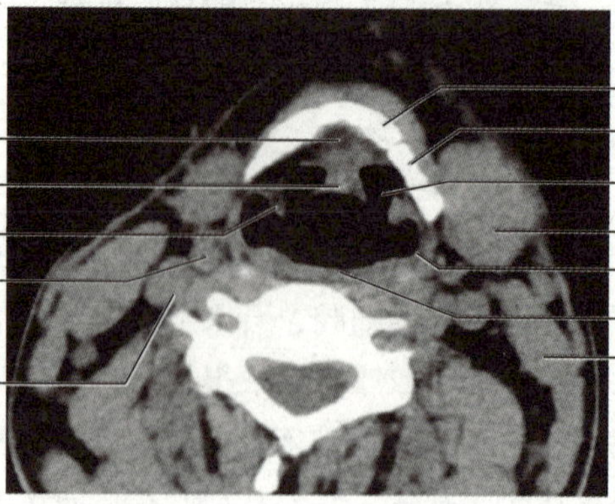

图 1-5-7　经舌骨横断面

（2）经会厌体横断面：会厌体部及两侧杓会厌皱襞起始部呈“Ω”形，环绕喉腔前部及两侧外前方。会厌前间隙位于会厌体前方，呈密度较低的透亮带。后方正中的气腔为喉前庭，两侧与梨状窝上部相通（图 1-5-8）。

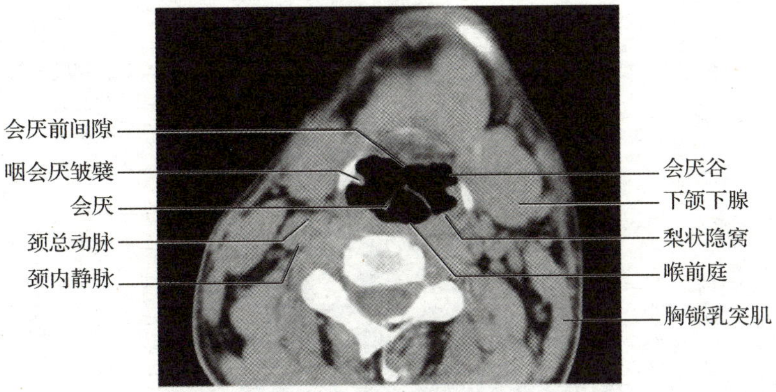

图 1-5-8　经会厌体横断面

微课：鼻咽部影像解剖

（3）经梨状窝与杓会厌皱襞横断面：甲状软骨板在该横断面中呈“八”字形，位于喉的前部，为高密度影。其密度不均匀，这是由于骨化与未钙化的透明软骨相互混杂所致。在甲状软骨板的两侧前端，可看到甲状软骨上切迹。会厌前间隙与会厌旁间隙相互连通，在该断面上显示清晰。杓会厌皱襞呈现为从前外向后内斜行的条带状影像，其前段构成了喉前庭下部的外侧壁，后段则构成了梨状窝的内侧壁，将梨状窝和喉前庭分隔开来。杓会厌皱襞的上部相对较薄，并且两侧呈现出对称的特点。梨状窝呈类圆形气腔，位于杓会厌皱襞的外后方及甲状软骨板后部的内侧，且两侧通常不对称（图 1-5-9）。

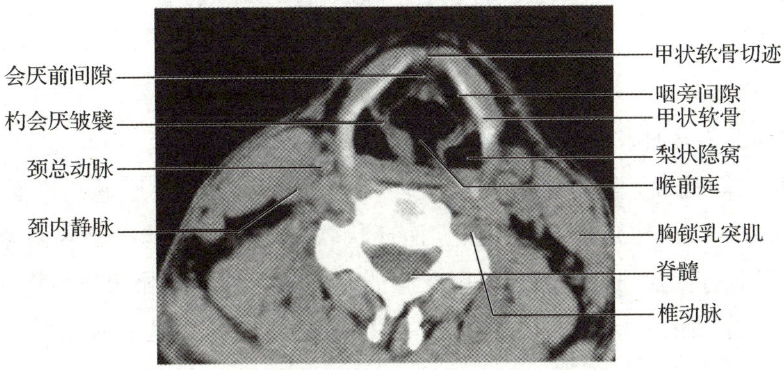

图 1-5-9　经梨状窝与杓会厌皱襞横断面

（4）经声带横断面：位于前方中线处的三角形含气腔隙是喉室，其边缘光滑整齐，呈现出尖端在前、指向甲状软骨角，基底部在后且止于杓状软骨的形态特征。两侧声带的前端相互靠拢，并朝着甲状软骨角延伸，后端终止于杓状软骨的声带突。杓状软骨声带突出现骨化时，表现为三角形的高密度影（如图 1-5-10）。在平静吸气状态下，声带呈现为菲薄的长三角形软组织影，其前端较窄，后端相对较宽。声带的内侧缘光滑整齐，外侧缘与声韧带和声带肌融为一体，紧密贴附在甲状软骨板的内缘。声门气腔的大小和形状会因呼吸动作的强度而有所不同。当发音时，声门呈前后走行的裂隙；在缓慢吸气状态下，声门裂开大，呈等腰三角形；而在呼气或进行闭气试验时，声门会关闭。

（5）经环状软骨横断面：该层面甲状软骨处于喉的前方。声门下腔位于后方，呈现出椭圆形的形态，其边缘光滑整齐，被环状软骨在后方及两侧包绕。在环状软骨板的后外侧，可以看到甲状软骨下角，为对称的小圆形高密度影。甲状腺呈高密度影，位置处于喉腔的两侧。同时，环状软骨环将声门下腔包绕其中（图 1-5-11）。

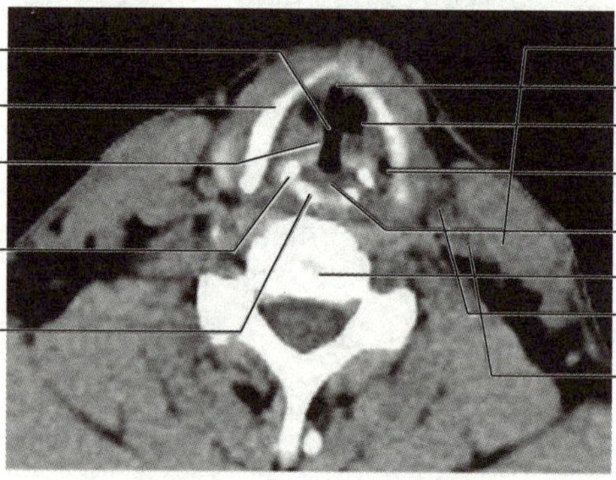

图 1-5-10　经声带横断面

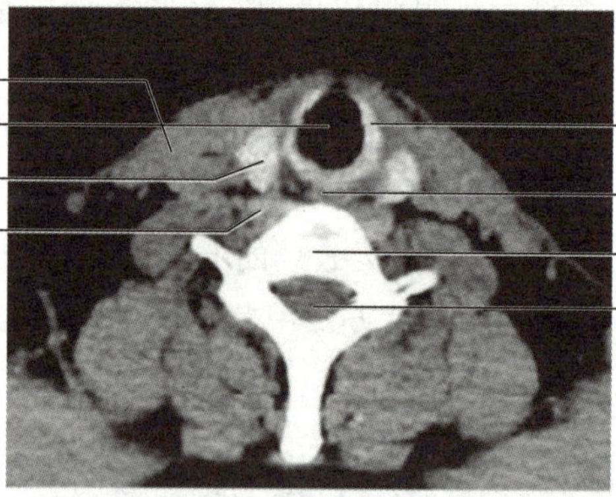

图 1-5-11　经环状软骨横断面

（6）经甲状腺横断面：环状软骨位于喉的下部，其形状类似指环，由高度为 2~3mm 的后软骨板和高 5~7mm 的前弓共同构成。在此层面上，被环状软骨所环绕的圆形透亮影是喉下腔（即声门下腔）。环状软骨弓前方的软组织是舌骨下肌群，而环状软骨的外后方是甲状腺两侧叶。在环状软骨板的后方，能够观察到咽与食管的移行部分。甲状腺的后外侧为颈总动脉和颈内静脉，胸锁乳突肌处于它们的外侧。另外，颈长肌位于颈椎体的前方，颈椎体的两侧分别是前斜角肌、中角肌、后斜角肌（图 1-5-12）。

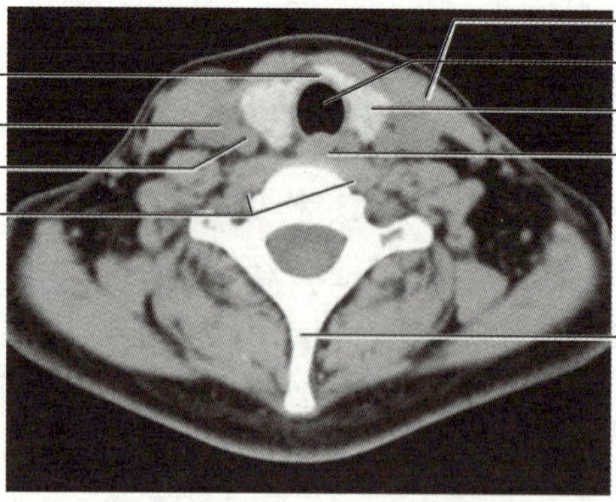

图 1-5-12　经甲状腺横断面

2. MRI 横断面解剖

（1）喉部横断面：喉内肌和颈部肌束在 T_1WI 及 T_2WI 上呈中等信号，肌间的脂肪组织呈现高信号。喉内的含气结构，包括喉前庭、喉室、声门下腔、会厌谷和梨状窝等，于影像上均呈极低信号（图 1-5-13）。甲状软骨、环状软骨与杓状软骨的信号特征因年龄、黄骨髓含量及骨化程度的不同而有所区别（图 1-5-14）。在 30 岁前，这些软骨在 T_1WI 和 T_2WI 上通常呈均匀的中等信号；30 岁之后，其黄骨髓部分呈高信号，而骨化部分则呈低信号。一般情况下，杓状软骨在常规扫描中难以清晰显示，若能显示，其信号强度为中等。会厌软骨在 T_1WI 上呈稍低信号，而在 T_2WI 和质子密度加权像中呈稍高信号。覆盖于喉腔各个部分的黏膜，如杓会厌皱襞、室带、声带及其他喉腔表面的黏膜，在 T_1WI 处于中等至较高信号范围，且黏膜所含黏液腺越丰富，该信号越强。

会厌前间隙和喉旁间隙因含有脂肪和弹性纤维组织，T_1WI 呈不均匀的高信号，T_2WI 呈稍高信号。位于甲状软骨与舌骨之间的甲状舌骨膜、会厌与舌骨之间的舌骨会厌韧带及甲状软骨下缘与环状软骨弓上缘之间的环甲膜，均为弹性纤维组织，在邻近脂肪托衬下有时可以辨认，T_1WI 呈略低信号。血管 T_1WI、T_2WI 因流空效应多呈低信号；淋巴结 T_1WI 呈中等信号，T_2WI 为稍高信号。

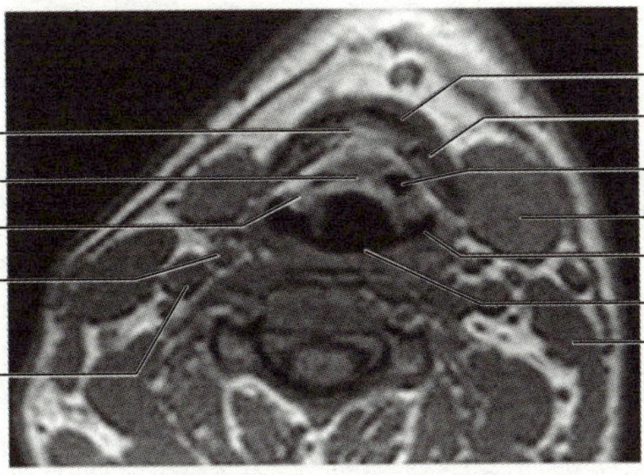

图 1-5-13　经舌骨层面 MRI 横断面

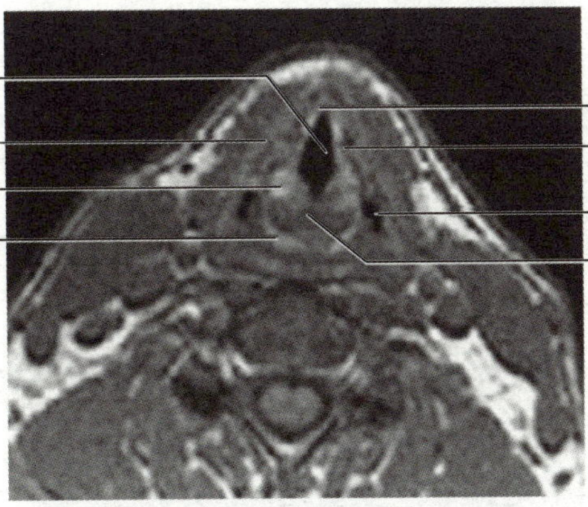

图 1-5-14　经声带层面 MRI 横断面

（2）经甲状腺横断面：可显示甲状腺在气管两侧，气管软骨呈低信号，还可显示舌骨下肌群呈中等信号。气管后可见食管呈中等信号（图 1-5-15）。气管食管外侧间隙脂肪呈高信号，颈动脉鞘内的动脉因流空效应呈低信号，鞘内静脉应与颈深部淋巴结区别。

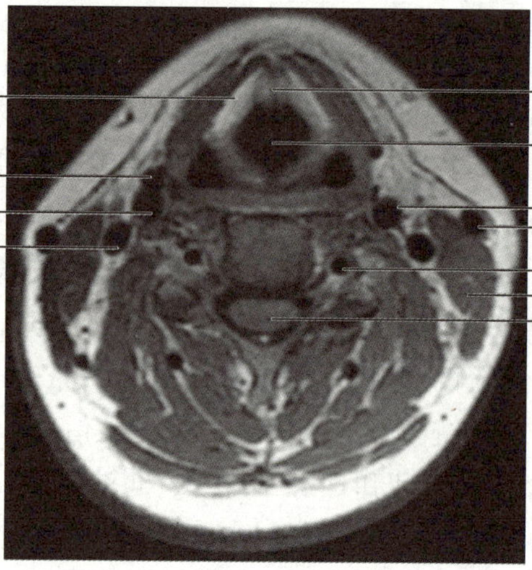

图 1-5-15　经甲状腺层面 MRI 横断面

（二）冠状面

1. 经喉室层面 MRI 冠状面　在此层面能够展现喉的完整结构。会厌软骨处于黑色的气腔内，呈现出“八”字拱形，凸入口咽，其下方是喉咽。会厌软骨外侧与会厌谷相连，会厌谷是会厌软骨与口咽侧壁之间的腔隙。与会厌软骨下部相连接的条形软组织影为杓会厌皱襞，而在皱襞外侧与喉咽壁之间的三角形腔隙称作梨状隐窝。梨状隐窝外下壁的斜形高密度影是甲状软骨板。在杓会厌皱襞的下部，可以看到向腔内突出的前庭襞，它是室带的组成部分，在其下方的另一个凸起为声襞，属于声带的组成部分，这两个凸起之间的小腔隙便是喉室。前庭襞、杓会厌皱襞和会厌软骨所围成的腔隙是喉前庭。在声门下腔与气管壁的外侧分别可见环状软骨、甲状腺、颈总动脉、颈内静脉和胸锁乳突肌等结构（图 1-5-16）。

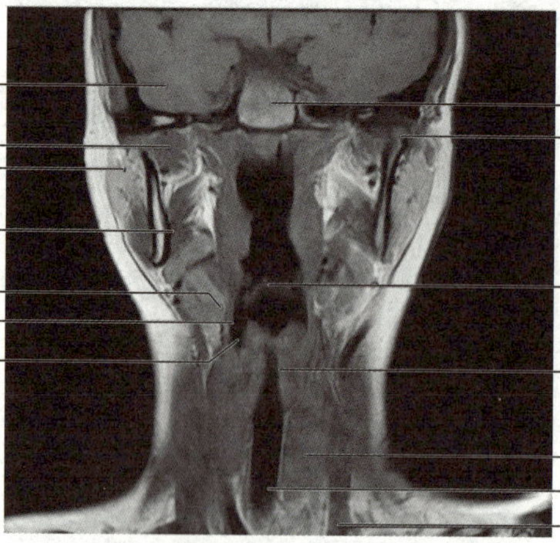

图 1-5-16　经喉室层面 MRI 冠状面

2. 经甲状腺峡部层面 MRI 冠状面　主要显示前庭襞、声襞、喉室、气管、甲状腺峡部、胸骨舌骨肌和锁骨等（图 1-5-17）。

甲状腺（峡部）的断面位于声门下腔下方。上邻第 1 气管软骨、声门下腔和环状软骨，在环状软骨断面外侧可见甲状腺上血管的断面；甲状腺两侧有胸骨甲状肌、胸骨舌骨肌和胸锁乳突肌的断面；下方和下外侧毗邻胸骨甲状肌、锁骨。

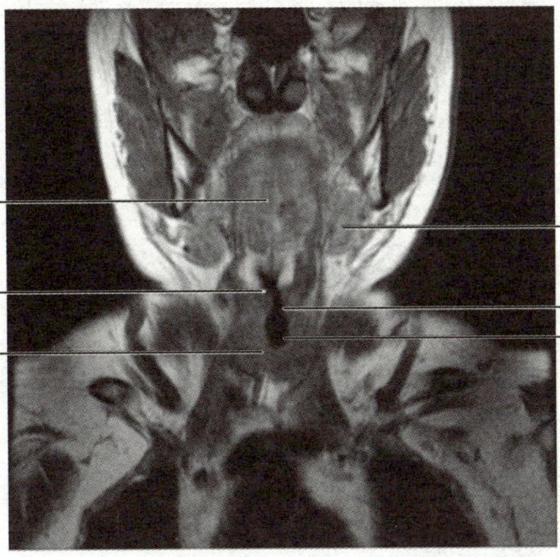

图 1-5-17 经甲状腺峡部层面 MRI 冠状面

（三）矢状面

在颈部正中矢状位上，能够清晰地观察到口咽、喉咽内的各种结构及它们与周围结构的毗邻关系。在该层面的上部前方是舌根等口腔底壁结构，其后是口咽，口咽的下界是会厌上部。会厌处于舌根的后下方，形状如叶片，由前下方向后上方伸展，会厌与舌根之间的间隙称会厌谷。从会厌往下直至环状软骨下缘（平第 6 颈椎下缘）的区域为喉咽，喉咽向下与气管相连。在喉内，通过室带和声带将其分隔开来，其中室带以上的部分称喉前庭，声带以下的部分称声门下腔，而位于室带和声带之间狭长的间隙则是喉室（图 1-5-18）。

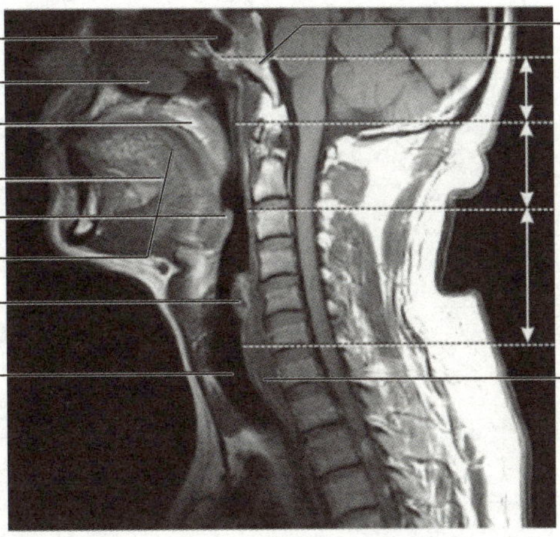

图 1-5-18 颈部正中矢状面

▶知识拓展

甲状腺功能亢进症

甲状腺功能亢进症（hyperthyroidism），简称甲亢，系指由多种病因导致血循环中甲状腺激素（TH）过多所致的临床综合征。引起甲亢的病因有多种，格雷夫斯（Graves）病是最常见的一种。该病不仅累及甲状腺，还可累及多个脏器，是一种自身免疫性疾病。甲亢常见怕热多汗、激动、食欲亢进伴消瘦、静息时心动过速、特殊眼征、甲状腺肿大等症状，如在甲状腺上发现血管杂音、震颤，则更具有诊断意义。若患者有不明原因体重下降、手抖、心悸、"脖子粗"、低热、腹泻、肌无力、月经紊乱、闭经等症状时，应及时到内分泌科就诊。医生采集病史后，首先进行体格检查，主要是甲状腺触诊及心率监测，之后会进行甲状腺功能检测，必要时进行甲状腺影像学检查辅助诊断。

考试知识点总结

本章小结

协和云课堂…… 拓展练习及参考答案

（王　哲　刁玉萌）

第二章　胸　部

教学课件

学习目标

素质目标

（1）具有对技术操作规范重要性的认识，有良好的安全意识和规范意识。

（2）具有良好的影像技师职业素养，增强职业适应能力。

（3）具备良好的职业道德、医患沟通能力和团队协作精神。

知识目标

（1）掌握：胸部解剖构造；肺的 X 线解剖和横断面影像解剖。

（2）熟悉：心脏及大血管的 X 线解剖。

（3）了解：乳腺的 X 线解剖。

能力目标

（1）具有识别肺与纵隔的横断面正常影像图像的能力。

（2）具有识别心脏与大血管的 X 线正常影像图像的能力。

案例导入

【案例】

患者，男，28 岁。反复咳嗽 1 个月余，加重伴低热 4 天。1 个月前无明显诱因出现阵发性干咳，夜间明显，无咳痰、咯血、胸痛，未规范诊治，自服“止咳药（具体不详）”，效果欠佳。4 天前咳嗽加重，转为持续性，伴少量白黏痰，活动后气促，自觉午后发热。每日体温波动于 37.0~37.8℃（今日就诊体温 37.3℃），夜间盗汗明显，伴乏力、食欲减退，1 个月内体重下降约 3kg。无疫区居留史，否认结核患者接触史。实验室检查：白细胞计数 8.5×10^9/L，中性粒细胞百分比 68%，淋巴细胞百分比 25%，红细胞沉降率 56mm/h（显著增快），C 反应蛋白升高为 28mg/L，结核菌素试验：强阳性（硬结直径 18mm）。

【问题】

该患者优先考虑做什么医学影像学检查？为什么？

· 核心知识拆解 ·

第一节　概　述

一、境界与分区

微课：胸廓骨性解剖

胸部以胸廓为支架，胸廓外面覆盖肌、乳腺、筋膜等软组织，内面衬以胸内筋膜构成胸壁。胸壁和膈围成胸腔，胸腔被纵隔分为左、右两部分，分别容纳左、右两肺和胸膜，两侧肺尖和胸膜顶经胸廓上口凸向颈根部。纵隔内有心及与颈部相延续的大血管、食管和气管等结构。胸部向下借膈与腹腔结构分隔，膈向上隆凸，在隔区上下的横断面上，胸腔器官位于周围，腹腔脏器位于中部。

胸部以颈静脉切迹、胸锁关节、锁骨上缘、肩峰至第 7 颈椎棘突的连线与颈部分界，以膈与腹部分界，以三角肌前后缘上份和腋前后襞下缘与胸壁相交处的连线与上肢分界。在横断层解剖中，胸部与颈、腹部结构有重叠，所以通常以第 1 胸椎上缘平面为胸部上界，以心尖消失平面为胸部下界。

二、标志性结构及常用基准线

（一）体表标志

1. 颈静脉切迹　颈静脉切迹（jugular notch）平对第 2、第 3 胸椎之间的椎间盘，左、右头臂静脉常在此平面内合成。

2. 胸骨角　胸骨角（sternal angle）的标志性意义如下。

（1）它是上、下纵隔的分界平面。

（2）平对第 2 肋软骨。

（3）气管杈在此平面。

（4）左主支气管在此平面跨食管前方，形成食管的第 2 个狭窄。

（5）平对主动脉弓的起、止端。

（6）奇静脉弓在此平面跨右主支气管，向前汇入上腔静脉。

（7）胸导管在此平面由右转向左上行。

（8）平对第 4、第 5 胸椎之间的椎间盘。

3. 肋和肋间隙　肋和肋间隙（rib and intercostal space）层面，从第 2 至第 5 肋间隙选取 6 个断面，能够展示心脏结构，检查时可以据此任意选取相应结构的最佳显示断面。

（1）平第 2 肋间隙断面：在此断面可观察到二腔，即右心房和右心室，以及一口，也就是肺动脉口。

（2）平第 3 肋断面：能够看到三腔，包括左心房、右心房和右心室，同时可见两口，分别是主动脉口和肺动脉口。

(3) 平第 3 肋间隙断面：可呈现四腔，涵盖左心房、右心房、左心室和右心室，以及一口，即主动脉口。

(4) 平第 4 肋至第 4 肋间隙断面：可以观察到四腔（左心房、右心房、左心室和右心室）和两口（左房室口和右房室口）。

(5) 平第 5 肋断面：能看到三腔，分别是右心房、左心室和右心室。

(6) 平第 5 肋间隙断面：在此断面仅可看到两腔，即左心室和右心室。

4. 乳头 男性乳头（nipple）一般在锁骨中线与第 4 肋间隙交界处，女性乳头略低并偏外。

5. 剑突 剑突（xiphoid process）上端两侧与第 7 肋相接；剑胸联合平面平对第 9 胸椎。

6. 肋弓 肋弓（costal arch）最低点平对第 3 腰椎。

（二）胸部标志线

用于表示胸部器官的位置关系和临床诊疗定位的胸部标志线介绍如下。

1. 前正中线 前正中线（anterior median line）是通过胸骨正中所作的垂线，它是确定胸部器官位置及进行临床诊疗定位的重要标志线之一，可作为参考来描述胸部器官在人体正中矢状面上的位置。

2. 胸骨线 胸骨线（sternal line）是沿着胸骨外侧缘最凸处作的垂线，在胸部解剖结构定位及临床检查中具有重要意义。

3. 锁骨中线 锁骨中线（midclavicular line）经过锁骨中点，常用于定位胸部器官，如心脏的相对位置，在胸部体格检查、影像学检查及手术定位等方面都有重要应用。

4. 胸骨旁线 胸骨旁线（parasternal line）是位于胸骨线和锁骨中线之间中点的垂线，对于精确描述胸部器官的位置有重要作用。

5. 腋前线和腋后线 腋前线（anterior axillary line）是经腋前襞与胸壁相交处所作的垂线，腋后线（posterior axillary line）是经腋后襞与胸壁相交处所作的垂线。

6. 腋中线 腋中线（midaxillary line）是经过腋前线和腋后线之间中点的垂线，它进一步细化了胸部外侧区域的定位。

7. 肩胛线 上肢下垂时，经肩胛下角的垂线为肩胛线（scapular line）。

8. 后正中线 经身体后面正中的垂线为后正中线（posterior median line），相当于经过各棘突尖的连线。

第二节 肺与纵隔

案例导入

【案例】

患者，男，32 岁。突发寒战、高热伴右侧胸痛 3 天，咳嗽、咳铁锈色痰 1 天。3 天前淋雨后突发寒战、高热（体温最高达 39.8℃），口服退热药暂时降低；次日出现右侧胸部刺痛，咳嗽深吸气加重；1 天前咳嗽加剧，咳出铁锈色痰液；伴气促、乏力、食欲减退，无咯血、盗汗。查体：

体：体温 39.2℃，脉搏 102 次/分，心率 24 次/分，血压 125/80mmHg，血氧饱和度（SpO_2）94%（未吸氧）。

【问题】

该患者优先考虑做什么医学影像学检查？为什么？

一、应用解剖

呼吸系统由呼吸道和肺两部分组成。呼吸道是气体出入肺组织的通道，包括鼻、咽、喉、气管和各级支气管。肺是进行气体交换的器官，由实质和间质组成。肺实质是指具有气体交换功能的含气间隙及结构，包括肺泡管、肺泡囊、肺泡及肺泡壁。肺间质是指肺的结缔组织所构成的支架和间隙，包括肺泡间隔、小叶间隔、支气管、血管及其周围的结缔组织。

（一）气管胸部与支气管

1. 气管胸部和主支气管的位置 气管胸部（thoracic part of trachea）位于上纵隔中央，上端平颈静脉切迹与颈部接续，约平第 6 颈椎下缘，起于喉部环状软骨下缘，下界平第 4 胸椎下缘，分为左、右主支气管。气管长 10~13cm，宽为 1.5~2.0cm，气管分叉的角度为 60°~85°，一般不超过 90°。在气管杈内面有一凸向上的半月形气管隆嵴（carina of trachea），是气管镜检查时辨认左、右主支气管起始的标志（图 2-2-1）。

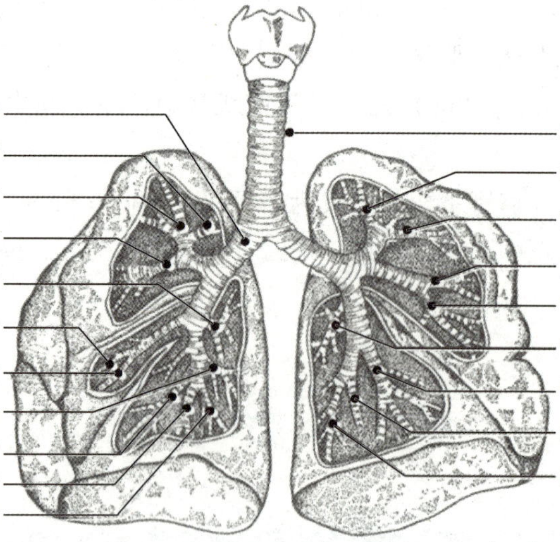

图 2-2-1 气管、主支气管、肺段支气管示意图

左主支气管较细长，长 4~7cm，与中线交角为 40°~55°；右主支气管较短粗，长 1~4cm，走行较为陡直，与中线的夹角为 20°~30°。两侧主支气管逐级分出肺叶、肺段等。

2. 气管胸部和支气管的毗邻 气管前方有胸骨柄、胸腺、左头臂静脉、主动脉弓、头臂干、左颈总动脉和心深丛，后方有食管，左后方有左喉返神经，左侧有左迷走神经和锁骨下动脉，右侧有奇静脉弓和右迷走神经，右前方有右头臂静脉和上腔静脉。左主支气管前方有左肺动脉，后方有胸主动脉，中段上方有主动脉弓跨过。右主支气管前方有升主动脉、右肺动脉和上腔静脉，上方有奇静脉弓。

（二）肺

1. 肺的位置和形态 肺（lung）位于胸腔内，纵隔的两侧，膈的上方，左、右各一。因受肝和心脏影响，左肺狭长，借斜裂分为上、下两叶；右肺宽短，借水平裂和斜裂分为上、中、下三叶。

肺呈半个圆锥形，可分为肺尖、肺底、肋面和纵隔面及肺前缘、肺后缘、肺下缘（图 2-2-2）。

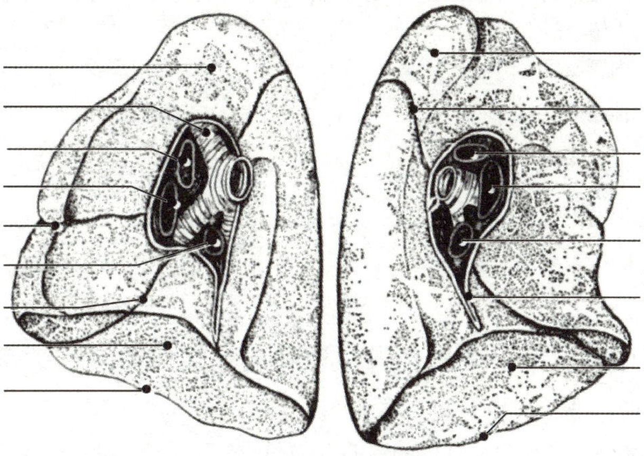

图 2-2-2 肺的内侧面形态示意图

肺尖圆钝，经胸廓上口至颈根部，高出锁骨内侧 1/3 上方 2~3cm；肺底（又称膈面）贴于膈肌上面，因受膈肌压迫，呈半月形凹陷。肋面圆凸，邻肋和肋间隙；纵隔面（又称内侧面），与纵隔相邻，其中央椭圆形凹陷称肺门（hilum of lung），又称第一肺门，是主支气管、肺动脉、肺静脉、神经、淋巴管等出入的部位。肺前缘锐薄，左肺前缘下部有心切迹，其下有一舌状凸起，称左肺小舌，右肺前缘近乎垂直；肺后缘圆钝；肺下缘较薄，介于肋面和膈面之间，并可随呼吸上下移动。

肺的表面可见邻近结构的压迹，例如，在肋面有肋压迹，两侧肺门前下方有心压迹，左肺门后方有胸主动脉压迹，右肺门后方有食管压迹等。

出入肺门的结构被结缔组织包绕构成肺根（root of lung）。两侧肺根内的结构由前向后相同，依次为肺静脉、肺动脉和主支气管。两侧肺根内结构顺序不同，左肺根内自上而下依次为肺动脉、左主支气管和下肺静脉；右肺根自上而下则为右肺上叶支气管、肺动脉、右主支气管、下肺静脉。

2. 肺内支气管和支气管肺段 左、右主支气管在肺门附近分出肺叶支气管，肺叶支气管在相应的肺叶内再分支形成肺段支气管。每个肺段支气管的分支及其所属肺组织构成一个支气管肺段（bronchopulmonary segments），简称肺段。肺段大体呈圆锥形，尖朝向肺门，底朝向肺表面。肺段之间借结缔组织和肺静脉段间支分隔，偶尔有小动脉及小支气管跨过界限，但肺段从形态和功能上都可作为一个独立单位。

按肺段支气管的分布，两肺通常各有 10 个肺段。因左肺上叶的尖段和后段支气管及下叶的内侧低段和前底段支气管常共干，故左肺也可分为 8 个肺段（表 2-2-1）。

表 2-2-1　肺段的名称

	右肺	左肺
上叶	尖段（S1） 后段（S2） 前段（S3）	尖后段（S1+S2） 前段（S3） 上舌段（S4） 下舌段（S5）
中叶	外侧段（S4） 内侧段（S5）	
下叶	上段（S6） 内侧底段（S7） 前底段（S8） 外侧底段（S9） 后底段（S10）	上段（S6） 内前底段（S7+S8） 外侧底段（S9） 后底段（S10）

3. 肺门区与肺内管道

（1）肺门区：肺门区结构复杂，疾病多发，理解此处结构的解剖关系，对应用断层影像正确诊断该区病变及准确划分肺叶、肺段具有重要意义。

解剖学上，肺门（又称第一肺门）是纵隔面主支气管、肺血管、神经和淋巴管等出入肺的部位；肺叶支气管和肺叶血管等出入肺叶的部位称肺叶门（又称第二肺门）；肺段支气管与肺段血管出入肺段的部位为肺段门（又称第三肺门）。影像学上，肺门是指由主支气管和肺血管本身造成的阻光区，故影像学上所指肺门的范围比常规解剖学上肺门的更大。

（2）肺内管道：支气管、肺动脉和肺静脉是肺内的主要管道结构。

1）支气管：成人气管在第 4 胸椎下缘平面分为左、右主支气管，分叉平面最高可至第 4 胸椎体上缘，最低可达第 6 胸椎体中份。左主支气管细、长、倾斜，入左肺门后，分为左肺上叶支气管（left superior lobar bronchus）和左肺下叶支气管（left inferior lobar bronchus），分别进入左肺上叶和下叶，上叶再分为上、下两干，下干（又称舌叶支气管）进入舌叶。右主支气管粗、短、陡直，入右肺门后，先由后外侧发出短的右肺上叶支气管（right superior lobar bronchus），本干则继续下行进入斜裂改称中间支气管，中间支气管再分支为右肺中叶支气管（right middle lobar bronchus）和右肺下叶支气管（right inferior lobar bronchus）。

2）肺动脉：肺动脉干自右心室发出，在主动脉弓下方分为左、右肺动脉。左肺动脉（left pulmonary artery）较短、陡、高，左行经胸主动脉前方入左肺。左肺动脉入肺门后，呈弓形（即左肺动脉弓）从左主支气管的前上方绕至上叶支气管的后下方，改称左肺下叶动脉。左肺动脉弓发出左肺上叶动脉入左肺上叶；左肺下叶动脉至叶间裂处分为舌动脉干至舌叶，然后沿舌叶支气管后方降入左肺下叶。右肺动脉（right pulmonary artery）较长、平、低，右行经主动脉和上腔静脉后方、奇静脉弓下方入右肺。右肺动脉入肺门后先分出右肺上叶动脉到上叶，本干向右下行改称叶间动脉，叶间动脉在斜裂处分支为右肺中叶动脉和右肺下叶动脉。

3）肺静脉：肺静脉引流相邻两肺段的静脉血。两肺的静脉最终汇集成 4 条肺静脉，经肺根前下部从两侧穿心包汇入左心房。左上肺静脉（left superior pulmonary vein）由左肺上叶静脉和舌静脉干汇合而成；左肺下叶静脉（left inferior pulmonary vein）由上、下基底静脉及尖（上）段静脉汇合而成；右上肺静脉（right superior pulmonary vein）由右肺上叶、中叶的静脉汇合而成；右下肺静脉（right inferior pulmonary vein）汇集右肺下叶的静脉血，底段上静脉和底段下静脉先汇合为底段总静脉，底段总静脉再与上段静脉合成右下肺静脉。

肺内管道中，肺动脉在分支和数目上与支气管一致的较少，但肺动脉总是伴随同名支气管走行；而肺静脉则离开支气管在肺段之间走行，因而肺静脉不与支气管伴行。

4. 肺的体表投影 肺脏胸膜的体表投影前界与壁胸膜大致相同，仅左肺前界在第 4 胸肋关节处，沿第 4 肋软骨转向外侧，至左胸骨旁线稍内侧处转向下，至第 6 肋软骨中点处移行为下界，与壁胸膜前界间形成肋纵隔隐窝（costomediastinal recess）。肺的下界较壁胸膜下界在各标志线高约 2 个肋骨，即在锁骨中线与第 6 肋相交，在腋中线与第 8 肋相交，最后在脊柱侧方达第 10 胸椎棘突平面。

（三）胸膜

1. 胸膜 胸膜（pleura）是衬于胸壁内面、膈上面、纵隔两侧面和肺表面处的一层浆膜。覆盖于肺表面的称脏胸膜，其不仅附于肺表面，而且伸入肺叶间裂内。贴附于胸壁内面、膈上面和纵隔表面的称壁胸膜。壁胸膜根据衬贴部位不同可分为胸膜顶、肋胸膜、膈胸膜和纵隔胸膜 4 部分。胸膜顶周围毗邻关系复杂并缺乏胸廓的保护，易受损伤引起气胸。

2. 肺韧带 肺韧带（pulmonary ligament）位于肺根的下方，是连于纵隔外侧面与肺内侧面之间的脏、壁胸膜移行而成的双层胸膜皱襞，呈冠状位，连于肺下叶内侧面和后纵隔之间。左侧肺韧带沿左肺的主动脉沟前方下降，其下缘止于膈中心腱的后方。右侧肺韧带位于右肺的食管沟前方，向下抵达膈中心腱的后方，并与纵隔胸膜延续。肺韧带内有肺韧带淋巴结，肺下叶癌可转移至此。

3. 胸膜腔 胸膜腔（pleural cavity）位于脏胸膜与壁胸膜之间，是一个封闭、狭窄、呈负压的腔隙。左、右胸膜腔互不相通。

4. 胸膜隐窝 胸膜隐窝（pleural recess）是壁胸膜相互移行处的胸膜腔，即使在深吸气时肺缘也不能深入其中。在肋胸膜与膈胸膜转折处，称肋膈隐窝（costodiaphragmatic recess），此处是胸膜腔的最低位置，胸膜腔积液时，首先积聚于此；纵隔胸膜与肋胸膜转折移行处形成肋纵隔隐窝，左侧较为明显；奇静脉弓下方，食管与奇静脉之间的纵隔胸膜反折为奇静脉食管隐窝（azygoesophageal recess）。

（四）膈

膈（diaphragm）为向上隆突的穹隆形扁肌，膈穹隆右高左低，最高点分别位于右第 5、左第 4 肋间隙。膈上覆膈胸膜，隔胸膜腔与肺底相邻，中央部与心包相连。膈下面右半与右半肝和部分肝左叶相邻，左半与肝左外叶、胃和脾相邻。

膈周围肌部起自胸廓下口周缘和第 2、第 3 腰椎前面，肌束向中央集中移行为中心腱。主动脉裂孔平第 12 胸椎，有主动脉和胸导管通过；食管裂孔位于主动脉裂孔的左前方，平第 10 胸椎，有食管和迷走神经通过；腔静脉孔平第 8 胸椎，有下腔静脉通过。

膈的肌部可根据其起点分为胸骨部、肋部和腰部 3 部分。有时膈的各部起点间缺乏肌纤维，形成 2 个薄弱的三角形肌间裂隙，即腰肋三角和胸肋三角。

（五）胸廓

胸壁由皮肤、浅筋膜、深筋膜、胸廓外层肌、胸廓、肋间肌和胸内筋膜等构成。

胸廓（thoracic cage）是胸部的支架，除保护和支持胸腹腔脏器外，主要参与呼吸运动。胸廓由12块胸椎、12对肋和1块胸骨及之间的骨连结构成，肋与肋间隙中有肋间肌、肋间血管、神经等软组织填充。肋的后端与胸椎之间构成肋椎关节，前端借第2~7肋软骨与胸骨的肋切迹构成胸肋关节，第1肋借肋软骨与胸骨柄之间构成胸肋结合，第8~10肋借肋软骨与上位肋软骨相连形成肋弓。胸廓表面有连接上肢、腹壁和背部的肌肉辅助，内面覆有胸内筋膜和壁胸膜。

成人胸廓呈前后略扁的圆锥形，胸内或全身疾病可致各种胸廓畸形。胸廓上口由第1胸椎、第1对肋和胸骨柄上缘围成，下口由第12胸椎、第12对肋、第11对肋前端、肋弓和剑突围成。剑突将两侧肋弓之间形成的向下开放的胸骨下角分成左、右剑肋角，左剑肋角是心包穿刺常选的部位。

（六）纵隔

纵隔（mediastinum）是左、右纵隔胸膜之间的器官、结构和结缔组织的总称。纵隔呈矢状位，位于胸腔正中偏左，上窄下宽，前短后长。纵隔的前界为胸骨，后界为脊柱，两侧为纵隔胸膜，上界为胸廓上口，下界为膈。正常情况下，纵隔位置较固定。一侧发生气胸时，纵隔向对侧移位。

1. 纵隔的分区

（1）解剖学常采用的四分法：即以胸骨角和第4胸椎体下缘的平面，将纵隔分为上纵隔和下纵隔，下纵隔又以心包的前、后壁为界划分为前纵隔、中纵隔和后纵隔。

（2）CT上的四分法：以右肺动脉为标志来区分纵隔，即右肺动脉后壁以前为前纵隔，以后为后纵隔；右肺动脉上缘以上为上纵隔，以下为下纵隔。

2. 纵隔内的结构及毗邻关系

按解剖学上的四分法，各部分纵隔内的结构及其相互毗邻关系如下。

（1）上纵隔：由前向后，第一层为胸腺；第二层为左、右头臂静脉和上腔静脉的上份；第三层为主动脉弓及其三大分支、膈神经和迷走神经；第四层为气管、气管旁淋巴结及气管支气管淋巴结；第五层为食管及其左侧的胸导管和位于气管与食管之间的左喉返神经，最后是左、右交感干。

（2）前纵隔：极为狭窄，仅含胸腺、2~3个淋巴结及少量疏松结缔组织。

（3）中纵隔：为下纵隔最大的一部分，含心及出入心的大血管。

（4）后纵隔：由前向后，第一层为气管杈及左、右主支气管，占据后纵隔上份；第二层为食管及包绕周围的食管神经丛和食管周围淋巴结，气管杈以下，食管位于后纵隔最前部；第三层为胸主动脉及其周围淋巴结、奇静脉与半奇静脉、胸导管；第四层为交感干胸段及穿经交感节的内脏大神经和内脏小神经。

3. 纵隔间隙 纵隔间隙为纵隔器官间的窄隙，其内填充以疏松结缔组织，适应器官活动和胸腔容积的变化。间隙内的结缔组织与颈部器官周围和腹膜后隙的结缔组织相延续，因此颈部血肿或炎症积液可向下蔓延至纵隔，胸部创伤进入的空气可向上扩散至颈部，炎症积液也可向下蔓延至腹膜后隙。

（1）胸骨后间隙（retrosternal space）：位于胸骨后方，胸内筋膜前方，向下至膈。该间隙的炎症可向膈蔓延，甚至穿破膈扩散至腹膜外脂肪层。

（2）气管前间隙（pretracheal space）：也称气管前腔静脉后间隙，位于上纵隔内，气管胸部、气管杈、上腔静脉与主动脉弓及其三大分支之间，为三角形间隙。内有奇静脉弓淋巴结，向上通颈部同名间隙。

（3）气管后间隙（retracheal space）：位于气管杈以上，气管后壁与脊柱之间的区域，右为右肺，左为左肺上份和主动脉弓下份。奇静脉弓经此间隙向前汇入上腔静脉，该间隙内有食管、胸导管和左、右最上肋间静脉。

（4）食管后间隙（retroesophageal space）：位于上纵隔内，食管与胸内筋膜间，内有奇静脉、胸导管和副半奇静脉等结构。向上通咽后间隙，向下与心包、食管间的疏松结缔组织相连，并通过膈的裂隙与腹膜后隙相通。

（5）血管前间隙（prevascular space）：位于前纵隔，在胸骨后间隙的后上部，大血管、主动脉升部和主动脉弓前方，胸骨柄后方，两侧壁胸膜前反折线之间。内有胸腺，正常不见淋巴结。血管前间隙前方通胸骨后间隙，后方行于主动脉弓的外侧及主动脉升部的左侧，可通主-肺动脉窗。

（6）主-肺动脉窗（aorticopulmonary window）：位于主动脉弓下方，左肺动脉上方，高 1.0～1.5cm，右侧为气管下份和食管，左侧为左肺。内有动脉韧带、左喉返神经和淋巴结等。正常情况下CT 影像不可见淋巴结，有时可见动脉韧带。

（7）隆突下间隙（subcarinal space）：也称气管杈下间隙，从气管杈开始向下至右肺动脉下缘为隆突下间隙。高约 2cm。前为右肺动脉，后为食管和奇静脉，两侧为左、右主支气管，内有隆嵴下淋巴结。此区含脂肪和结缔组织，密度略不均匀。

纵隔中包含较多的组织器官，因而可发生多种类型的肿瘤，即使肿瘤很小也会引起循环、呼吸、消化和神经系统的功能障碍。儿童纵隔肿瘤的发病率较成人低，但恶变机会多，约 2/3 的患儿早期有咳嗽、低热、呼吸困难等症状，这是由儿童胸腔容量小所致。

微课：胸片阅片流程

二、X 线解剖

胸部正常 X 线片是胸腔内外各种组织、器官的复合二维投影，正常 X 线解剖影像主要包括正位、侧位的影像。除透亮的肺和致密的纵隔等影像外，还包括胸壁结构、胸膜、气管支气管、膈肌等影像（图 2-2-3）。

微课：正位胸片的解剖与影像

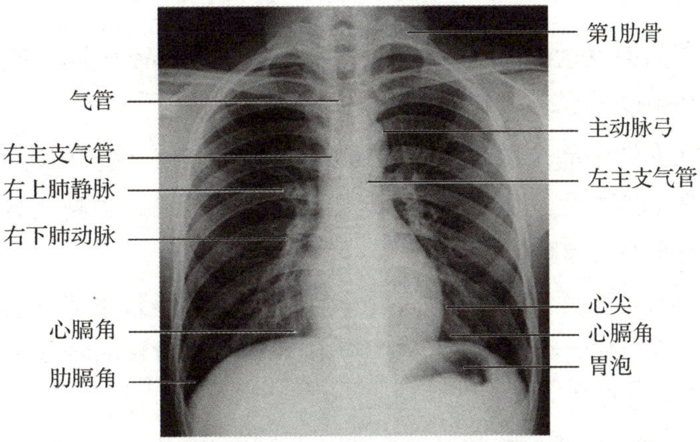

（a）

图 2-2-3 正常胸部 X 线

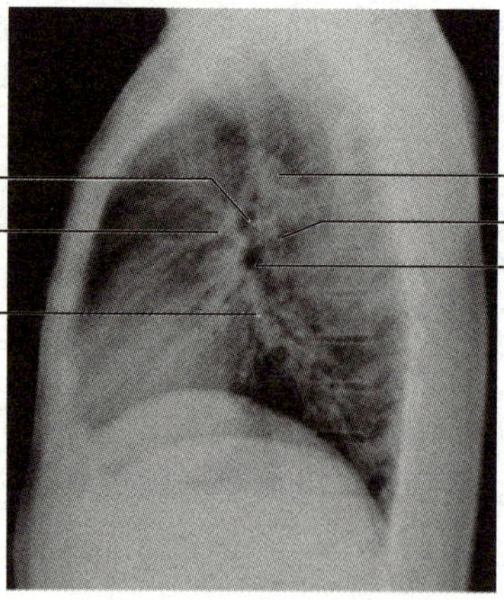

（b）

图 2-2-3　正常胸部 X 线（续图）

（a）胸部正位片；（b）胸部侧位片

（一）胸壁

胸壁由胸壁软组织和骨性胸廓两部分组成，正常时胸廓应两侧对称。

1. 胸壁软组织　包括皮肤、皮下脂肪、肌肉等。皮下脂肪在 X 线片上呈较为透亮的灰黑色，肌肉等软组织一般呈灰白色。当 X 线束方向与被摄体面成切线位时，被摄体有清晰的边缘。在常规 X 线片上，软组织阴影主要包括锁骨上皮肤皱褶、胸锁乳突肌、胸大肌、乳房及乳头和伴随阴影。

（1）锁骨上皮肤皱褶：为锁骨上皮肤和皮下组织的投影。表现为沿锁骨上缘走行的水平带状阴影，宽 3~5mm。其内侧与胸锁乳突肌肌腱相连。

（2）胸锁乳突肌：胸锁乳突肌起自锁骨胸骨端及胸骨柄，从外向后上止于乳突，在两肺尖内侧形成边缘锐利、均匀致密的阴影。外侧下端与锁骨上皮肤皱褶相连。当颈部偏斜时，两侧影像可不对称，易误认为肺尖部病变。

（3）胸大肌：多见于肌肉发达的男性。在两肺野中、外带显示为自内下向外上方延伸至腋窝的致密影，下界较清楚，右侧较为明显，不可误认为病变。

（4）乳房及乳头：在女性胸部 X 线片中，乳房在两下肺野内形成对称的致密影，下缘呈半圆形，轮廓清楚，并向外与腋部皮肤连续，上缘密度逐渐变淡以至于消失。两侧乳房可因发育或手术切除而不对称，勿将对侧乳房阴影误认为肺内病变。

乳头有时在两肺下野相当于第 4~5 前肋间处，可形成小圆形致密影，多见于年龄较大的女性，有时也见于男性，不可误认为肺内结节性病变。乳头影具有两侧对称的特点，在透视下转动患者体位可与肺野分开，以与肺内病变鉴别。

（5）伴随阴影：由胸膜在肺尖部反折处及胸膜外肋骨下软组织与 X 线成切线方向投影形成。表现为肺尖部相当第 2 肋下缘，宽约 2mm 的狭带状致密影，边缘光滑，与肋骨相伴而行。

2. 骨性胸廓　骨性胸廓（thoracic cage）是胸部的支架，除保护和支持胸腹脏器外，主要参与呼吸运动，是由后方的脊柱、两侧肩胛骨、前上方的锁骨、前方的胸骨和周围的肋骨共同围成的，上小下大、前低后高的圆锥形结构。

（1）脊柱：在标准胸部正位 X 线片上，第 1~4 胸椎清楚可见，其余椎体因与心影重叠而显示不清。胸椎横突可突出于纵隔影之外，不可误认为增大的淋巴结。

（2）肩胛骨：位于胸廓后外上方，呈内缘较为平直的倒三角形影，外上部的肩峰与锁骨形成肩锁关节。肩胛骨在标准后前位胸部 X 线片上，一般应投影于肺野之外，若上肢旋转不够可重叠于肺野的上外侧，呈带状阴影，易与胸膜肥厚相混淆，应注意观察。

（3）锁骨：两侧锁骨位于胸廓的前上部，与第 1 肋骨前端相交。内端与胸骨柄构成胸锁关节，外端与肩胛骨肩峰形成肩锁关节。在标准后前位胸部 X 线片上，两侧锁骨呈横“S”形，两侧锁骨内端应与中线等距，此点为判断胸部 X 线片正位位置是否正确的标志。在锁骨内侧下缘，有半圆形凹陷，此为菱形韧带附着处，不可误认为骨质破坏。

微课：锁骨菱形窝影像解剖

（4）胸骨：由胸骨柄、胸骨体和剑突构成。胸骨柄外缘与锁骨构成胸锁关节，胸骨侧缘与肋软骨构成关节。在常规后前位胸部 X 线片上，大部分胸骨影与纵隔重叠，仅有胸骨柄两侧外上角突出纵隔影之外。

（5）肋骨：肋骨常为胸部病变的定位标志。肋骨共 12 对，一般两侧对称，相邻两肋骨间的间隙称为肋间隙。肋骨的后端以肋骨头与胸椎构成关节，第 1～10 肋骨前端以肋软骨与胸骨相连，最下 2 对肋骨的末端游离。肋软骨未钙化时，在 X 线片上不显影，表现为肋骨前端游离。肋软骨钙化始于第 1 肋，以后由下向上依次发生，第 2 肋软骨最后钙化，也可不钙化或只少量钙化。钙化的肋软骨显示为在肋骨与胸骨间连续的片状、条状或块状高密度影，沿肋骨走向分布。有时表现为肋软骨内部的斑点状高密度影，不可误认为肺内病变。肋骨先天变异很多，常见的有颈肋、杈状肋及肋骨融合。

微课：CT 横轴位肋骨计数

临床上常将肋骨分为前肋和后肋，前肋和后肋不在同一平面上，均由后上向前下倾斜，一般第 6 肋骨前端相当于第 10 肋骨后段水平（图 2-2-4）。

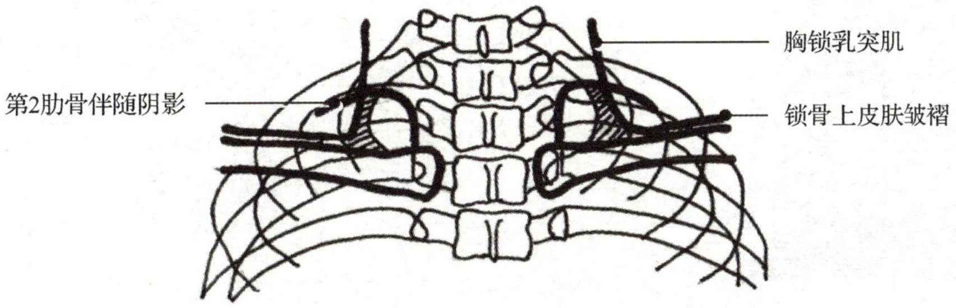

图 2-2-4　正常胸廓软组织与骨骼影像示意图

（二）气管及支气管

1. 气管　气管在 X 线片上，呈低密度影，气管起始于环状软骨下缘（约平第 6 颈椎水平），向下进入胸腔，长 11～13cm，宽 1.5～2.0cm，在第 5～6 胸椎平面分为左、右主支气管。分杈处称气管杈（bifurcation of trachea），分叉处下壁形成隆突，分叉角为 60°～85°，一般不应该超过 90°，吸气时角度略大。

2. 支气管及分支　右侧主支气管较短粗，长 1～4cm，走行较为陡直，与中线的夹角为 20°～30°；左侧主支气管较细长，长 4～7cm，与中线交角为 40°～55°。两侧主支气管逐级分出肺叶、肺段、亚肺段支气管、小支气管、细支气管、呼吸性细支气管、肺泡管和肺泡囊。

左、右主支气管分出段支气管，但分支不完全相同（图 2-2-5），各肺叶的段支气管的分支与命名，详见表 2-2-2。

微课：右肺主支气管影像解剖

微课：左肺主支气管影像解剖

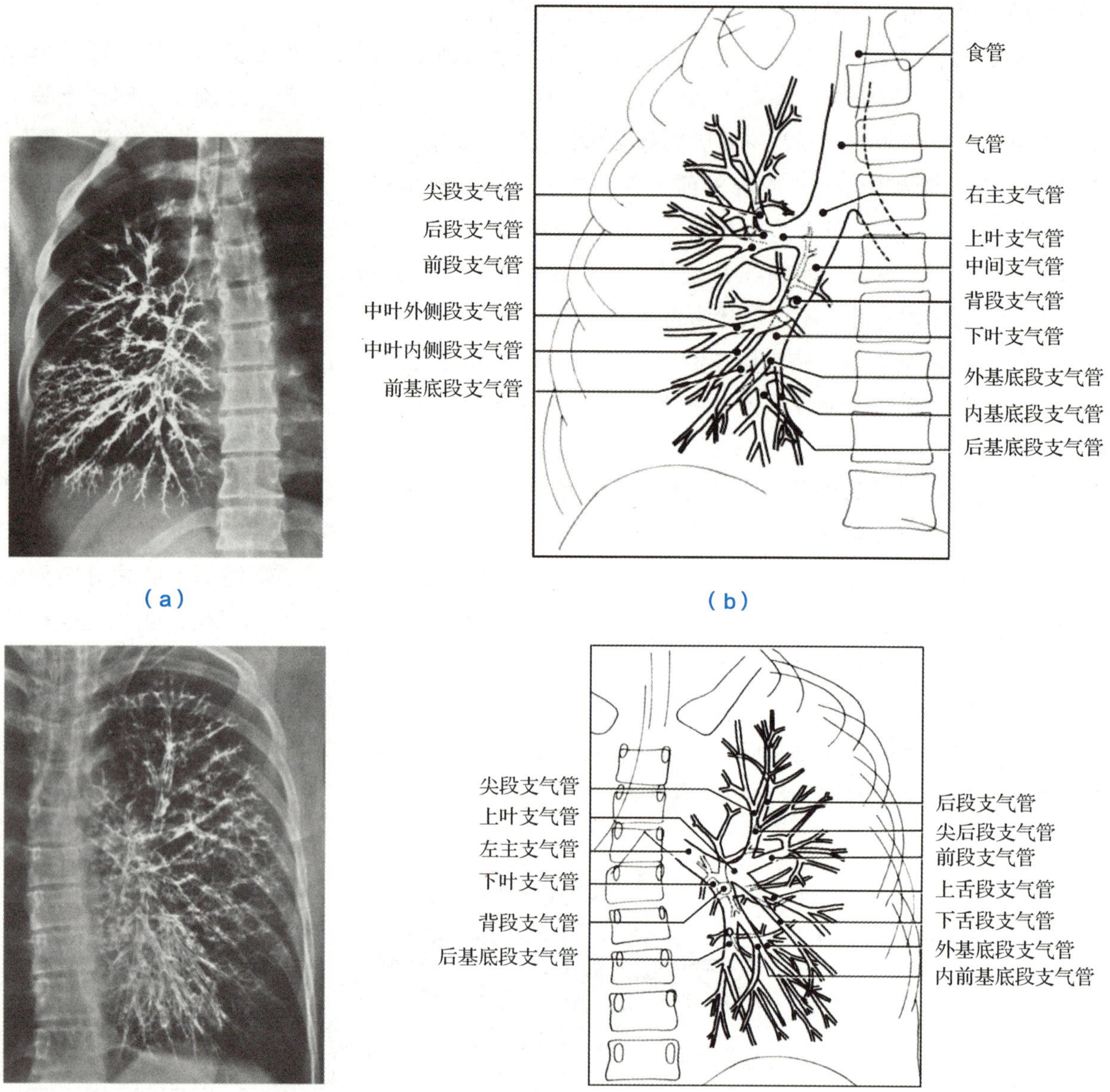

(a) (b) (c) (d)

图 2-2-5　肺支气管造影和模式图

(a)、(b) 分别为右肺支气管造影（正位）和模式图；(c)、(d) 分别为左肺支气管造影（正位）和模式图

表 2-2-2　两侧肺脏各叶与段支气管的分支与名称

右肺			左肺		
上叶支气管	1	尖段支	上叶支气管	上部	
	2	后段支		1+2	尖后段支
	3	前段支		3	前段支
中间支气管				舌部	
中叶支气管	4	外侧段支		4	上舌段支
	5	内侧段支		5	下舌段支
下叶支气管	6	背段支	下叶支气管	6	背段支
	7	内基底段支		7+8	前内基底段支
	8	前基底段支		9	外基底段支
	9	外基底段支		10	后基底段支
	10	后基底段支			

（三）肺

肺的各解剖结构投影在 X 线片上表现为肺野、肺门和肺纹理等，具体介绍如下。

1. 肺野 充满气体的两肺在胸部 X 线片上表现为均匀一致透明的区域，称为肺野（lung field）。为了便于指明病变的部位，通常将两侧肺野分别划分为上、中、下野和内、中、外带共九个区域。横向的划分是分别在第 2、第 4 肋骨的前端下缘划一水平线，将肺野分为上、中、下三个野；纵向的划分是分别将两侧肺纵行分为三等份，将每侧肺野分为内、中、外三个带（图 2-2-6）。

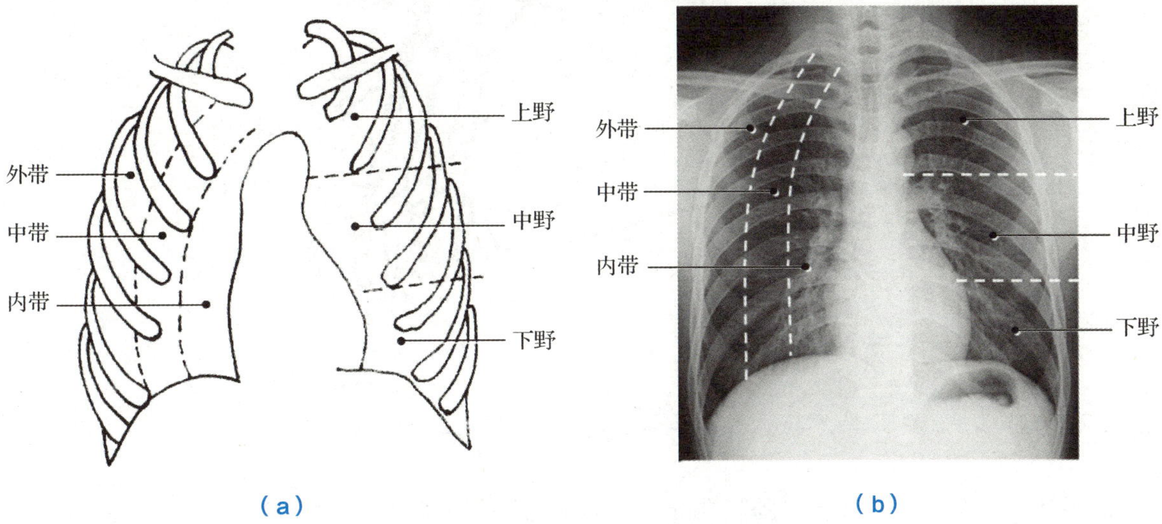

图 2-2-6 肺野九分法的划分示意图

（a）肺野九分法模式图；（b）肺野九分法胸部 X 线片

两侧肺野透亮度与肺含气量成正比，与肺的血流量成反比。吸气时，肺内含气量增加，透亮度增高；呼气时，肺内含气量下降，透亮度则降低。

此外，通常将第 1 肋骨圈外缘以内的部分称肺尖区，锁骨以下至第 2 肋骨圈外缘以内的部分称为锁骨下区。

2. 肺门 正常肺门影是指肺动脉、肺静脉、支气管和淋巴组织在 X 线片上的总和投影，肺动脉及肺静脉为其主要构成部分，正常淋巴结、神经及结缔组织不显示（图 2-2-7）。

正位胸部 X 线片上，肺门位于两肺中野的内中带第 2～4 前肋之间，一般左侧肺门较右侧高 1～2cm。

右肺门分上、下两部分，上部由右上肺静脉、右上肺动脉及右下肺动脉干后回归支构成，其最外侧由上叶后肺静脉，偶为上肺静脉后下干形成；下部由右下肺动脉干构成，正常成人其宽度不超过 15mm。上、下部的夹角称肺门角。

左肺门亦分上、下两部，上部由左肺动脉弓构成，呈边缘光滑的半圆形影，不可误认为肺内肿块；下部由左下肺动脉构成，大部分被心影遮盖。

侧位胸部 X 线片上，两侧肺门大部分重叠呈逗号形，右肺门略偏前，左侧偏上偏后，前缘为上肺静脉干，后上缘为左肺动脉弓，“逗号”拖长的尾巴由两下肺动脉干构成。

正常人肺门大小存在一定个体差异，且无正常标准，除明显增大外，多难以判断。病理情况下，肺门大小、位置、形状和密度可发生改变。肺门增大可见于淋巴结肿大、肿瘤等；肺门角外凸，往往由肺门肿块或淋巴结肿大引起；肺不张或肺纤维化可使肺门移位；肺门血管病变可致肺门密度增高。

微课：肺内淋巴结影像

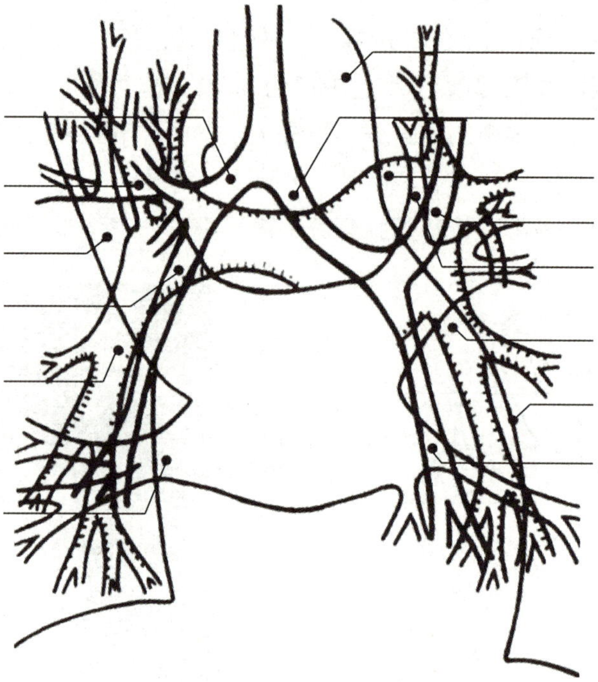

图 2-2-7　肺门结构示意图

3. 肺纹理　在胸部 X 线片上自肺门向外呈放射分布的树枝状影，称肺纹理（lung markings），主要由肺动脉和肺静脉组成。肺动脉纹理影一般密度较高，分支逐渐变细，分支呈锐角，呈放射状走行；而肺静脉纹理影密度较淡，分支不甚均匀，分支角较大，略呈水平状走行。下肺纹理较上肺纹理多而粗。

对肺纹理分析应注意其数量、分布及有无扭曲、变形、移位等改变。目前，正常肺纹理在数量上和粗细程度上尚无统一标准，但变化明显时不难判断。肺纹理增粗常见于血管性、支气管性和淋巴管性病变。

4. 肺叶　在胸部 X 线片上，除根据显影的叶间胸膜分辨肺叶外，大多数情况下不能完全显示肺叶的分界，但可结合正、侧位胸部 X 线片推断各肺叶的大致位置。

（1）右肺上叶：右肺上叶位于右肺前上部，正位片上，占据右肺上部，在水平裂以上；侧位片上右肺上叶呈扇形，后以斜裂与下叶为界，下界以水平裂与中叶为界。

（2）右肺中叶：右肺中叶位于右肺前下部，上缘以水平裂与上叶为界，下缘以斜裂与下叶分界。右肺中叶呈三角形，在正位片上，其所占据的肺野上界以水平裂与上叶交界，内界达右心缘，下界呈斜行线，自水平裂的最外端向内、向下达横膈的内侧部，不参与内侧的肋膈角区，前后与右肺下叶投影重叠；侧位片上，右肺中叶位置靠前，为水平裂、斜裂及前胸壁围成的三角形，尖端指向肺门。

（3）右肺下叶：右肺下叶位于右肺后下部，以斜裂与右肺上叶及中叶为界，正位片上，位于右肺下野，上缘起自第 5 胸椎水平，向外下斜行，沿第 5 肋下行至肺野外侧部，此线以下均为右肺下叶所占据，因而右肺下叶的上部与上叶的下部重叠，下部与中叶重叠，而肋膈角区为右肺下叶所占。

（4）左肺上叶：左侧斜裂把左肺分为上、下两叶，左肺上叶相当于右肺上叶及中叶所占据的肺野。正位片上，除肺尖和肺底外，左肺上、下两叶大部分重叠；侧位片上，左肺上叶位于斜裂的前方，左肺下叶位于斜裂的后下方。

（5）左肺下叶：左肺下叶位于左侧斜裂的后下方，相当于右肺下叶所占据的肺野。

5. 肺段 每个肺段支气管的分支及其所属肺组织构成一个支气管肺段（bronchopulmonary segments），简称肺段。每个肺叶由 2~5 个肺段组成。每个肺段有其单独的肺段支气管，肺段通常呈圆锥形，尖端指向肺门，底部朝向肺的外围，肺段之间无明显的边界。

肺段的名称与其相应的支气管名称一致，右肺上叶分为尖段、后段和前段，中叶分为外侧段和内侧段，下叶分为背段、内基底段、前基底段、外基底段和后基底段；左肺上叶分为尖后段和前段，舌叶分为上舌段和下舌段，下叶分为背段、前内基底段、外基底段和后基底段。

各肺段在其相应的肺叶中占据较为固定的位置，熟悉其位置有助于判断病变发生的解剖位置（图 2-2-8）。

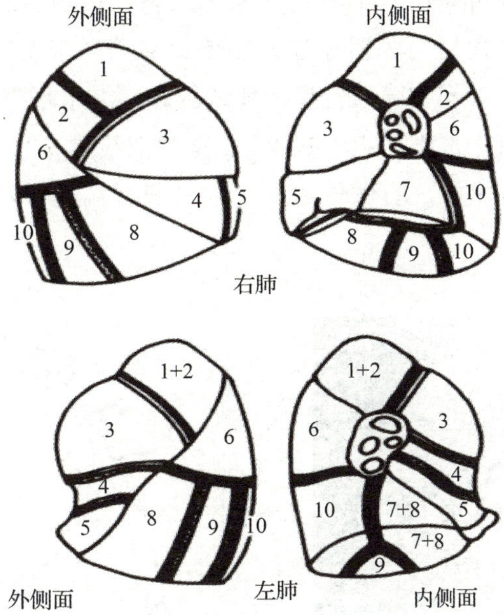

图 2-2-8 肺段划分示意图

1. 尖段；2. 后段（1+2 尖后段）；3. 前段；4. 中叶外侧段（上舌段）；5. 中叶内侧段（下舌段）；6. 背段；7. 内基底段（7+8 前内基底段）；8. 前基底段；9. 外基底段；10. 后基底段

6. 肺小叶 肺段由许多肺小叶组成，每一肺小叶有一小叶支气管及伴随的小叶动脉进入，肺小叶的直径为 1.0~2.5cm，呈多角形。正常胸部 X 线片上，肺小叶的轮廓不能显示，单个肺小叶实变时可表现为 1~2cm 的片状影。小叶之间有疏松的结缔组织间隔，称小叶间隔，其中含小叶静脉及淋巴管。在胸部 X 线片及 CT 片上，若小叶间隔增厚可提示肺间质病变。

7. 肺实质和肺间质 肺组织由肺实质和肺间质组成。肺实质是指具有气体交换功能的含气间隙及结构，包括肺泡与肺泡壁。正常胸部 X 线片上，透亮的肺野代表肺实质。肺间质指不具有换气功能而起支持、连接作用的组织结构，包括支气管和血管周围、肺泡间隔及脏层胸膜下由结缔组织所组成的支架及间隙。通常情况下肺间质不显影，只有发生病理变化时方可显示。

（四）胸膜

由壁层胸膜和脏层胸膜构成。壁层胸膜附着于胸壁内面、膈面和纵隔面，脏层胸膜包绕于肺表面。壁层胸膜和脏层胸膜在左右两侧形成的封闭腔隙称胸膜腔（pleural cavity），其内为负压。正常情况下胸膜不显影，仅 X 线束在胸膜返折处与胸膜走行方向平行时，胸膜才显示为薄层状或线状致密影。

在后前位胸部 X 线片上，有 3 处胸膜可显示：①肺尖部的胸膜顶，相当于第 2 肋下缘，呈细条状阴影。②右侧肺野中部的水平裂，呈水平走行、细而直的线样影，相当于第 4 前肋平面。③胸椎旁线，以左侧较为清楚，在高千伏摄影或胸椎正位片上，于胸椎旁、降主动脉内侧显示为纵行线条状阴影。

在右侧位片上，有 2 处胸膜可显示：①斜裂，也称主裂。右侧斜裂的后端起始于第 4~5 肋骨后端水平向前下方斜行，在前肋膈角后与膈肌相连。左侧斜裂稍高于右侧，起始于第 3~4 肋骨后端水平，向前下走行，达肺的下方。叶间胸膜通常呈浅弧线状态。②水平裂，亦称横裂，正、侧位片均可显示。正位片上显示为右侧肺野中部细而直、1~2mm 宽的细线影，水平走向跨越右肺，位置相当于第 4 前肋水平，分隔右肺上叶与中叶。右侧位片上，水平裂后端起自斜裂中部，向前直至肺的前缘，表现为线状致密影（图 2-2-9）。

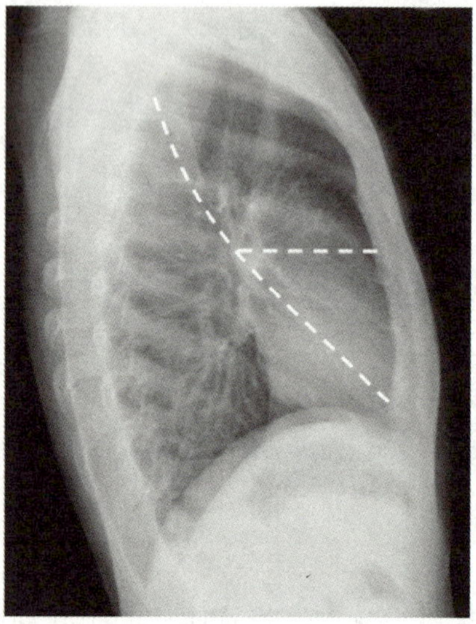

（a）

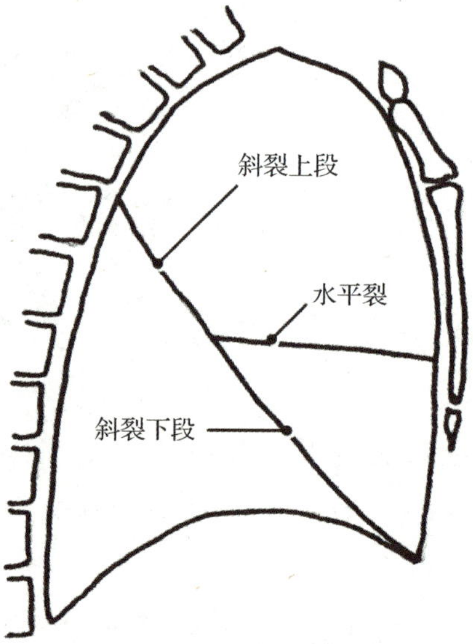

（b）

图 2-2-9　胸部 X 线片叶间裂示意图

（a）胸部侧位片上；（b）右肺叶间裂的位置

（五）膈

膈（diaphragm）由薄层肌腱组织构成，位于胸腔、腹腔之间。膈上有主动脉裂孔、食管裂孔、腔静脉裂孔等，供连结胸腹腔的结构通过。主动脉裂孔有主动脉、奇静脉、胸导管和内脏神经通过；食管裂孔有食管和迷走神经通过；腔静脉裂孔有腔静脉通过。

正位片上，两侧膈均呈圆顶状，内侧高外侧低，膈内侧与心脏形成心膈角；外侧与胸壁间形成尖锐的肋膈角。侧位片上，膈前面高后面低，前端与前胸壁形成前肋膈角，后部明显向后、下倾斜，与后胸壁形成后肋膈角，位置低而深。正常前肋膈角为钝角，后肋膈角位置最低为锐角。

膈一般位于第9、第10后肋水平，相当于第6前肋间隙，通常右膈比左膈高1~2cm。

平静呼吸状态下，横膈运动幅度为1.0~2.5cm，深呼吸时可达3~6cm，横膈运动两侧大致对称。

膈的局部发育较薄弱或张力不均时，向上呈一半圆形凸起，称为局限性膈膨升，多发生于前内侧，右侧较常见，深吸气时明显，为正常变异。有时在深吸气状态下，膈可呈波浪状，称为“波浪膈”，系因膈肌附着于不同的肋骨前端，在深吸气时受肋骨的牵引所致。

（六）纵隔

纵隔包含多种重要结构，如心脏、大血管、气管、主支气管、食管、淋巴组织、胸腺、神经及脂肪等。在正常胸部X线片上，气管和支气管能够清晰显示，但纵隔内的其余结构由于缺乏对比，难以分辨。

1. 分区 纵隔的分区有助于判断纵隔病变的来源和性质。纵隔的分区方法有多种，目前多采用“六分区法”，即在侧位胸部X线片上，从胸骨柄、体交界处至第4胸椎下缘画一水平线，将其分为上纵隔、下纵隔，以气管、升主动脉及心脏前缘的连线作为前、中纵隔的分界线，再以食管前壁及心脏后缘的连线作为中、后纵隔的分界，据此，从而将上、下纵隔各分为前、中、后三区，共6区（图2-2-10）。

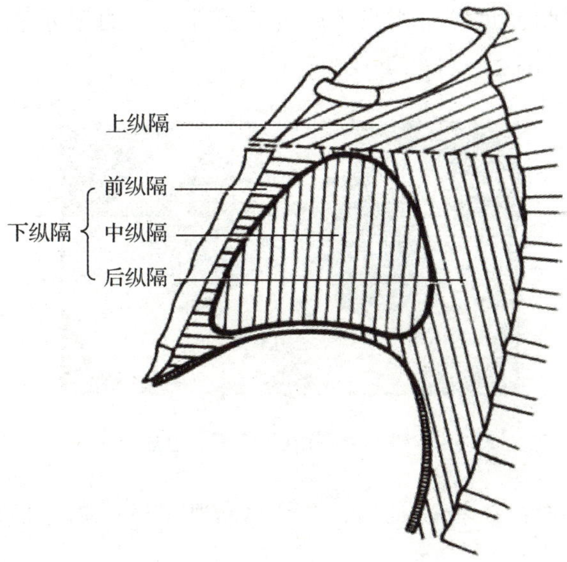

图2-2-10 纵隔的六分区法示意图

2. 内容结构 ①前纵隔：系胸骨之后，气管、升主动脉及心脏前缘之前的狭长三角区，主要有胸腺、脂肪及淋巴组织，好发胸腺瘤、畸胎瘤及胸内甲状腺肿等。②中纵隔：相当于心脏、主动脉弓、气管和肺门所占据的区域，好发恶性淋巴瘤及支气管囊肿。③后纵隔：食管前壁为中、后纵隔的分界线，食管以后及胸椎旁区为后纵隔，主要包括食管、降主动脉、神经等结构。

三、影像断层解剖

胸部的组织复杂，有含气的肺组织、脂肪组织、肌肉组织及骨组织。因为这些组织的密度差异很大，其 CT 值的范围广，所以在观察胸部 CT 时，至少需采用两种不同的窗宽和窗位，分别观察肺野与纵隔，有时还需采用骨窗，以观察胸部骨骼的改变。如观察肺实质采用肺窗，窗宽为 1000～1500HU，窗位为−700～−400HU；观察纵隔内的结构采用纵隔窗，窗宽为 300～500HU，窗位为 30～60HU；观察骨组织采用骨窗，窗宽为 1000～2000HU，窗位为 400～600HU。胸部 CT 图像是胸部不同层面的断层图像，常规 CT 只能进行胸部横断面成像，多层螺旋 CT 除横断面成像外，还可行冠状面及矢状面的重组成像。

（一）横断层面

1. 肺野横断层面 在胸部影像学检查中，两肺野呈现对称性的低密度阴影。在肺野之中，可见从中心向外围走行的高密度肺血管分支影，这些肺血管分支影呈现出由粗变细的特点，此即肺纹理影。对于上下走行或斜行的血管纹理，其在影像上表现为圆形或椭圆形的断面影。肺动脉与同级别的支气管是相伴走行的，并且两者的断面直径较为相近。两侧的主支气管、叶支气管、段支气管及部分亚段支气管，在影像上表现为管状或条状的含气低密度影，可以作为判断肺叶和肺段位置的重要标志之一。

以下选取 7 个具有代表性的层面，叙述肺叶和肺段在 CT 横断层面上的分布。

（1）经胸腔入口横断层面：此层面相当于胸骨切迹水平，可显示右肺上叶尖段、前段及后段，左肺上叶尖后段及下叶背段（图 2-2-11）。

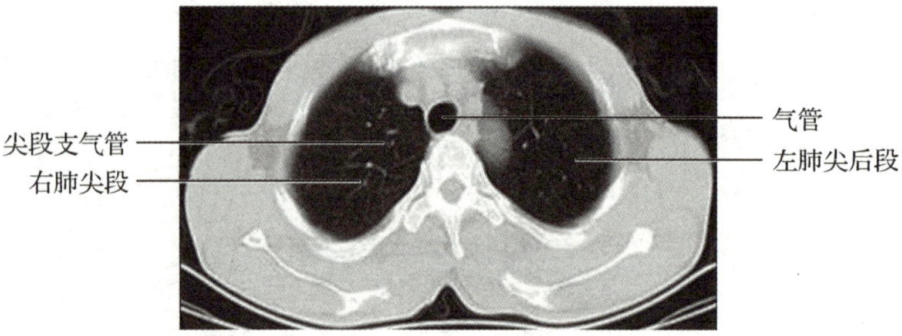

图 2-2-11 经胸腔入口 CT 横断层面

（2）经主动脉弓横断层面：在此层面上，可显示右肺上叶尖段、前段及后段，左肺上叶前段、尖后段及下叶背段（图 2-2-12）。

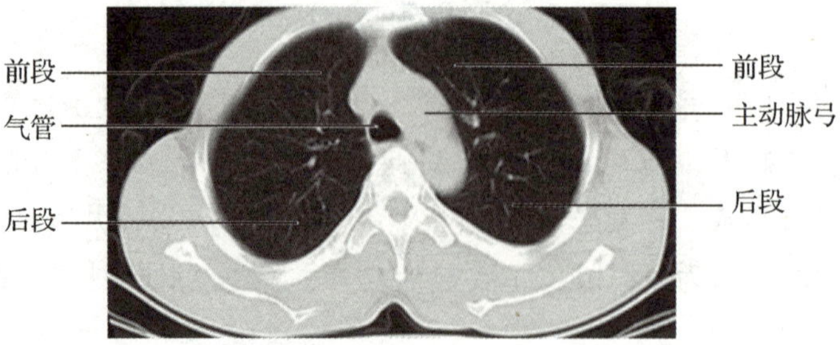

图 2-2-12 经主动脉弓 CT 横断层面

（3）经气管分叉横断层面：在此层面上，可显示右肺上叶前段及下叶背段，左肺上叶前段及左肺下叶背段（图 2-2-13）。

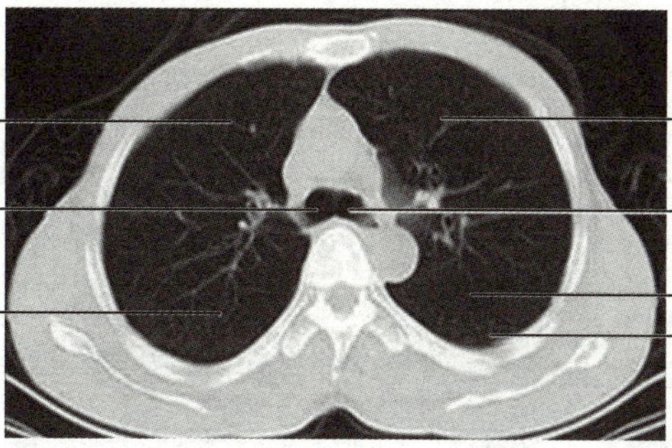

图 2-2-13　经气管分叉 CT 横断层面

（4）经右中间段支气管横断层面：在此层面上，可见右肺上叶支气管从主支气管分出，并斜向外走行，然后分出后段支气管。可显示的肺段包括右肺上叶前段及右肺下叶背段；左肺上叶尖后段、前段，左肺下叶背段（图 2-2-14）。

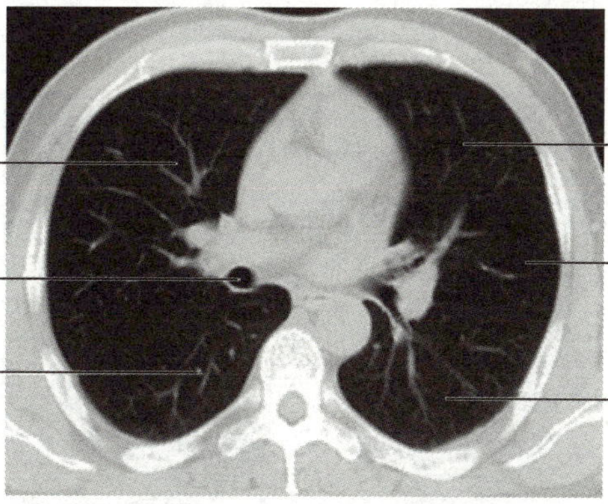

图 2-2-14　经右中间段支气管 CT 横断层面

（5）经右中叶支气管横断层面：在此层面上，可见右肺中叶支气管自中间段支气管分出，向前走行；下叶背段支气管与中叶支气管开口相对，向后走行。左肺下叶支气管断面呈圆形透亮影，邻近有相应的肺动脉分支伴行。可显示的肺段包括右肺中叶外侧段、内侧段及下叶背段；左肺上叶上舌段、下舌段及下叶背段（图 2-2-15）。

微课：右肺叶 CT 分段

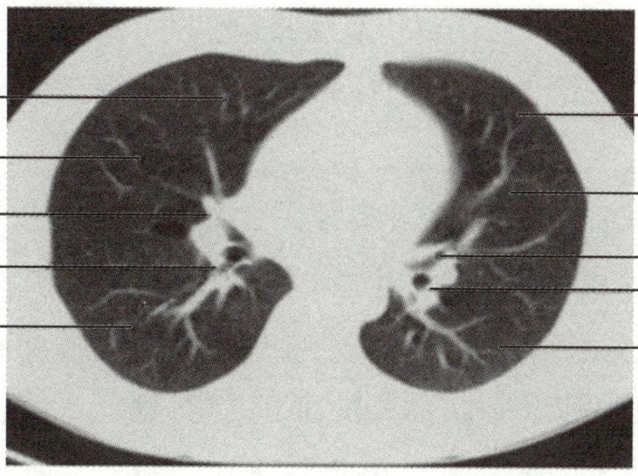

图 2-2-15　经右中叶支气管 CT 横断层面

（6）经左心房横断层面：在此层面上，可见左肺下叶前、外支气管断面呈椭圆形透亮影，邻近有相应的肺动脉分支伴行。可显示的肺段包括右肺中叶外侧段、内侧段及下叶前、外、后基底段；左肺上叶上舌段、下舌段及下叶前、外基、后底段（图 2-2-16）。

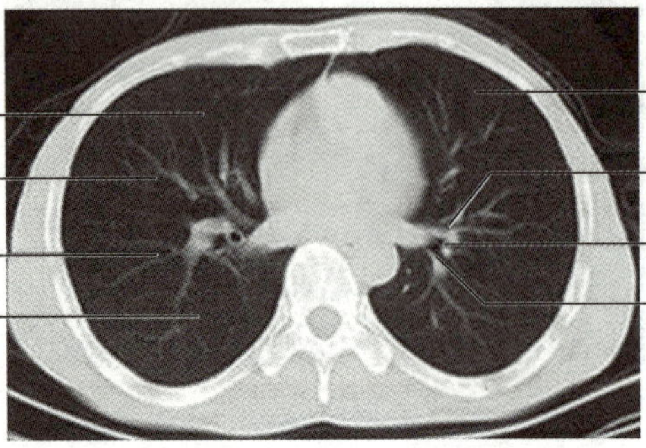

图 2-2-16　经左心房 CT 横断层面

（7）经四心腔横断层面：在此层面上，可显示的肺段包括右肺下叶后基底段、外基底段、前基底段、内基底段及右肺中叶内侧段、外侧段；左肺下叶后基底段、外基底段、前内基底段及左肺舌叶的下舌段（图 2-2-17）。

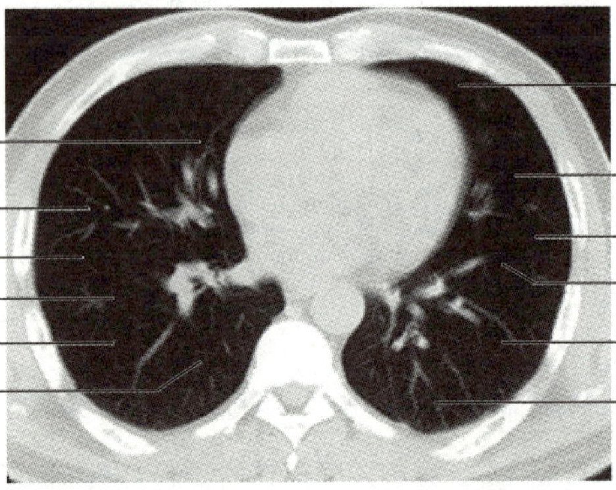

图 2-2-17　经四心腔 CT 横断层面

2. 气管和支气管横断面　在 CT 图像上，胸段气管呈圆形或椭圆形，与周围结构界限清楚。40 岁以上者，气管壁软骨可发生钙化。部分气管的右侧后壁直接与肺相邻，此处气管壁厚度如超过 4mm，视为异常。

右主支气管短而粗（直径约 15mm），左主支气管细而长（直径约 13mm）。支气管走行与 CT 扫描层面平行时，在肺窗上呈条形低密度影，垂直时呈圆形影，斜交时呈卵圆形低密度影，可显示在以下几个具有代表性的层面中。

微课：左肺叶 CT 分段

（1）经气管分叉上部横断层面：相当于两侧肺门上部，紧靠中线的是气管，呈卵圆形环状透亮影。气管右侧为右上叶尖段支气管横断面，呈小圆形透亮影。右上叶肺动脉尖支，位于上叶尖段支气管断面的前内侧，上叶肺静脉后支位于外后侧。左侧可见尖后段肺动脉及尖亚段、后亚段肺动脉分支断面，上叶肺动脉位居前方，上叶肺静脉断面则更靠前和内侧，气管左前方为左肺上叶前段支气管断面，气管左侧为左肺上叶尖后段支气管断面（图 2-2-18）。

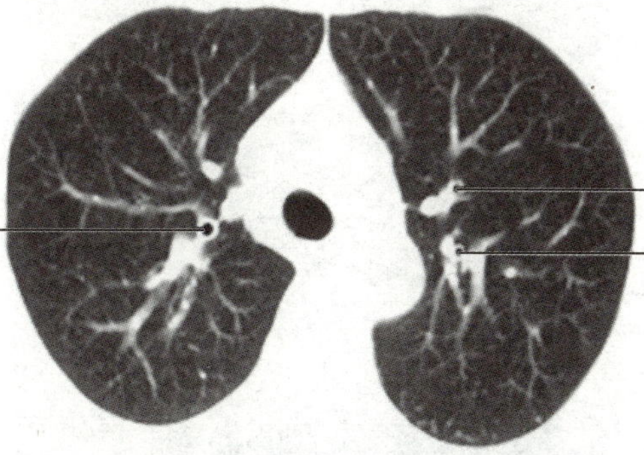

图 2-2-18　经气管分叉上部 CT 横断层面

（2）经右上叶支气管横断层面：在气管分叉平面以下约 1cm，一般可见右上叶支气管从右主支气管侧面分出，向外走行 1~2cm，分为后段和前段。右上叶支气管的后壁邻接肺野，前面为右肺动脉的前干支，外侧是右上肺静脉后支，位于右上叶前段与后段支气管的夹角处。左侧可见到左上叶尖后段支气管或尖亚段、后亚段支气管断面，其前方为左上肺静脉，其后是左上肺动脉（图 2-2-19）。

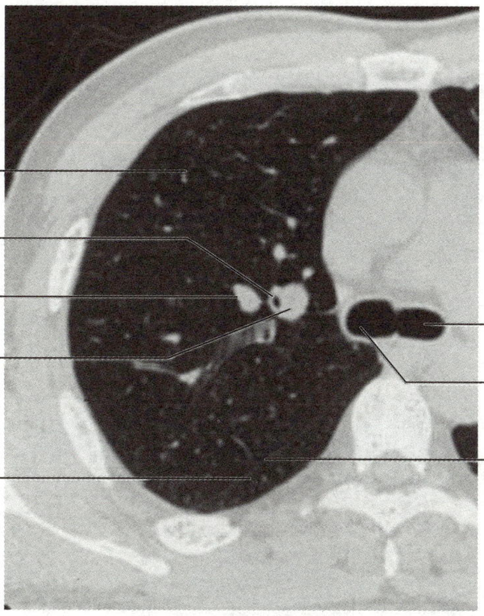

图 2-2-19　经右上叶支气管 CT 横断层面

（3）经中间段支气管横断层面：在此层面上，右侧中间段支气管平面。左主支气管在此平面因接近水平方向，切面呈卵圆形或条形，其后为左下肺动脉，与左主支气管紧邻。右侧的中间段支气管呈圆形或卵圆形，其后为伸入奇静脉食管隐窝的肺组织。中间段支气管的前外侧为右下肺动脉干，向外形成弧形突出影，更前方内侧为上叶尖前段静脉（图 2-2-20）。

（4）经右中叶支气管横断层面：在此层面上，可见右中叶支气管从中间段支气管右前方分出，向前外走行，通常下叶背段支气管与中叶支气管，在相同的高度从中间段支气管后外侧分出。右下肺动脉位于中叶和下叶支气管分叉的夹角内。在左侧，左下叶支气管呈环形，其后外方为左下肺动脉（图 2-2-21）。

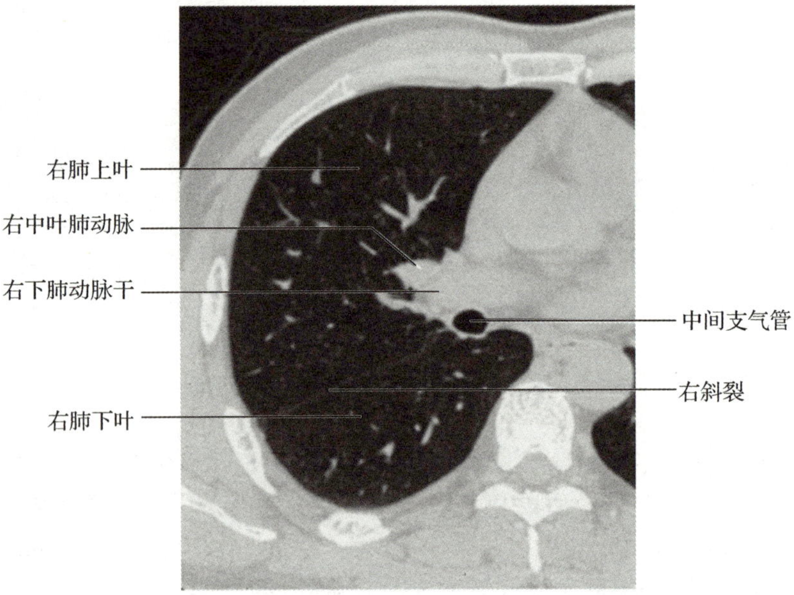

图 2-2-20　经中间段支气管 CT 横断层面

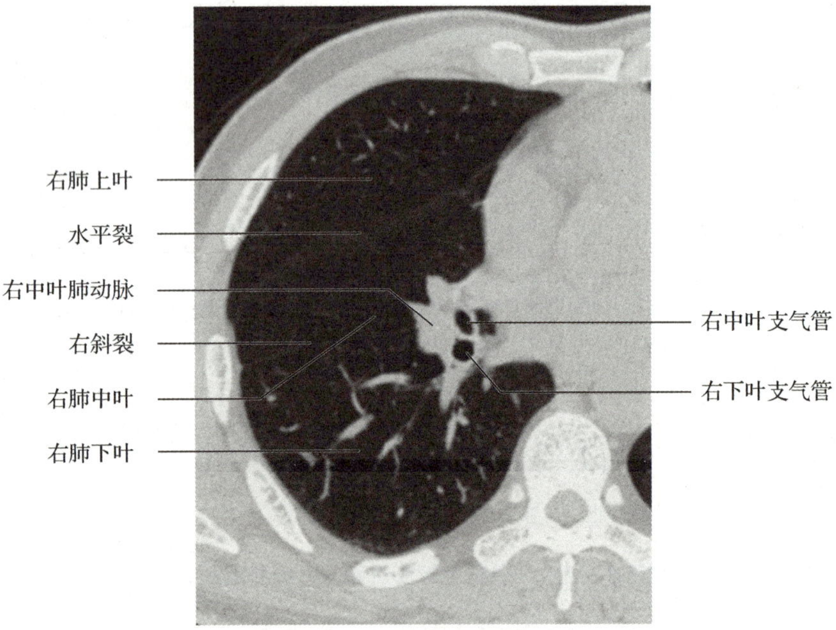

图 2-2-21　经右中叶支气管 CT 横断层面

微课：纵隔 CT 解剖

3. 纵隔横断面　CT 显示纵隔内结构明显优于 X 线片，主要通过纵隔窗来观察纵隔内的结构。

（1）纵隔划分

1）前纵隔：位于胸骨后方，心脏大血管之前，主要有胸腺组织、淋巴组织、脂肪组织和结缔组织。胸腺位于上纵隔血管前间隙，分左、右两叶，形似箭头。10 岁以下胸腺外缘多隆起，10 岁以上外缘常凹陷，20~30 岁外缘平直，密度低于肌肉，30~40 岁胸腺密度明显降低。

2）中纵隔：为心脏、主动脉及气管所占据的部位。中纵隔内的结构包括气管与支气管、大血管及其分支、膈神经及喉返神经、迷走神经、淋巴结及心脏等。心脏内血液与心肌密度相等，所以不能区分。在 CT 横断面上，心脏四腔的位置关系是，左心房位于心脏后上方，右心房居右，右心室居前，左心室位于前下偏左。在左、右心膈角区，有时可见三角形心包脂肪垫影。

中纵隔淋巴结多数沿气管、支气管分布，主要有气管旁淋巴结、气管支气管淋巴结、奇静脉淋巴结、支气管肺淋巴结、隆突下淋巴结等。CT 可显示正常淋巴结，直径多小于 10mm。一般前纵隔淋巴结较多，隆突下淋巴结较大。通常将淋巴结直径 11 ~ 14mm 视为临界性，≥15mm 视为病理性，≥20mm 多为恶性或转移性。CT 不能显示走行于纵隔内的神经。

3）后纵隔：为食管前缘之后，胸椎前及椎旁沟的范围。后纵隔内有食管、降主动脉、胸导管、奇静脉、半奇静脉及淋巴结等。

（2）纵隔代表性层面

1）经胸廓入口横断层面：相当于胸骨切迹平面。在此层面上，气管居中，气管两旁偏前外侧为两侧颈总动脉。两侧颈总动脉外侧为由锁骨下静脉及颈内静脉汇合而成的头臂静脉，左颈总动脉外后方为左锁骨下动脉。食管断面显示于气管与胸椎之间（图 2-2-22）。

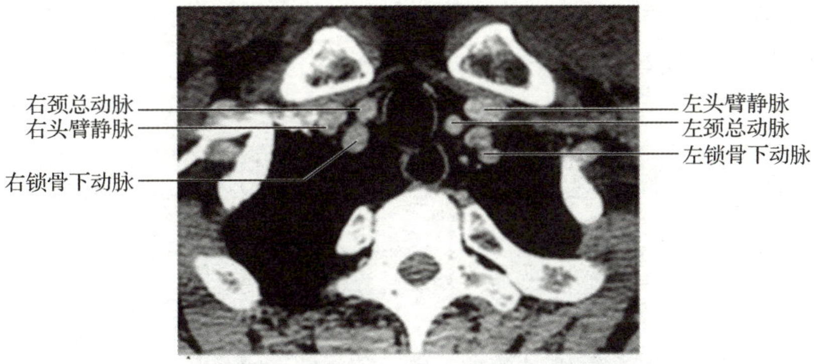

图 2-2-22　经胸廓入口 CT 横断层面

2）经主动脉弓横断层面：在此层面上，可见右头臂静脉汇入上腔静脉，主动脉弓绕气管自其前向左后走行。上腔静脉居气管的右前方，食管腔内含气，并位于气管、主动脉弓及胸椎之间（图 2-2-23）。

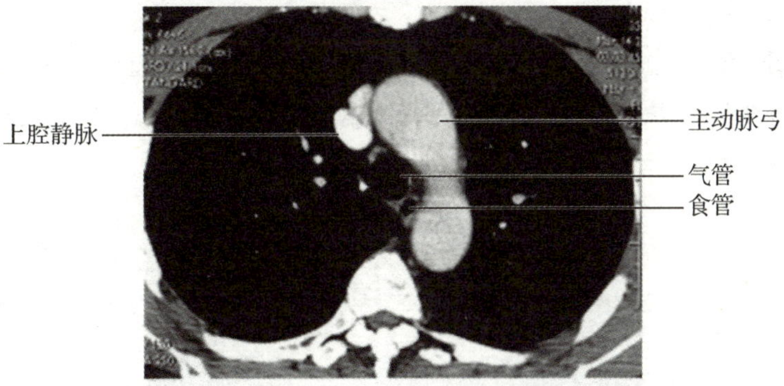

图 2-2-23　经主动脉弓 CT 横断层面

3）经主-肺动脉窗横断层面：在此层面上，升主动脉居气管前方，上腔静脉位于升主动脉右后方。上腔静脉的后方、气管右侧可显示奇静脉汇入上腔静脉。降主动脉居胸椎左侧，气管、胸椎和降主动脉之间为含气的食管（图 2-2-24）。

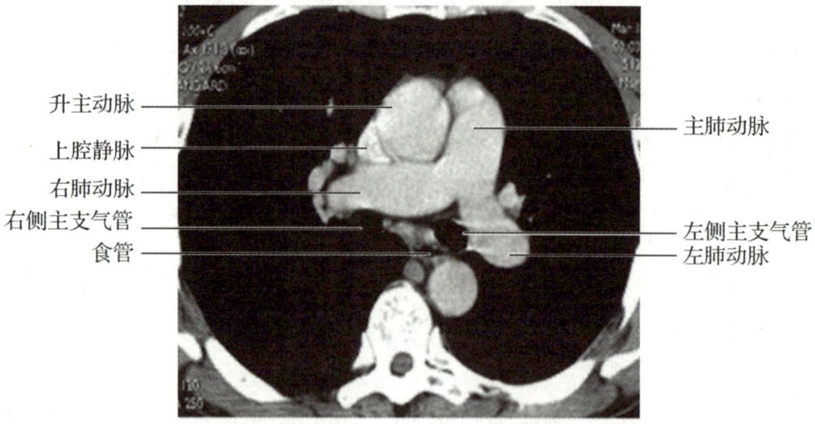

图 2-2-24　经主 - 肺动脉窗 CT 横断层面

4）经肺动脉分叉横断层面：在此层面上，左、右主支气管及隆突的前方为肺动脉，呈“人”字形。右肺动脉自主肺动脉分出后，于升主动脉和右主支气管之间行向右后方，左肺动脉则于左主支气管的前外方，斜向左后方（图 2-2-25）。

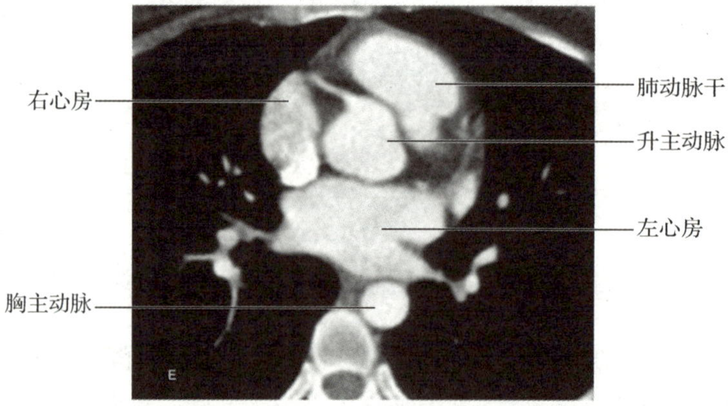

图 2-2-25　经肺动脉分叉 CT 横断层面

5）经左心房横断层面：在此层面上，后方为左心房，左心房正前方为主动脉根部，主动脉右侧为右心房，主动脉前方为肺动脉根部。左心房后面为食管和胸主动脉（图 2-2-26 ）。

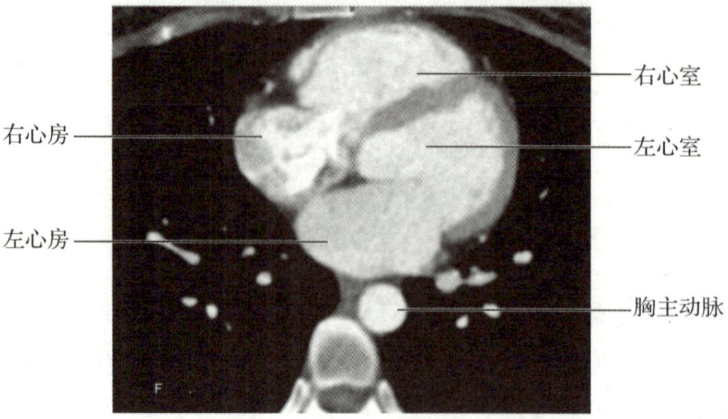

图 2-2-26　经左心房 CT 横断层面

6）经四心腔横断层面：在此层面上，可见左、右心房及心室，要区分心腔、心壁需增强扫描，薄层扫描还可显示瓣膜。脊柱前方为左心房，左心房两侧为两侧下肺静脉，左心房左前为左心室，左心室与左心房之间薄层扫描时，可显示二尖瓣。左心室右侧为右心室，二者之间为室间隔，右心室的右后方为右心房。右心房与左心房之间为房间隔，正常情况下室间隔和房间隔是完整的，先天性心脏病患者可以出现室间隔和房间隔缺损（图 2-2-27）。

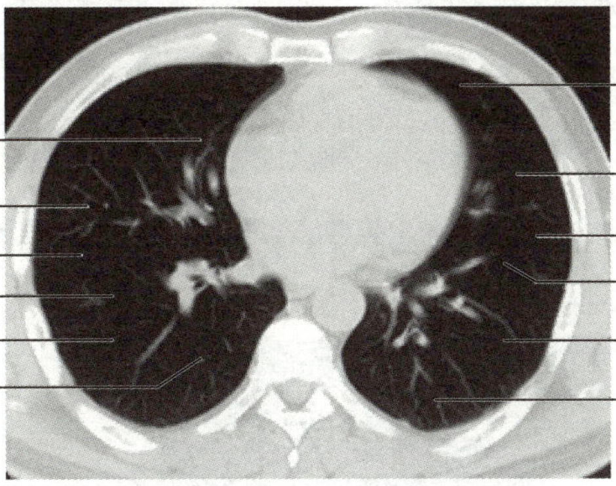

图 2-2-27　经四心腔 CT 横断层面

（二）冠状层面

因方位与胸部正位片一致，肺与纵隔冠状面最容易为观察者所接受，此方位有利于显示气管、气管分叉、支气管的走行、肺门和纵隔结构，以及病变与周围结构的毗邻关系。CT 可将横断面的原始数据经 MPR 技术重组为冠状面，作为横断面的补充，而 MRI 可直接行冠状面成像。这里仅以纵隔 MRI 冠状面叙述其冠状面解剖。

1. 经升主动脉冠状层面　在此层面上，可见升主动脉与左心室相连，左心室右侧为右心房，肺动脉干居左心室上方（图 2-2-28）。

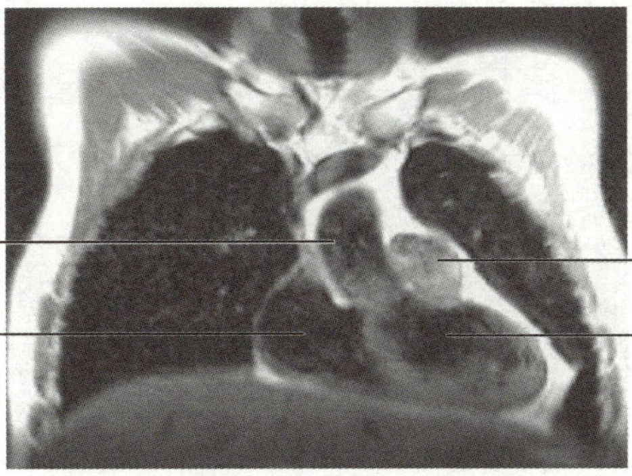

图 2-2-28　经升主动脉 MRI T_1WI 冠状层面

2. 经上腔静脉冠状层面　此层面显示上腔静脉与右心房相连，升主动脉居上腔静脉左侧，起自左心室，在主动脉弓上，可见头臂干及左颈总动脉（图 2-2-29）。

3. 经右肺动脉冠状层面　此层面上，显示气管及气管分叉，右肺动脉横行于隆突下方。在主动脉弓上缘，可见由此发出的左锁骨下动脉（图 2-2-30）。

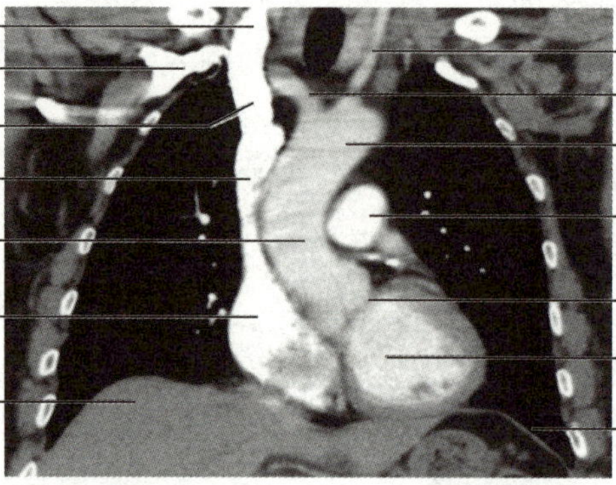

图 2-2-29　经上腔静脉 MRI T_1WI 冠状层面

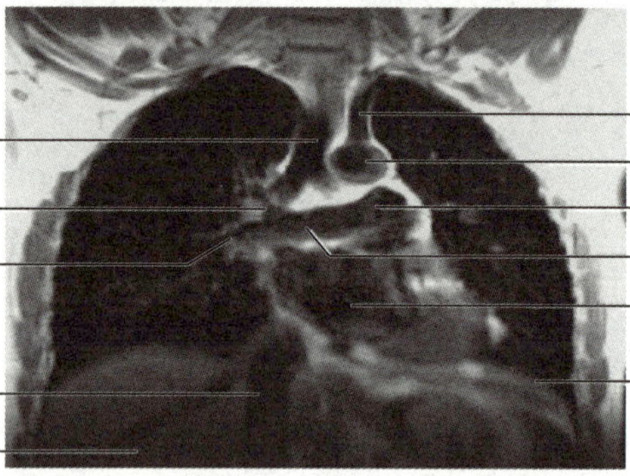

图 2-2-30　经右肺动脉 MRI T_1WI 冠状层面

4. 经气管分叉冠状层面　此层面显示气管及左、右支气管，呈“人”字形，居纵隔中部。右主支气管行至肺门处，分为右上叶支气管及中间段支气管，中间段支气管的远端再分出中叶支气管及下叶支气管。在此层面上，还可见主动脉弓、左锁骨下动脉，以及左心房、肺静脉（图 2-2-31）。

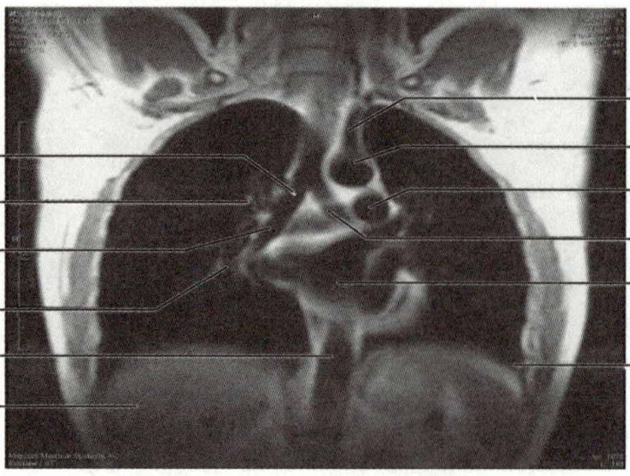

图 2-2-31　经气管分叉 MRI T_1WI 冠状层面

5. 经降主动脉冠状层面　此层面显示，左侧脊柱旁与脊柱平行的管状结构为降主动脉，重叠于脊柱上的长条状低信号影为奇静脉，奇静脉经右肺门汇入上腔静脉（图 2-2-32）。

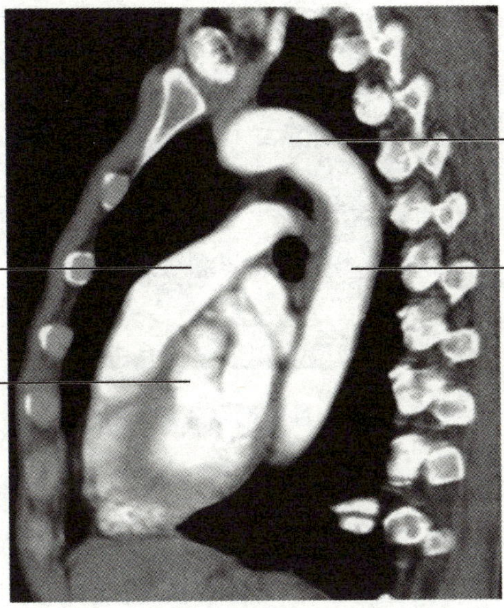

图 2-2-32 经降主动脉 CT MPR 冠状层面

（三）纵隔间隙

纵隔间隙通常是指在纵隔区域内包含无筋膜脂肪、淋巴结等结构，向上、向下分别与颈部间隙、腹膜后间隙相连的空隙。影像学常用的纵隔间隙主要介绍如下。

1. 胸骨后间隙 此间隙位于胸骨后方，前邻胸骨，后通血管前间隙，两侧外界略超出胸骨外缘。胸骨后间隙内含脂肪、结缔组织、胸廓内动静脉及前纵隔淋巴结。正常情况下，CT 扫描难以发现，沿胸廓内血管束分布的小淋巴结。胸廓内血管束位于胸骨中线两旁的胸膜下，需用增强 CT 方可识别（图 2-2-33）。

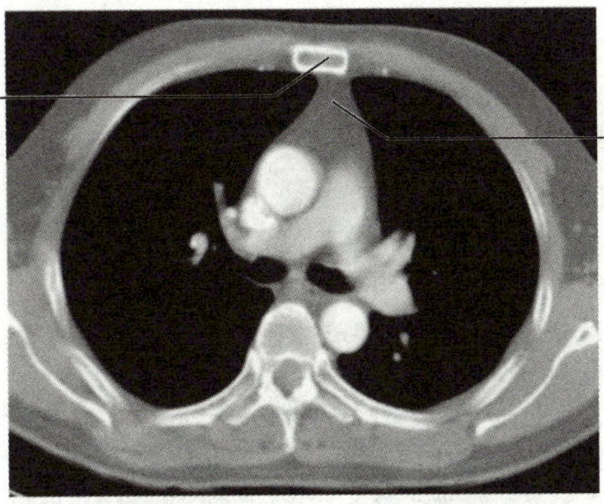

图 2-2-33 胸骨后间隙 CT 横断面

2. 血管前间隙 此间隙位于前纵隔内，前方连胸骨后间隙，后方邻升主动脉和主动脉弓，两侧为纵隔胸膜和肺。间隙内有胸腺，胸腺在成年后退化萎缩。血管前间隙后方受升主动脉和主动脉弓所限，但可经主动脉弓的外侧及升主动脉左侧与主–肺动脉窗相通。血管前间隙内有左头臂静脉和胸腺（图 2-2-34）。

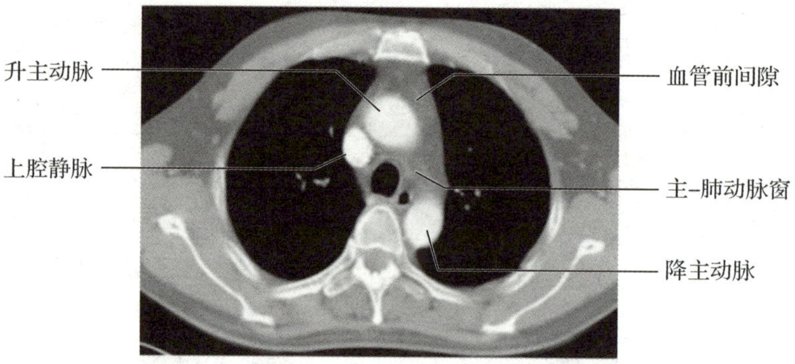

图 2-2-34　血管前间隙 CT 横断面

3. 气管前间隙　也称气管前腔静脉后间隙，位于胸廓入口与气管隆嵴之间的气管前方。此间隙因人而异，并随年龄增长、脂肪增多和主动脉迂曲而增大。此区包含引流两肺和纵隔器官的淋巴结、纤维结缔组织、奇静脉等。气管前间隙在主动脉弓以上位于气管前壁和大血管之间，右侧为头臂静脉和上腔静脉，左侧为左颈总动脉和左锁骨下动脉，前方为头臂静脉。气管前间隙经胸廓入口与颈深筋膜通连。气管前间隙的下部，由气管前缘、奇静脉左缘、上腔静脉后缘及升主动脉后缘共同围成。左侧为主动脉所限，仅有少数人的气管前间隙与主-肺动脉窗相通（图 2-2-35）。

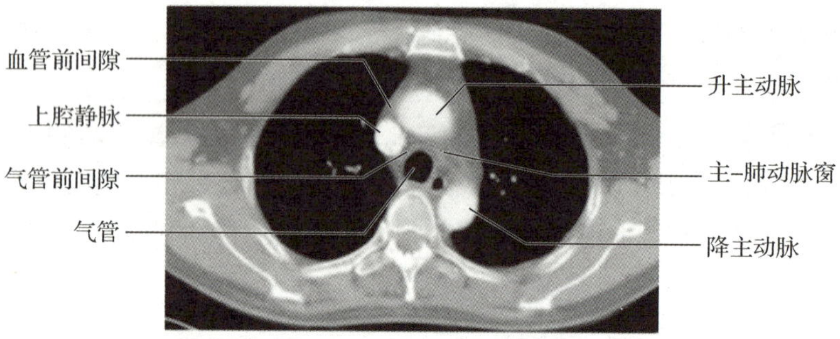

图 2-2-35　气管前间隙 CT 横断面

4. 气管后间隙　位于气管与脊柱之间，向下与心包后方的后纵隔相通。此间隙变异较大，其范围与食管和主动脉的位置及右肺和纵隔邻接范围有关。气管后间隙仅充填脂肪和结缔组织，食管及奇静脉走行其中（图 2-2-36）。

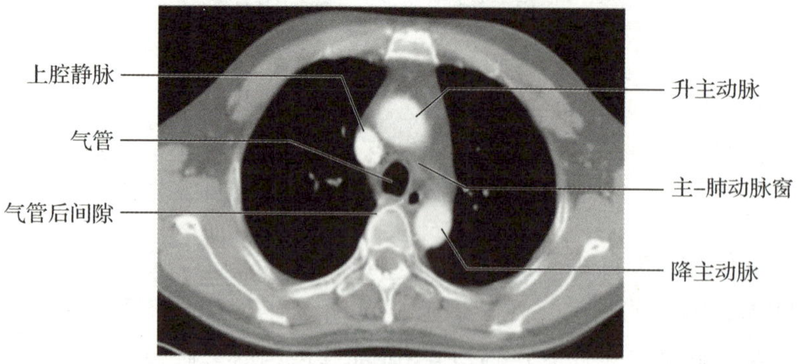

图 2-2-36　气管后间隙 CT 横断面

5. 隆突下间隙 也称气管杈下间隙，位于气管隆嵴下方，前方为肺动脉，后方为食管及奇静脉，上方为气管隆嵴，下方为左心房，两侧为左、右主支气管。此间隙向上与气管前间隙延续，内含脂肪、淋巴结（图 2-2-37）。

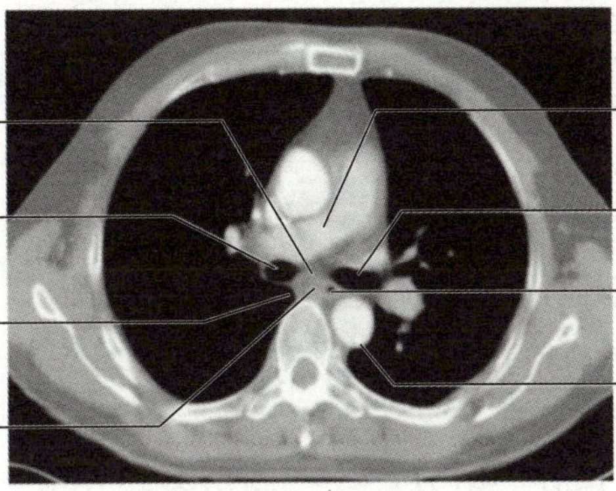

图 2-2-37 隆突下间隙 CT 横断面

6. 主－肺动脉窗 位于主动脉弓下方、左肺动脉上方、下段气管和食管的左侧。内侧与气管前间隙的下部相通，外侧与升主动脉前外方的血管前间隙相通。此区包含动脉韧带及喉返神经，以及动脉韧带组淋巴结（图 2-2-38）。

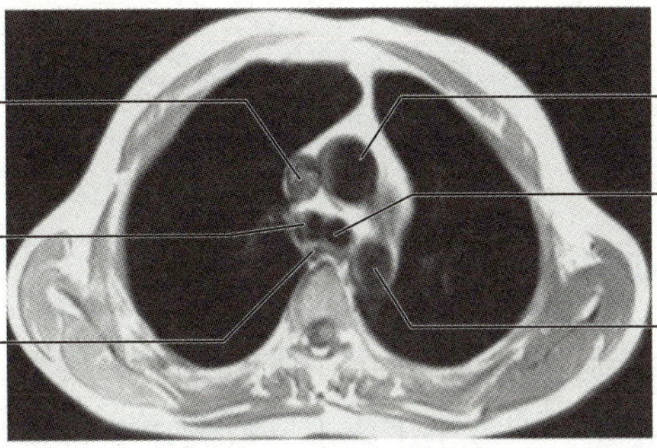

图 2-2-38 主－肺动脉窗 MRI T_1WI 横断面

7. 食管后间隙 位于上纵隔内，食管与胸内筋膜间，内有奇静脉、胸导管和副半奇静脉等器官。向上通咽后间隙，向下与心包、食管间的疏松结缔组织相连，并通过膈的裂隙与腹膜后隙相通。

▶知识拓展

人工智能在肺结节诊治中的应用专家共识

近年来，随着人们越来越重视身体健康，越来越多的人体检发现了“肺结节”。“肺结节”是指影像学上肺内直径≤3cm 的局灶性、类圆形、密度增高的实质性或亚实质性肺部阴影。

随着时代的发展，科学的进步，医学领域也对人工智能(artificial intelligence，AI)有了进一步的应用。已有研究发现，AI 在协助肺结节良恶性判别及制订个体化治疗方案上体现出的有效性得到了一定的验证。同时，利用 AI 辅助进行肺结节的早期诊断及精准医疗成为了目前的研究热点。

第三节　心脏与大血管

案例导入

【案例】

患者，男，62 岁，因“持续性胸痛 3 小时”急诊入院。患者于今日清晨 6 时左右，无明显诱因突发胸骨后剧烈疼痛，呈压榨性，疼痛范围波及整个心前区，向左肩部及背部放射，伴有大汗淋漓、濒死感，休息及含服硝酸甘油均不能缓解。无咳嗽、咯血，无恶心、呕吐，无晕厥。

既往有冠心病病史 8 年，长期口服阿司匹林、阿托伐他汀等药物，但未规律复诊；高血压病史 12 年，血压波动在（150~170）/（90~100）mmHg，间断服用降压药；高脂血症病史 5 年，未严格控制饮食。吸烟 40 年，平均每天 15 支，偶尔饮酒。

【问题】

该患者目前可能的诊断是什么？后续还可能需要进行哪些影像学检查？

一、应用解剖

（一）心的位置、外形和血管

1. 心的位置　心（heart）位于胸腔中纵隔内，向前平对胸骨体和第 2~6 肋软骨，向后平对第 5~8 胸椎，上方与出入心的大血管相连，下方坐于膈上。心约 2/3 位于身体正中线的左侧，1/3 位于右侧。两侧隔纵隔胸膜和肺相邻，后方与食管和胸主动脉相邻，前方除与胸骨体下部及左侧第 4~6 肋软骨相邻外，其余被胸膜和肺遮盖（图 2-3-1）。

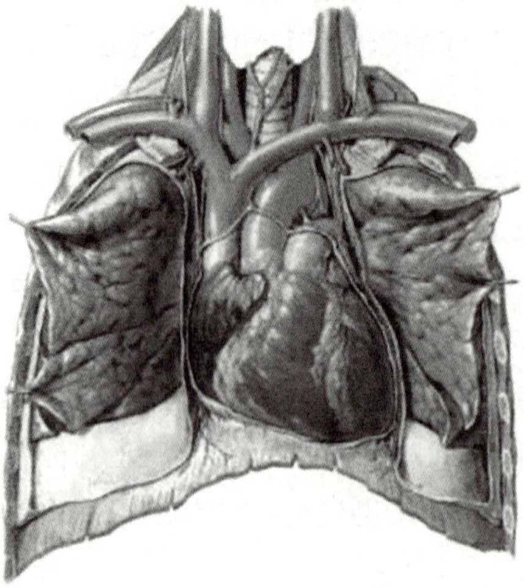

图 2-3-1　心的位置

2. 心的外形　心是中空性肌性器官，呈倒置圆锥形，外裹心包。其外形可分为“一尖”“一底”“两面”“三缘”和“四条”沟（图 2-3-2、图 2-3-3）。

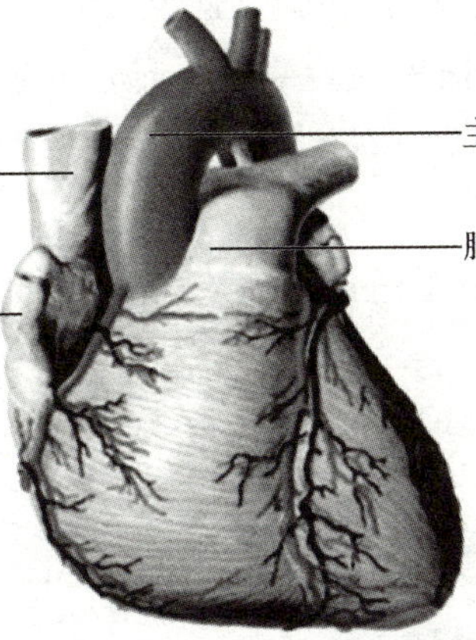

图 2-3-2　心的前面观

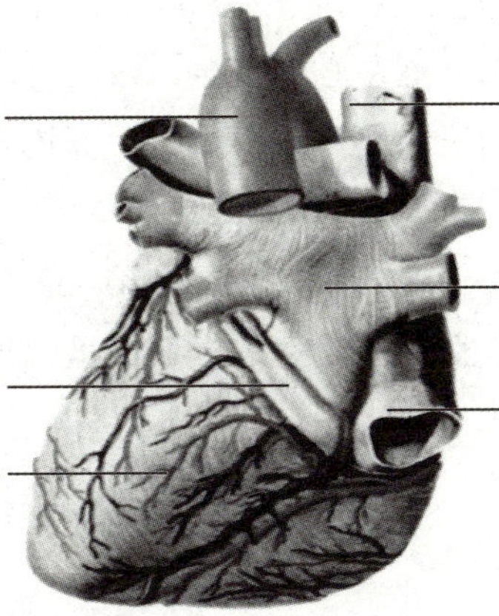

图 2-3-3　心的膈面观

（1）心尖（cardiac apex）：朝向左前下方，由左心室构成，体表投影在左侧第 5 肋间隙锁骨中线内侧1～2cm 处。

（2）心底（cardiac base）：朝向右后上方，大部分由左心房，小部分由右心房构成，左、右肺静脉汇入左心房，上、下腔静脉开口于右心房。

（3）胸肋面（sternocostal surface）：也称前面，朝向前上方，大部分由右心房和右心室构成，小部分由左心耳和左心室构成。胸肋面有起于右心室行于左心耳右侧的肺动脉干，以及起于左心室经上腔静脉左侧和肺动脉干后方向右上行的升主动脉。

（4）膈面（diaphragmatic surface）：也称下面，朝向后下，隔心包与膈紧贴，大部分由左心室、小部分由右心室构成。

（5）三缘：心的下缘位于膈面与胸肋面之间，近似水平，由右心室和心尖构成。左缘位于胸肋面与肺面之间，绝大部分由左心室构成，仅上方一小部分由左心耳构成。右缘由右心房构成。心左、右缘形态圆钝，无明确的边缘线。

（6）四条沟：可以作为心腔在表面的分界。冠状沟位于近心底处，大致呈冠状位环绕心脏一周，不过其前方被肺动脉根中断。此沟可作为区分后方心房和前方心室的重要标志。心室的胸肋面和膈面各有一条自冠状沟走向心尖切迹的前室间沟（anterior interventricular groove）和后室间沟（posterior interventricular groove），是左、右心室在心表面的分界。在心底，右心房与右肺上、下静脉交界处的浅沟，称后房间沟，是左、右心房在心表面的分界。

3. 心的血管　心的动脉为左、右冠状动脉。左冠状动脉（left coronary artery）起自主动脉左后窦，于肺动脉干和左心耳之间入冠状沟，分支为前室间支和旋支。前室间支为左冠状动脉主干的延续，沿前室间沟走行；旋支沿冠状沟行向左后，绕过左心缘至膈面。右冠状动脉（right coronary artery）起自主动脉右前窦，于右心耳与肺动脉干之间入冠状沟，行向右后至房室交点处，分为后室间支和左室后支。后室间支沿后室间沟下行，与前室间支吻合；左室后支分布于左室后壁。

心的静脉大部分汇入冠状窦（coronary sinus），冠状窦位于冠状窦沟的后部，左心房和左心室之间，借冠状窦口，开口于下腔静脉口与右房室口之间的右心房。主要属支包括心大静脉、心中静脉和心小静脉。

（二）心腔结构

1. 左心房 左心房（left atrium）位于右心房的左后方，主动脉和肺动脉起始部的后方，其向左前方凸出的部分称左心耳（left auricle）。左心房前壁构成心包横窦的后壁，并借心包横窦与肺动脉干和主动脉起始段相邻。左心房的后面构成心底的大部分，接受左、右各两条肺静脉，并构成心包斜窦的前壁。

2. 左心室 左心室（left ventricle）位于心的左后方，构成部分胸肋面、左侧缘和膈面。由于室间隔凸向右心室，左心室的横切面呈圆形（图 2-3-4）。

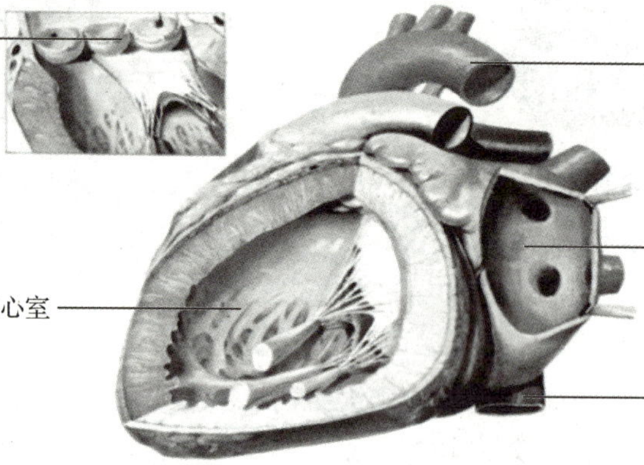

图 2-3-4　左心房和左心室

左房室口较右房室口小，位于左心室的右后上方。口周缘纤维环上附有二尖瓣（mitral valve）。前（尖）瓣较大，位于前内侧，介于主动脉口和左房室口之间，借此将左心室腔分为流入道和流出道两部分；后（尖）瓣较小，位于后外侧。左心室流出道壁光滑无肉柱，称主动脉前庭（aortic vestibule），其出口为主动脉口，位于左房室口的前侧，周缘附主动脉瓣（aortic valves），分别称左半月瓣、右半月瓣和后半月瓣。瓣膜与动脉壁之间的内腔膨大，称主动脉窦（aortic sinus）。在主动脉右窦和左窦处，分别有右冠状动脉和左冠状动脉的开口。

3. 右心房 右心房（right atrium）位于左心房的右前方，构成心胸肋面的右上部和心底的右侧小部分。其前部呈锥形凸出，遮于主动脉根部右侧，称右心耳（right auricle）。上腔静脉开口于右心房的顶部，下腔静脉开口于右心房的后下部，房室口位于其前下部。下腔静脉口与房室口之间有冠状窦口，口的下缘有冠状窦瓣。下腔静脉瓣位于下腔静脉口的前内侧缘。卵圆窝位于右心房的后内侧壁，房间隔的下部（图 2-3-5）。

4. 右心室 右心室（right ventricle）位于右心房的前下方，是心腔最靠前方的部分，构成心胸肋面的大部分。右心室靠近胸骨和左侧第 4、第 5 肋软骨的后面，由于右心室的内侧壁凸向右心室，故室腔横切面呈半月形（图 2-3-5）。

右心室腔按功能可分为流入道和流出道，二者以室上嵴（supraventricular crest）为界。流入道的入口为右房室口，流出道的出口称肺动脉口。右房室口位于右心室的后上方，呈卵圆形，周径 11cm 左右，约可容自身的 3 个手指尖。口周缘附有三尖瓣（tricuspid valve），按部位分为前瓣、后瓣和隔侧瓣。隔缘肉柱（septomarginal trabecula）从室间隔连至前壁前乳头肌根部。右心室腔向右上延伸的流出道部分向上缘渐变细，呈倒置的漏斗形，称为动脉圆锥（conus arteriosus）。

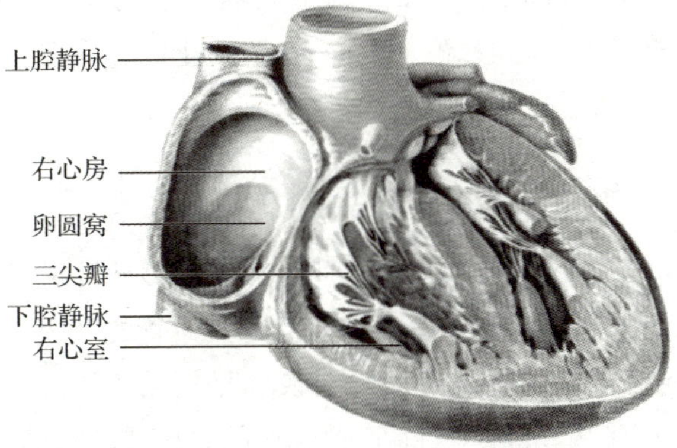

图 2-3-5　右心房和右心室

（三）心间隔

心的间隔将心分隔为容纳动脉血的左半心和容纳静脉血的右半心，包括房间隔、室间隔和房室隔。

1. 房间隔　房间隔（interatrial septum）又称房中隔，位于左、右心房之间（图 2-3-6）。房间隔向左前方倾斜，由两层心内膜中间夹心房肌纤维和结缔组织构成，其前缘与升主动脉后面相适应，稍向后弯曲，后缘邻近心表面的后房间沟。房间隔右侧面中下部有卵圆窝，是房间隔最薄弱处。

2. 室间隔　室间隔（interventricular septum）又称室中膈，位于左、右心室之间（图 2-3-7），呈 45°倾斜。室间隔上方呈斜位，随后向下至心尖呈顺时针方向作螺旋状扭转，前部较弯曲，后部较平直，这种扭曲使室间隔中部明显凸向右心室。室间隔可分为肌部和膜部两部分。

（1）肌部：占据室间隔的大部分，由肌组织覆盖心内膜而成。厚 1~2cm，其左侧面心内膜深面有左束支及其分支通过，右侧有右束支通过。

（2）膜部：位于心房与心室交界部位，其上界为主动脉右后半月瓣和左后半月瓣下缘，前缘和下缘为室间隔肌部，后缘为右心房壁。膜部右侧面有三尖瓣隔侧尖附着，故将膜部分为后上部和前下部。后上部位于右心房和左心室之间，称房室部；而前下部位于左、右心室之间，称室间部。室间部位于室上嵴下方，其后上方以三尖瓣隔侧尖附着缘与房室隔相邻，下方是肌性室间隔的嵴，前方为漏斗部肌肉，室间隔缺损多发生于此部。

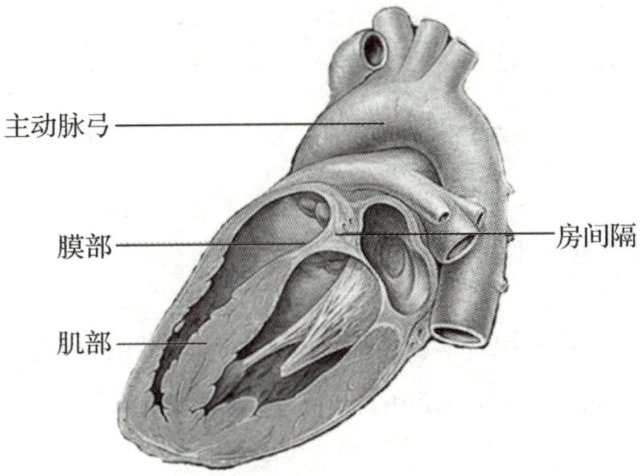

图 2-3-6　房间隔

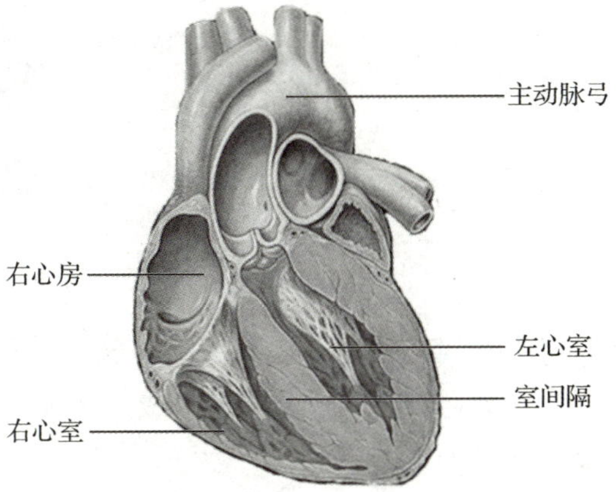

图 2-3-7　室间隔

3. 房室隔 房室隔（atrioventricular septum）为房间隔和室间隔的过渡、重叠区域。上界为间隔上的二尖瓣环；下界为三尖瓣隔侧尖附着缘；前界右侧为室上嵴，左侧为主动脉右后瓣环；后界为冠状窦口前缘至隔侧尖的垂线。

（四）心包

心包（pericardium）为包裹心和出入心的大血管根部的锥形纤维浆膜囊，分为外层的纤维心包和内层的浆膜心包。纤维心包为坚韧的结缔组织囊，向上与大血管的外膜相连续，下方与隔的中心腱相连。浆膜心包薄而光滑，分脏、壁两层。脏层即心外膜，壁层贴于纤维心包内面。浆膜心包脏、壁两层在出入心的大血管根部相互移行，两层之间形成潜在的密闭腔隙，即心包腔（pericardial cavity）。心包腔在大血管根部和心周围形成许多窦和隐窝，因其内常有液体集聚，影像学诊断中易被误诊为纵隔淋巴结、肿块、胸腺或变异的血管等。

1. 心包窦 浆膜心包的脏、壁两层在大血管根部反折形成的大小、形态各异的腔隙，称为心包窦（pericardial sinus）（图 2-3-8）。

（1）心包横窦（transverse sinus of pericardium）：为位于升主动脉、肺动脉干后壁与上腔静脉左壁、左心房前壁之间的间隙，大小可容纳一指。

（2）心包斜窦（oblique sinus of pericardium）：为位于左心房后壁、左肺静脉、右肺静脉、下腔静脉与心包后壁之间的间隙。

（3）心包前下窦（anterionferior sinus of pericardium）：为浆膜心包壁层的前部与下部移行处所夹的腔隙，人体直立时位置较低，故心包积液时，液体首先聚于此处。从左侧剑肋角穿刺，可进入此窦抽取积液。

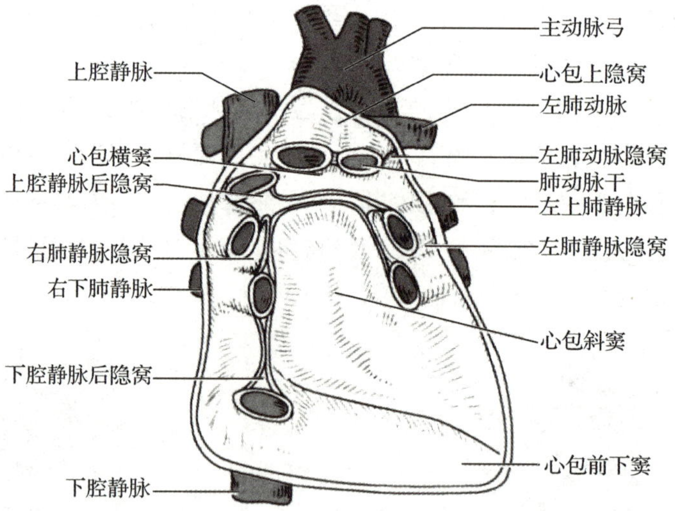

图 2-3-8　心包窦与心包隐窝示意图

2. 心包隐窝 浆膜心包脏层由心表面移行至大血管根部，包绕或覆盖大血管，继而折返续于心包壁层，在大血管之间或其周围形成的间隙，称为心包隐窝（pericardial recess）（图 2-3-8）。常见的心包隐窝列举如下。

（1）心包上隐窝（superior recess of pericardial）：为升主动脉表面的浆膜心包脏层反折至纤维心

包的内面，返折处脏、壁层之间及脏层之间的腔隙。心包上隐窝为心包横窦向上的延伸，二者以右肺动脉上缘分界。

（2）左肺动脉隐窝（recess of left pulmonary）：为位于心包横窦左侧，左肺动脉后下方与左上肺静脉前上方之间的腔隙。在横断面上，该隐窝位于左心耳与左上肺静脉入口处之间。

（3）肺静脉隐窝（recesses of pulmonary veins）：为位于上、下肺静脉之间的腔隙。右肺静脉隐窝位于右肺中叶支气管的内侧和隆嵴下淋巴结的前方，故该隐窝积液在 CT 图像上会被误诊为淋巴结肿大。

（4）上腔静脉后隐窝（posterior recess of vena cava）：为环绕于上腔静脉后外侧的隐窝。为心包上隐窝向外侧的延伸，其上方为右肺动脉，下方为右上肺静脉。

（五）胸部大血管

1. 主动脉 自左心室发出，先斜向右上，再弯曲向左后，沿脊柱左前方下行，穿膈主动脉裂孔入腹腔。主动脉在胸部走行包括升主动脉、主动脉弓及胸主动脉三部分。

微课：主动脉弓大体解剖

（1）升主动脉：起始于左心室，其位置处于肺动脉干和上腔静脉之间，向右前上方斜行，直至右侧第 2 胸肋关节后方，在此处移行为主动脉弓。在升主动脉的起始位置，会发出左、右冠状动脉。

（2）主动脉弓及其分支

1）位置：主动脉弓在右侧第 2 肋软骨水平、胸骨角右后方与升主动脉相续，从右前方弯曲向左后方，在第 4 胸椎体下缘左侧移行为胸主动脉。主动脉弓上缘约平胸骨柄中点或稍上方，儿童主动脉弓位置较高，可达胸骨柄上缘，做气管切开时应予注意。

2）毗邻：主动脉弓的左前方有左肺、左纵隔胸膜、左膈神经、左心包膈血管和左迷走神经；右后方依次为气管胸部、食管胸部、左喉返神经、胸导管；上方及其三大分支根部的前面，有左头臂静脉横过；下方为肺动脉杈、左主支气管、动脉韧带、左喉返神经和心浅丛，主动脉弓的右侧为上腔静脉的末段。

3）动脉韧带：胚胎时期为动脉导管，出生后闭锁为纤维结缔组织锁，连接于主动脉弓下方和左肺动脉起始处之间，位于动脉导管三角内。

4）动脉导管三角：前界为左膈神经，后界为左迷走神经，下界为左肺动脉。动脉三角内有动脉韧带、左喉返神经和心浅丛。左喉返神经紧贴动脉韧带，左侧绕主动脉弓凹侧上升，动脉导管结扎术常以左喉返神经作为寻找动脉导管的标志性结构。

（3）胸主动脉：在第 4 胸椎体下缘左侧移行于主动脉弓，在脊柱前方、食管左后方向右下走行，在第 8、第 9 胸椎高度经食管后方与之交叉，在第 12 胸椎平面经穿膈的主动脉裂孔入腹腔。

胸主动脉前方与左肺根、心包后壁、食管和膈相邻，后方为脊柱、半奇静脉和副半奇静脉，左侧为左纵隔胸膜，右侧为食管、胸导管、奇静脉和右纵隔胸膜。

2. 肺动脉 肺动脉干短而粗，起自右心室，在升主动脉根部的前方向左后上行，至主动脉弓的下方分为左、右肺动脉。左肺动脉较短，经食管、左主支气管及胸主动脉前方至左肺门，分上、下两支进入左肺上、下叶。右肺动脉较长，经升主动脉、上腔静脉的后方至右肺门，分 3 支进入右肺的上、中、下叶。

3. 上腔静脉及其属支 上腔静脉位于右侧第 1、第 2 肋间隙前端的后方，在升主动脉及主动脉弓起始部的右侧垂直向下，直至右侧第 3 胸肋关节下缘后方注入右心房。上腔静脉的前方为肺和胸膜，后方有气管、右迷走神经和奇静脉弓，左侧为升主动脉和头臂干起始部，右侧为右膈神经、心包膈血管及纵隔胸膜。

上腔静脉由右头臂静脉与左头臂静脉汇合而成。右头臂静脉在右侧胸锁关节后方，由右颈内静脉和右锁骨下静脉汇合而成。形成后，其在头臂干及右迷走神经的前方垂直下行。左头臂静脉由左颈内静脉和左锁骨下静脉在左侧胸锁关节后方汇合而成，随后，其斜行向右下，走行于胸骨柄上半和胸腺的后方，跨越主动脉弓 3 大分支根部之前，最终在右侧第 1 胸肋结合的后方，与右头臂静脉汇合成上腔静脉。

4. 肺静脉 左、右各一对，分别为左上、左下肺静脉和右上、右下肺静脉。

5. 奇静脉、半奇静脉和副半奇静脉 3 组静脉均为上腔静脉的属支。

（1）奇静脉（azygos vein）：起始于右腰升静脉，之后向上穿过右膈脚进入后纵隔。它沿着胸主动脉和食管的右后方，在脊柱右前方上行。在其行程中，奇静脉会收集右肋间后静脉、半奇静脉、副半奇静脉及食管、主支气管的静脉。当到达第 4 胸椎高度时，它会续为奇静脉弓，跨过右侧肺根上方注入上腔静脉。

（2）半奇静脉（hemiazygos vein）：起始于左腰升静脉，向上穿过左膈脚进入后纵隔，然后沿着腰椎体的左侧上行。在其走行过程中，会收纳第 8~11 左肋间后静脉和食管静脉。当到达相应位置时，它会跨过第 7~10 胸椎体前方，经胸主动脉、食管和胸导管的后方注入奇静脉。

（3）副半奇静脉（accessory hemiazygos vein）：沿着脊柱左侧下降，通常会汇集第 4~7 左肋间后静脉。在平第 6~7 胸椎高度时，它会注入半奇静脉，或者横跨脊柱汇入奇静脉。

6. 心包内出入心的大血管根部

（1）肺动脉干：在水平位置上对应左侧第 3 胸肋关节高度，起始于右心室。它朝着升主动脉左前方并偏向左后方上行，在主动脉弓下方分成左、右肺动脉。

（2）升主动脉（ascending aorta）：起始于左心室，位置在胸骨左缘第 3 肋软骨下缘后方。它在肺动脉干和上腔静脉之间上行，其后侧与主支气管、右肺动脉相邻。在右侧第 2 肋软骨水平，于胸骨角右半后方移行为主动脉弓。

（3）上腔静脉（superior vena cava）：沿着升主动脉右侧下行，在平右侧第 3 胸肋关节下缘后方开口进入右心房。

（4）下腔静脉（inferior vena cava）：在平第 8、第 9 胸椎体之间的高度穿过膈的腔静脉孔及心包，最终开口于右心房。

（5）肺静脉（pulmonary vein）：于平第 3 肋软骨高度，左、右下肺静脉则在平第 4 肋软骨高度，分别开口于左心房。

二、 X 线解剖

心与大血管属于运动器官，除心脏搏动外，还可见瓣膜的开闭、血液流动，因此要求影像检查技术和方法具备较高的时间分辨率。目前，显示心与大血管 X 线解剖的方法较多，常用的方法有透视、摄片、CT、DSA、PET-CT 等。心透视及摄片通常用来观察心与大血管的位置、形状、大小、边缘和轮廓等，心造影观察心的结构，用冠状动脉造影观察冠状动脉的分布和分支。透视和摄片是最基本的检查方法，简单易行，透视的优点是可以从不同角度观察心与大血管的形状、搏动及其与周围结构的关系，还便于选择最适当的角度进行斜位摄片，但透视影像清晰度较差，不能长时间保留影像资料，往往需与摄片结合进行诊断。摄片体位有后前位、右前斜位、左前斜位和左侧位四种。后前位一般取立位，根据病情需要，再选择斜位或左侧位，摄后前位片时，患者直立，一般靶片距离为 2m，以减少心影放大率，有利于心径线测量；摄右前斜位片时，患者从后前位向左旋转 45°进行摄片，同时服用钡剂观察食管。此体位的主要作用在于确定左心房是否增大，并且可以观察肺动脉段是否凸出及右心室漏斗部有无增大；摄左前斜位片时，患者从后前位向右旋转约 60°进行摄片。此体位有利于观察心脏各个房室的增大情况，并且能够清晰呈现主动脉弓的全貌；摄侧位片时，常取左侧位，可观察左心房和左心室的增大情况。心血管造影是一种特殊的检查方法，将对比剂快速注入心腔和大血管内，以此来显示心和大血管内腔的形态、结构及血流动力学的改变。但是它属于创伤性检查，目前主要用于复杂先天性心脏病，冠状动脉检查及介入治疗等。心后前位是心与大血管的基本摄片体位，在后前位片上，心会与胸骨、胸椎及纵隔的其他结构重叠，主要观察的是心与大血管影的左、右两缘（图 2-3-9）。

心右缘分为上、下两段。上段主要为上腔静脉影，其向下进入右心房。心右缘下段圆隆，主要由右心房右壁构成。心缘与膈之间的交角为心膈角，分为左、右两侧。右心膈角区有时可见下腔静脉影，其向上进入右心房。

心左缘分为上、中、下三段。上段向外凸起的部分为主动脉结。中段由主肺动脉干左缘构成，称为肺动脉段，此处向内凹入，称为心腰。肺动脉段与左心室缘之间为左心耳，但正常情况下不隆起，X 线片上不能显示。下段由左心室构成，左心室缘向外下方延伸然后向内，转弯处为心尖部。肥胖者有时可在心尖部外侧见到密度较低的心包脂肪垫。

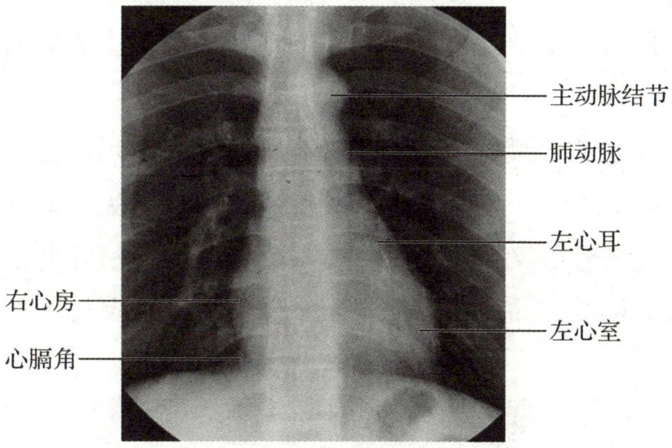

图 2-3-9　心的后前位

（一）心右前斜位

右前斜位片上，心与大血管影位于脊柱影的左侧，类似三角形，心影的近脊柱侧为心后缘，近胸肋骨侧为心前缘。

心前缘分为三段，它们之间并无明显的分界标志。上段为升主动脉，其向上并向后形成主动脉弓（aortic arch）；在此位上，主动脉弓并非充分显示，升主动脉与降主动脉有部分重叠。中段为肺动脉干及右心室漏斗部，肺动脉干弧形向后弯，分为左、右肺动脉，下段为右心室。心前缘与胸壁之间的三角形透亮区称为心前间隙或胸骨后区。

心后缘分为两段，上段由主动脉弓部、气管及上腔静脉的重叠影组成。下段由心房构成，左、右心房呈上、下排列，难以分清其界限，最下端有时可见下腔静脉影。心后缘与脊柱之间的透亮区，称为心后间隙。吞食钡剂后，钡剂充盈食管，可显示食管的主动脉、左主支气管（left principal bronchus）及左心房压迫形成的三个压迹，并可借此判断左心房增大情况（图 2-3-10）。

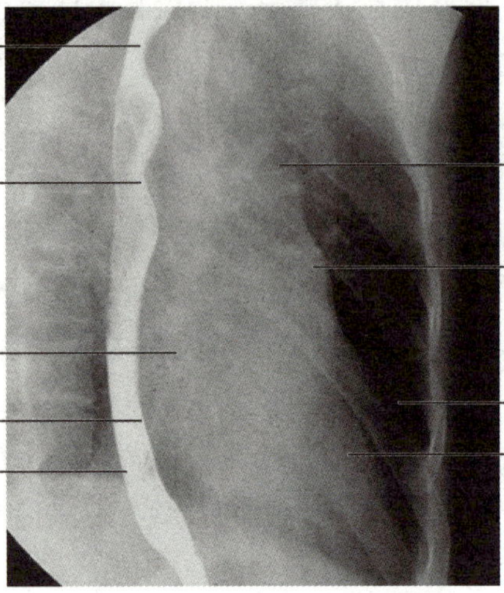

图 2-3-10　心右前斜位

（二）心左前斜位

左前斜位片上，心与大血管影位于脊柱影的右侧，室间隔与 X 线方向接近平行。

心前缘分为两段，上段为升主动脉，其边缘略向前隆，下段主要为右心室，其边缘呈向前隆起的大弧形。

心后缘为一明显向后隆起的大弧形边缘，常与脊柱分开，心后缘上部为左心房，下部为左心室。

心影内主动脉从左心室向上升，当它越过肺动脉主干时，可见它向上并向后形成主动脉弓，主动脉弓围成主动脉窗，其内有气管分叉及左、右主支气管，主动脉弓在此位置上显示最好。主动脉弓向后向下续为降主动脉（descending aorta），与脊柱相重叠，心前缘与胸壁之间有一斜行长方形间隙，即心前间隙（图 2-3-11）。

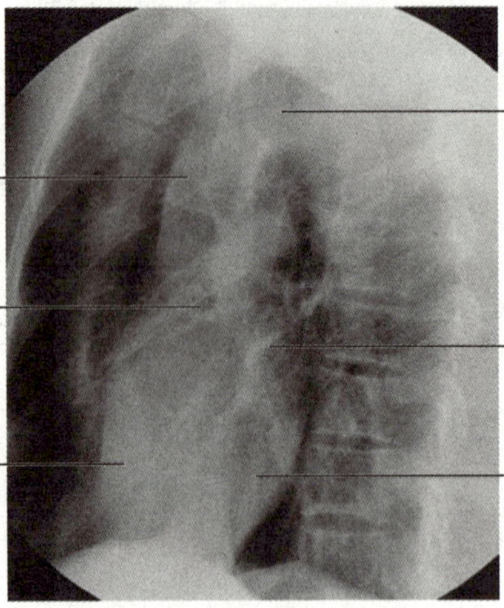

图 2-3-11　心左前斜位

（三）心侧位

常取左侧位，胸骨（sternum）位于正前方，心前缘与胸骨间的倒三角形透亮区，称为心前间隙或胸骨后间隙，胸椎位于正后方，心后缘与脊柱影之间也有狭长的心后间隙。

心前缘分三段，下段为右心室，其向上向后延续为中段的右室流出道（right ventricular outflow tract）与肺动脉干，肺动脉干向后与主动脉相重叠，并被掩盖。升主动脉在主肺动脉上方构成心前缘上段，几乎呈垂直走行，其上端向后延续为主动脉弓。

心后缘分为上、下两段，上段为左心房，下段为左心室，一般两者之间无明确分界。左心室与膈接触面处有时可见下腔静脉影，下腔静脉向上进入右心房。降主动脉走行在心后间隙内，并与脊柱相重叠（图 2-3-12）。

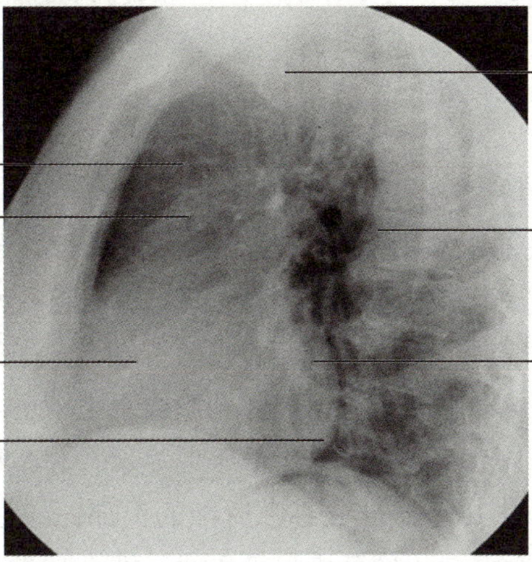

图 2-3-12　心左侧位

（四）心血管造影

1. 右心造影　主要显示右心房、右心室及肺动脉。

（1）前后位：右心房腔的表面较为光滑，其位置处于心影的右半部分。在右心房的右外上和右外下角，能够分别看到上、下腔静脉。当右心耳（right auricle）充满对比剂时，会在上腔静脉与右心房的交界处向内侧伸展。三尖瓣（tricuspid valve）处于中线的垂直方向，有时显示为将右心房与右心室分隔开的浅淡透亮影。右心室位于中线稍偏左的位置，其腔表面不平整，尤其在左外缘，因乳头肌而更为明显。右心室流入道（right ventricle inflow road）长度较短，沿着三尖瓣向心室尖部延伸；流出道则较长，以较垂直的方向，从心尖向肺动脉处略向内弯曲。肺动脉瓣（pulmonary valve）呈现为一较淡的弧线，是分隔右心室与肺动脉的结构，位于左肺门下方水平处。在心室收缩期，肺动脉瓣和主动脉瓣会充分打开，其位置与动脉壁平行；而在舒张期，肺动脉瓣和主动脉瓣会向下凸，从而关闭心室流出道。在心室收缩时，室间隔会向中线移动，在稍靠左的位置分隔左右心室；而在舒张时，室间隔则移向左侧，在此过程中，右心室会占据大部分心影（图 2-3-13）。

（2）侧位：右心房位于心影中部，呈卵圆形，右心房向上与上腔静脉相接，向下与下腔静脉相接，偶见右心房腔影向前上凸出的右心耳影，与右心室流出道重叠，正好在肺动脉瓣以下。右心房的前方为右心室，其间有薄的凹面透明线，为三尖瓣。右心室的前方为胸骨后缘，腔表面由于其游离前壁的肉柱而表现不规则，右心室腔相对较窄（图 2-3-14）。

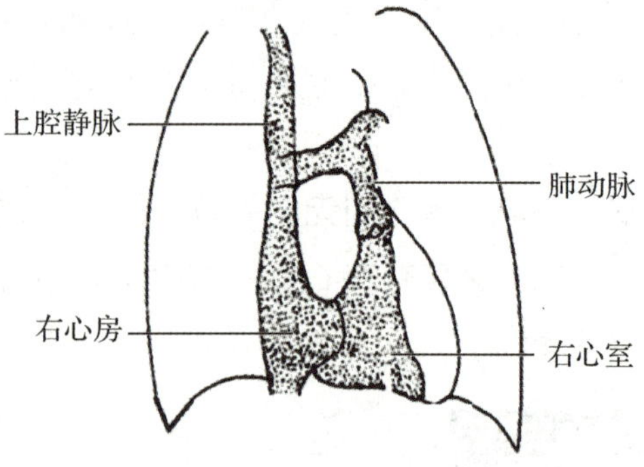

图 2-3-13　右心造影前后位示意图

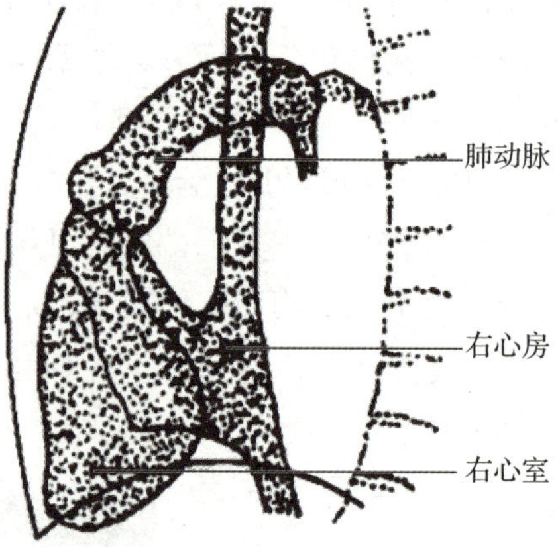

图 2-3-14　右心造影侧位示意图

2. 左心造影　主要显示左心房、左心室及主动脉。

（1）前后位：左心房居心底部，常呈横置的卵圆形，表面光滑，在气管分叉下方，两侧与肺静脉相接。二尖瓣（mitral valve）位于左心房与左心室之间，为淡透明影，瓣缘光滑的弧形线条凸向心室，位于中线的左侧。左心室壁较厚，游离缘较光滑，随着左心室的舒缩，其心腔大小、形态及室壁厚度变化明显。左心室流入道与流出道相重叠，在肺动脉瓣水平下方主动脉瓣（aortic valve）居于中线，与左心房重叠。主动脉瓣的三个瓣叶有时能在舒张期显示，其凸缘朝向左心室（图 2-3-15）。

（2）侧位：左心房在后上部，其后界构成心影后缘的上部，左心房外形光滑，呈卵圆形，二尖瓣见于房室间，为透明的向下向前凸向心室的光滑分隔线。左心室为厚壁腔，呈三角形，其中一角向前向下指向心尖，一角指向头侧的主动脉瓣，还有一角向下向后朝二尖瓣的下缘。左心室前方被室间隔与右心室分开，左心室外缘光滑。主动脉瓣为细的半环形透亮线，右冠瓣在前，左冠瓣在后，无冠瓣在二者之间稍低处，心室舒张时，瓣膜凸向心室；收缩时，瓣膜开放，贴向外上方（图 2-3-16）。

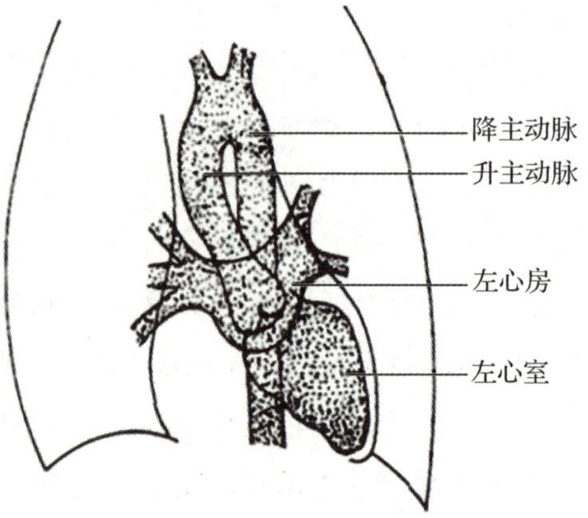

图 2-3-15　左心造影前后位示意图

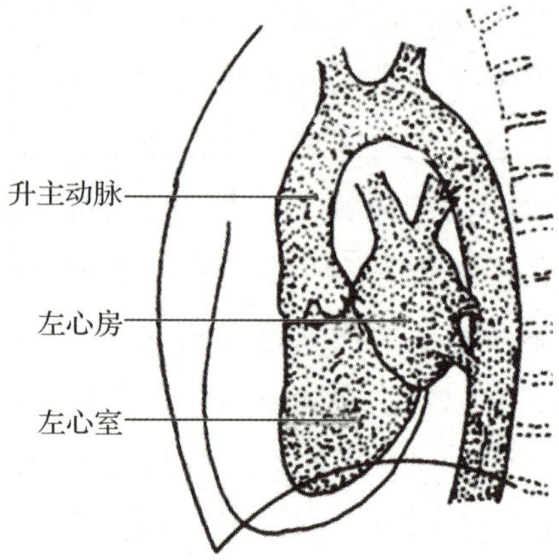

图 2-3-16　左心造影侧位示意图

3. 冠状动脉造影

（1）左冠状动脉右前斜位：左冠状动脉（left coronary artery）主干显影后，前降支（anterior descending branch）和旋支（circumflex branch）及其分支显影。图像的右上方为前降支，且最长，直达心尖，并有前室间隔支发出。前降支的左下方为对角支（diagonal branch），它较前降支小。图像左侧为旋支，钝圆支则自左旋支右侧发出，而后向右下走行（图 2-3-17）。

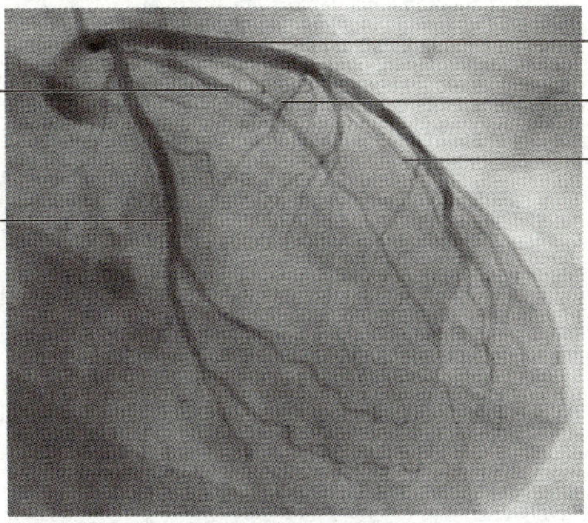

图 2-3-17　左冠状动脉右前斜位

（2）左冠状动脉左前斜位：左冠状动脉主干首先显影，呈管状指向右下方。主干末端分出前降支和旋支。前降支在图像的左侧，自主干分出后向左下走行，第一对角支则自前降支右侧发出，而后向右下走行。旋支在图像的右侧，自左主干分出后向右下走行，第一钝缘支在其左侧分出，向左下走行（图 2-3-18）。

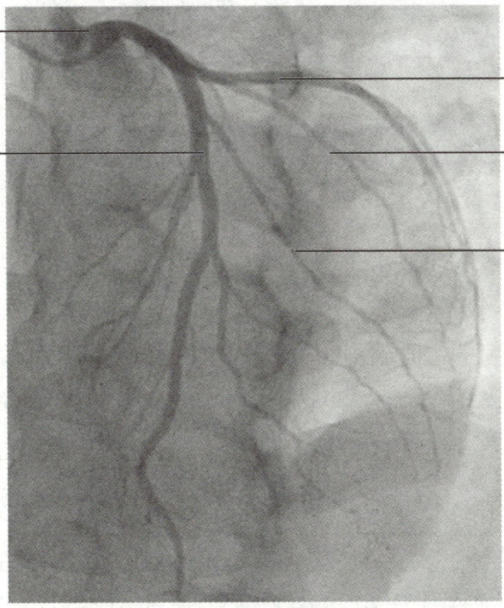

图 2-3-18　左冠状动脉左前斜位

（3）右冠状动脉右前斜位：右冠状动脉（right coronary artery）似字母“L”，较好地分离右冠状动脉和锐圆支，且可显示后降支中段和远段。右冠状动脉下行，至心后弯向左，右冠状动脉主干显影后，各分支显影，至后降支（图 2-3-19）。

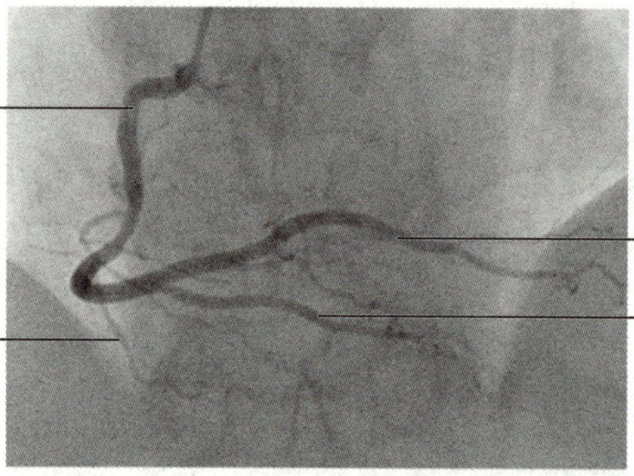

图 2-3-19　右冠状动脉右前斜位

（4）右冠状动脉左前斜位：右冠状动脉似字母“C”，可清楚地显示右冠状动脉及各分支。右冠主干自图像的左上伸至左下，然后延续成后降支，后者向右上方发出许多呈毛刷状的后室间隔支；右房室支则自右冠主干远端与后降支起始点相交处发出，伸向右上方，并有左室后支发出（图 2-3-20）。

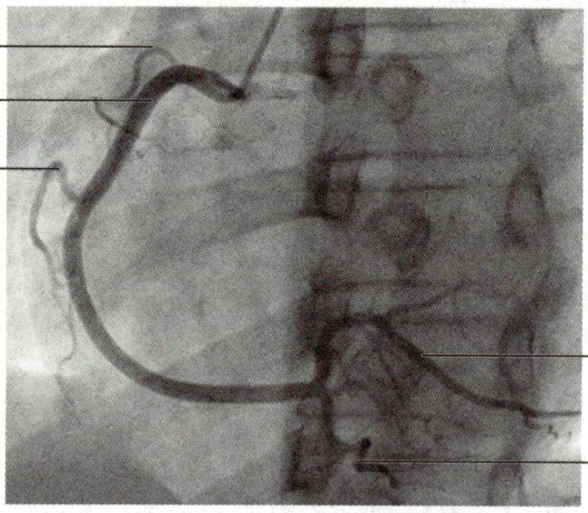

图 2-3-20　右冠状动脉左前斜位

三、影像断层解剖

多层螺旋 CT、MRI 能显示心脏大血管轮廓、各房室大小、房室间隔及瓣膜的情况，同时，心肌灌注可以显示心肌的代谢、冠脉的形态及管腔内情况，ECT 对心肌的存活也有很大的帮助。每种方法都有其优缺点，可根据不同的疾病选择适合的检查方法。近年来，64 排 CT 等高端设备的应用大幅提高了心脏 CT 检查的价值和准确性，不但能反映心脏解剖和形态学的改变，还可对心功能等情况进行评估。在评价冠状动脉起源、狭窄、支架开放、桥血管通畅性及定性和定量检测冠状动脉斑块等方面，也有较高的临床应用价值，现已成为冠心病主要的无创检查方法之一。由于心脏长轴与人体长轴非平行关系，故完成横断层面扫描后，需经过后处理技术获得心脏短轴位和长轴位等图像，以观察心肌、心腔和瓣膜表现；还可经三维容积再现、曲面重组和冠状动脉探针等后处理技术，来立体观察心脏和分析细小且弯曲的冠状动脉情况。

目前，心血管 MRI 可实现心脏大血管的实时动态成像，具有良好的软组织分辨率，且无辐射、无碘剂不良反应，能清楚显示心脏大血管的解剖及形态，并可评估心功能、血流状态、心肌灌注、心肌活性等情况，可得到心脏的全部信息。心脏 MRI 检查时，需采用心电门控、呼吸门控技术或屏气扫描，以消除心脏搏动和呼吸运动产生的伪影。

（一）CT 断层解剖

1. 经主动脉弓上部的横断层面　右颈总动脉（right common carotid artery）与右锁骨下动脉（right subclavian artery）共同来自头臂干（brachiocephalic trunk），与两侧头臂静脉、左颈总动脉（left common carotid artery）、左锁骨下动脉，形成“五个血管层”。其中，三个动脉的排列与主动脉弓的走行一致。左头臂静脉（left brachiocephalic vein）呈水平走行，横过左颈总动脉和头臂干的前方，与右头臂静脉汇合成上腔静脉（图 2-3-21）。

微课：镜面右位心

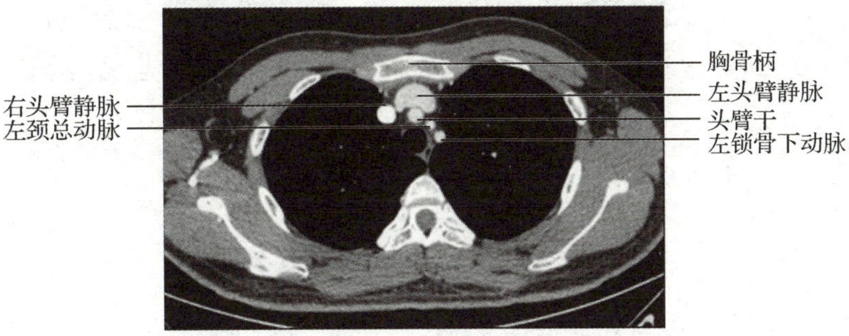

图 2-3-21　经主动脉弓上部的横断层面

2. 经主动脉弓的横断层面　气管位居纵隔中央，气管左前方为主动脉弓，自右前向左后斜行。主动脉弓前方的前纵隔呈三角形，尖端指向前，为脂肪组织，正常成人其内有胸腺（thymus gland）残余。于奇静脉内侧，可见气管前腔静脉后间隙，除包含脂肪和一些结缔组织外，通常还包括数个小淋巴结（图 2-3-22）。

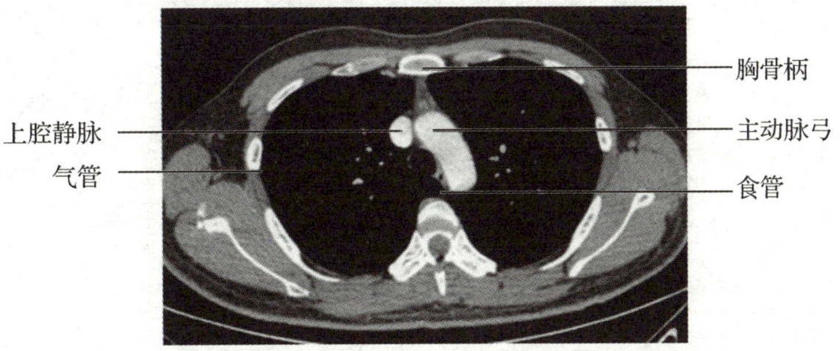

图 2-3-22　经主动脉弓的横断层面

3. 经主-肺动脉窗的横断层面　其上界为主动脉弓下缘，下界为左肺动脉，前方为升主动脉，内后方为气管（trachea），其内亦包含数个淋巴结、脂肪和一些结缔组织。在此层面，可同时观察到升主动脉和降主动脉。奇静脉弓（arch of azygos vein）大多位于此层面，自后向前越过右上支气管上缘汇入上腔静脉（图 2-3-23）。

4. 经主肺动脉及左、右肺动脉的横断层面　主肺动脉向左向后延伸为左肺动脉；主肺动脉向后、向右延伸为右肺动脉，在上腔静脉和中间段支气管之间走行。此层面，主肺动脉与两侧肺动脉呈“人”字形排列。升主动脉位于主肺动脉右侧，降主动脉位于纵隔左后方（图 2-3-24）。

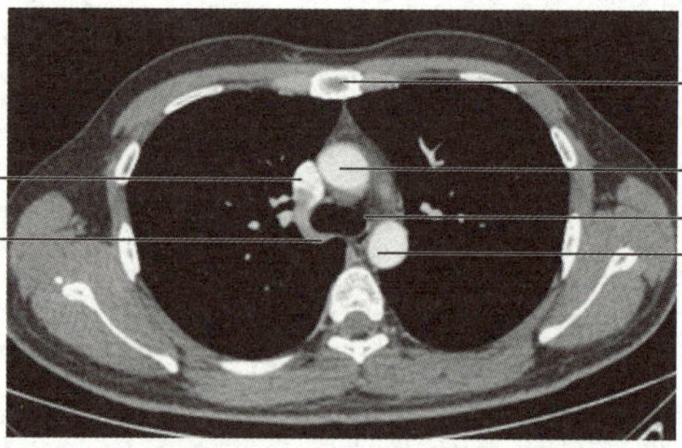

图 2-3-23　经主－肺动脉窗的横断层面

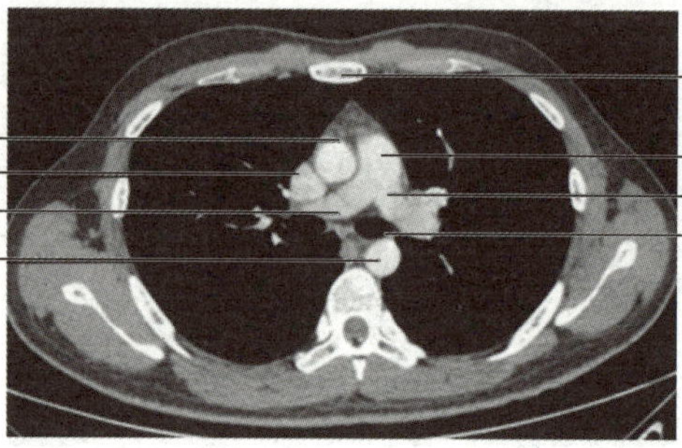

图 2-3-24　经主动脉及左、右肺动脉的横断层面

5. 经左心房的横断层面　升主动脉根部位于心脏中央，左心房位于主动脉根部后方，奇静脉、食管（esophagus）及降主动脉前方。右心室位于主动脉根部左前方。右心房位于主动脉根部右侧。此平面上，常同时显示冠状动脉主干及其主要分支的近段。食管奇静脉隐窝亦见于此层面（图 2-3-25）。

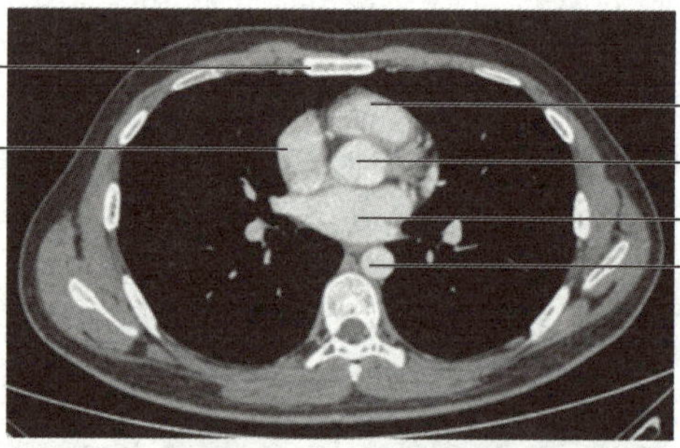

图 2-3-25　经左心房的横断层面

6. 经四心腔的横断层面　纵隔内，心脏断面增至最大，出现左、右心房和左、右心室 4 个心腔，心脏借房间隔和室间隔分为右半心和左半心，右半心位于右前方，左半心位于左后方（图 2-3-26）。

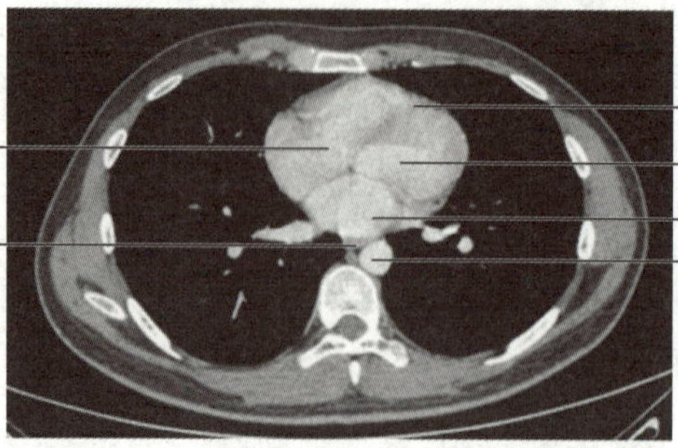

图 2-3-26　经四心腔的横断层面

7. 经双心室的横断层面　可见左、右心室及室间隔。左心室位于左后方，断面呈半圆形；右心室位于右前方，断面呈三角形。下腔静脉位于右心缘的后外侧（图 2-3-27）。

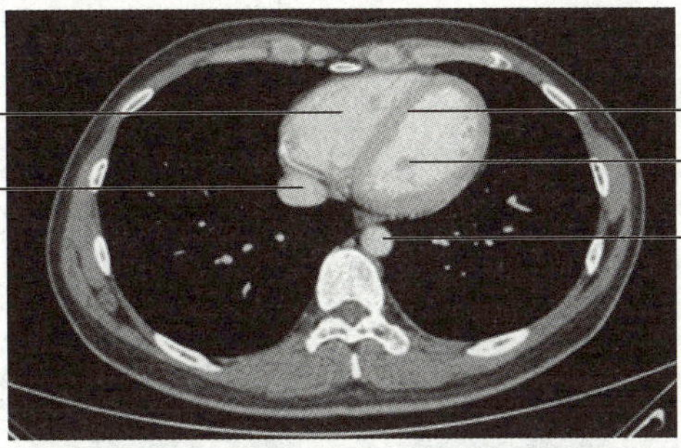

图 2-3-27　经双心室的横断层面

8. 经肺动脉口的冠状层面　左心室位于心的左下方，右心室位于心的右下方，右心耳位于心的右上方。室间隔位于左心室和右心室之间。肺动脉口介于右心耳和左心室之间（图 2-3-28）。

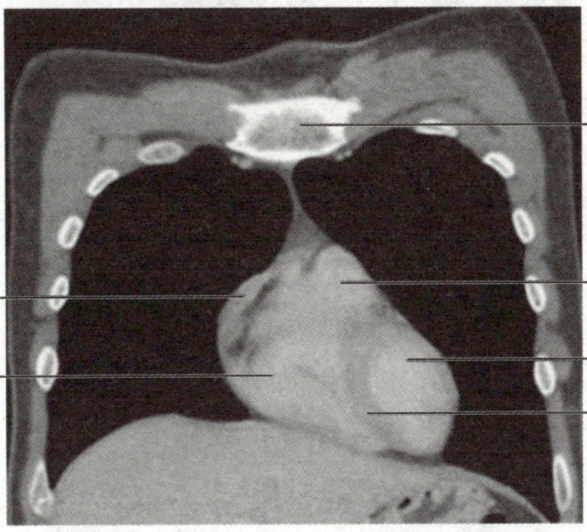

图 2-3-28　经肺动脉口的冠状层面

9. 经升主动脉的冠状层面　左头臂静脉行向右下，与右头臂静脉汇合成上腔静脉。上腔静脉向下行汇入右心房，左心室位于心的左下方，其通过左心室流出道，向右上与主动脉口相续，主动脉口处可见主动脉瓣。升主动脉由主动脉口开始行向右上，然后偏向左上。肺动脉干位于升主动脉左侧凹陷处（图 2-3-29）。

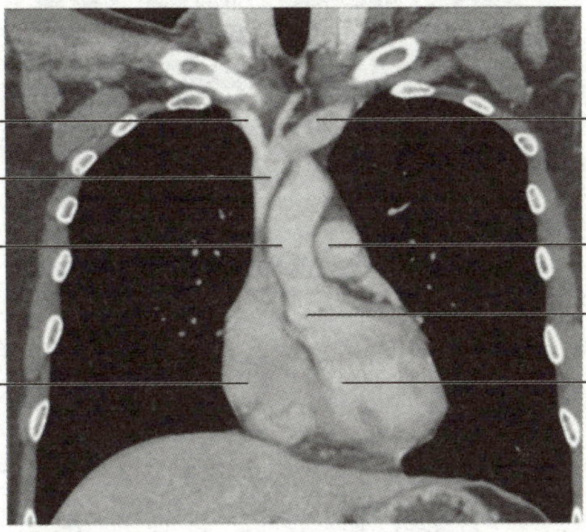

图 2-3-29　经升主动脉的冠状层面

10. 经肺动脉分杈的冠状层面 主动脉弓位于气管的左下方，常能见其发出左颈总动脉或左锁骨下动脉。肺动脉干及其分支左、右肺动脉呈一长椭圆形，并且左侧较右侧高。左肺动脉起始处与主动脉弓左下方的裂隙，为心包上隐窝的一部分。上腔静脉位于右肺动脉的右侧，上端有奇静脉汇入，在上腔静脉下方见下腔静脉汇入右心房。左心室较前一断面显著缩小，大部分被左心房占据，左心耳（left auricle）位于左心房的左上方（图 2-3-30）。

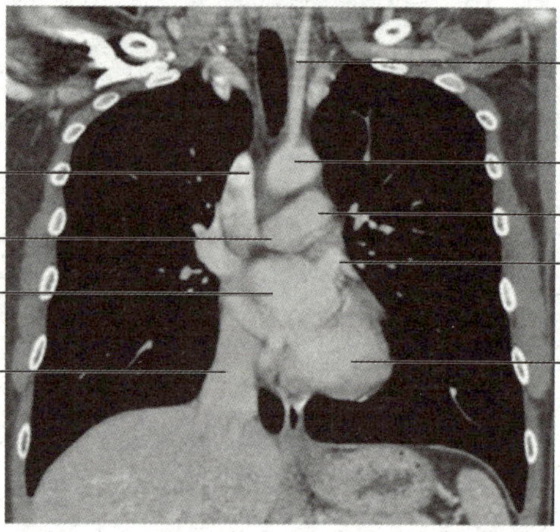

图 2-3-30 经肺动脉分杈的冠状层面

11. 经气管分杈的冠状层面 气管末端分出左、右主支气管，整个形态呈“人”字形。在左、右主支气管的两侧，出现肺门诸结构；右主支气管行向外下方发出上叶支气管，然后向下延续为中间支气管至右肺中、下叶。右肺下叶动脉位于中间支气管的外上方。左主支气管向左下方经肺门伸至肺实质，延续为左肺下叶支气管。左心房位于其下方（图 2-3-31）。

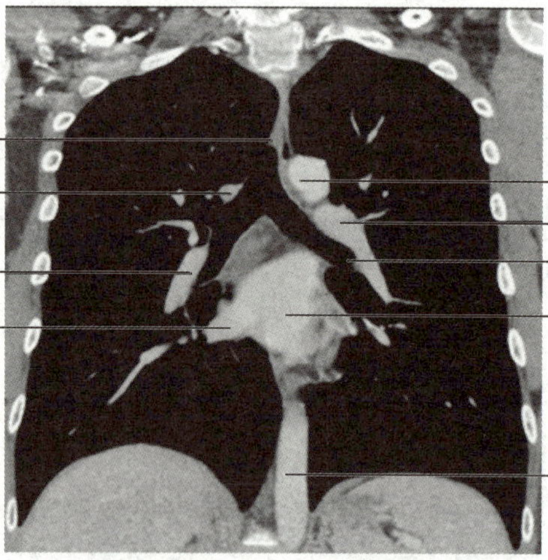

图 2-3-31 经气管分杈的冠状层面

12. 经肺动脉干的矢状层面 心位于中纵隔内，右心室位于心的前下方，向上通过动脉圆锥（conus arteriosus）与肺动脉干相连。左心室出现于右心室左上方。左心耳位于肺动脉干的后方，其后上方紧邻左上肺静脉，其下方有左冠状动脉行向前下。主动脉弓位于胸骨柄上份与食管之间，向上发出左锁骨下动脉（left subclavian artery）。左头臂静脉行于左锁骨下动脉与左侧胸锁关节之间（图 2-3-32）。

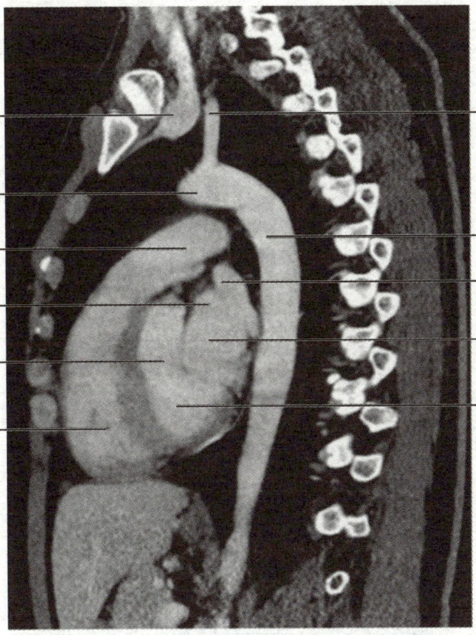

图 2-3-32　经肺动脉干的矢状层面

13. 经升主动脉的矢状层面　升主动脉位于主动脉口与主动脉弓之间，右肺动脉居升主动脉后方，其与左心房之间可见心包横窦，主动脉根部右前方可见右冠状动脉，右心室位于心的前下方。此层面上部，可见头臂干发自主动脉弓，头臂干前方为左头臂静脉，在头臂干的后方可见气管（图 2-3-33）。

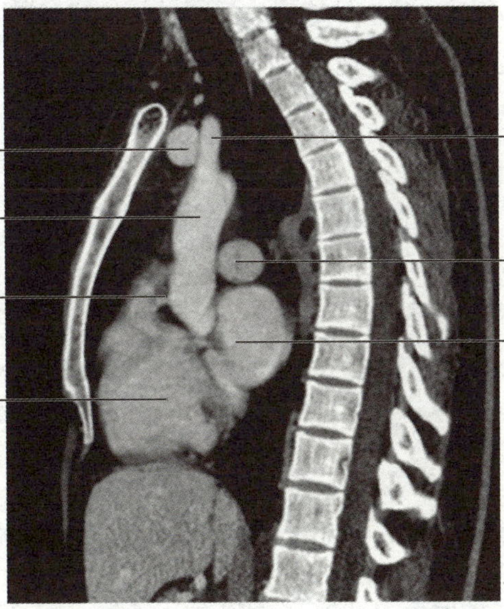

图 2-3-33　经升主动脉的矢状层面

14. 经上腔静脉的矢状层面　右颈内静脉下行于胸锁乳突肌后方，在锁骨的后上方与右锁骨下静脉合成右头臂静脉，后者与左头臂静脉结合后合成上腔静脉。上腔静脉几乎垂直下行，自右心耳后方汇入右心房。下腔静脉位于右心房后下方，向下通过膈的腔静脉孔进入腹腔。右肺根出现于上腔静脉的后方，右肺根的结构自上而下，依次是右主支气管、右肺动脉和右肺静脉，右主支气管上方可见奇静脉弓注入上腔静脉（图 2-3-34）。

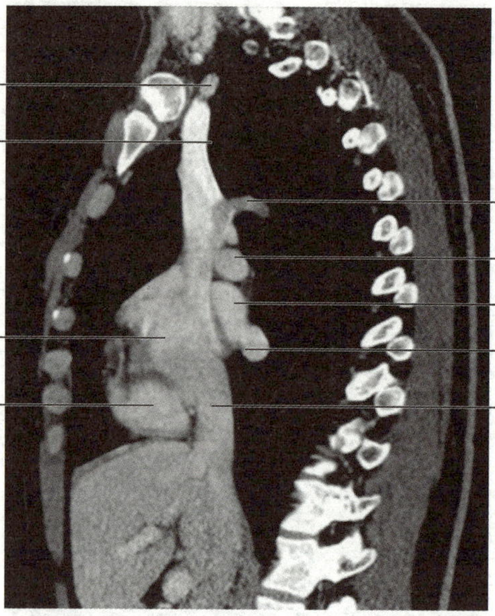

图 2-3-34　经上腔静脉的矢状层面

15. 经垂直于室间隔的心脏长轴层面　可在同一层面上显示 4 个心腔，可与超声检查的四腔心切面相对照。能很好地观察房间隔（interatrial septum）、室间隔、二尖瓣与三尖瓣口、左心室前壁与侧壁、心尖与心底部心肌。可用以观察二尖瓣、三尖瓣的功能状态，测量心肌厚度变化等（图 2-3-35）。

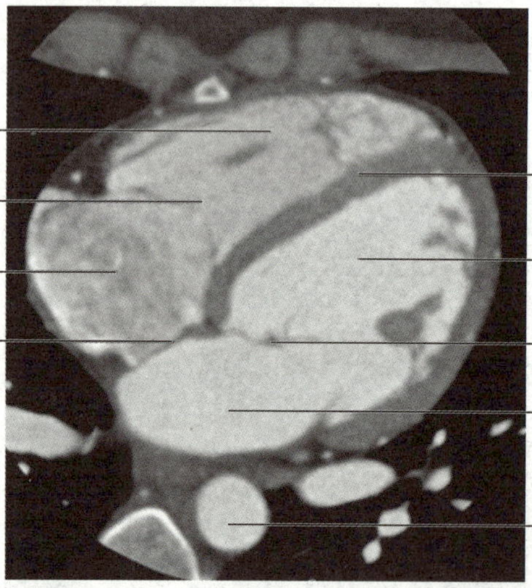

图 2-3-35　经垂直于室间隔的心脏长轴层面

16. 经平行于室间隔的心脏长轴层面　相当于仰卧位上直接作平行于室间隔的斜位像，图像与右前斜位 30°的心血管造影图像相似。可在同一层面上显示右心房、右心室（图 2-3-36）或左心房、左心室（图 2-3-37），以充分观察房室间的关系，能较好地显示前壁、下壁、心尖部与心底部心肌。经左室流出道层面，可显示左室流出道、主动脉根部、主肺动脉、右肺动脉、后乳头肌（posterior papillary muscle）等（图 2-3-38）。

17. 经垂直于室间隔的心脏短轴层面　相当于仰卧横轴位上作垂直于室间隔的斜位像。左室乳头肌水平心脏短轴层面，可见室间隔将左、右心室分隔开，能很好地观察室间隔及前壁、侧壁、下壁、后壁心肌与乳头肌（图 2-3-39）。左室二尖瓣水平心脏短轴层面可观察二尖瓣口、左右心室、室间隔、右室流出道等（图 2-3-40）。

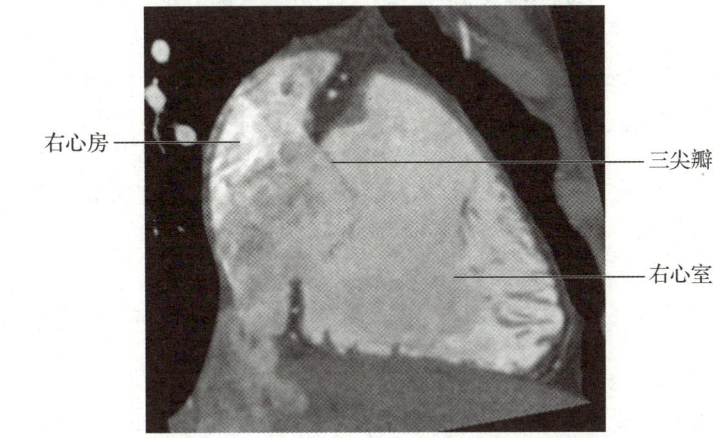

图 2-3-36　经平行于室间隔的右心长轴层面

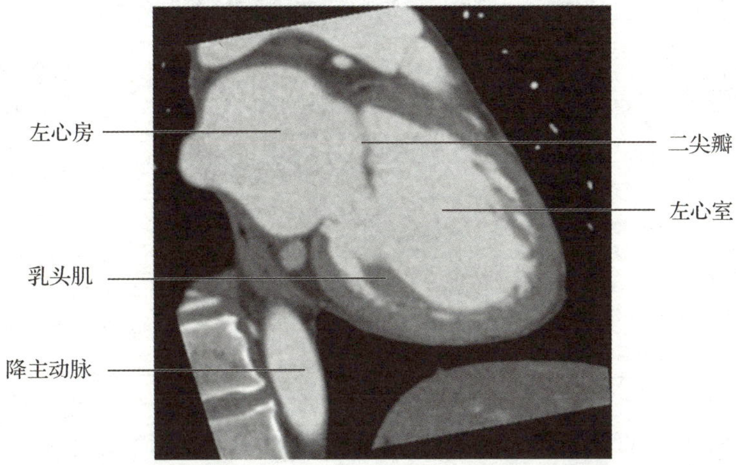

图 2-3-37　经平行于室间隔的左心长轴层面

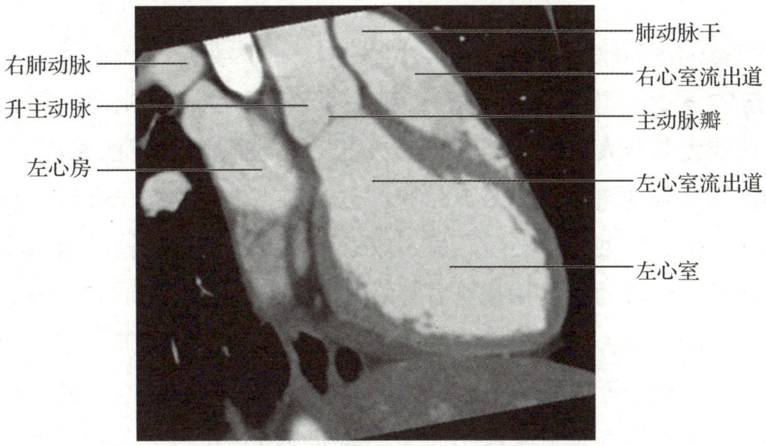

图 2-3-38　经平行于室间隔的左室流出道长轴层面

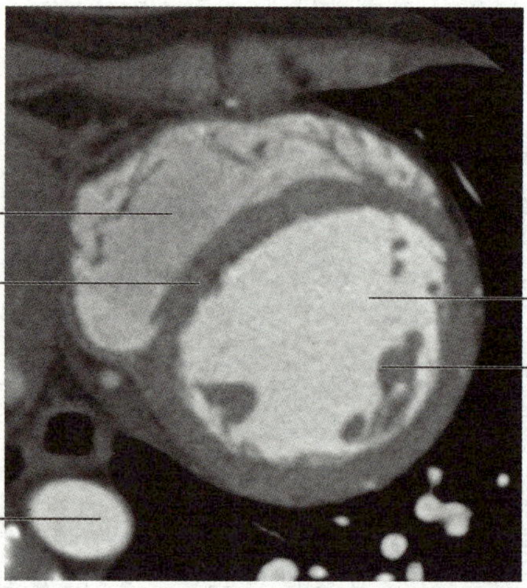

图 2-3-39　经左室乳头肌水平的心脏短轴层面

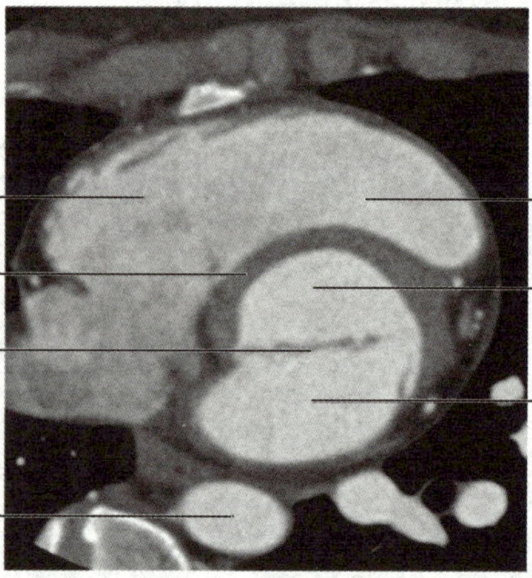

图 2-3-40　经左室二尖瓣水平的心脏短轴层面

（二）心脏超声解剖

随着医学影像设备的不断改进，以及电子计算机技术的大量应用，心脏超声成像（ultrasonic imaging）技术有了飞速的发展。超声图像清晰、分辨率高，可无损探测，能全面、系统评价心脏的形态、结构和功能，已成为心与大血管常用的检查方法。心脏超声常用的探测方法有：M 型超声心动图、切面超声心动图和多普勒超声心动图等。随着心脏有节律地收缩与舒张，心脏各层组织和探头间的距离便发生节律性改变，M 型超声心动图显示一条线上的心脏各结构的活动曲线，并可测量腔室大小和心室壁厚度。切面超声心动图多用扇形显示，其尖部（扇尖）为近区，代表身体表浅处结构的反射，一般位于荧光屏的上方；声束扫描线散开的远端（弧区）为远区，代表体内深部结构的反射，一般位于荧光屏的下部；由于近区狭窄，愈远愈宽，故可经比较小的透声窗，观察深处较大范围的心脏结构。多普勒超声心动图检查时，通常先进行二维超声显像和彩色多普勒血流成像，然后进行脉冲多普勒检查，局部测定各项血流动力学指标，从而观察血流的时相、血流的方向和血流的速度与彩色辉度等。频谱多普勒或彩色多普勒结合心电图，可以观察各个波形的出现及持续时间，了解这些血流信号位于心动周期的某一时相。频谱多普勒曲线上，波形分布于零位基线上下，向上的频移代表频移升高，说明血流朝向探头，向下的频移代表血流背离探头，频移的幅度可以反映血流的速度。彩色多普勒成像中，红色表示血流朝向探头，蓝色代表血流背离探头，且血流的速度愈快，色彩愈亮。

1. M 型超声心动图

（1）二尖瓣波群：正常人二尖瓣前叶呈双峰，似“M”形，A、E 峰分别位于心电图 P 及 T 波之后，E 峰大于 A 峰；后叶运动幅度较低，运动方向与前叶相反，似“W”形，E 峰大于 A 峰。二尖瓣前叶前依次为左室流出道、室间隔、右心室、右室前壁（图 2-3-41）。

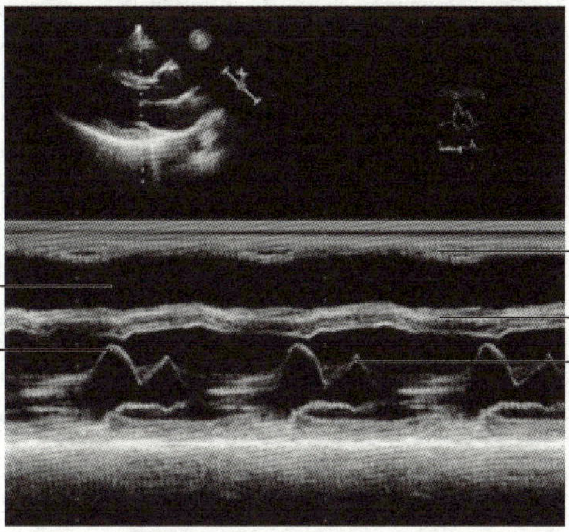

图 2-3-41　二尖瓣波群

（2）主动脉瓣波群：正常主动脉瓣回声位于主动脉根部前后两线之间，有时呈一六边形盒样运动曲线，收缩期两线分离，分别靠近主动脉前后壁，曲线分离处称 K 点；舒张期迅速闭合成一直线，曲线闭合处称 G 点。上方曲线代表右冠状动脉瓣，下方曲线代表无冠动脉瓣。主动脉根部前方为右室流出道，后方为左心房（图 2-3-42）。

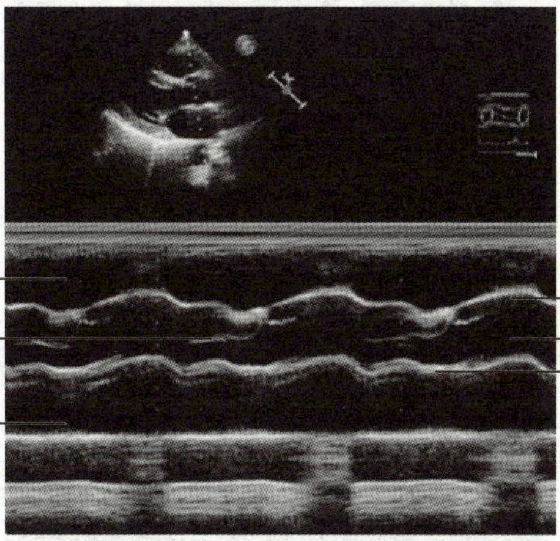

图 2-3-42　主动脉瓣波群

（3）心室波群：由前至后，解剖结构依次为胸壁、右室前壁、右心室、室间隔、左心室、腱索（chordae tendineae）与左室后壁。由于心腔大小与室壁厚度等均可在此测量，故称为心室波群（图 2-3-43）。

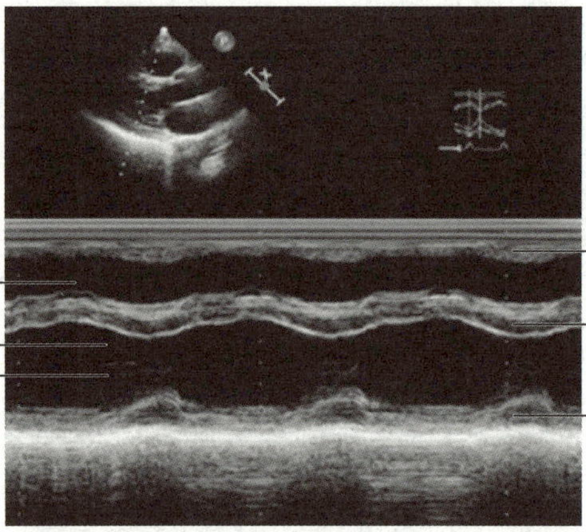

图 2-3-43　心室波群

2. 切面超声心动图

（1）左心室长轴切面：此图可清晰显示右心室、左心室、室间隔、主动脉、主动脉瓣及二尖瓣等结构，并可观察各房室大小及形态，测量室间隔与左室后壁的厚度。乳头肌、腱索及其与二尖瓣的连接显示清楚，能清楚观察到心壁结构异常如室间隔中断、主动脉骑跨及主动脉瓣、二尖瓣有无增厚、狭窄，活动是否正常等（图 2-3-44）。

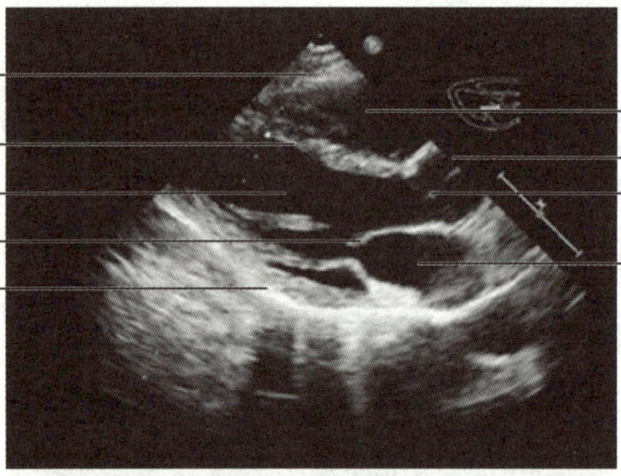

图 2-3-44　左心室长轴切面

（2）心底短轴切面：此图可显示，主动脉根部及其瓣叶，左心房、右心房、三尖瓣、右心室及其流出道，肺动脉瓣、肺动脉近端及左冠状动脉主干等（图 2-3-45）。

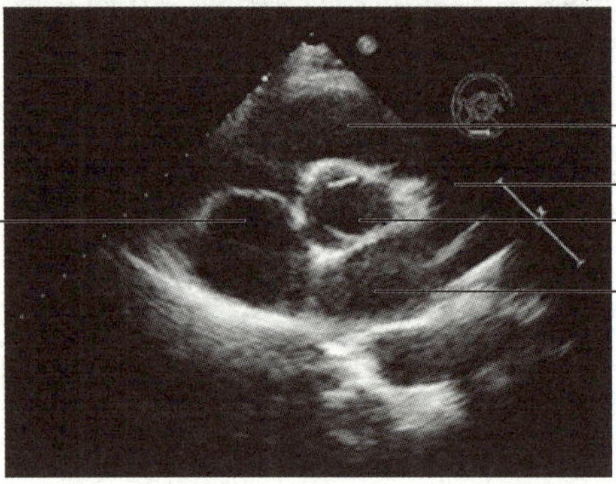

图 2-3-45　心底短轴切面

（3）二尖瓣水平左心室短轴切面：此图可显示左、右心室腔，室间隔与二尖瓣口等结构。临床常用此切面观察心脏形态，左、右心室大小，室间隔走向与活动及二尖瓣开放关闭情况（图 2-3-46）。

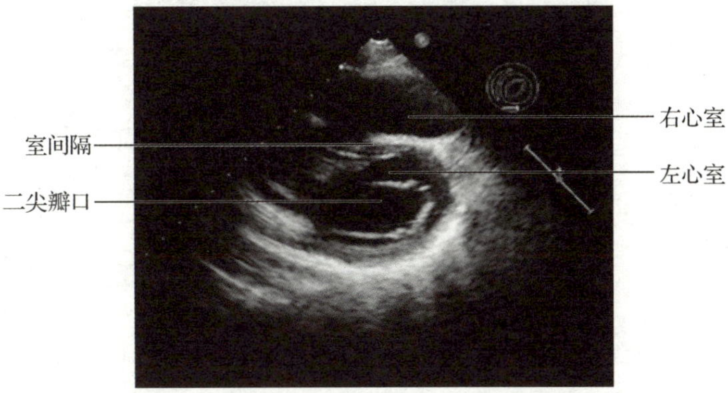

图 2-3-46　二尖瓣水平左心室短轴切面

（4）心尖四腔切面：在图像上，室间隔起于扇尖，向远端伸延，见房间隔及心房穹隆。十字交叉位于中心处，向两侧伸出二尖瓣前叶和三尖瓣隔叶，二尖瓣口及三尖瓣口均可显示。由于室间隔、房间隔连线与二尖瓣、三尖瓣连线呈十字交叉，将左、右心室，左、右心房划为四个腔室，故称心尖四腔观（图 2-3-47）。如将探头稍向上倾斜，扫描平面经过主动脉瓣根部，可获心尖五腔观（图 2-3-48）。

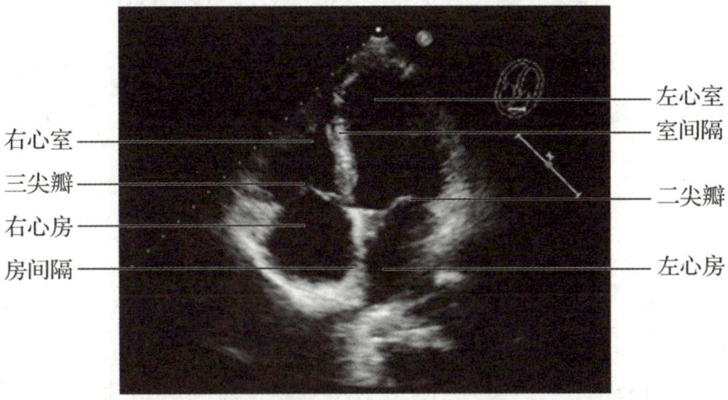

图 2-3-47　心尖四腔切面

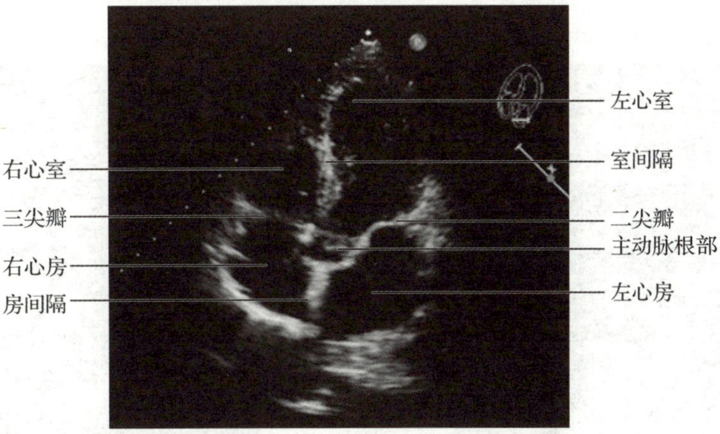

图 2-3-48　心尖五腔切面

（5）剑突下四腔切面：此图上所显示的房间隔光带与声束方向近于垂直，房间隔显示清晰。收缩期心内见房、室间隔与二尖瓣、三尖瓣组成十字交叉结构（图 2-3-49）。

扫码看彩图

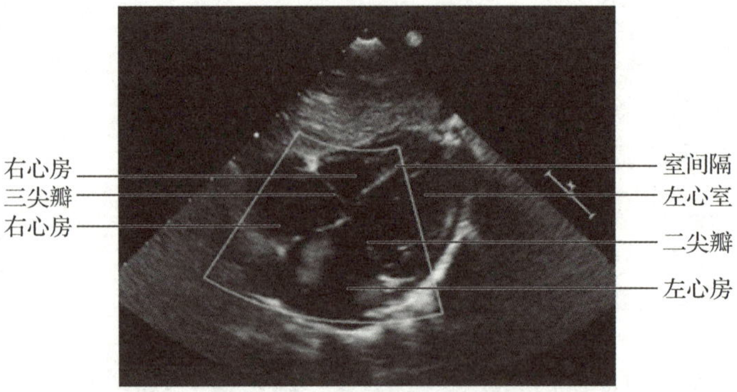

图 2-3-49　剑突下四腔切面

（6）胸骨上窝主动脉弓长轴切面：此图可显示主动脉弓及其主要分支和右肺动脉等（图 2-3-50）。

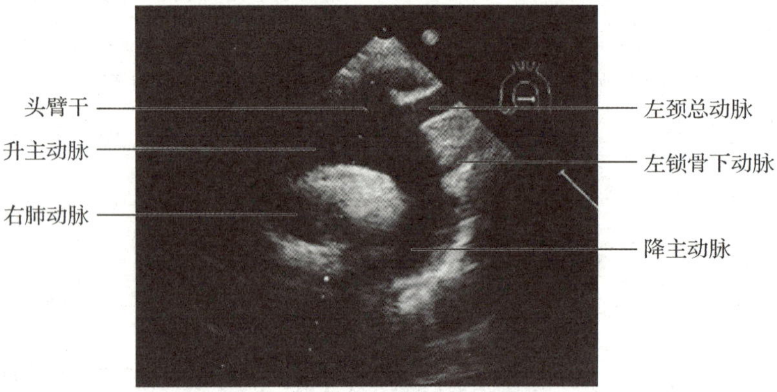

图 2-3-50　胸骨上窝主动脉弓长轴切面

3. 多普勒超声心动图

（1）二尖瓣多普勒超声心动图：在心尖四腔切面或左室二腔心断面上，取样线通过左心室腔、二尖瓣口和左心房，血流频谱可记录到舒张期位于基线上方的正向双峰血流频谱，E 峰较高，A 峰较低，峰下呈填充状（图 2-3-51）；彩色多普勒成像可见经二尖瓣口的红色明亮的宽带血流，起源于左心房，贯穿左心室流入道直入左心室腔（图 2-3-52）。

扫码看彩图

扫码看彩图

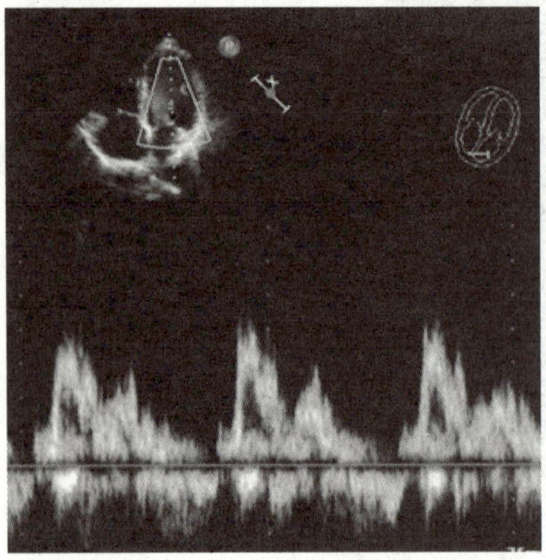

图 2-3-51　二尖瓣口血流频谱

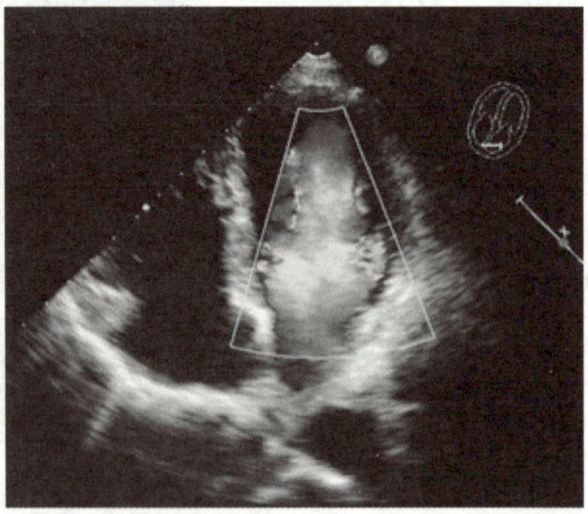

图 2-3-52　二尖瓣口彩色多普勒成像

（2）主动脉瓣多普勒超声心动图：在心尖五腔切面或心尖位左室长轴切面上，取样线通过左心室腔、左心室流出道、主动脉瓣口和升主动脉，可记录到收缩期位于基线下方的负向单峰频谱，呈填充状，上升支速率略大于下降支速率（图 2-3-53）；彩色多普勒成像可见经主动脉瓣口的蓝色明亮的宽带血流，起源于左心室腔，进入左心室流出道，充盈于主动脉瓣口至升主动脉（图 2-3-54）。

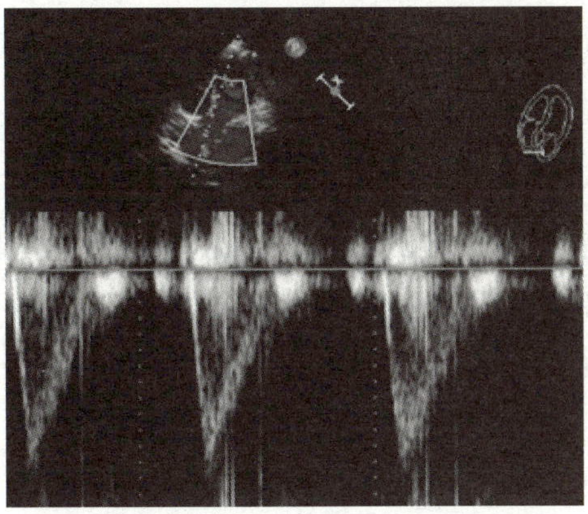

图 2-3-53　主动脉瓣口血流频谱

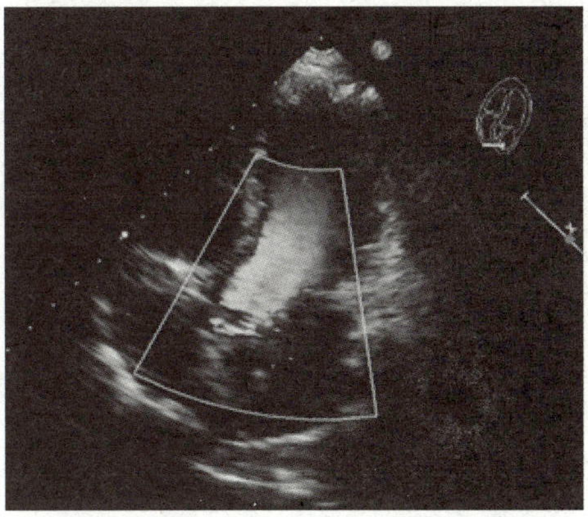

图 2-3-54　主动脉瓣口彩色多普勒成像

扫码看彩图

扫码看彩图

▶知识拓展

心脏磁共振

心脏磁共振（cacrdiac magnetic resonance，CMR）是指运用磁共振成像设备和技术诊断心血管系统疾病的方法。CMR 是一种无创、无电离辐射的成像技术，具有良好的软组织分辨率、较好的空间和时间分辨率，并且具有大视野、可任意平面成像的特点，CMR 结合电影序列，能够在心脏形态、功能、心肌灌注、心肌活性等方面的成像中发挥“一站式”（one-stop-shop）检查作用。这一技术已成为无创性评价心脏结构和功能的“金标准”。

第四节　胸内淋巴结

案例导入

【案例】

患者，女，45 岁，因“咳嗽、低热 2 个月，发现纵隔肿物 1 周”入院。患者 2 个月前无明显诱因出现咳嗽，多为干咳，偶尔有少量白痰，伴午后低热，体温波动在 37.5~38.0℃，自行服用镇咳、退热药物，症状未见明显改善。1 周前在当地医院行胸部 X 线检查，发现纵隔增宽，进一步行胸部 CT 检查，提示纵隔内多发肿大淋巴结。发病以来，患者自觉乏力、盗汗，体重减轻约 3kg，无胸痛、呼吸困难，无咯血。

患者既往体健，否认结核病史及密切接触史，无吸烟、饮酒等不良嗜好。

【问题】

从医学影像诊断学角度来看，胸部 CT 在诊断胸内淋巴结肿大方面有哪些优势和局限性？

一、应用解剖

胸部的淋巴管和淋巴结位于胸壁内和胸腔器官周围，胸部淋巴结可分为胸壁淋巴结和胸腔脏器淋巴结两种。

（1）胸壁淋巴结：位于脏、壁两层胸膜之间，包括胸骨旁淋巴结、肋间淋巴结和膈上淋巴结等，收纳胸壁浅、深部的淋巴管，它们的输出管分别注入纵隔前、后淋巴结或参与支气管纵隔干甚至或直接汇入胸导管。胸骨旁淋巴结沿胸廓内血管排列；肋间淋巴结多位于肋骨小头附近，沿肋间血管排列，包括内侧椎旁组和外侧肋间组；膈上淋巴结位于膈的胸腔面，包括前组、中组和后组，前组在剑突和第7肋软骨后方，中组在膈神经进入膈面的附近和心包内，后组位于膈脚后方。

（2）胸腔脏器淋巴结：位于纵隔、肺门和肺内，包括纵隔前淋巴结，气管、支气管、肺淋巴结和纵隔后淋巴结3群（图2-4-1）。

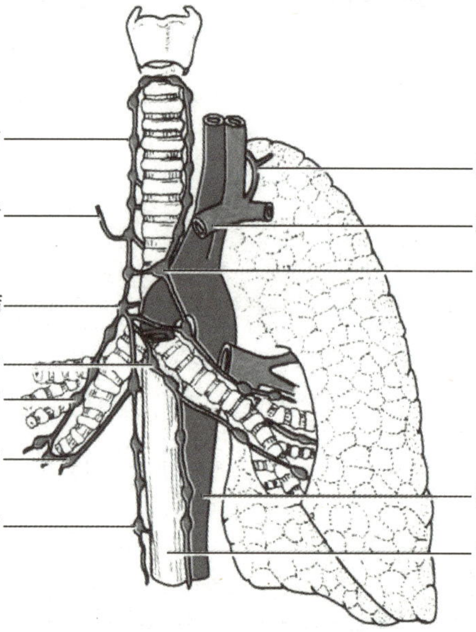

图2-4-1 胸腔脏器淋巴结示意图

（一）纵隔淋巴结的位置和分群

1. 纵隔前淋巴结 纵隔前淋巴结（anterior mediastinal lymph nodes）位于上纵隔前部和前纵隔内，在大血管和心包的前方，收纳胸腺、心、心包、纵隔胸膜和肺等处的淋巴。该淋巴结群的输出管注入支气管纵隔干。纵隔前淋巴结中，位于主动脉弓前下方，动脉韧带附近的淋巴结称动脉韧带淋巴结或主-肺动脉窗淋巴结，左肺上叶癌常转移至此淋巴结。

2. 气管、支气管和肺淋巴结 位于中纵隔和上纵隔中部，引流肺、胸膜脏层、支气管、气管、心和食管等处的淋巴，并收纳纵隔后淋巴结的输出淋巴管中的淋巴。气管、支气管和肺淋巴结的输出淋巴管注入左、右支气管纵隔干。该淋巴结群按其与气管、支气管或血管的关系，可分为4组。

（1）气管旁淋巴结（paratracheal lymph nodes）：沿气管排列，收纳气管支气管淋巴结的输出淋巴管中的淋巴，其与纵隔前淋巴结、胸骨旁淋巴结的输出淋巴管汇合为支气管纵隔干。

（2）气管和支气管淋巴结（tracheobronchial lymph nodes）：位于气管杈的上、下方，收纳支气管肺淋巴结的输出淋巴管的淋巴，其输出淋巴管注入气管旁淋巴结。

（3）支气管肺淋巴结（bronchopulmonary lymph nodes）：位于肺门区，也称肺门淋巴结，收纳肺、胸膜脏层和食管等处的淋巴，其输出淋巴管注入气管支气管淋巴结。

（4）肺淋巴结（pulmonary lymph nodes）：位于肺叶和肺段支气管分支夹角处，收纳相应肺叶和肺段的淋巴，其输出淋巴管注入支气管肺淋巴结。

3. 纵隔后淋巴结 纵隔后淋巴结（posterior mediastinal lymph nodes）位于上纵隔后部和后纵隔内，沿胸主动脉和食管排列，收纳食管胸段、心包后部和膈后部的淋巴。该淋巴结群的输出管多注入胸导管。

（二）纵隔淋巴结的分区

目前国际上对纵隔淋巴结有两种区分方法，分别由美国癌症联合委员会（American Joint Committee for Cancer，AJCC）和美国胸腔协会（American Thoracic Society，ATS）制定。在AJCC分区法的基础上，ATS对肺区域淋巴结的分区作了改良和修订，绘制成图谱（图2-4-2、表2-4-1），成为简明、实用的ATS图，是国际上广泛应用的肺癌淋巴结分期方法。

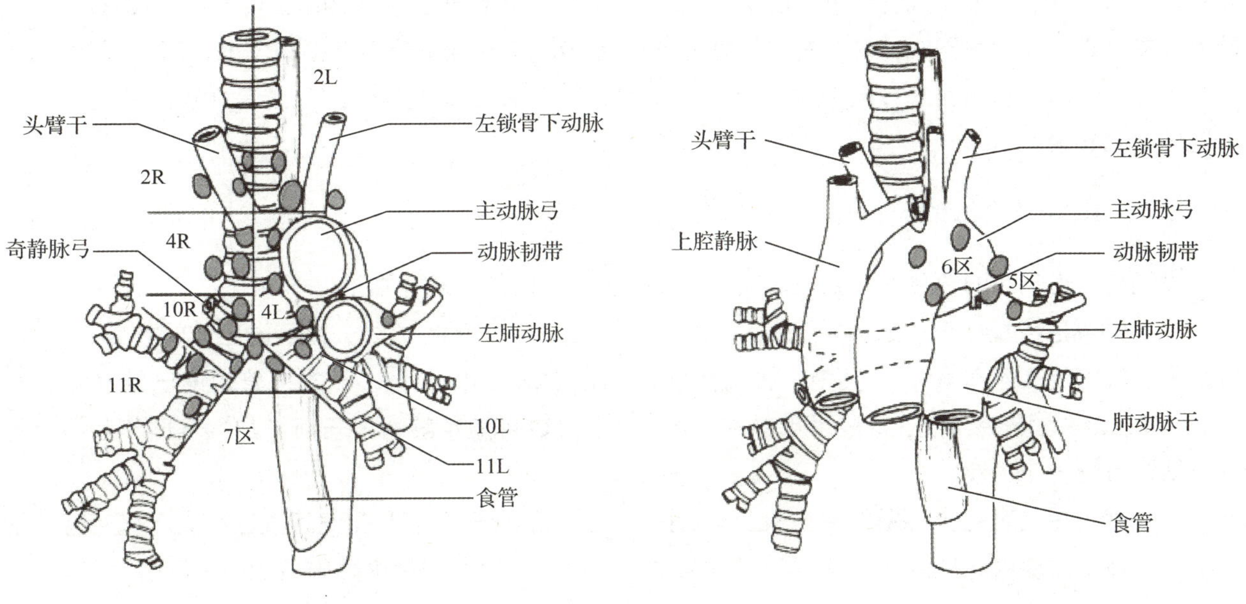

（a）　　　　　（b）

图2-4-2 纵隔淋巴结ATS分区示意图

（a）后面观；（b）前面观

表2-4-1 纵隔淋巴结ATS分区注解

分区	名称	位置
X	锁骨上淋巴结	锁骨下动脉和臂丛附近
2R	右气管旁上淋巴结	气管中线的右侧，头臂干和气管右缘的交点与肺尖之间
2L	左气管旁上淋巴结	气管中线的左侧，主动脉弓顶与肺尖之间
4R	右气管旁下淋巴结	气管中线的右侧，奇静脉弓上缘与头臂干和气管右缘的交点之间
4L	左气管旁下淋巴结	气管中线的左侧，主动脉弓顶与气管隆嵴平面之间，动脉韧带内侧

续表

分区	名称	位置
5	主动脉肺淋巴结	动脉韧带或主动脉弓或左肺动脉的外侧，左肺动脉第 1 支的近侧
6	纵隔前淋巴结	升主动脉或头臂干的前方
7	隆嵴下淋巴结	气管隆嵴下方，与左、右肺下叶支气管或下叶动脉无关
8	食管旁淋巴结	气管后壁的后方和食管中线左、右侧
9	左、右肺韧带淋巴结	左、右肺韧带内
10R	右气管支气管淋巴结	气管中线的右侧，奇静脉弓上缘与右肺上叶支气管起始处之间
10L	左支气管淋巴结	气管中线的左侧，气管隆嵴与左肺上叶支气管开口之间，动脉韧带内侧
11R	右肺内淋巴结	右肺内
11L	左肺内淋巴结	左肺内

ATS 纵隔淋巴结的分区主要依据“1 竖、4 横、1 斜”6 条线来划分。竖线为经气管正中的垂线，区分左、右侧气管旁淋巴结。第 1 条横线为经主动脉弓上缘的水平线，将气管旁淋巴结分为上方的气管旁上淋巴结（2R、2L 区）和下方的气管旁下淋巴结（4R、4L 区）；第 2 条横线为经奇静脉弓上缘的水平线，区分右气管旁下淋巴结（4R 区）与右气管支气管淋巴结（10R 区）；第 3 条横线为经气管隆嵴的水平线，区分左气管旁下淋巴结（4L 区）与左支气管淋巴结（10L 区）；第 4 条横线为经左肺上叶支气管开口的水平线，区分左支气管淋巴结（10L 区）与左肺内淋巴结（11L 区）。斜线为沿右肺上叶支气管上缘与支气管长轴相一致的平行线，区分右气管支气管淋巴结（10R 区）与右肺内淋巴结（11R 区）。

（三）纵隔淋巴结的数目和大小

纵隔各区淋巴结的数目和大小正常值差异很大，且国内外的研究结果也不一致。

1. 纵隔淋巴结的数目 按 ATS 分区法，除肺内淋巴结（11 区）之外，纵隔淋巴结的数目 6 区和 4 区最多，其次为 2 区和 10 区。其中，右气管旁淋巴结（2R、4R 区）多于左气管旁淋巴结（2L、4L 区）。相关影像学研究发现，纵隔淋巴结在 CT 上显示的数目随年龄的增长而增加，且同年龄组女性淋巴结数目略多于男性。

2. 纵隔淋巴结的大小 纵隔各区淋巴结大小不一。一般气管旁下及支气管淋巴结大于气管旁上淋巴结，隆嵴下间隙内常见由 2~3 个淋巴结融合成一个巨大淋巴结，为纵隔内最大的淋巴结。

（四）纵隔各区淋巴引流的途径

在确定相关淋巴结分组的时候，还应考虑淋巴引流，这有助于判断累及胸腔各部位病变的特殊淋巴结受累情况。纵隔前淋巴结主要收纳胸腺、心、心包、纵隔胸膜和肺等处的淋巴；纵隔后淋巴结主要收纳食管胸段、心包后部和膈后部的淋巴；肺组织的淋巴引流自胸膜下的肺泡管开始，初成淋巴管网，而后由两条途径回流：一条是行于肺内各级支气管周围的淋巴管，向肺门汇集；另一条是沿肺胸膜下淋巴管向肺门引流，此后经支气管和气管周围的淋巴结继续回流。两肺各区淋巴引流的途径如下。

1. 右肺上叶前内侧部→右侧上部支气管肺淋巴结→右气管支气管淋巴结→右气管旁淋巴结及右纵隔前淋巴结。

2. 右肺上叶后外侧部、中叶和下叶上部→右侧中部支气管肺淋巴结→右气管支气管淋巴结→右气管旁淋巴结及隆突下淋巴结→右纵隔前、后淋巴结。

3. 右肺下叶基底部→右侧下部支气管肺淋巴结→隆突下淋巴结→纵隔后淋巴结。

4. 左肺上叶上部→左侧上部支气管肺淋巴结→左气管支气管淋巴结→左气管旁淋巴结及左纵隔前淋巴结。

5. 左肺上叶下部和下叶上部→左侧中部支气管肺淋巴结→隆突下淋巴结，左气管旁淋巴结及左纵隔前淋巴结。

6. 左肺下叶下部→左侧下部支气管肺淋巴结→隆突下淋巴结→纵隔后淋巴结。

二、影像断层解剖

在 CT 上，淋巴结通常表现为散在分布的圆形或椭圆形软组织密度影，淋巴结内有时含有少量脂肪，薄层扫描时常可显示。根据部位，淋巴结通常能够与血管区分，然而能否正确识别淋巴结与其周围纵隔脂肪的含量有直接关系，纵隔脂肪很少，没有对比增强，淋巴结有时很难与血管鉴别。MRI 对比分辨率更高，可多方位成像，且血管常表现为流空低信号，从而更容易识别包埋在纵隔脂肪内或邻近纵隔或肺门血管的淋巴结。

（一）胸壁淋巴结

1. 胸壁前组 即内乳组，位于胸骨后、肋间隙的前端，邻近内乳动脉及静脉，引流前胸壁和内侧乳腺的淋巴（图 2-4-3）。

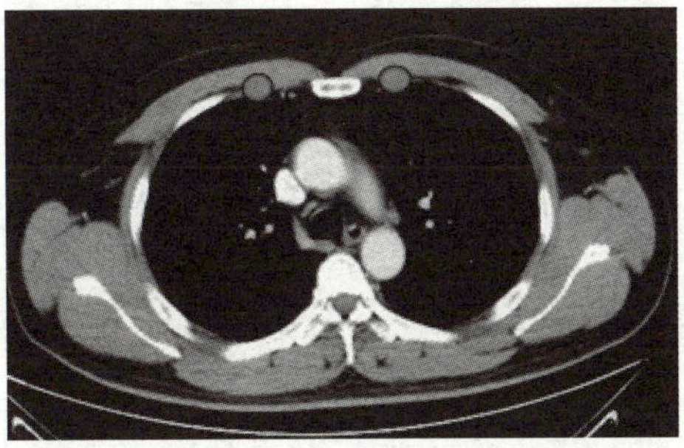

图 2-4-3 CT 下胸壁前组，内乳淋巴结

2. 胸壁中组 即心周组，也称膈面组，位于心脏或心包前后或外侧，在横膈的表面，引流下胸部肋间隙、心包和横膈的淋巴（图 2-4-4）。

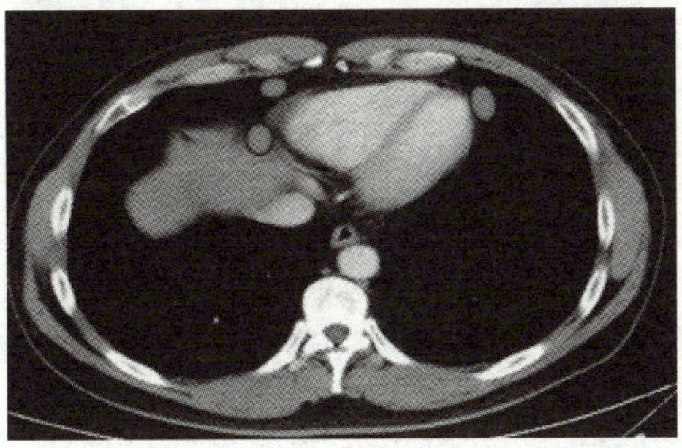

图 2-4-4 CT 下胸壁中组，膈上心周淋巴结

3. 胸壁后组 又分为椎旁组和肋间组，位于后肋间隙，邻近椎体，偏内侧的为椎旁组（图 2-4-5）；偏外侧的为肋间组（图 2-4-6），引流后胸膜、胸壁和脊柱的淋巴，与其他后纵隔淋巴结交通。该组为淋巴结转移的常见部位。

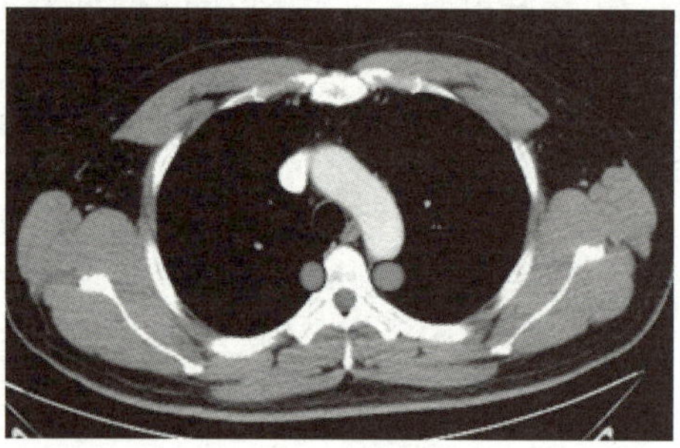

图 2-4-5 CT 下胸壁后组，椎旁淋巴结

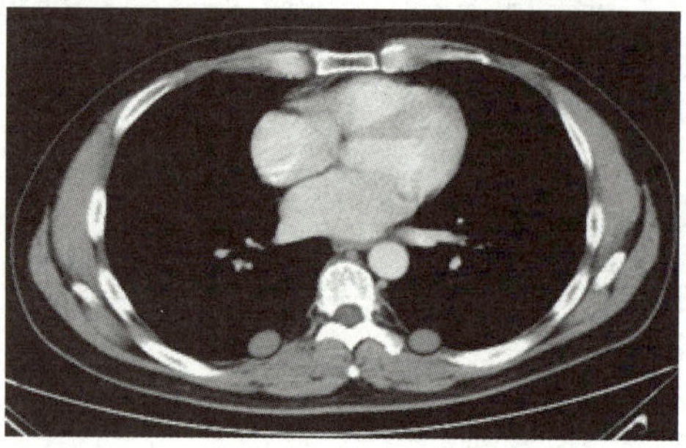

图 2-4-6 CT 下胸壁后组，肋间淋巴结

（二）胸腔脏器淋巴结

1. 胸腔脏器前组 即血管前组，位于主动脉的前方，与大血管关系密切，引流大多数前纵隔结构的淋巴。其向前与内乳淋巴链交通，向后与气管旁和主-肺动脉窗淋巴结交通（图 2-4-7）。

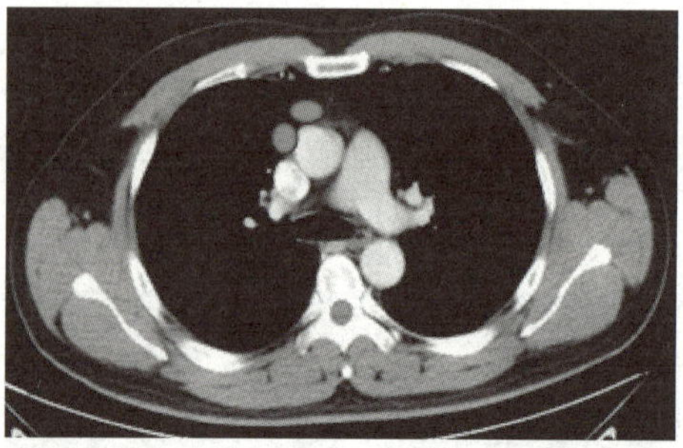

图 2-4-7 CT 下胸腔脏器前组，血管前淋巴结

2. 胸腔脏器中组 肺内可累及淋巴结的病变，通常累及这组淋巴结。按其和气管、支气管或血管的关系可大致分为 5 组。

（1）气管组：主要位于气管前方和两侧。尤其以气管右前方最为好发，有时也能见到气管后淋巴结（图 2-4-8）。

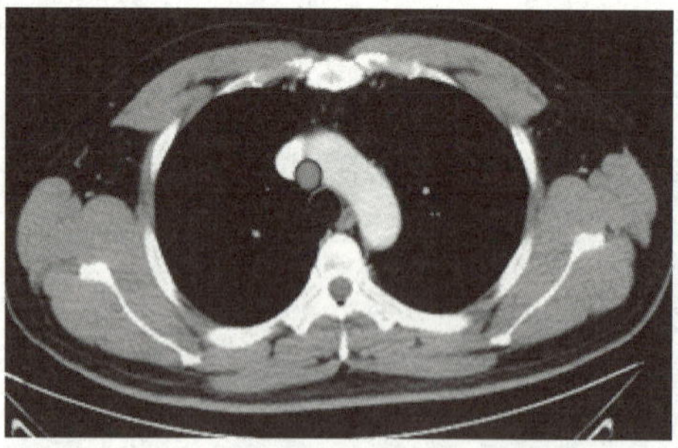

图 2-4-8 CT 下胸腔脏器中组，气管旁淋巴结

（2）气管支气管组：奇静脉在气管与右主支气管交界处向前进入上腔静脉，因此这里又被称为

奇静脉淋巴结，主要负责引流肺的淋巴。除左上肺之外，这些淋巴结为两肺大部分引流的最终途径，因此，肺部病变通常会引起该组淋巴结增大（图 2-4-9）。

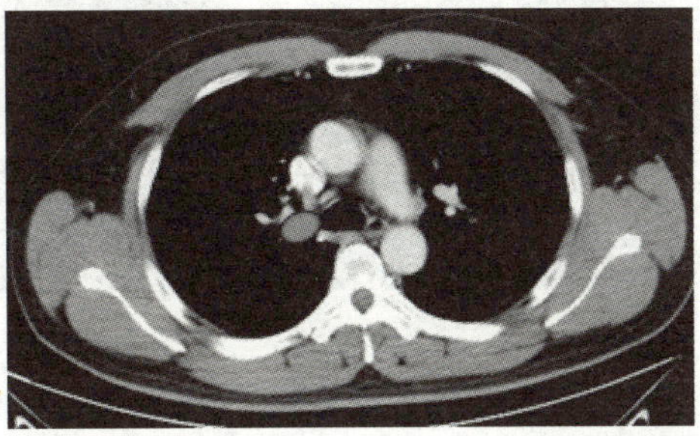

图 2-4-9 CT 下胸腔脏器中组，气管支气管旁淋巴结

（3）支气管肺组：主要位于两主支气管周围，支气管肺淋巴结在主支气管远端通常称为肺门淋巴结。该部位的淋巴结若不大，CT 平扫则难以和这里的血管区别。MRI 检查肺门血管呈流空信号，而淋巴结呈软组织的中等强度信号，两者可以区分（图 2-4-10）。

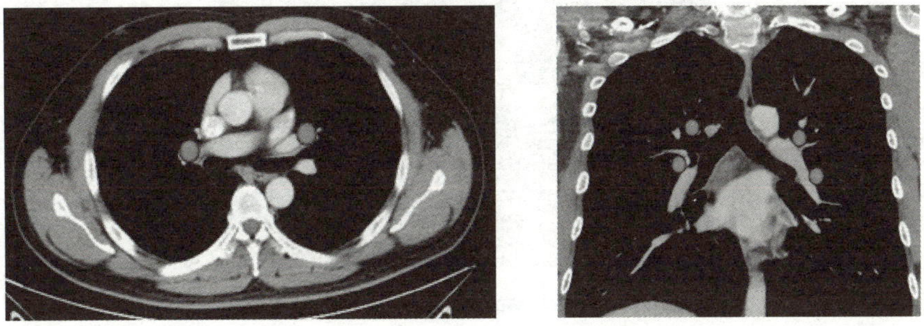

（a） （b）

图 2-4-10 CT 下胸腔脏器中组，肺门淋巴结

（a）横断面；（b）冠状面

（4）主动脉肺动脉组：分为两组，一组在主动脉弓左侧；另一组位于主-肺动脉窗内，即主动脉弓的下方，引流左上肺的淋巴（图 2-4-11、图 2-4-12）。

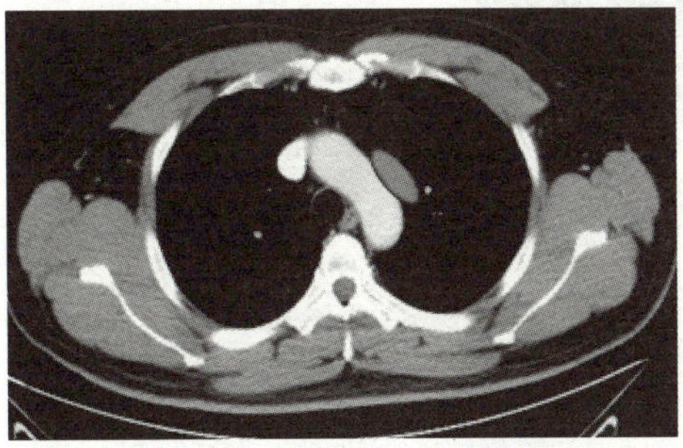

图 2-4-11 CT 下胸腔脏器中组，主动脉弓左旁淋巴结

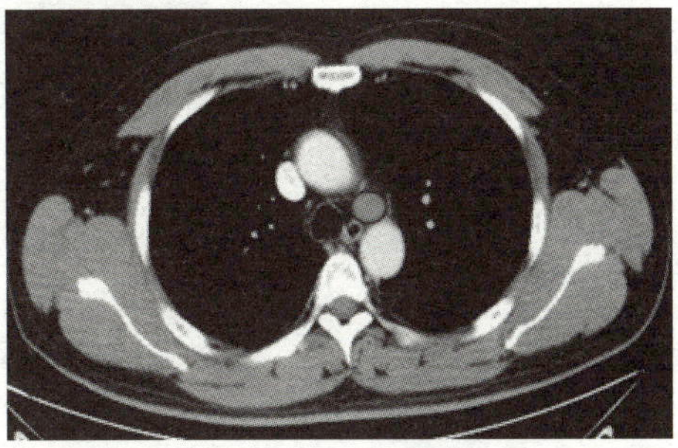

图 2-4-12 CT 下胸腔脏器中组，主-肺动脉窗淋巴结

（5）支气管隆突下组：位于两主支气管之间的隆突下间隙内，食管前方，引流下肺门和两下肺的淋巴，与右气管旁淋巴链相互交通（图 2-4-13）。

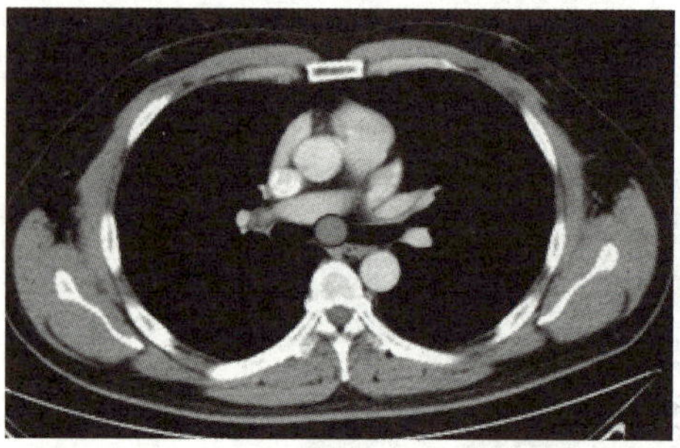

（a）

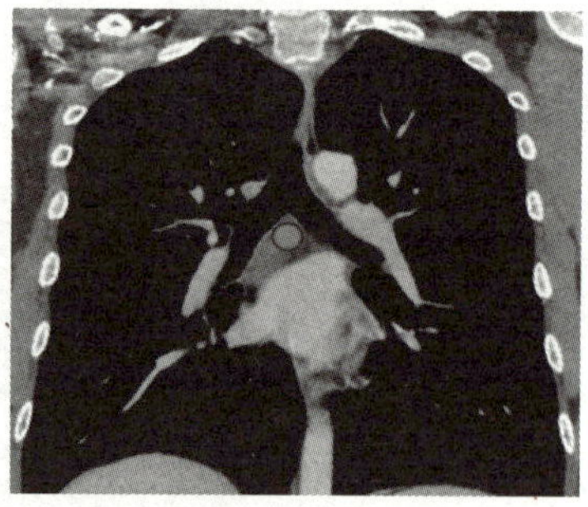

（b）

图 2-4-13　CT 下胸腔脏器中组，支气管隆突下淋巴结

（a）横断面；（b）冠状面

3. 胸腔脏器后组　又称食管旁组，位于食管两侧、下肺韧带内侧，引流下肺内侧、食管和横膈后部的淋巴（图 2-4-14、图 2-4-15）。

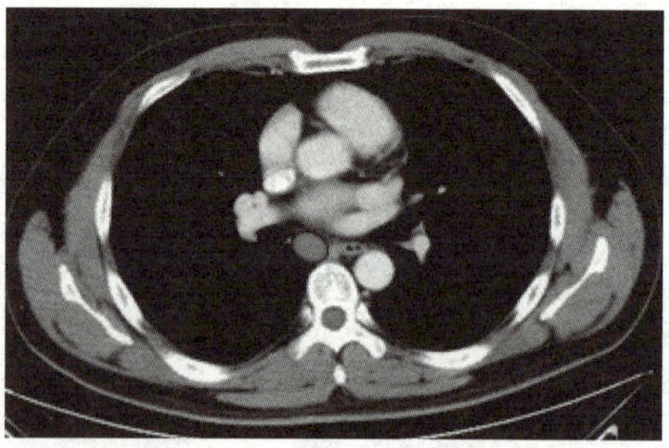

图 2-4-14　CT 下胸腔脏器中组，食管旁淋巴结

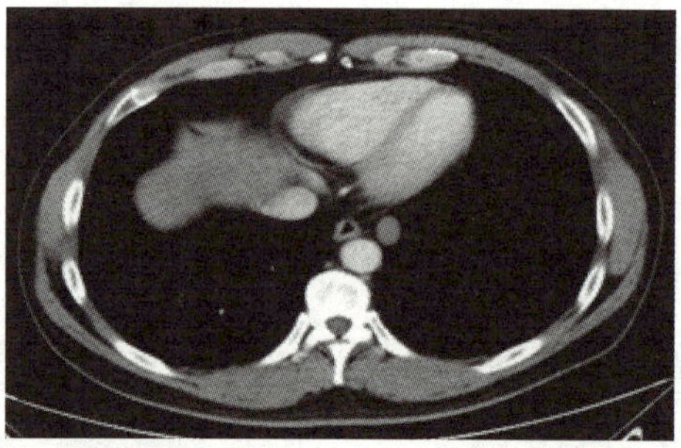

图 2-4-15　CT 下胸腔脏器后组，食管旁淋巴结

▶知识拓展

保障健康的重要防卫系统——淋巴系统

人体有两套循环管道，一套是运行血液的脉管；另一套则是环流着淋巴液的淋巴管。淋巴循环不仅有严密的组织构造，还有独特的功能，和血液循环一起，肩并肩地维护着人体的健康。

但是，人们往往重视前者，而忽视后者，这是十分不可取的。淋巴系统是维持人体健康的免疫系统和功能的核心，是保证身体健康的简单而又基本的先决条件。

第五节 乳 腺

案例导入

【案例】

患者，女，42岁，因“发现右侧乳房肿块1个月”就诊。患者1个月前在洗澡时，无意中触及右侧乳房外上象限有一肿块，约蚕豆大小，质地较硬，边界不清，无明显压痛，活动度欠佳。肿块逐渐增大，近1周自觉右侧乳房皮肤有轻微牵拉感，无乳头溢液，无发热、消瘦等全身症状。

既往月经规律，28天一个周期，每次持续5天，初潮年龄13岁，绝经年龄未到。否认乳腺疾病家族史，未生育，有口服避孕药史5年。

【问题】

1. 该患者目前的诊断考虑是什么？诊断依据有哪些？

2. 乳腺超声和乳腺钼靶在乳腺疾病诊断中，各自优势与局限性是什么？结合本病例谈谈二者联合应用的意义。

一、应用解剖

乳房（mamma breast）由皮肤、乳腺和脂肪组织构成，儿童和男性不发达。乳房位于胸大肌表面，第3~6肋之间，内侧至胸骨旁线，外侧可达腋中线。成年未产妇女乳头平第4肋间隙或第5肋。乳房与胸肌筋膜之间的乳房后间隙内，有疏松结缔组织和淋巴管。

乳腺（mammary gland）位于皮下浅筋膜的浅层与深层之间。浅筋膜伸向乳腺组织内，形成条索状的小叶间隔，将乳腺分割成15~20个乳腺叶，以乳头为中心呈放射状排列。每一乳腺叶借输乳管开口于乳头的输乳孔，输乳管在近乳头处膨大为梭形输乳管窦。乳腺周围的纤维结缔组织与皮肤和胸筋膜之间的结缔组织束，称乳房悬韧带（Cooper 韧带），将乳腺固定于浅筋膜内。乳腺癌早期，乳房悬韧带受侵缩短，牵拉皮肤内陷形成小凹，称“酒窝征”；乳腺癌晚期，皮下淋巴管被癌细胞堵塞，引起淋巴回流障碍，出现真皮水肿，皮肤呈“橘皮样”变，为乳腺癌的一种特殊体征。

二、 X线解剖

（一）正常乳腺X线解剖

1. 乳头 X线表现为凸出于乳房中央，呈凸起状态，扁平形或稍有内陷的类圆形阴影。乳头（nipple）个体差异较大，一般呈圆柱形，直径8~15mm，平均10mm。

2. 皮肤 X线表现为光滑整齐、密度稍高的线样软组织阴影，厚度均匀。正常皮肤厚0.5~1.5mm，平均1.0mm，乳晕（mammary areola）区皮肤稍厚，乳腺下返折处最厚。

3. 乳晕 X 线表现为乳头后方密度高于皮肤的圆盘状软组织阴影。乳晕区是以乳头为中心直径3.0~4.0cm 的所属范围。

4. 皮下脂肪层 X 线表现为皮肤深部呈高度透亮带，介于皮肤与浅筋膜间，光滑匀称，一般厚度在 10mm 左右。此层内尚可见或粗或细的乳房悬韧带阴影。

5. 乳房悬韧带 X 线表现为皮下脂肪层中半环形条索状阴影，向后与腺体相连，向前伸延至皮肤。乳房悬韧带个体差异较大，发育差者，X 线片上无乳房悬韧带阴影，或在皮下脂肪层内见到纤细阴影。发育良好者，乳房悬韧带表现为狭长的三角形阴影，尖端指向乳头方向。

6. 乳腺导管 X 线表现为乳晕后的横行、密度稍低条状影，长 3~5mm，宽 1~2mm，其前端较宽，为大乳腺导管及其壶腹部，中、小导管通常显示不清。

7. 乳腺实质 X 线片上呈密度较高的致密影，是由许多小叶及其周围纤维组织间质融合而成的片状阴影，其边缘多较模糊。乳腺实质个体差异大，可呈云絮状、棉花状等多种形态的腺体影像。

8. 间质阴影 X 线表现为粗细不均的条索状致密影，为乳腺小叶间隔及结缔组织阴影，尖端多指向乳头。

9. 血管及淋巴 在脂肪多、腺体少的乳腺中，乳腺血管容易显示，一般左、右两侧粗细大致相同。乳内淋巴一般不显影。

10. 乳后脂肪层 表现为透亮线影，光滑整齐，宽 1~2mm，位于乳腺组织与胸壁之间，与胸壁平行（图 2-5-1、图 2-5-2）。

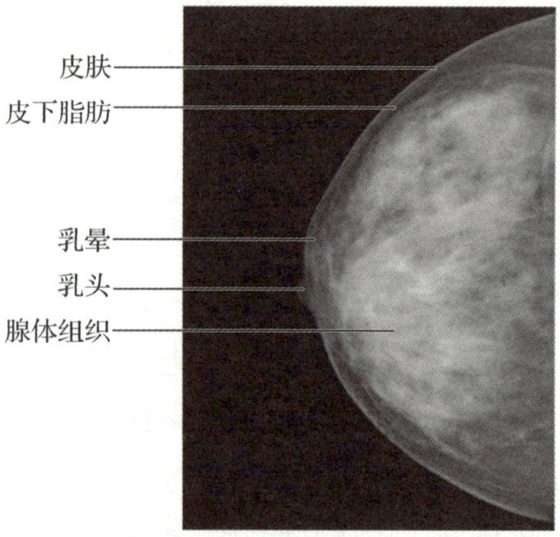

图 2-5-1　乳腺轴位 X 线摄片

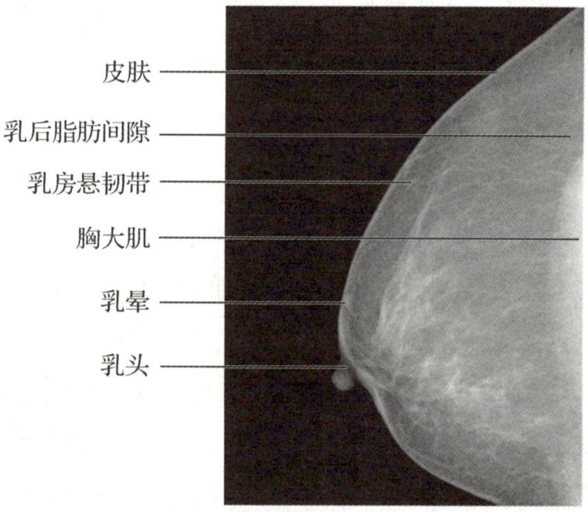

图 2-5-2　乳腺侧位 X 线摄片

（二）钼靶 X 线摄影

临床常用的乳腺影像学检查方法有钼靶 X 线摄影、CT 及 MR 等。其中，钼靶 X 线摄影具有诊断正确性高、费用相对较低及操作简便等特点，是公认的乳腺疾病首选影像学检查方法，可显示乳腺内的肿块和细小钙化。

目前，美国放射学院（American College of Radiology，ACR）2013 年第五版乳腺影像报告和数据系统（Breast imaging reporting and data syatem，BI-RADS）对乳腺 X 线摄影、诊断报告的书写进行了再次修订。

BI-RADS 依据乳腺内腺体组织的占比，将乳腺分为 4 型。①脂肪型：腺体组织占 25%以下，乳腺内几乎全部为脂肪组织（图 2-5-3）。②少量腺体型：腺体组织占 25%～50%，散在分布于乳腺内（图 2-5-4）。③多量腺体型：腺体组织占 51%～75%，乳腺表现为不均匀致密形态（图 2-5-5）。④致密型：腺体组织占 75%以上，乳腺组织非常致密（图 2-5-6）。

钼靶 X 线摄影对不同乳腺类型病变检出的敏感性不同，对脂肪型乳腺病变的检出率很高，但是对致密型乳腺病变的检出率则有所降低。

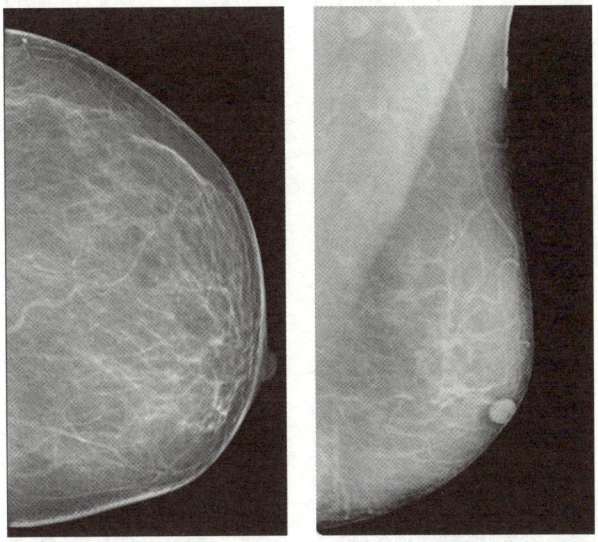

（a）　　　　（b）

图 2-5-3　脂肪型乳腺

（a）轴位；（b）内外斜位

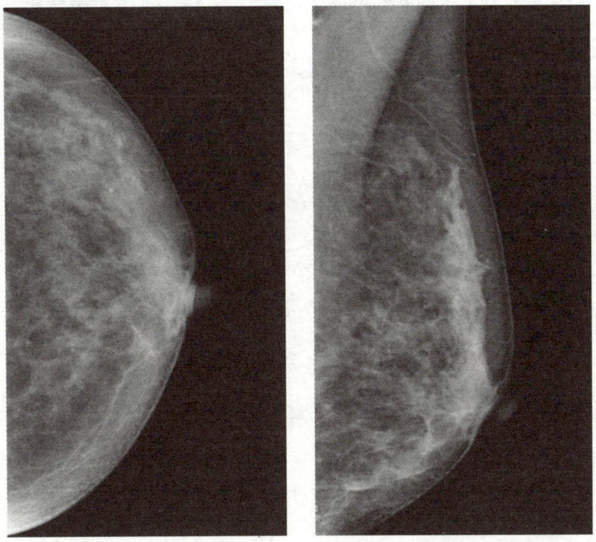

（a）　　　　（b）

图 2-5-4　少量腺体型乳腺

（a）轴位；（b）内外斜位

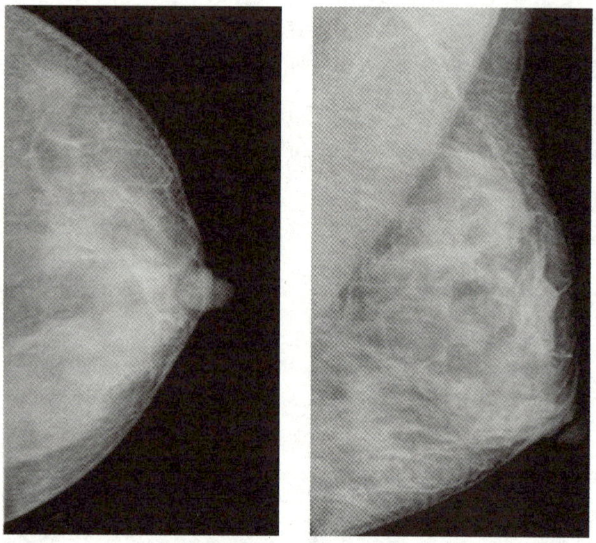

（a） （b）

图 2-5-5 多量腺体型乳腺

（a）轴位；（b）内外斜位

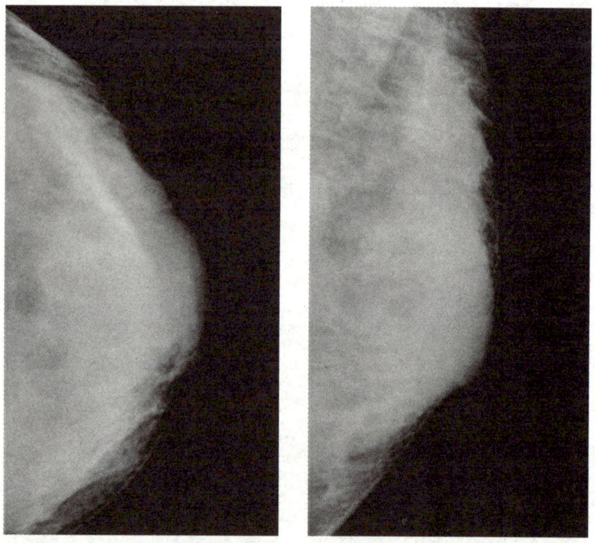

（a） （b）

图 2-5-6 致密型乳腺

（a）轴位；（b）内外斜位

（三）乳腺导管造影

乳腺导管造影是目前常用的一种检查方法，安全可靠、简便易行，尤其对导管内病变的定位诊断有较高价值。

正常人有 15~20 支乳腺导管。乳腺导管造影可见乳腺导管开口于乳头，输乳管、排乳管等组成的各级乳导管网呈放射状向乳腺深部分支、逐渐变细，呈均匀分布（图 2-5-7）。

乳腺导管造影主要目的是观察导管征象，正常乳腺导管管壁光滑、均匀，走行自然，管内不应出现充盈缺损现象。注射对比剂应保持低压缓慢注射，若压力过高，对比剂可进入腺泡内，形成斑点状致密影；若混入气泡，可造成圆形或椭圆形缺损。

乳腺导管造影可定量分析、测量乳腺导管的粗细、病变大小及与乳头的距离。正常乳腺导管的直径：一级导管 0.5～2.5mm，平均 1.8mm；二级导管 0.5～2.0mm，平均 0.93mm；三级导管 0.2～1.0mm，平均 0.59mm。

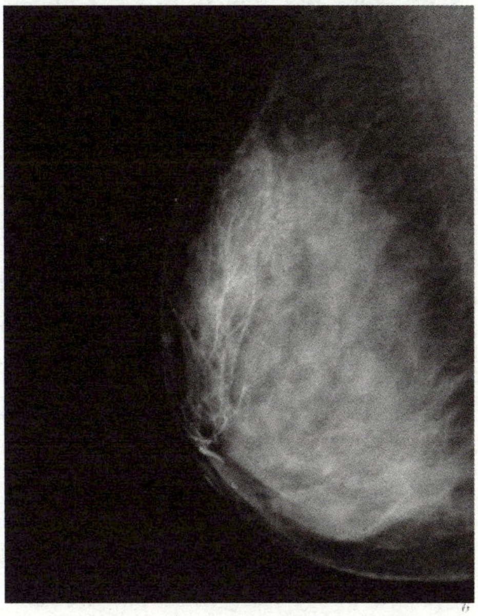

图 2-5-7　正常乳腺导管造影

三、影像断层解剖

（一）乳腺 MRI 解剖

脂肪和纤维腺体的 MRI 信号差别显著，对比清晰，因而 MRI 在乳腺检查中具有成像优势，在致密型乳腺、乳腺成形术后或手术瘢痕的评价等方面，已成为乳腺 X 线检查的重要补充方法。

乳腺在不同脉冲序列 MRI 图像上的信号强度，取决于个体乳腺组织特点。通常采用自旋回波（spin echo，SE）序列，乳腺中各组织的信号特点如下。

1. 脂肪组织　T_1WI 图像呈高信号，T_2WI 图像呈中高信号。

2. 乳房悬韧带　T_1WI、T_2WI 图像呈高信号脂肪组织中的线状低信号。

3. 乳腺实质　是由腺体和导管构成的复合结构，T_1WI 图像信号明显低于脂肪组织，略高于肌肉组织，呈中等灰色信号，乳腺导管一般不显示。

4. 血管　T_2WI 图像上常表现无信号区，呈线状，有时呈网状。

5. 结缔组织　T_1WI、T_2WI 均呈低信号。

6. 肌肉　在 T_1WI、T_2WI 图像上均呈灰色低信号。

乳腺结构复杂，不同年龄、不同类型的乳腺结构可有明显差异（图 2-5-8、图 2-5-9）。

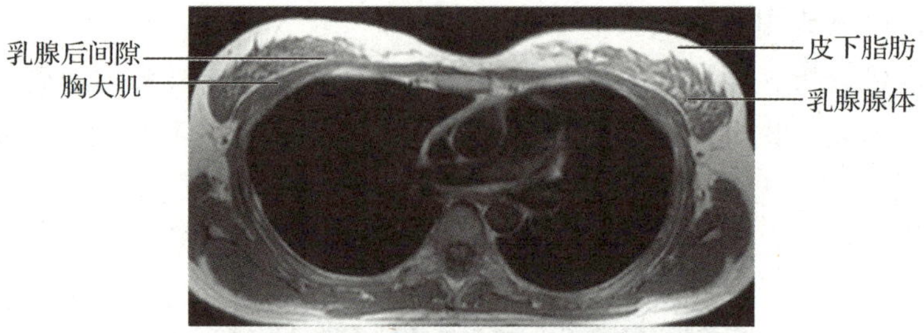

（a）

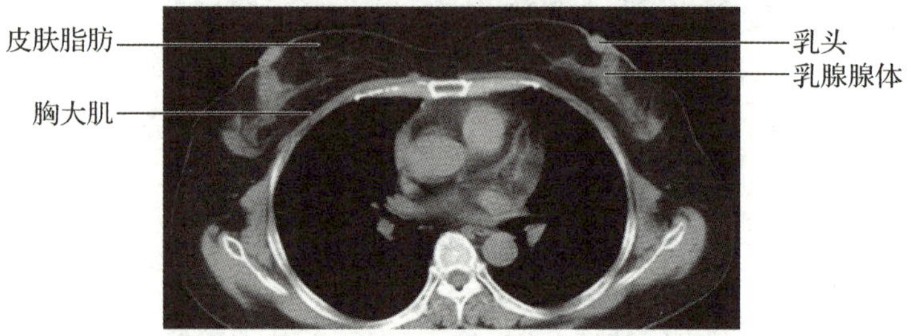

（b）

图 2-5-8　正常乳腺横断面

（a）MRI T_1WI；（b）MRI T_2WI 脂肪抑制

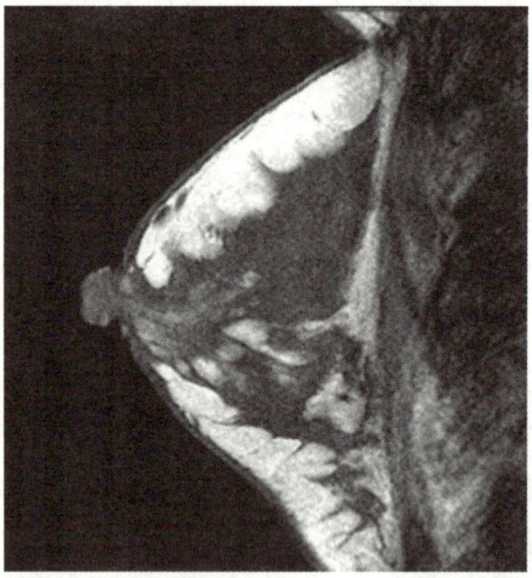

图 2-5-9　正常乳腺 MRI T_1WI 矢状断面

（二）乳腺 USG 解剖

正常乳腺超声图像由浅至深的层次结构如下（图 2-5-10）。

1. 皮肤、乳头、乳晕　皮肤为均匀的强回声亮线，边缘光滑、整齐，2～3mm 厚；乳晕处稍厚；乳头呈边界清楚的外凸圆形结节。乳头和乳晕后方有条状无回声区，为输乳管窦和主乳管。

2. 皮下脂肪层、乳房悬韧带　皮下脂肪层呈低回声，内有散在的条索状或三角形强回声细光带，斜行连于皮肤，为乳房悬韧带。

3. 腺体组织、乳腺导管和乳腺血管　乳腺组织呈三角形，尖端指向乳头，底向胸壁，厚约 1.0±

0.3cm，乳腺病变多发生在此层内。超声表现取决于其内部的脂肪、纤维和腺体组织的多少，因年龄而异。纤维组织呈较高回声，腺体呈相对低的回声，脂肪组织呈低回声。

乳腺内腺叶呈斑点状中等强度回声，分布均匀，可见条索状、斑片状较高回声的纤维组织和低回声的脂肪组织。

乳腺导管呈大小相似、排列不齐的圆形或卵圆形无回声暗区。

乳腺血管呈管状无回声区，彩色多普勒血流显像（cdor Dopplerflow imaging，CDFI）可显示乳腺血流信号。

4. 乳后结构　包括乳后脂肪、胸大肌及肋骨。乳后脂肪呈低回声，其后为胸大肌，可见肌肉纹理回声呈均匀实质性的低回声，深层的肋骨呈强回声，后方有声影，肋软骨为边界清晰的卵圆形低回声区。胸大肌的回声可以保证乳腺检查的完整。

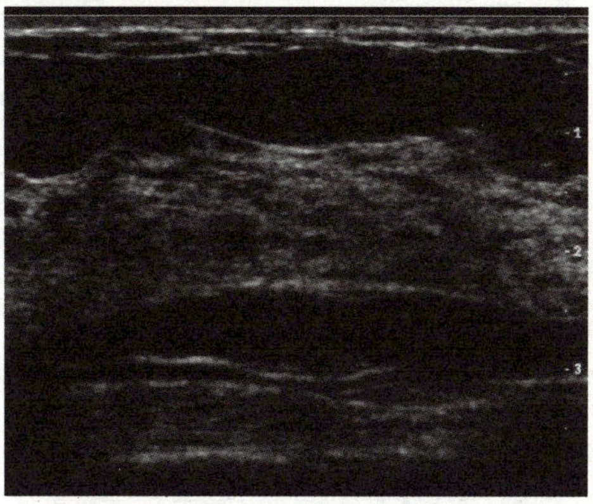

图 2-5-10　正常乳腺超声图像

▶知识拓展

分子乳腺成像

MBI 是 molecular breast imaging 的缩写，中文名称为分子乳腺成像，这项技术对于致密型乳腺的检查有优势。

MBI 是一种检测早期乳腺癌的手段。检查人员向患者静脉注入对比剂后，带有轻微放射性的示踪剂会在代谢旺盛的组织中积聚，通过特殊的相机可以检测到示踪剂放射出的射线，从而观察到代谢活跃的肿瘤。MBI 可以对乳腺进行更近距离的成像，直接对胸壁进行检测，最大限度地发现早期癌症及更细微的细胞层面的改变。

MBI 检查的成本与传统的乳腺钼靶 X 线摄影、超声检查接近，但远低于 MRI 检查，约为 MRI 检查的 1/5。因此，研究者指出，对于无法接受 MRI 的人群，以及致密型乳房的乳腺癌高危女性，MBI 或为更好的选择。未来需要进一步发现新的示踪剂、专用于乳房检查的相机，以使该技术更好地服务于乳房检查。目前该技术尚未在我国开展，主要原因是其辐射量大，还需要进一步改进。

考试知识点总结

本章小结

协和云课堂…… 拓展练习及参考答案

（杨义耀）

第三章 腹 部

教学课件

学习目标

素质目标

（1）具有对技术操作规范重要性的认识，提高安全意识和规范意识。

（2）具有良好的影像技师职业素养，增强职业适应能力。

（3）具备良好的职业道德、医患沟通能力和团队协作精神。

知识目标

（1）掌握：食管、胃肠道等结构的 X 线解剖及断层解剖；肾、输尿管、膀胱 X 线解剖、CT 解剖及 US 解剖。

（2）熟悉：消化系统的 X 线解剖；肾上腺断层解剖；泌尿系统的影像解剖及 CT、MRI 正常腹膜腔及腹膜后间隙的图像识别。

（3）了解：消化管腔的构造和横断面影像解剖。

能力目标

（1）具有肝、胆、胰、脾、肾、输尿管、膀胱等结构的 CT 横断面解剖结构阅读能力。

（2）具有识别肝、胆、胰、脾、肾等正常 US 影像图像的能力。

· 核心知识拆解 ·

第一节 概 述

微课：腹腔淋巴结 CT 影像

一、境界与分区

腹部（abdomen）的上界是胸廓下口，由剑突、肋弓、第 11 肋前端、第 12 肋下缘和第 12 胸椎围成；下界是耻骨联合上缘、耻骨嵴、耻骨结节、腹股沟韧带、髂嵴至第 5 腰椎下缘的连线。腹部上方借膈与胸部相隔，下方经骨盆上口与盆腔相通。由于腹部上、下端结构与胸部和盆部有部分重叠，所以断层解剖学中，通常以经膈穹隆平面为腹部上界，下界为经第 5 腰椎间盘平面。腹壁两侧以腋中线为界，分腹前壁和腹后壁。为便于描述腹腔脏器所在位置，可将腹部划分为 9 个区或 4 个区。

在腹部前面，用两条横线和两条纵线将腹部分为 9 区。上横线一般采用肋下平面，即左、右侧第 10 肋最低点的连线。下横线多采用结节间平面，即左、右侧髂结节的连线。两条纵线为通过腹股沟中点与上述两条横线垂直相交的线。上述 4 条线将腹部分成 9 区：左、右两侧自上而下为左、右季肋区，左、右腹外侧区，左、右腹股沟区；中间自上而下为腹上区、脐区、腹下区（图 3-1-1）。

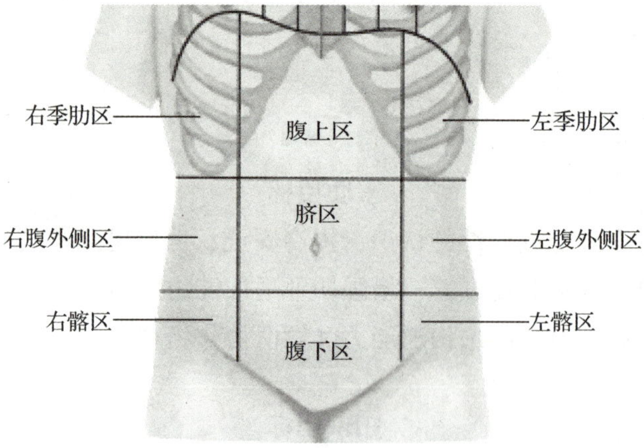

图 3-1-1　腹部分区（九分法）

在临床上，有时可通过脐作横线与垂直线，将腹部分为左、右上腹和左、右下腹 4 个区。

二、标志性结构及常用基准线

1. 标志性结构

（1）剑突（xiphoid process）：位于胸骨下端，薄而扁，末端游离。

（2）肋弓（costal arch）：由第 8~10 肋前端肋软骨依次与上位肋软骨连结而成。

（3）髂嵴（iliac crest）：髋骨上缘肥厚，称为髂嵴。

（4）髂结节（tubercle of iliac crest）：由髂嵴外唇向外凸出形成。

（5）第 5 腰椎间盘（intervertebral disc）：位于第 5 腰椎与骶骨之间。

2. 常用基准线　腹部正位片中，以剑突为扫描定位点。腹部的重要平面如下。

（1）第二肝门平面：位于第 10 胸椎椎体上份水平，以肝左、中间、右静脉出肝并汇入下腔静脉为其特征。

（2）第一肝门平面：位于第 11~12 胸椎水平，内有左、右肝管，肝动脉，肝门静脉，神经和淋巴管出入，以肝门静脉在横沟内分左、右支为特征。

（3）幽门平面：为经过脐至剑突末端结合连线中点的平面，后方平对第 1 腰椎下缘。

（4）肋下平面：为通过左、右第 10 肋最低点的水平面，其后方平对第 3 腰椎椎体近上缘处。

（5）嵴间平面：经过左、右髂嵴最高点，后方平对第 4 腰椎棘突。

（6）结节间平面：经过左、右髂结节，后方平对第 5 腰椎棘突。

第二节　食管与胃肠道

案例导入

【案例】

患者，男，60 岁，因“进行性吞咽困难 3 个月，加重伴呕血 1 次”入院。患者 3 个月前，无明显诱因出现吞咽固体食物时有梗阻感，此后梗阻感逐渐加重。近 1 个月，半流质食物也难以下咽，只能进少量流食。1 天前在进食后突然出现呕血，量约 200ml，为暗红色血液，夹杂少量食物残渣，呕血后自觉头晕、心悸，无黑便。

既往有胃溃疡史 15 年，其间间断服药治疗；喜好热饮、热食，且有长期吸烟史 30 年，平均每天 20 支，饮酒史 20 年，每日白酒摄入量约 50ml。

【问题】

1. 该患者目前的诊断考虑是什么？诊断依据有哪些？

2. 胃镜检查与上消化道钡餐造影在胃、食管疾病诊断中，各具有哪些优势与局限性？结合本病例谈谈二者联合应用的意义。

一、应用解剖

（一）食管

食管（esophagus）为细长肌性管道，上端在第 6 颈椎体下缘平面与咽相接，下端约平第 11 胸椎体高度与胃的贲门连接，长约 25cm（图 3-2-1）。

1. 食管分为颈部、胸部和腹部三部分。颈部自食管起端至胸骨颈静脉切迹平面之间，附于气管后壁，长约 5cm；胸部位于胸骨颈静脉切迹平面至膈的食管裂孔之间，长 18~20cm；腹部自食管裂孔至贲门，仅 1~2cm。

2. 食管全长有三处生理性狭窄，第一处位于食管起始处，距离中切牙约 15cm；第二处位于食管与左主支气管交叉处，距离中切牙约 25cm；第三处位于食管穿膈裂孔处，距离中切牙约 40cm。食管的狭窄处易滞留异物，也是肿瘤的好发部位。

3. 食管壁内面黏膜皱襞呈纵行并凸向管腔内，食管上段纵行黏膜皱襞的数量与形状变化较大；中、下段皱襞的数量多为 3~4 条。

（二）胃

胃（stomach）是消化道中最膨大的部分，上接食管、下续十二指肠。

1. 胃的形态和分部　胃有两壁、两口和两缘（图 3-2-2）。两壁，即前、后壁；两口，即与食管相连的贲门，与十二指肠相续的幽门；两缘，上缘凹向右上方称胃小弯，凸向左下方的称胃大弯，小弯最低处形成一切迹，称角切迹。

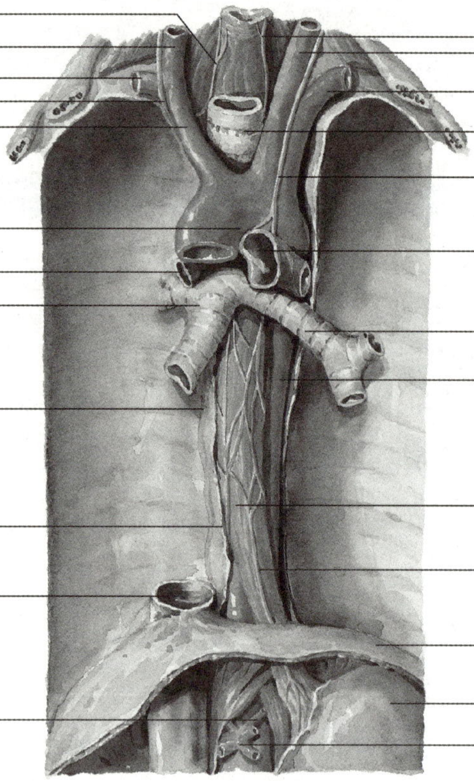

图 3-2-1　食管

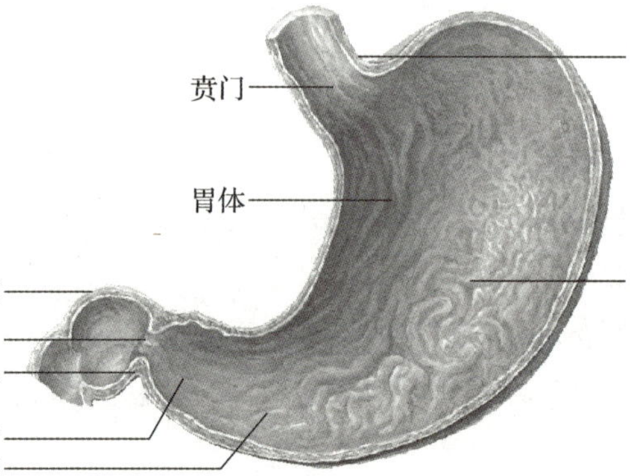

图 3-2-2　胃

胃可分为贲门部、胃底、胃体、幽门部 4 部分。贲门部位于贲门周围；胃底是贲门平面上方凸出的部分；幽门部是自角切迹向右至幽门之间的部分；胃体位于胃底与幽门之间，是胃最大的部分。幽门部的大弯侧有一条浅沟，可把幽门部分为左侧的幽门窦和右侧的幽门管。临床上常将幽门部称为胃窦，幽门部近小弯侧是胃溃疡和胃癌的好发部位。

2. 胃的位置和毗邻　胃中等充盈时，大部分位于左季肋区，小部分位于腹上区。人体内胃的位置常因体位、呼吸及胃内容物的多少而发生变化，但贲门和幽门位置相对固定，贲门位于第 11 胸椎左侧，幽门位于第 1 腰椎下缘右侧。胃前壁的左侧与膈相邻，被左肋弓遮盖，前壁右侧与肝左叶相邻，下部临近腹前壁，此处移动性大。胃后壁隔网膜囊与胰、左肾、左肾上腺、横结肠和脾等器官相邻，这些器官也称“胃床”。

3. 胃壁的结构 胃壁分4层，其最内层胃壁黏膜空虚时形成许多高矮不一的皱襞。胃小弯处皱襞纵行，有4~5条，较恒定；在幽门处，黏膜皱襞呈环形凸向胃腔，称幽门瓣，此处增厚的环形平滑肌称幽门括约肌，有延缓胃排空和防止肠内容物逆流的作用。

（三）小肠

小肠（small intestine）是消化道中最长的部分，成人长5~7m。其上端起自幽门，下端接续盲肠，分为十二指肠、空肠和回肠三部分，是食物消化吸收的主要场所（图3-2-3）。

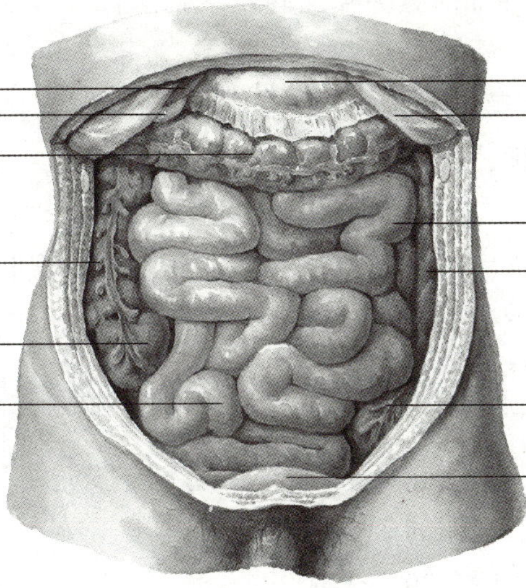

图3-2-3 小肠和大肠

1. 十二指肠 长约25cm，是小肠的起始部，也是管径最粗的部分。十二指肠（duodenum）呈"C"形，从右侧包绕胰头，大部分紧贴于腹后壁，位置深而固定。根据走行特点，可分为上部、降部、水平部和升部4部分（图3-2-4）。

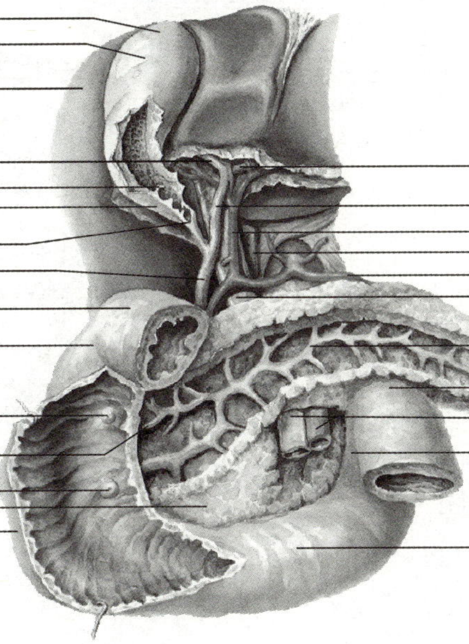

图3-2-4 十二指肠和输胆管道

（1）上部：长约5cm。在第1腰椎体右侧接幽门，斜向右上方至肝门的附近，转向下移行为十二指肠降部。上部前半段的肠管壁较薄，黏膜面光滑无皱襞，称十二指肠球，是十二指肠溃疡的好发部位。上部的前上方与肝方叶和胆囊相邻，下方邻胰头和胰颈；后方有胆总管、胃十二指肠动脉、肝门静脉和下腔静脉走行。

（2）降部：长7~8cm。在第1腰椎右侧下降至第3腰椎体下缘平面，转向左与水平部相续。降部内壁有发达的环形皱襞，后内侧壁上有一纵行黏膜皱襞，称十二指肠纵襞，其下端有隆起的十二指肠大乳头，是胆总管和胰管共同开口处，此处距中切牙约75cm。约半数人在大乳头上方可见十二指肠小乳头，是副胰管的开口处。降部前方为横结肠及系膜，后方与右肾门、右肾血管及右输尿管相邻；内侧邻胰头、胰管及胆总管；外侧则为结肠右曲。

（3）水平部：长约10cm。在第3腰椎水平横向左，行经下腔静脉至腹主动脉和腰椎前方后接续升部。水平部前方有肠系膜上动脉、静脉通过；上方邻胰头及钩突；后方有右输尿管、下腔静脉和腹主动脉；前方右侧与小肠袢相邻。

（4）升部：长2~3cm。斜向左上，至第2腰椎体左侧急转向前下方，形成十二指肠空肠曲，移行为空肠。此曲被十二指肠悬韧带（Treitz韧带）固定于腹后壁。

2. 空肠和回肠 为小肠的主体，上接十二指肠，下连盲肠，盘曲迂回于腹腔的中下部，延续呈袢状称肠袢。空、回肠为腹膜内位，并以小肠系膜连于腹后壁，有较大的活动度。约2%的人在距离回肠末端30~100cm的肠壁对系膜缘处有囊状凸起，一般长2~5cm，称梅克尔（Meckel）憩室，为胚胎时期卵黄管残留所致。

空、回肠无明显界线，近侧2/5称空肠（jejunum），主要位于左上腹，管径较大、管壁较厚、腔内的环状黏膜皱襞高而密；远侧3/5称回肠（ileum），主要位于右下腹、管径较小、管壁薄，黏膜皱襞低而稀疏。

（四）大肠

微课：大肠基础解剖

大肠（large intestine）是消化道的末段，全长约1.5m，分为盲肠（caecum）、阑尾（vermiform appendix）、结肠（colon）、直肠（rectum）和肛管（图3-2-5）。

1. 盲肠 为大肠的起始部，下端盲闭，长6~8cm，多数人位于右髂窝内。盲肠约在第3骶椎平面上续升结肠，左接回肠，后面内侧壁有阑尾。回肠末端开口于盲肠处，有上、下两片唇状皱襞，称回盲瓣。在回盲

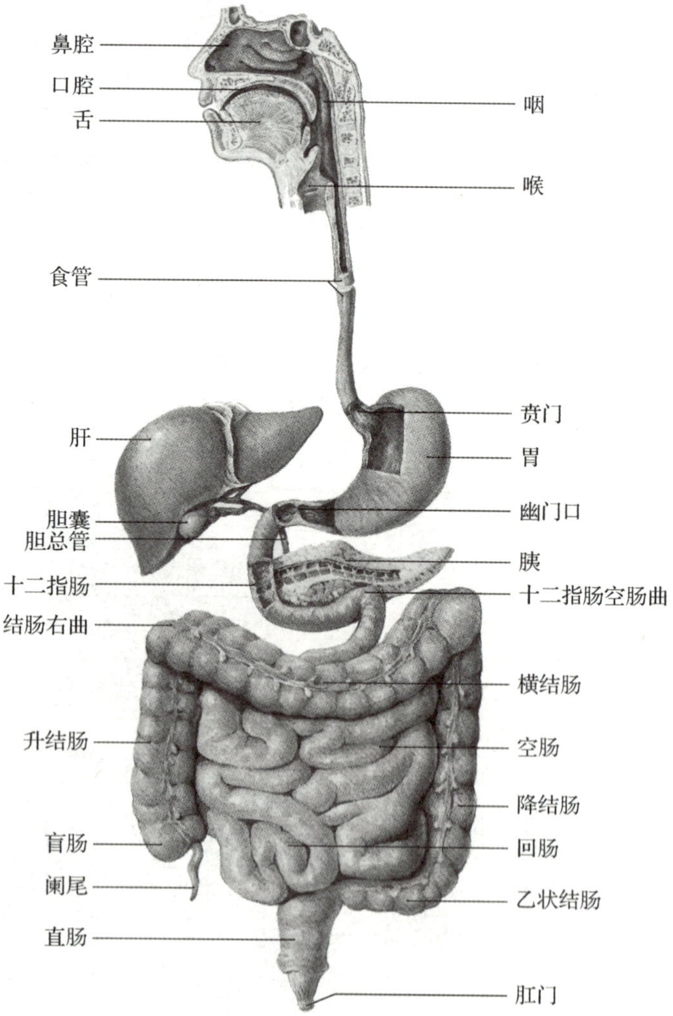

图3-2-5 大肠

瓣下方约 2cm 处，有阑尾的开口。

2. 阑尾 为一蚓状盲管，一般长 6~8cm，多位于右髂窝内。阑尾根部连于盲肠后内侧壁，位置较固定，是三条结肠带汇集处；阑尾体和末端游离位置变化较大，可在回肠下、盲肠后、盲肠下、回肠前及回肠后位等。国内体质调查资料显示，阑尾以回肠下位和盲肠后位较多见。

微课：阑尾 CT 影像解剖

3. 结肠 围绕在空、回肠周围，整体呈“M”形，结肠腔面有半环形皱襞。结肠分为升结肠、横结肠、降结肠和乙状结肠 4 部分。

（1）升结肠：是盲肠的直接延续，在右腹外侧区上升至肝右叶下方，弯向左前方移行为横结肠，弯曲部称结肠右曲（肝区）。

（2）横结肠：向左行至脾的下方，与降结肠相连，弯曲部称结肠左曲（脾区）。横结肠活动度较大，常下垂呈弓形，最低点可达脐平面或脐下方。

（3）降结肠：在左腹外侧区下降，至左髂嵴处移行为乙状结肠。

（4）乙状结肠：呈“乙”字形弯曲，活动度较大，自左髂区内横过左侧髂腰肌、髂外血管、睾丸（卵巢）血管及输尿管前方，向下至骶骨前方第 3 骶椎平面，下接直肠。

微课：结肠、直肠在 CT 上的解剖位置

4. 直肠 长 10~14cm，位于小骨盆腔后部，在第 3 骶椎前方续乙状结肠，沿骶、尾骨前方下行，穿过盆膈移行于肛管。

5. 肛管 是消化道最末端，位于盆膈以下，长 3~4cm，上续直肠，末端终于肛门。

二、 X 线解剖

胃肠道在 X 线平片中显示效果不佳，故主要介绍胃肠道造影。胃肠道造影能清晰显示消化道的位置、形态及黏膜，观察其运动，是食管和胃肠道的主要影像学检查方法。

（一）食管 X 线解剖

1. 食管的形态与位置 食管钡剂造影检查时，食管显示清晰，内腔黏膜轮廓规整，可分颈段、胸段和腹段。

微课：食道钡剂造影影像

正位片上，食管上段位于椎体稍偏左，至平气管杈处回至中线，下端向左下穿膈食管裂孔与贲门相连。侧位或斜位片上，可见胸部食管与脊柱接近平行，食管前缘自上而下依次可见主动脉弓压迹、左主支气管压迹和左心房压迹（图 3-2-6）。

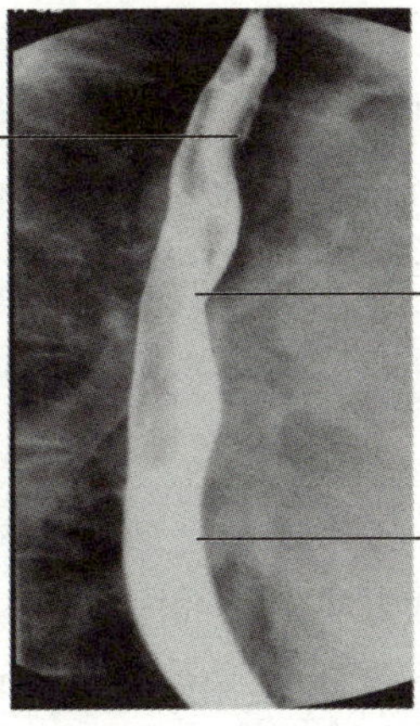

图 3-2-6 正常食管钡剂造影

食管钡剂造影时，吸气时膈肌下降、食管裂孔收缩，使膈上 5cm 左右的一段食管扩大呈壶腹状，称食管膈壶腹，其在呼气时消失。食管膈壶腹下端至贲门之间，长 3cm 左右的一段称为胃食管前庭段，此段在静止时是收缩状态，吞咽动作时是松弛状态，使钡剂能顺利进入胃内，排空后此段又恢复收缩状态，可防止胃内容物反流。钡剂排空后，食管黏膜皱襞残留的钡剂呈数条纵行、连续、平行的条纹状影，与胃小弯侧黏膜皱襞相延续。

2. 食管的蠕动波 食管钡剂造影时，可见食管的 3 种蠕动波。①原发性蠕动波：伴随吞咽动作，每吞咽一次，食管蠕动一次，迅速推动钡剂下行至胃。②继发性蠕动波：由于钡剂充盈刺激而出现，由主动脉弓水平向下，将钡剂推入胃。③第三蠕动波：呈锯齿状或波浪状，突然出现，消失迅速，因食管壁环形肌不规则地收缩形成，常见于老年人或食管贲门弛缓症。

（二）胃 X 线解剖

胃分为胃底、胃体和胃窦 3 部分。立位时，贲门位于第 11 胸椎左侧，幽门位于第 1 腰椎右侧，位置较固定。食管下端与胃连接的狭窄区为贲门，贲门水平以上为胃底，常含气，呈类圆形透亮区，称胃泡。胃小弯最低处弯曲成角，称角切迹。由角切迹至胃大弯最低点连线作垂线，此线至胃底之间的部分为胃体，常近垂直，此线右侧至幽门之间的部分为胃窦，近水平（图 3-2-7）。

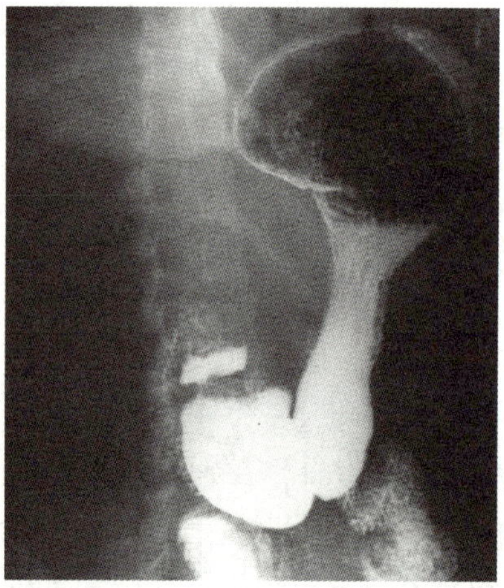

图 3-2-7 正常胃钡剂造影（充盈相）

胃的形状、大小和位置，因人的体型和平滑肌张力而异。胃形态一般分为以下 4 型（图 3-2-8）。①中间型（钩型）：形似鱼钩，胃体垂直，角切迹明显，胃窦部约与髂嵴同高，多见于中等体型者。②牛角型：形似牛角，上宽下窄，角切迹偏钝，胃大弯下缘在脐以上，多见于矮胖体型者。③无力型（长型）：呈上窄下宽状，胃体窄，角切迹锐利，胃下部低垂、宽大，胃大弯下缘远低至进入盆腔，常见于瘦长体型者。④瀑布型：胃底位于胃体的上后方，胃泡膨大如囊，胃体狭窄，胃大弯下缘多在脐水平或上方。立位时，钡剂首先充盈胃底快速溢入胃体，状如瀑布而得名，常见于有器质性病变或功能性病变的患者。

1. 胃充盈相 正常胃各部轮廓清晰、显示良好。钡剂入胃后 2 分钟，即可见由胃体上部向胃窦方向的蠕动，为有节律的、逐渐加深的波浪状收缩；胃大弯侧比胃小弯侧收缩明显，可同时见到 2~3 个收缩波；胃窦部无收缩波，通过整体向心收缩，推动钡剂入十二指肠。胃排空受胃的张力、蠕动强弱和幽门启闭状态影响，服用钡剂数分钟即可开始排出，2~4 小时排空，超过 6 小时为排空延迟（图

3-2-9）。

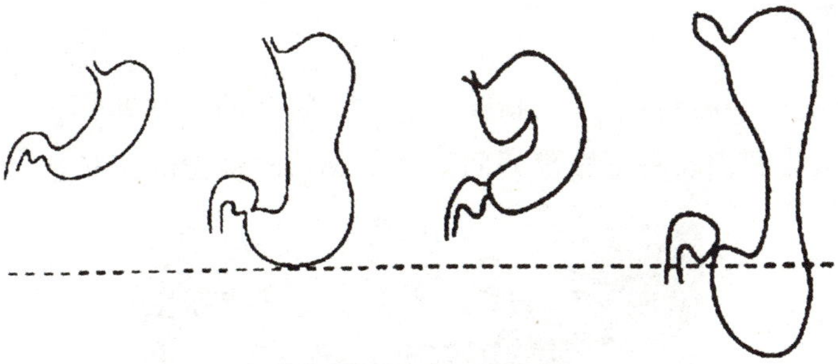

图 3-2-8 胃的分型

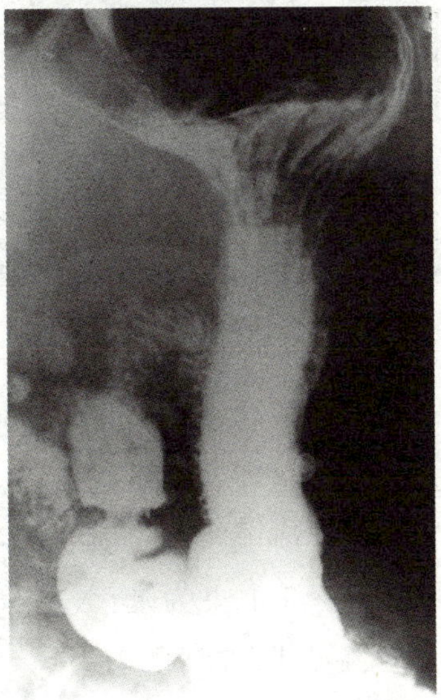

图 3-2-9 钡剂造影胃充盈相

2. 胃黏膜像 胃黏膜为条状透亮影，皱襞间为钡剂充盈呈条状致密影。胃底黏膜皱襞呈网状；胃体小弯侧黏膜皱襞纵行、光滑，大弯侧黏膜皱襞斜行或横行，故大弯侧轮廓呈锯齿状；胃窦黏膜皱襞可随胃蠕动变化，收缩时呈纵行，舒张时横行或斜行（图 3-2-10）。

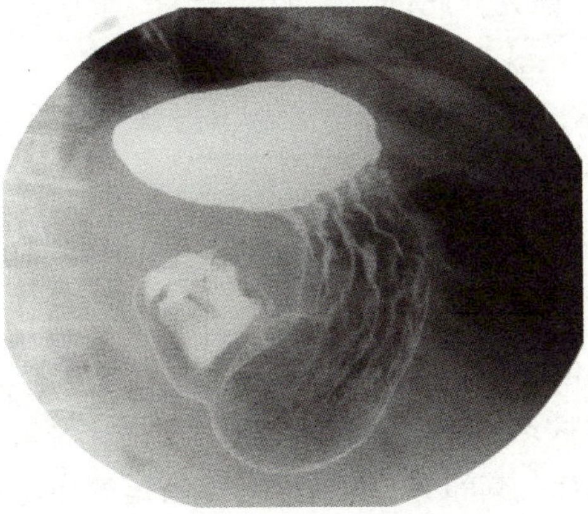

图 3-2-10 钡剂造影胃黏膜相

另外，胃气钡双重造影对比可显示胃黏膜皱襞的细微结构，在此不详述。

（三）小肠 X 线解剖

钡剂造影时，将小肠分为 6 组：①十二指肠。②左上腹部的空肠袢。③左下腹部的空肠袢。④中腹部横越脊柱的回肠袢。⑤右中及右下腹部的回肠袢。⑥盆腔部位的回肠袢（图 3-2-11）。

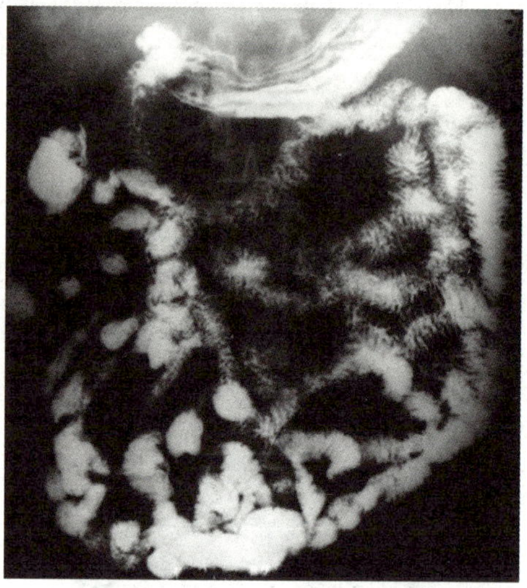

图 3-2-11　正常小肠钡剂造影

1. 十二指肠　十二指肠全程呈“C”形，上接幽门，下续空肠，分为 4 部分（图 3-2-12）。

（1）上部：上部近幽门处称十二指肠球部（duodenal bulb），是溃疡多发的部位。造影剂充盈相呈圆顶状或等腰三角形，分为顶部、底部及两侧穹隆脚。底部中央为幽门管开口，顶端指向后上，黏膜呈纵行条状影，向尖端集中。球部整体收缩蠕动，将钡剂排至十二指肠降部。

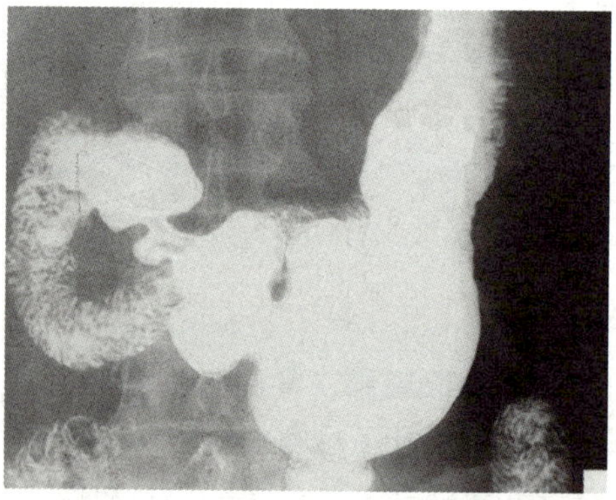

图 3-2-12　正常十二指肠钡剂造影

（2）降部：接上部，急转向下走行于第 1~3 腰椎右侧。钡剂造影时，黏膜皱襞呈羽毛状并随蠕动改变，降部中段内侧圆形或椭圆形透光区为十二指肠大乳头。

（3）水平部：上接降部，在第 3 腰椎右侧急转向左，水平走行于下腔静脉、腹主动脉前方，此部黏膜皱襞呈羽毛状。

（4）升部：为水平部末端向左上方移行而成，续于空肠，转折处为十二指肠空肠曲。钡剂造影时，黏膜皱襞也呈羽毛状。

2. 空肠与回肠　空肠与回肠是小肠主体部分，由肠系膜根部固定于后腹壁，全长约 6m。其中，空肠占近侧 2/5，回肠占远侧 3/5。

空肠蠕动活跃，有深而密集的环状黏膜皱襞，充盈相时呈羽毛状，钡剂通过后呈雪花状。回肠蠕动较弱，充盈相时呈带状或节段状，皱襞较细小，呈细羽毛状纹理或不明显。回盲瓣是回肠末端凸入盲肠的部分，上、下缘呈唇状凸起，其间有一段细腔；回盲瓣的功能是阻止内容物流入回肠。

钡剂一般在服用后 1 小时到达空肠，2~3 小时在回肠，3~6 小时到达盲肠。

（四）大肠 X 线解剖

钡剂灌肠充盈相时，大肠位于腹部四周，呈粗大管状。盲肠和结肠可见大致对称凸出的结肠袋，阑尾位于盲肠内下方，呈细长条状，轮廓光滑（图 3-2-13）。直肠位于盆腔，无结肠袋。钡剂排空后，可见盲肠、升结肠、横结肠黏膜皱襞较密集，以横行为主；降结肠以下黏膜皱襞稀疏，以纵行为主。

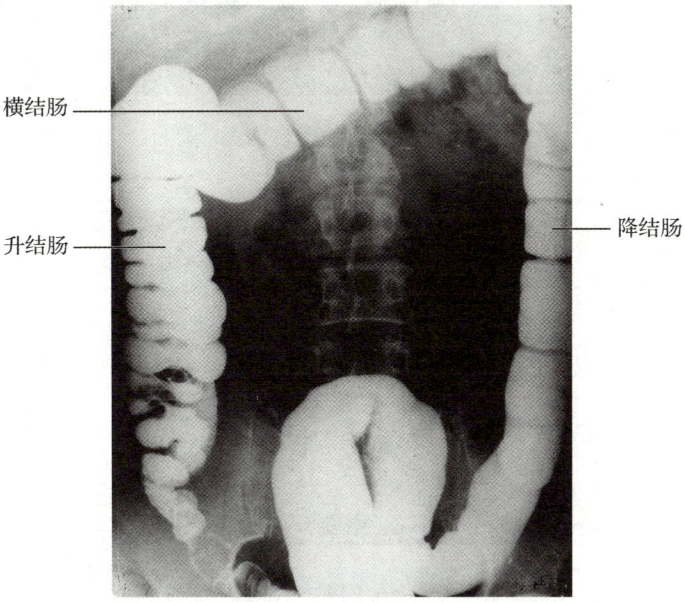

图 3-2-13　正常大肠钡剂造影

结肠的运动为总体蠕动，钡剂可刺激其蠕动增强。服用钡剂后，最快 2~3 小时钡剂到达盲肠，3~6 小时到达肝曲，6~9 小时到达脾曲，24 小时内部分排出，2~3 天排空。

三、影像断层解剖

微课：肠管 CT 解剖

CT 检查在显示胃肠道解剖结构及周围结构毗邻关系上有独特优势，是消化道检查的重要补充手段。此处主要介绍食管、胃和十二指肠的 CT 断层解剖。

1. 食管

（1）食管颈段和胸段，可见于颈部和胸部断层。

（2）腹段食管最短，自膈肌食管裂孔至贲门，前方邻近肝左叶（图 3-2-14）。

微课：食管影像解剖

2. 胃　胃 CT 检查时，充盈状态可更好地显示胃壁，必要时可增强扫描（图 3-2-15）。充盈良好的胃，胃壁厚度均匀，为 2~5mm。横断面上，胃前方贴膈和腹前壁，后方邻胰体，左方为脾，右方为肝；胃窦部变窄，胃窦部在中线右侧向后与十二指肠相连。

3. 十二指肠　充盈良好的十二指肠壁厚小于 5mm。十二指肠上部接胃窦；降部右侧为胆囊和肝，左前方与胃窦和胰头相邻，后方为肾和肾上腺；水平部一般在第 3 腰椎水平面；升部在胰头左侧接空肠。

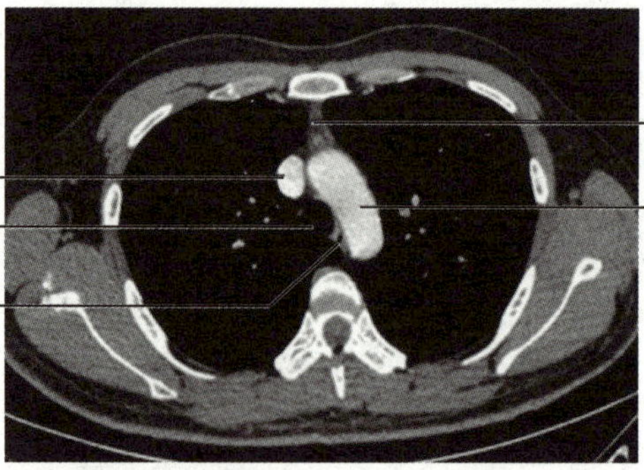

图 3-2-14　正常食管 CT 横断层面

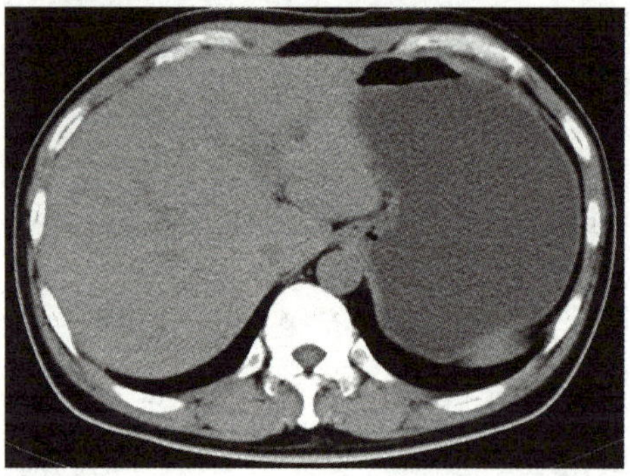

图 3-2-15　正常胃体 CT 横断层面

第三节　肝、胆、胰、脾

案例导入

【案例】

患者，男，62 岁，乏力、食欲减退和上腹部不适持续约 2 个月。体格检查发现，患者贫血、黄疸和肝脾大。血液检查提示，总胆红素水平明显升高，转氨酶升高。超声检查提示，肝内有一直径约 5cm 的占位，伴有肝内胆管扩张。初步诊断为原发性肝癌可能性较大。

【问题】

如患者做 MRI 检查应重点观察哪些层面？如何确定肝占位的位置？

一、应用解剖

（一）肝

肝（liver）是人体最大的消化腺，分泌胆汁、参与脂肪消化，还有物质代谢、解毒等功能。

1. 肝的形态　肝呈不规则的楔形，右厚左薄，一般分为前、后两缘，膈、脏两面（图 3-3-1）。

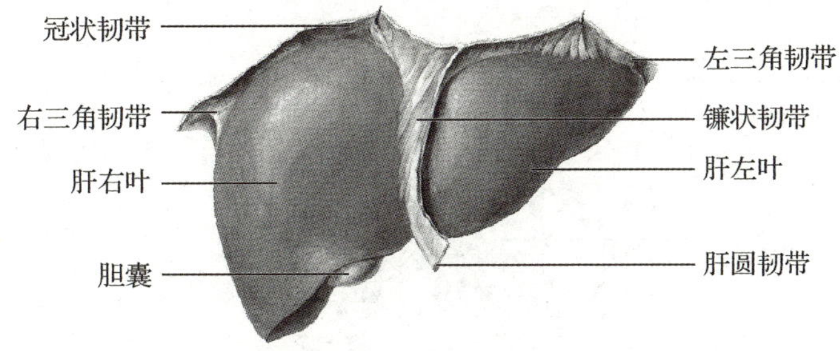

（a）

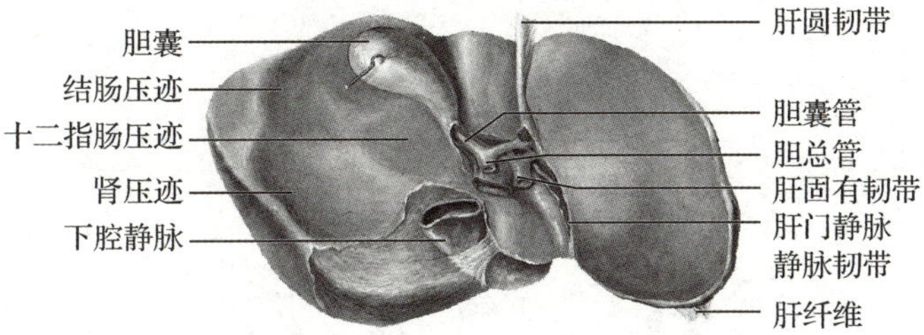

（b）

图 3-3-1　肝的形态

（a）肝前面观；（b）肝下面观

（1）膈面：即肝上面，光滑隆凸与膈相贴，借镰状韧带可将肝分为肝左叶和肝右叶。膈面后方有冠状韧带及左、右三角韧带，三者之间没有腹膜覆盖，称为肝裸区。

（2）脏面：即肝下面，凹凸不平，与腹腔脏器相邻。脏面中部有呈“H”形的三条沟，左纵沟前部为肝圆韧带裂，后部有静脉韧带裂；右纵沟前部有一浅窝容纳胆囊，称胆囊窝，后部是腔静脉沟；左右纵沟之间长约 5cm 的横沟称肝门，是肝固有动脉、肝门静脉和左右肝管、淋巴管和神经等进出之处，这些结构被结缔组织包绕，形成肝蒂，走行于肝十二指肠韧带内。在腔静脉沟的上部，肝左、中、右静脉出肝处，称为第二肝门。在腔静脉沟的下部，肝右叶的肝右后静脉和尾状叶的一些肝小静脉注入下腔静脉处，称为第三肝门。

2. 肝的位置和毗邻　肝的大部分位于右季肋区及腹上区，小部分位于左季肋区。成人肝的上界与膈穹隆一致，肝的下界右侧与右肋弓一致，左侧在腹上区可达剑突下方 3～5cm；儿童肝体积相对较大，肝的下界可超出肋弓下缘 1～2cm。肝与膈紧密相连，故肝的位置随呼吸运动而上、下移动，在平静呼吸时，肝可上、下移动 2～3cm。

右半肝膈面借膈与右肋膈隐窝和右肺底相邻，左半肝借膈与心包和心相邻。脏面右叶自前向后与结肠右曲、十二指肠、右肾上腺和右肾相邻，左叶与食管腹段、贲门和胃前壁相邻。

3. 肝的内部结构　肝内的肝门静脉、肝固有动脉和肝管 3 套管道的各级分支均结伴走行，并被结缔组织鞘包裹，构成格利森（Glisson）系统。另外一套管道为肝静脉，构成肝静脉系（图 3-3-2）。

（1）肝门静脉（hepatic portal vein）：肝内门静脉在肝门偏右处分为左、右两支。肝门静脉左支较为细长，与静脉主干近乎成直角分出，向左行于横沟内，至左纵沟转向前方，走行于肝圆韧带裂内，与肝圆韧带相连。肝门静脉左支依据走行分为横部、角部、矢状部和囊部，主要分支包括左外叶上支、左外叶下支、左内叶支和尾状叶左支。肝门静脉右支较为短粗，长约 10mm，与肝门静脉主干约成 120°发出，向右走行于横沟内，沿肝门右切迹进入肝实质。其末端多分为 2 支，即右前叶支和右

微课：门静脉属支大体解剖

后叶支。

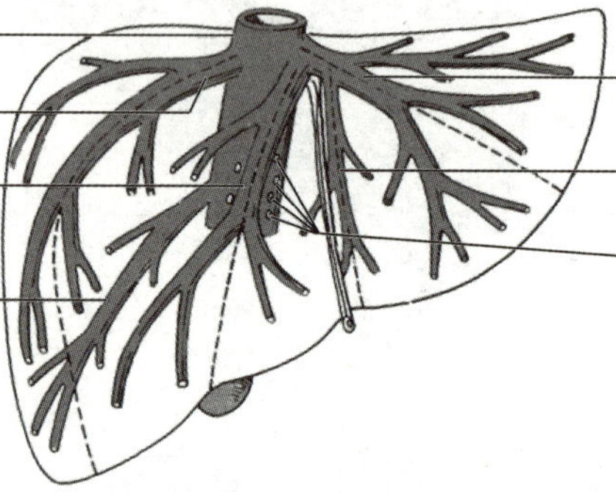

（a）

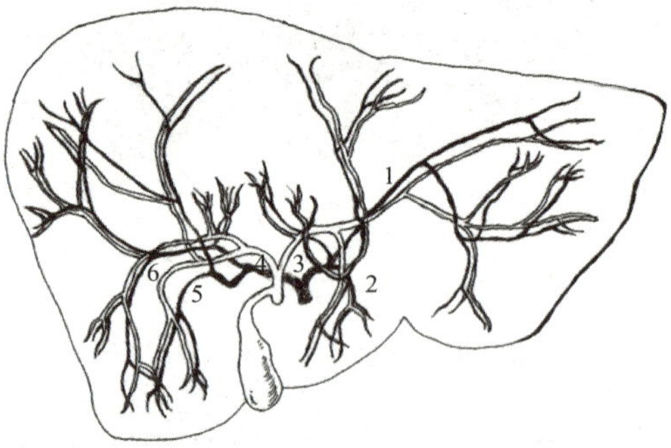

（b）

图 3-3-2 肝内管道系统示意图

（a）肝门静脉内分支及肝静脉；（b）肝内动脉和肝管

1. 左外叶动脉和胆管；2. 左内叶动脉和胆管；3. 肝固有动脉左支和肝左管；4. 肝固有动脉右支和肝右管；5. 右前叶动脉和肝管；6. 左后叶动脉和肝管

（2）肝固有动脉（proper hepatic artery）：为肝总动脉分支，在肝门处分为肝左动脉和肝右动脉，分布于左半肝和右半肝。肝左动脉常于肝门偏左处，分为左内叶动脉和左外叶动脉。肝右动脉分为右前叶动脉和右后叶动脉。肝左、右动脉还常发出左、右 2 支尾状叶动脉。

（3）肝管（hepatic duct）：肝内胆管汇合形成肝左管和肝右管，经肝门处出肝，引流胆汁。

（4）肝静脉（hepatic vein）：主要包括肝左、中、右静脉，于第二肝门处出肝注入下腔静脉；另有肝右后静脉和尾状叶静脉等，经腔静脉沟下部的第三肝门处出肝注入下腔静脉。

（5）Glisson 系统肝内胆管与肝门静脉属支、肝固有动脉分支的走行基本一致，共同参与构成 Glisson 系统，自肝门出入肝，分布于肝段内。肝静脉及其属支，走行于肝叶、肝段之间，自第二肝门及第三肝门出肝。Glisson 系统管道和肝静脉系统的管道分布呈双手十指交叉状，越接近第二肝门处，肝静脉的管径越粗；越接近第一肝门处，Glisson 系统管道的管径越粗。

4. 肝的分叶和分段 此处主要介绍国际上较为常用的 Couinaud 肝段划分法（图 3-3-3），即依据 Glisson 系统的分支及分布和肝静脉的走行，并结合肝的某些外形特征，如沟、切迹和裂等将肝分为左、右半肝，5 叶和 8 段。

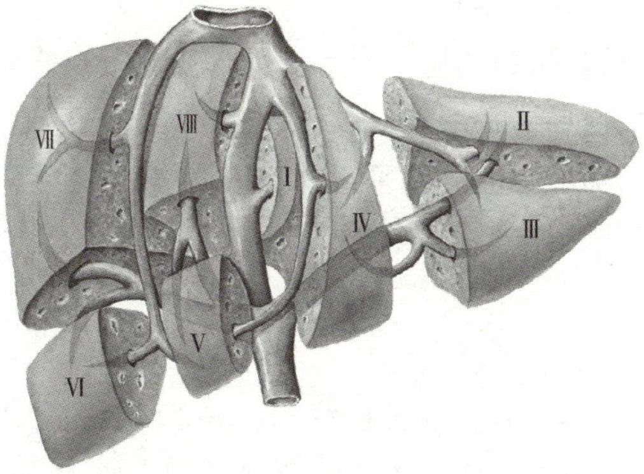

图 3-3-3　Couinaud 肝段划分法

Ⅰ段：尾叶，Ⅱ段：左外叶上段，Ⅲ段：左外叶下段，Ⅳ段：左内叶，Ⅴ段：右前叶下段，Ⅵ段：右后叶下段，Ⅶ段：右后叶上段，Ⅷ段：右前叶上段

微课：肝脏 CT 图像上分段划分

Glisson 系统分布于肝段内，肝静脉及其属支走行于肝段间。肝裂是肝叶之间和肝段之间 Glisson 系统细小分布的区域，是肝叶与肝叶和肝段与肝段之间的分界线，主要有正中裂、左叶间裂、右叶间裂、背裂、左段间裂和右段间裂（图 3-3-4）。肝段的划分如图 3-3-4 所示。

- 肝
  - 左半肝
    - 尾状叶（段Ⅰ）
    - 左外叶
      - 左外叶上段（段Ⅱ）
      - 左外叶下段（段Ⅲ）
    - 左内叶（段Ⅳ）
  - 右半肝
    - 右前叶
      - 右前叶下段（段Ⅴ）
      - 右前叶上段（段Ⅷ）
    - 右后叶
      - 右后叶下段（段Ⅵ）
      - 右后叶上段（段Ⅶ）

图 3-3-4　Couinaud 肝段（Ⅰ～Ⅷ）名称

微课：肝脏的分叶与分段

（二）肝外胆道

肝外胆道指由胆囊（gallbladder）和输胆管道组成的系统（图 3-3-5）。

1. 胆囊　为贮存胆汁的长梨形平滑肌囊袋，位于肝的脏面右侧的胆囊窝内，上缘与肝相连，下缘游离，与横结肠和十二指肠上部相邻。正常胆囊容量 40～60ml，分为底、体、颈、管四部分。胆囊底常露出于肝的前缘，紧邻腹前壁，其体表投影在右锁骨中线与右肋弓交点处的稍下方，发生胆囊炎时，此处常有明显的压痛。胆囊体膨大，后端缩细称胆囊颈，颈弯向下移行为胆囊管，胆囊内面衬有黏膜，在胆囊管和胆囊颈处黏膜呈螺旋状，有调节胆汁进出的作用，胆囊结石易嵌顿于此处。

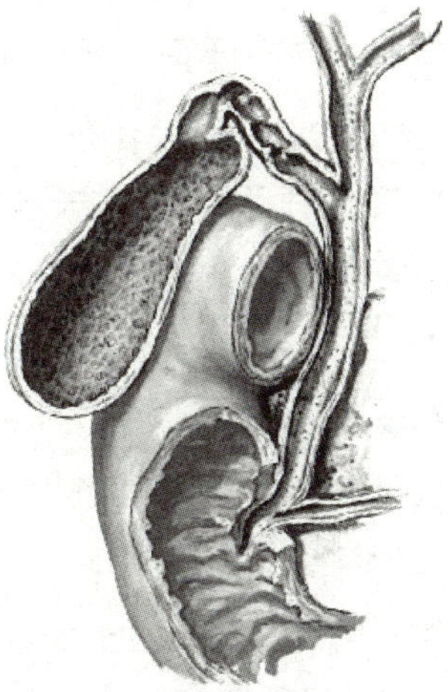

图 3-3-5　肝外胆道

2. 输胆管道　包括肝左管、肝右管、肝总管和胆总管。肝内的小叶间胆管逐渐汇合成肝左管和肝右管，出肝门立即汇合

成肝总管，肝总管下行与胆囊管合成胆总管。

胆总管长 4~8cm，直径 0.6~0.8cm。其在肝十二指肠韧带游离缘内下行，经十二指肠上部后方，至十二指肠降部与胰头之间与胰管汇合，形成肝胰壶腹（Vater 壶腹），开口于十二指肠降部后内侧壁的十二指肠大乳头。肝胰壶腹周围增厚的环行平滑肌称肝胰壶腹括约肌（Oddi 括约肌），该括约肌的收缩、舒张可控制胆汁和胰液的排出。

（三）胰

胰（pancreas）是人体第二大消化腺，呈长棱柱形，长 14~20cm，宽 3~4cm，高 1.5~2.5cm。胰位于腹后壁第 1、第 2 腰椎水平的位置，分为胰头、胰颈、胰体、胰尾 4 部分。在胰实质内，有从胰尾至胰头的输出管，称胰管，长约 16cm。胰管与胆总管汇合后，共同开口于十二指肠大乳头。胰头上部还可存在副胰管，开口于十二指肠小乳头。

（四）脾

脾（spleen）是人体最大的淋巴器官，具有贮血、免疫应答等功能。脾位于左季肋区、膈与胃底之间，第 9~11 肋的深面，长轴与第 10 肋一致。脾的外形近似椭圆形，可分为膈、脏两面，前、后两端和上、下两缘。脾的膈面光滑隆突，脏面凹陷，中央处有脾门，是血管、神经和淋巴管出入之处；前端较宽，后端钝圆；上缘较锐，朝向前上方，有 2~3 个脾切迹，下缘较钝，朝向后下方。在脾的附近，还可出现副脾。

脾下缘与左肾上腺和左肾毗邻，前缘与结肠脾曲相邻，内侧与胃和胰尾相邻。

二、X 线解剖

1. X 线平片 由于肝、胆、胰、脾与周围脏器缺乏对比，X 线平片显示不良。

肝在 X 线平片上，只能通过观察右膈的位置、形状，间接了解肝的大致形态、大小和肝内钙化；肝内外胆管和胆囊均不能显示，胰和脾在 X 线平片上也显示不清。

2. 胆道造影 常用的胆系 X 线检查有经皮经肝胆道造影（percutaneous trans-hepatic choledochoscope，PTCS）和内镜逆行胰胆管造影（endoscopic retrograde cholangrapancreatography，ERCP）。二者可清楚地显示左右肝管、肝总管、胆总管、胆囊及胆囊管等结构。

肝内胆管呈树枝状分布，汇合成左右肝管，出肝后汇合成肝总管。肝总管下行与胆囊管成锐角汇合成胆总管，胆总管下行至胰头，与胰管汇合于肝胰壶腹。肝总管长 3~4cm，内径 0.4~0.6cm；胆总管长 4~8cm，内径 0.6~0.8cm（图 3-3-6）。

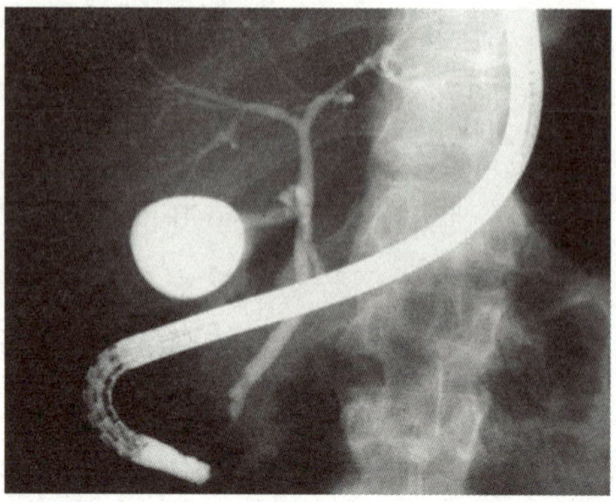

图 3-3-6　ERCP 下正常胆道解剖

胆囊位于胆囊窝内，造影显示充盈的胆囊为卵圆形或梨形，长为 7~10cm，宽 3~5cm，分为胆囊底、体、颈和管。胆囊轮廓光滑、锐利。

ERCP 可显示胰管，主胰管自胰头部向尾部斜行，管径逐渐从 3mm 缩窄到 1mm。主胰管上有一些分支，有时可见副胰管。

三、影像断层解剖

（一）CT 影像特点

1. 肝　正常情况下，肝轮廓光滑，CT 平扫时肝实质呈均匀的软组织密度影，密度略高于脾、胰。其断面形态和结构，随断面位置变动而变化，肝的各叶易于辨别。肝内门静脉和肝静脉显示为低密度的管道状或圆形影，肝后缘下腔静脉较粗大。肝内动脉和正常胆管不易分辨。CT 增强扫描时，在动脉期，肝内动脉明显强化，肝实质尚无明显强化；肝门静脉期，门静脉明显强化，肝实质和肝静脉开始强化；肝门静脉晚期或肝实质期，肝实质达到强化的峰值，肝门静脉和平衡期强化迅速下降（图 3-3-7）。

微课：中上腹 CT 正常解剖结构

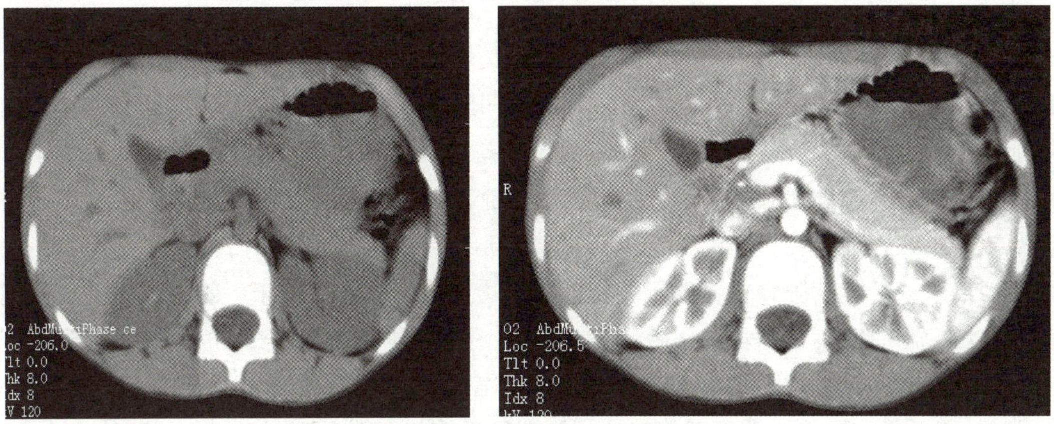

（a）　　（b）

图 3-3-7　肝胆胰脾 CT 横断层面

（a）平扫；（b）增强

2. 胆道系统　正常胆囊位于胆囊窝内，充盈胆囊在 CT 平扫时表现为卵圆形，密度均匀，CT 值略高于水。胆囊壁菲薄，厚度 1~2mm，光滑锐利。肝内胆管和左、右肝管细小不易显示，肝总管在肝门部横断面呈一圆形低密度影，直径 3~5mm，肝总管向下逐渐向内，与胆囊管汇合形成胆总管，位于门脉主干的前外侧。胆总管下段位于胰头与十二指肠降部之间，在横断面呈低密度的圆形影，直径 3~6mm。增强扫描时，胆囊和胆管壁强化，而胆汁不强化，呈明显对比，使胆道系统影像显示得更加清楚。

3. 胰腺　是腹膜后位器官。在 CT 图像上，胰腺呈凸向腹侧的带状影或像倒置的龙虾影，头低尾高，头粗尾细。胰头右侧为十二指肠降部，前方为胃窦，胰头部向下延伸为钩突部。胰体上方横行的为脾动脉，后方为脾静脉，胰体后方有肠系膜上动脉穿过。胰尾在胃体、胃底的后方，伸至脾门区。胰体、尾交界部的后方是左肾上腺。增强扫描时，胰密度均匀增高。胰管位于胰的前半部，常不显示或显示为宽约 2mm 的低密度线影。胰形态、大小和位置均可有很大变异（图 3-3-8）。

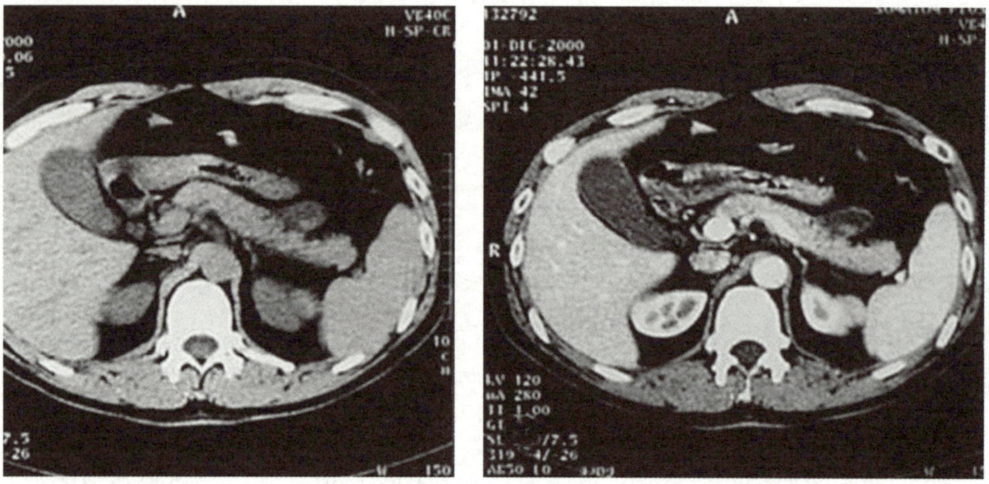

（a）　　　　（b）

图 3-3-8　胰 CT

（a）平扫；（b）增强

4. 脾　在 CT 横断面图像上，呈近似新月形内缘凹陷的半圆形，表现为外侧缘光滑，而其脏侧面形态不规则，可呈波浪状或分叶状。脾的大小因个体差异较大，在 CT 横断面图像上以肋单位法简单观察脾大小，即以一个与脾相邻的肋骨或肋间隙为一个肋单位，在一个层面上脾的长度不超过 5 个肋单位，该指数可反映脾前后径。脾的下缘低点应高于肝下缘低点。CT 平扫时脾密度均匀，稍低于肝密度。增强扫描时，动脉期脾强化密度不均匀，且周边皮质强化程度低于中间的髓质；在肝门静脉期和实质期，脾皮、髓质密度逐渐均匀一致（图 3-3-9）。脾的血管在增强扫描时，显示清晰，脾动脉走行于胰上方，稍迂曲，脾静脉在稍下方走行于胰体、尾部后方。

10%～30%的人存在副脾，常见于脾门处，为直径数毫米至数厘米的正常脾组织结节。副脾可独立存在，也可有蒂与主脾相连。副脾大多较小，无临床症状，偶有副脾很大，或部位异常者。

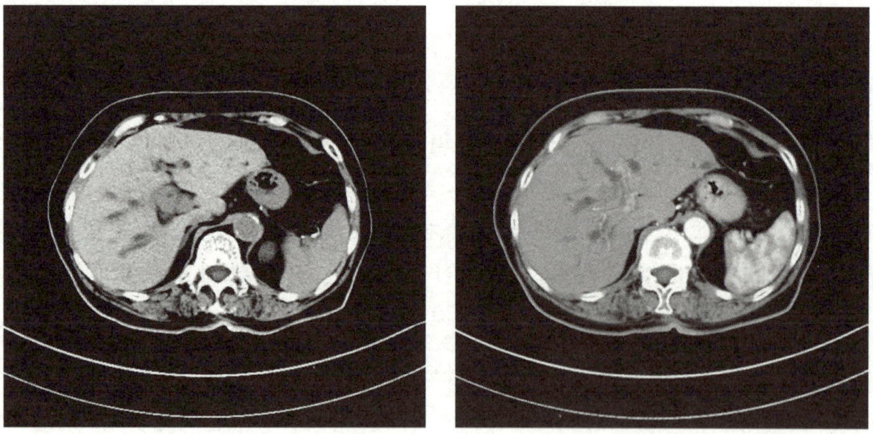

（a）　　　　（b）

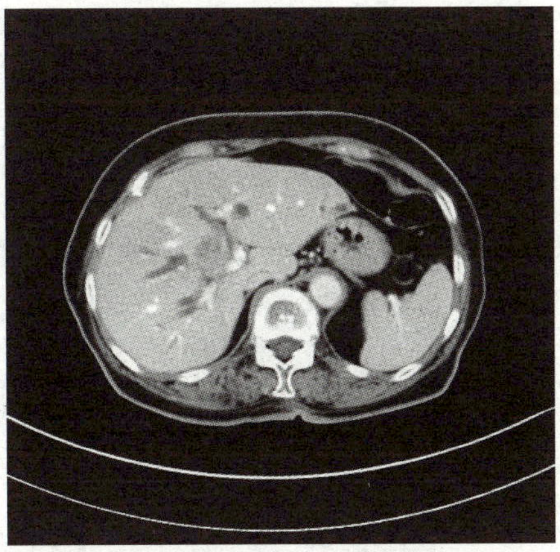

(c)

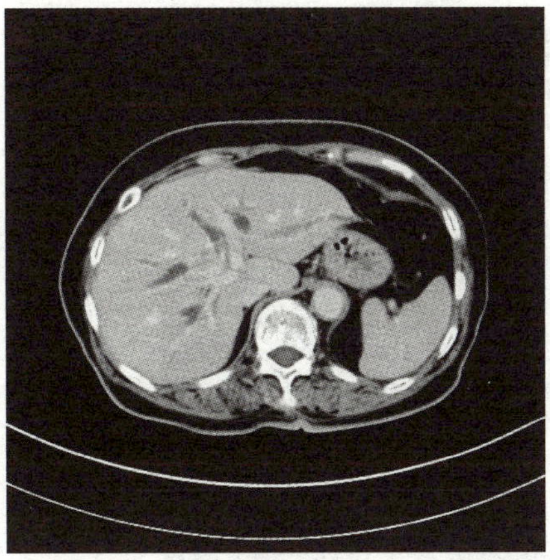

(d)

图 3-3-9 脾 CT

(a) 平扫；(b) 动脉期；(c) 肝门静脉期；(d) 平衡期

(二) MRI 影像特点

在 MRI 横断面图像上，肝、胆、胰、脾的形态、位置和解剖结构与 CT 图像相似。

1. 肝 MRI 图像不同层面显示不同的解剖结构，基于 MRI 成像原理，各种组织在 MRI 上反映的信号有各自本身的特点。在 SE 序列扫描时，正常肝实质在 T_1WI 上呈均匀的中等信号，较脾信号稍高，与胰信号相似；T_2WI 上肝实质信号强度明显低于脾，呈灰黑信号。肝内血管在 T_1WI 及 T_2WI 上均为黑色流空信号，与肝实质对比明显。肝内、外胆管因含胆汁，则表现为长 T_1、长 T_2 的圆点状或条状信号。肝门区及肝裂内有较多脂肪，在 T_1WI 上呈不规则高信号，T_2WI 上其信号稍降低。增强后，肝实质呈均匀强化，信号强度明显升高，同时肝内血管出现对比增强。

2. 胆道系统 常规 MRI 的 SE 序列扫描时，T_1WI 胆道系统呈低信号，T_2WI 则表现为高信号，但依据胆汁化学成分不同，信号强弱不一。胆囊胆汁在 T_1WI 上一般呈均匀低信号，在 T_2WI 上呈均匀高信号。增强扫描有助于判断胆囊壁的厚度。磁共振胰胆管成像（magnetic resonance cholangiopancreatography，MRCP）显示胰胆管与 PTC 或 ERCP 所见相似，且具有无创和能多方位观察等优点。

3. 胰 在 T_1WI 和 T_2WI 上呈均匀的较低信号，与肝的信号相似，胰的后缘的脾静脉呈黑色流空信号，可作为识别胰的标志。腹膜后脂肪组织呈高信号，可描绘出胰的前缘。十二指肠内的液体常呈较高信号。

4. 脾 位于左上腹部外侧，因含有大量血液，其 T_1 及 T_2 弛豫时间均较长，故 T_1WI 上脾信号低于肝，T_2WI 上信号强度高于肝，脾门血管呈黑色流空信号。正常脾的信号均匀，其大小的判断同 CT 检查。

(三) 肝、胆、胰、脾横断面影像解剖

1. 经肝膈顶层面 该层面上，胸腹腔结构同时出现。胸腔主要为中纵隔内左、右心室下部，以及周边的左、右肺下叶等。腹腔内主要显示肝右叶凸出的肝膈顶，肝后内侧可见下腔静脉。胸椎体前方为降主动脉、奇静脉和食管（图 3-3-10）。

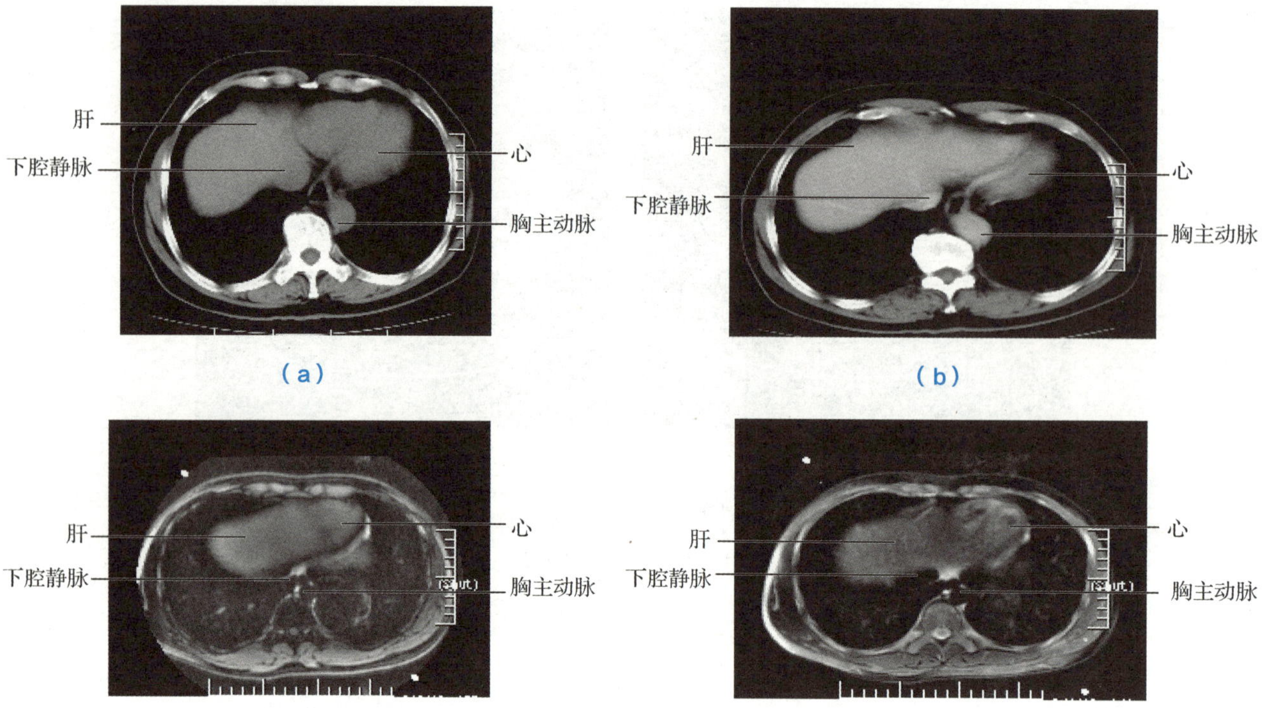

（a）（b）（c）（d）

图 3-3-10　经肝膈顶层面

（a）平扫；（b）增强；（c）T_1WI；（d）T_2WI

2. 经第二肝门水平层面　约平第 10 胸椎体上份。该层面上，肝实质内肝左、中、右静脉分别从左、前、右方向汇聚，注入腔静脉沟内的下腔静脉，肝静脉汇入下腔静脉处即为第二肝门。以肝静脉作为划分肝叶段的标志，在肝圆韧带裂上方，肝左静脉走行于左叶和方叶之间；肝中间静脉走行于方叶和右叶之间；肝右静脉走行于右前叶和右后叶之间。肝静脉和下腔静脉密度低于肝实质，第二肝门左侧可见食管影，食管后方有降主动脉（图 3-3-11）。

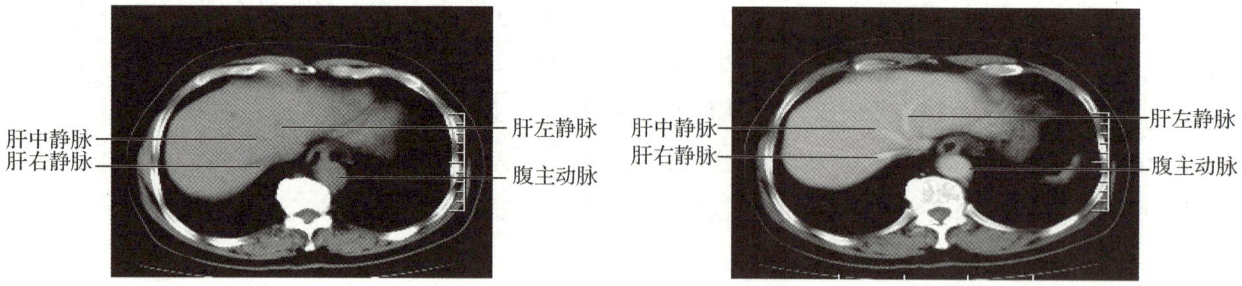

（a）（b）

图 3-3-11　经第二肝门水平层面

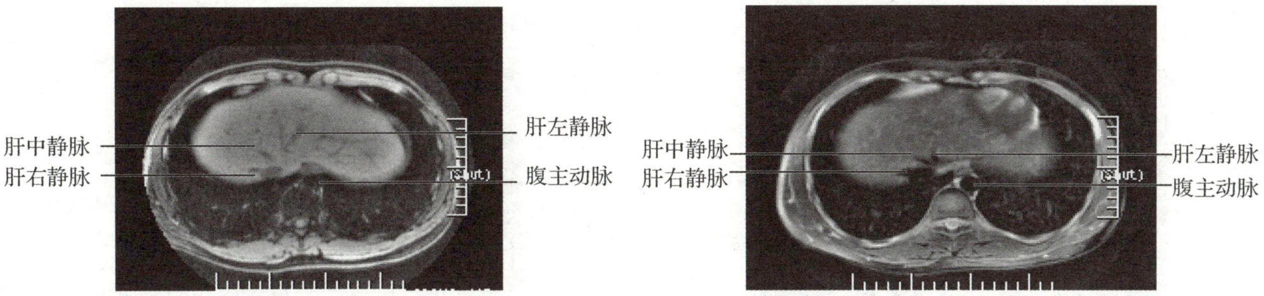

（c） （d）

图 3-3-11 经第二肝门水平层面（续图）

（a）平扫；（b）强化；（c）T_1WI；（d）T_2WI

3. 经第一肝门水平层面 该层面约平第 11、第 12 胸椎椎间盘，通过第一肝门。断面右侧半为肝的断面，左侧半主要为胃和脾。下腔静脉右前方的斜行裂隙为第一肝门，肝门静脉在此处分为左支和右支。左支进入肝圆韧带裂内，右支进入肝右叶。下腔静脉沟和静脉韧带裂之间为尾状叶。肝圆韧带裂将肝左叶分为肝左内叶和肝左外叶。脾位于断面左后，呈饱满的上弦月形，外侧面是圆隆，内侧面凹陷呈分叶状，可见脾门及血管，正常脾的外缘大小在 5 个肋单元内。脾实质密度均匀，密度介于肝和胰之间（图 3-3-12）。

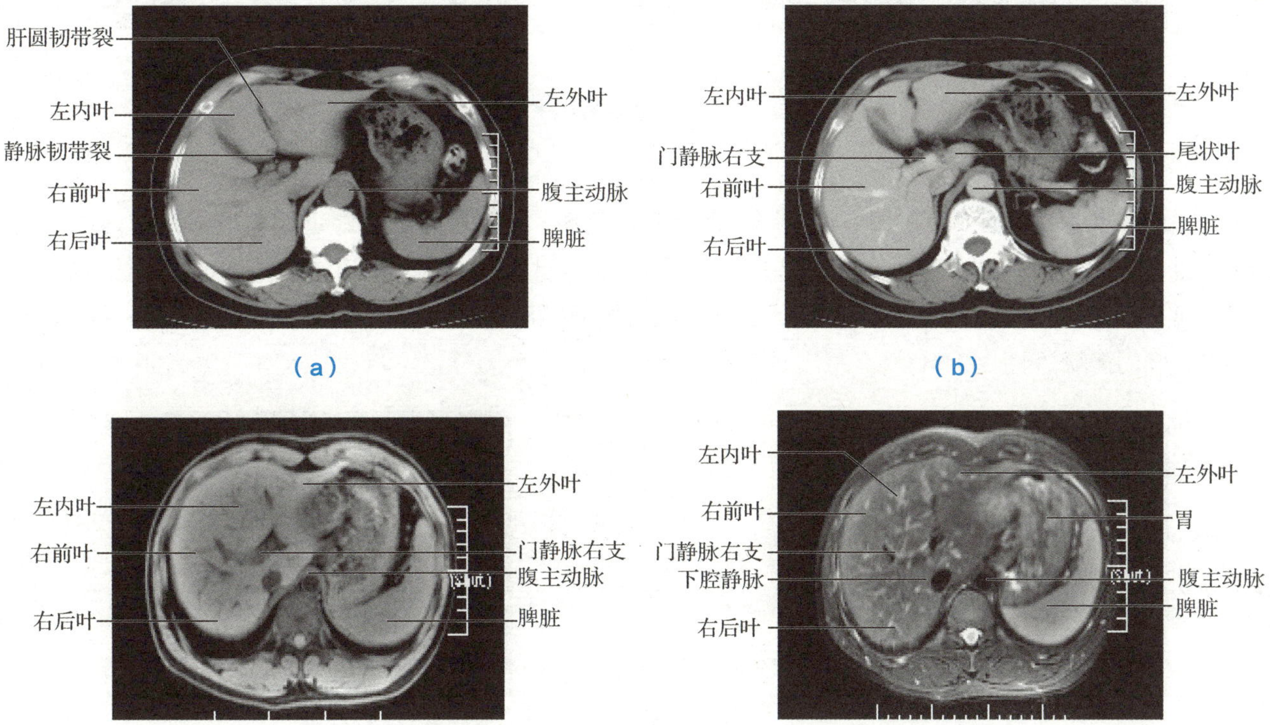

（a） （b） （c） （d）

图 3-3-12 经第一肝门水平层面

（a）平扫；（b）强化；（c）T_1WI；（d）T_2WI

4. 经胆囊水平层面 此层面通常位于第 12 胸椎到第 1 腰椎间。胆囊位于肝圆韧带裂右后方，呈长椭圆形低密度影，胆囊底朝向肋弓，胆囊颈朝向肝门。肝门静脉位于肝门，其后侧隔肝实质有下腔静脉。断面中份有右向左横行的胰断面，可见整个胰体、胰尾，胰右侧近十二指肠降部，胰体后右方可见肝门静脉影，后方为下腔静脉。脾位于胰尾后外侧，呈新月形（图 3-3-13）。

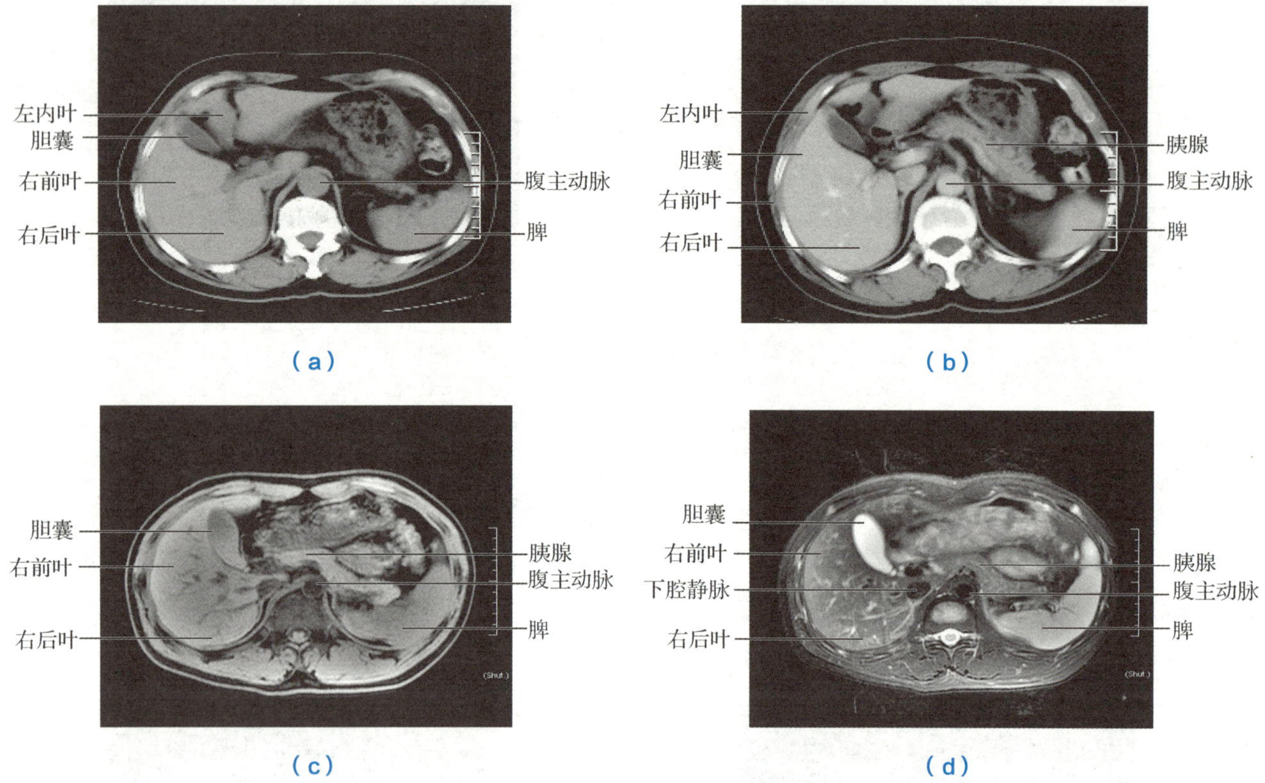

图 3-3-13　经胆囊水平层面

(a) 平扫；(b) 强化；(c) T_1WI；(d) T_2WI

5. 经胰头水平层面　该层面右侧为肝右前、后叶断面，外缘隆凸，内缘凹陷。肝右前叶内侧为结肠肝曲，右后叶内侧由右到左可见右肾上极、下腔静脉、十二指肠降部。第 2 腰椎体前面可见腹主动脉和胰头断面，在钩突的前方，有肠系膜上动、静脉。脾静脉由左向右行于胰体后方，与肠系膜上静脉合成肝门静脉（图 3-3-14）。

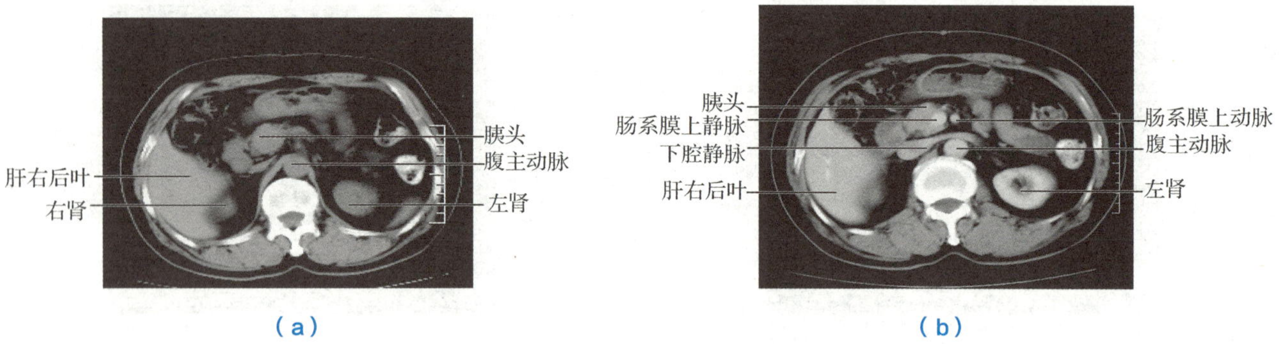

图 3-3-14　经胰头水平层面

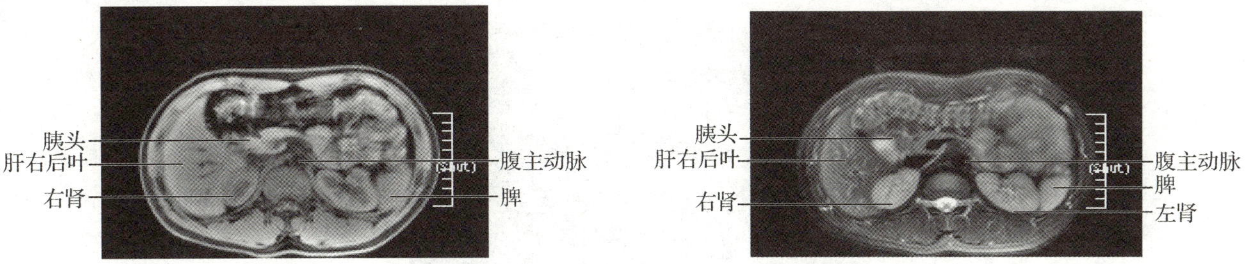

（c）　　（d）

图 3-3-14　经胰头水平层面（续图）

（a）平扫；（b）强化；（c）T_1WI；（d）T_2WI

（四）肝、胆、胰、脾冠状面影像解剖

以下选取几个有代表性的 MRI 冠状面，来叙述肝、胆、胰、脾的冠状面解剖（由前向后）。

1. 经肠系膜上动、静脉层面　此冠状面上，膈下可见右侧肝和左侧胃的断面。肝断面由右向左主要为右前叶、左内叶和左外叶。肝下缘右侧是胆囊，中间有肝圆韧带裂，左侧邻胃。肝圆韧带裂上端是门静脉左支及肝左静脉、肝中间静脉等。腹腔下部为肠管断面，肠系膜内可见伴行的肠系膜上动、静脉，动脉在左、静脉在右（图 3-3-15）。

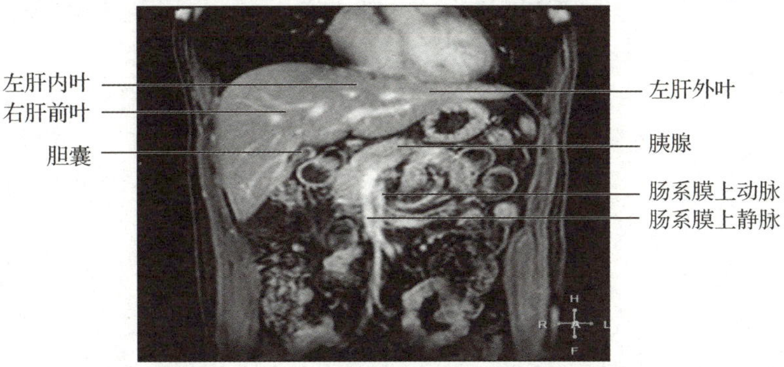

图 3-3-15　经肠系膜上动、静脉层面

2. 经肝门静脉主干层面　此层面膈下由右向左可见肝、胃和脾的断面。肝右下为胆囊、幽门或十二指肠上部，肝的中央近下缘为肝门静脉主干，入肝后分左、右支。肝左侧为胃底，胃底左侧为脾，脾的下方可见结肠脾曲和降结肠。肝门静脉主干下方，可见下腔静脉和腹主动脉下段分为左、右髂总动、静脉（图 3-3-16）。

3. 经第二肝门层面　此层面肝后缘下腔静脉纵向显示良好，可见肝右静脉锐角汇入下腔静脉，下腔静脉左侧与之平行的为腹主动脉，胃和脾在左侧膈下（图 3-3-17）。

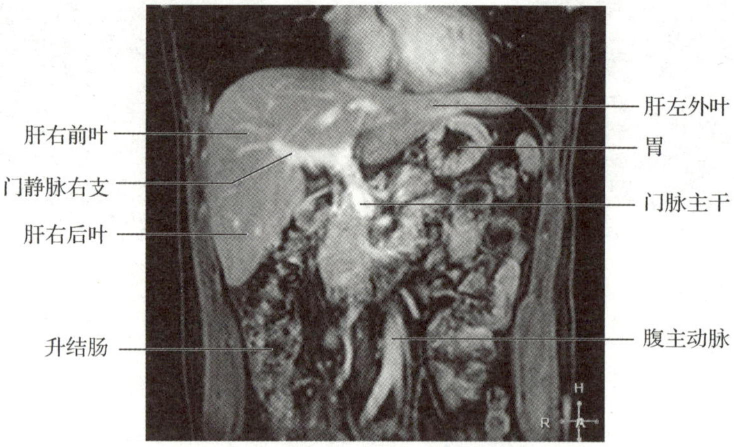

图 3-3-16　经肝门静脉层面

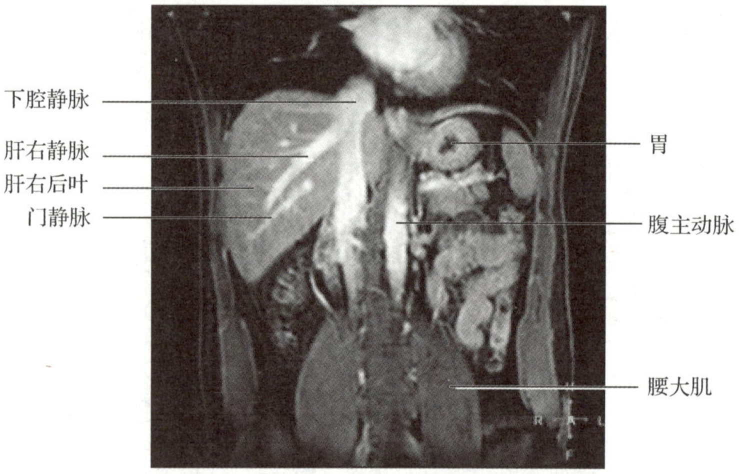

图 3-3-17　经第二肝门层面

4. 经肾上腺层面　此层面膈下右上部为肝右叶，其右下方为右肾上腺和右肾。左侧为左肾上腺和左肾，左肾外侧为脾（图 3-3-18）。

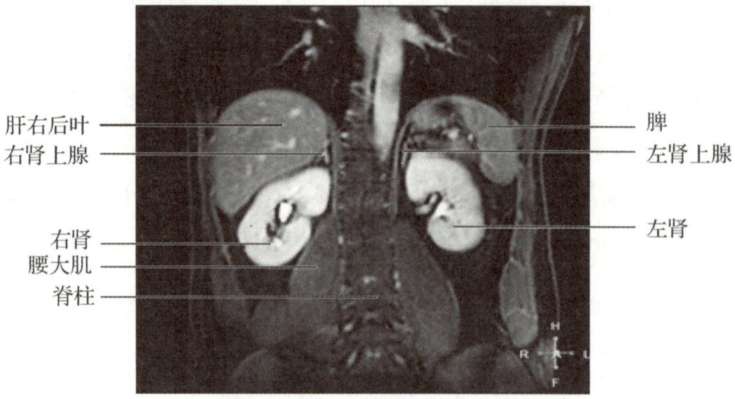

图 3-3-18　经肾上腺层面

（五）肝、胆、胰、脾矢状面影像解剖

以下选取几个有代表性的 MRI 矢状面，来叙述肝、胆、胰、脾的主要矢状面解剖（由左向右）。

1. 经脾门矢状层面　该层面上方为膈，膈下前部为网膜，后部为脾，下方为结肠脾曲、降结肠和空肠（图 3-3-19）。

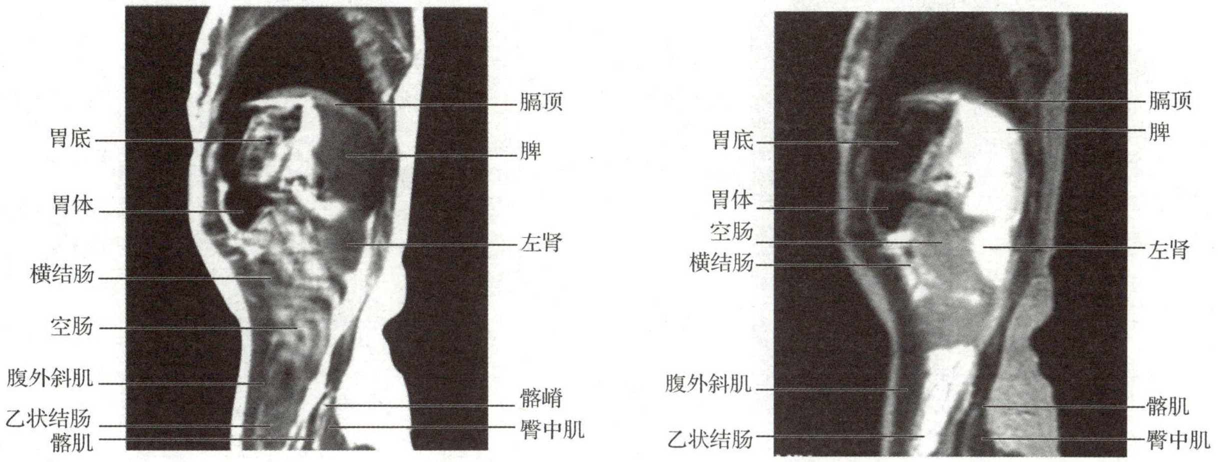

（a）　　　　（b）

图 3-3-19　经脾门矢状层面

（a）T_1WI；（b）T_2WI

2. 经左肾外侧部矢状层面　该断面上方为膈肌，膈肌下后方为脾的断面。脾的下方为左肾的纵断面。膈肌前下部为肝左外叶，肝的下方为胃的剖面，由后上向前下斜行。胃和肾之间呈三角形断面为胰腺，在胰腺后上部有脾动脉断面，直径为 0.5cm。脾静脉断面位于脾动脉的前下方，较粗大，约 0.8cm。在肾下方有降结肠剖面，胰下方为空肠的断面，后方有竖脊肌，肠腔内有高而密的环形黏膜皱裂（图 3-3-20）。

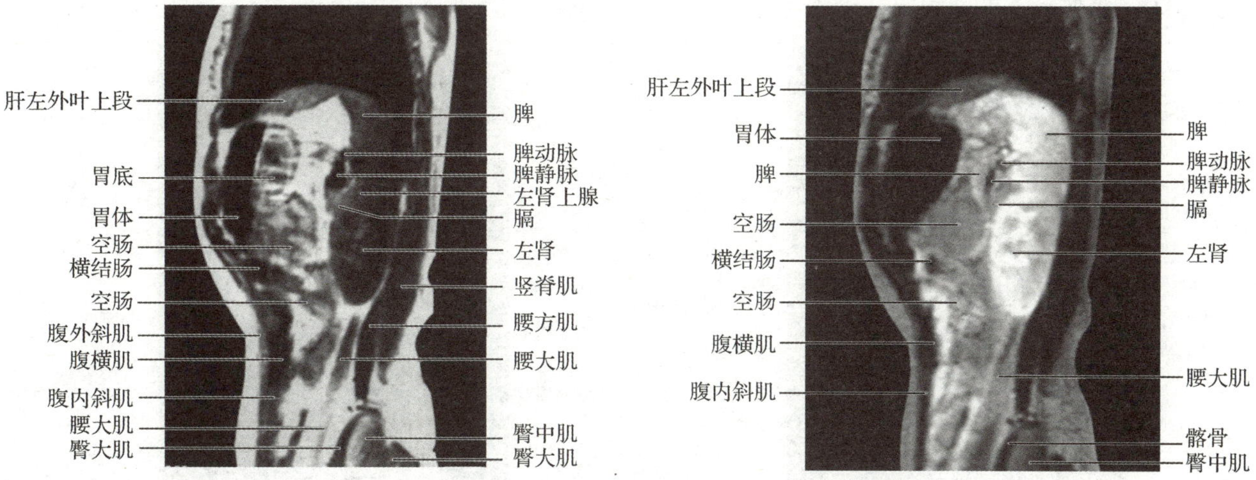

（a）　　　　（b）

图 3-3-20　经左肾外侧部矢状层面

（a）T_1WI；（b）T_2WI

3. 正中矢状层面 该层面膈下方主要被肝占据，肝的断面呈楔形，膈面隆凸、脏面凹陷、下缘锐利、后缘圆钝。以静脉韧带裂为界，肝前部较大的为左外叶，实质内有肝左静脉断面，该静脉后方有左外叶上、下段静脉；肝后部为尾状叶。尾状叶下方有胰的断面，胰断面后方有肝门静脉。肝下方可见幽门的断面，幽门下方为横结肠，两者后方的肠系膜的断面内有肠系膜上动、静脉（图 3-3-21）。

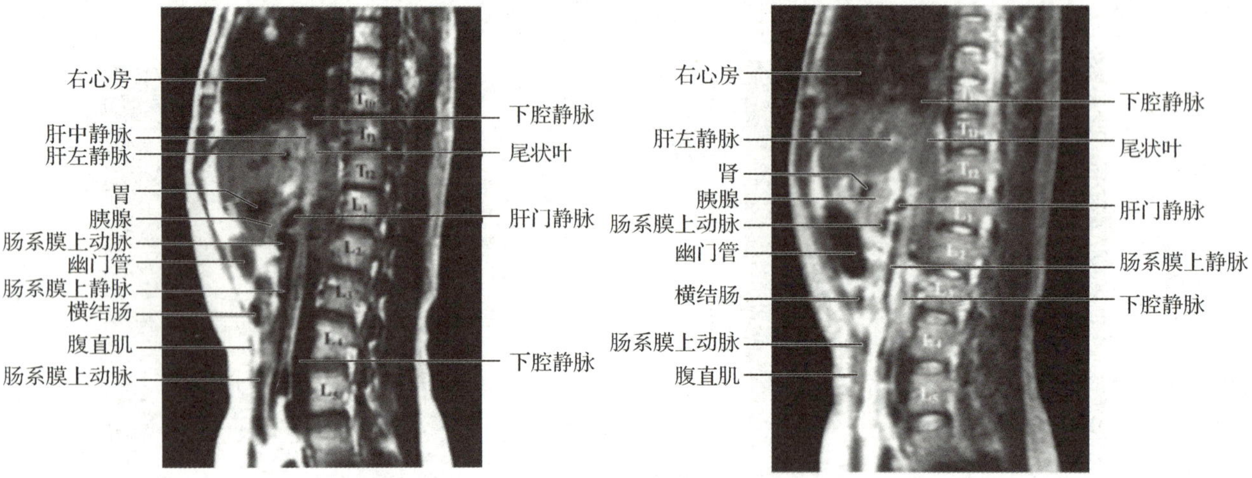

（a） （b）

图 3-3-21 经正中矢状层面

（a）T_1WI；（b）T_2WI

4. 经正中偏右矢状层面 该断面膈下绝大部分为肝的断面，断面形态与正中矢状面相似，肝后方为纵向走行下腔静脉，上穿膈肌向前上注入右心房，下至第 4 腰椎体下缘，连接左、右髂总静脉。肝断面后上部有肝中静脉汇入下腔静脉，肝中静脉下方有肝门静脉左支矢状部。肝中静脉起始部与肝门静脉左支矢状部连线并延长，该线为左叶间裂，其前方为左内叶，后上部为尾状叶，前下部为左外叶。

肝门下方，肝蒂内有肝门静脉主干、肝总管、肝固有动脉和淋巴结等的断面，肝门静脉较粗，直径约 1.0cm。肝下面肝蒂前方可见胃断面；肝门静脉断面前下方下腔静脉前方，有胰头的断面，胰头下方有十二指肠水平部的断面（图 3-3-22）。

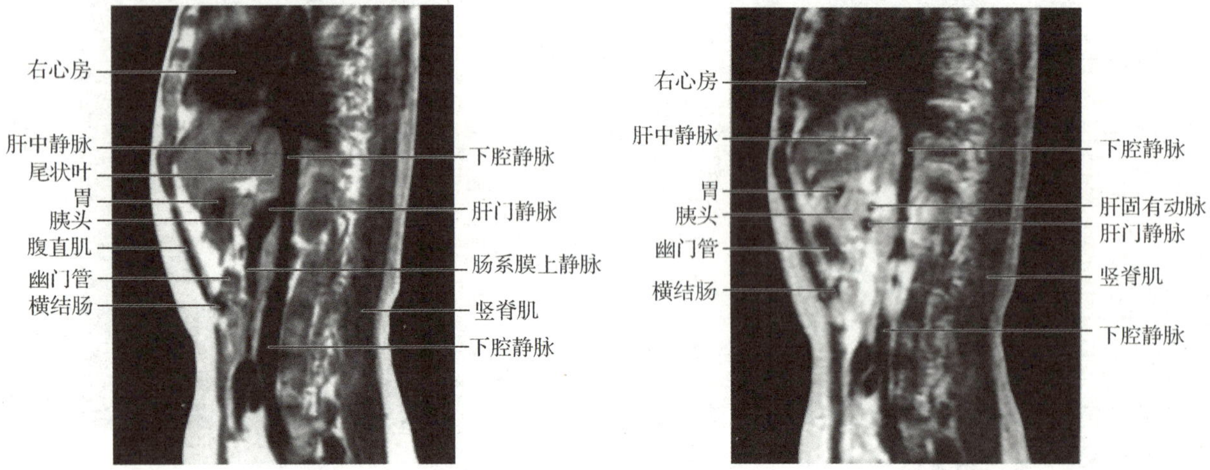

（a） （b）

图 3-3-22 经正中偏右矢状层面

（a）T_1WI；（b）T_2WI

5. 经右锁骨中线矢状层面　该断面膈下被肝占据，主要为右前叶和右后叶。右前叶下段下方可见胆囊长轴断面，胆囊后上方肝门处，肝门静脉右支向后上方斜行，肝门静脉右支前方有肝门静脉的左支横部，两血管粗细相当，直径约 0.8cm。肝门静脉右支前方，有肝中间静脉的断面，下方有呈圆形的右后肝静脉断面。肝中间静脉与胆囊中点的连线，即为肝的正中裂，其前方为左内叶、后方为右前叶。肝后缘下方可见右肾上腺和右肾断面，右肾前方有十二指肠降部断面（图 3-3-23）。

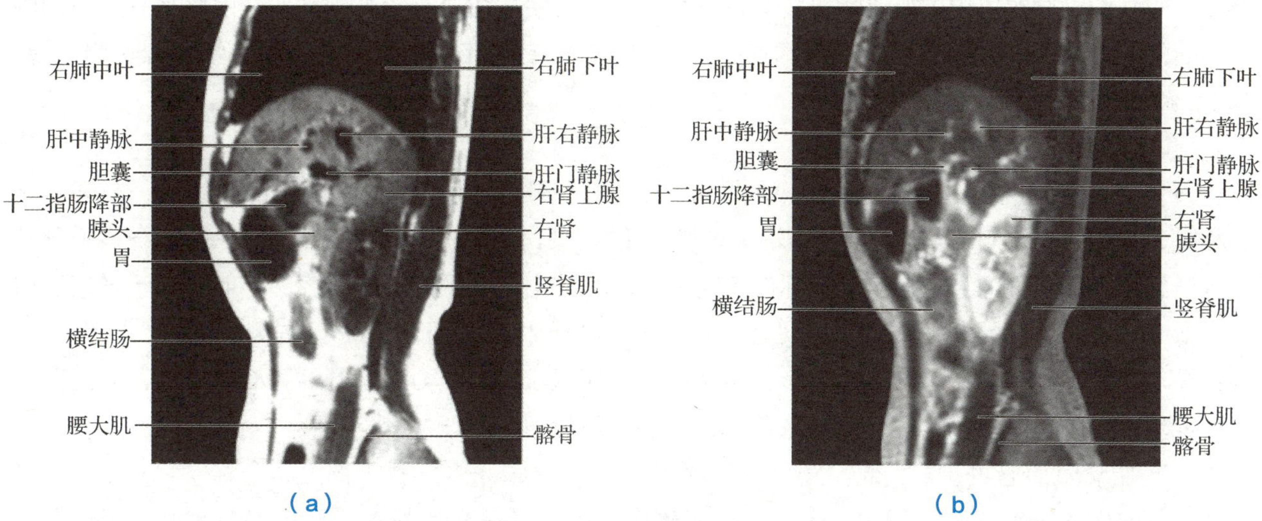

图 3-3-23　经右锁骨中线矢状断面

(a) T_1WI；(b) T_2WI

6. 经右腋前线矢状层面　该层面膈下空间全部为肝的断面。肝实质上部有肝右静脉的多个属支截面，下部有右后肝静脉的截面。肝前部为右前叶下段，后部为肝右后叶借段间裂，分为上方的右后叶上段和下方的右后叶下段。

在肝断面下方，前部有横结肠和结肠肝曲断面，其下方为纵行升结肠、盲肠和回肠的断面（图 3-3-24）。

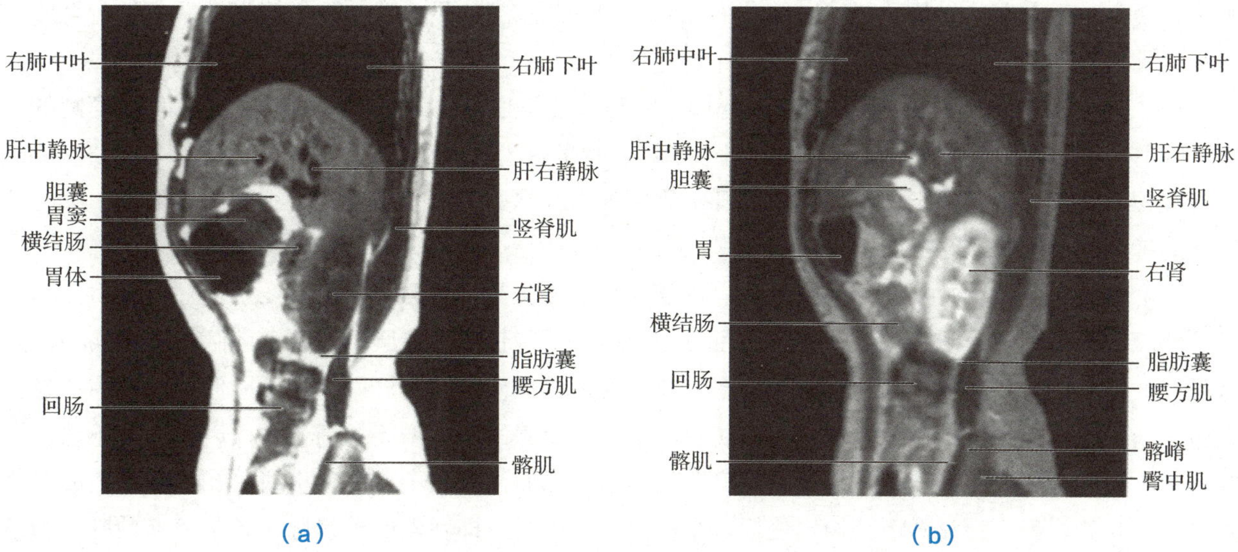

图 3-3-24　经右腋前线矢状层面

(a) T_1WI；(b) T_2WI

（六）US 影像特点

US 检查具有经济简便、无电离辐射、实时动态成像等优势，因此在肝、胆、胰、脾的影像检查中运用广泛。肝、胰均为实质性脏器，边界清晰、内部软组织密度均匀，胆囊则是囊内充满胆汁的空腔脏器。US 对上述器官具有良好的穿透性，回声对比度良好，还可以利用超声多普勒检查技术，观察肝、胆、脾、胰实质内的血流情况，对占位性病变或炎症性病变有较高辨别率，因此具有很高的临床诊断价值。除了疾病诊断，US 引导下的介入治疗技术在临床也逐渐普及，因此学习肝、胆、胰、脾 US 解剖非常重要。

1. US 解剖

（1）肝的 US 解剖：US 通过声束不同角度的分割，显示肝和肝血管断面的解剖结构、空间方位和相毗邻关系。在 US 图像上，正常肝轮廓光滑、整齐，肝包膜的纤维结缔组织呈一条包绕整个肝的线状纤细、光滑的强回声；肝实质呈弥漫均匀一致分布的中低水平的点状回声，一般略高于肾皮质回声，低于胰回声，肝的断面上可以看见血管、胆管等。肝横切面近似楔形，右侧厚而大，左侧小而薄；纵切声像图中，肝形态略呈三角形，右半肝的截面积较左半肝为大，肝的膈面呈弧形，肝的脏面内凹或较平坦，边缘锐利，肝左叶下缘角<45°，右叶下缘角>45°。

（2）胆囊及胆管的 US 解剖：充盈的胆囊呈梨形，分底、体、颈 3 部分，长径 7～10cm，宽径 3～4cm、前后径约 4cm。US 图像上，正常胆囊轮廓清晰，囊壁光滑整齐，回声略高于肝；胆囊腔内呈无回声，后方回声增强，呈典型的囊性结构。胆囊的纵轴指向肝门，胆囊底位置浅，投影一般在右侧腹直肌外上缘与肋缘交界处；胆囊颈部位置较深，邻近肝门右侧。胆囊颈起始部膨大为哈特曼（Hartmann）囊，自胆囊颈部至门静脉右支或门静脉主干之间的肝裂内有脂肪组织和结缔组织，声像图表现为一条连接胆囊颈部和门静脉右支根部间的线状强回声带，这是识别胆囊解剖位置的重要标志。胆囊颈和胆囊底部常出现“折射声影”（与 Hartmann 囊和胆囊壁的折射有关）。胆管系统分为肝内及肝外两部分。肝内胆管管壁高回声，管内无回声或低回声，左、右肝管容易显示，左肝内叶、左肝外叶、右肝前叶、右肝后叶胆管有时也可显示，但各肝段胆管则一般不显示。肝外胆管胆囊管位于胆囊颈后方，呈弯曲状，长径 2～3cm，内径 2～3mm。胆总管自肝总管与胆囊管汇合后起始，至十二指肠的乳头开口，全长 7～8cm，内径 6～8mm。

（3）脾的 US 解剖：脾呈半月形或长椭圆形，位于左季肋部的第 9～11 肋深面，左肋膈隐窝的下方，腋前线至腋正中线之间，脾的长轴与左侧第 10 肋平行，长径 10～12cm，宽 6～8cm，厚 3～4cm。正常脾轮廓清晰，实质回声均匀，略低于肝实质回声。脾膈面略向外凸且光滑，脏面凹陷，中央有特征性的脾门切迹和脾血管断面。

（4）胰的 US 解剖：胰是后腹膜脏器，在第 1、第 2 腰椎的高度，分胰头、胰颈、胰体、胰尾。正常胰腺边缘清晰、光滑，按照大体形态可分为蝌蚪形、哑铃形和腊肠形 3 种。胰腺内部呈均匀的点状回声，青年、儿童和婴幼儿的胰腺回声多呈中等回声或低回声，与肝回声相近或低于肝回声；老年人由于胰腺组织缩小、纤维组织增多和脂肪浸润增加，胰腺回声常增高，高于肝回声且边界不清，肥胖者也可见此种表现。主胰管是横贯胰腺实质的两条平行而光滑的中、高回声线，在胰腺内稍靠背侧走行；副胰管一般不易显示。胰的定位标志是胰周围的血管，即背侧的脾静脉、肠系膜上动脉、肠系膜上静脉、下腔静脉、腹主动脉及走行于胰后上缘的脾动脉等血管。

2. 肝 US 常用切面

（1）剑突下经腹主动脉长轴矢状切面：探头置于受检者腹正中线剑突下，垂直腹壁纵切扫查。此切面可显示肝膈面、肝左外叶上段（S2）、肝左外叶下段（S3）、门静脉左支、肝左静脉、胃、胰体、腹主动脉等结构（图 3-3-25）。本切面是测量肝左叶径线的标准切面。

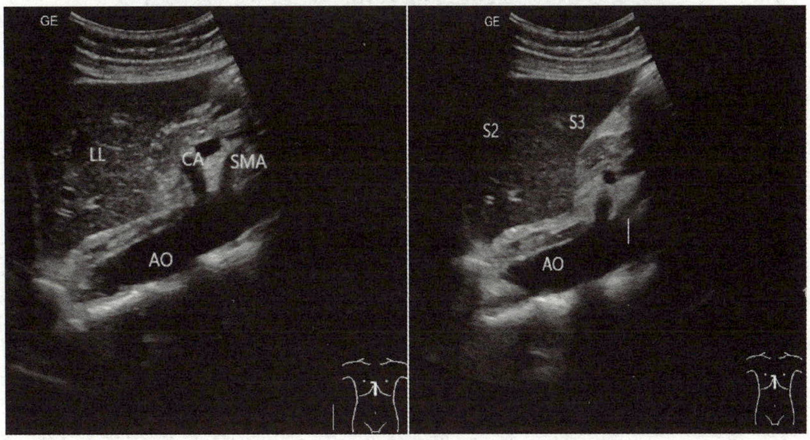

图 3-3-25　剑突下经腹主动脉长轴矢状切面

LL 左肝；CA 腹腔干动脉；SMA 肠系膜上动脉；AO 腹主动脉；
S2 肝左外叶上段；S3 肝左外叶下段

（2）右肋弓下斜切面：探头置于受检者右肋弓缘下，声束斜向受检者右肩方向缓慢连续动态扫查，探头可与肋缘平行或垂直，此切面可显示大部分肝实质结构及第一肝门、第二肝门和胆囊的结构。肝实质主要显示肝尾叶（S1）、方叶（S4）、右前叶（S5、S8）、右后叶（S6、S7）。如探头靠近剑突，可显示第一肝门处“工”字形的肝门静脉的主干及左支矢状段、左支横段、肝门静脉右支、右后支及胆囊等（图 3-3-26）。调整探头远离剑突，可显示第二肝门处，肝左静脉、肝中静脉和肝右静脉向下注入下腔静脉（图 3-3-27）。

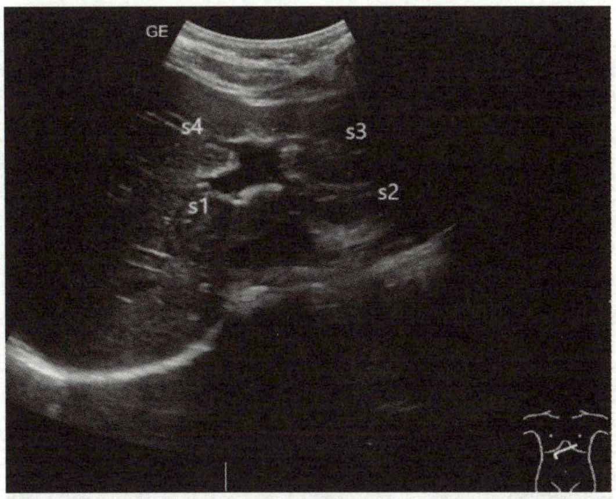

图 3-3-26　剑突下斜切面（显示“工”字部）

S1 肝尾叶；S2 肝左外叶上段；S3 肝左外叶下段；S4 肝左内叶

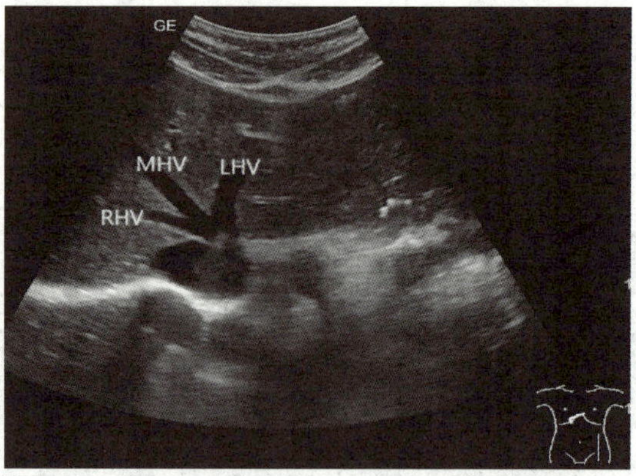

图 3-3-27　右肋缘下斜切面（第二肝门）

RHV 肝右静脉；MHV 肝中静脉；LHV 肝左静脉

（3）右肋间斜切面：探头置于受检者右侧，自第 4 肋间向下逐个肋间扫查，声束垂直于胸壁并转动探头连续扫查，至肝下缘。本切面可显示整个肝右叶（S5~S8）及尾状叶（S1），方叶（S4）的膈顶部分，第一肝门，第二肝门，肝中、右静脉及分支和门静脉主干及右支长轴，胆囊和下腔静脉斜断面位于门静脉两侧，呈“飞鸟”征（图 3-3-28）。

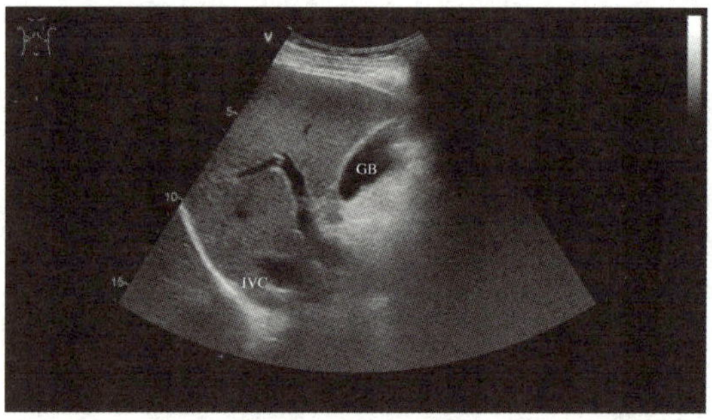

图 3-3-28　右肋间斜切面

GB 胆囊；IVC 下腔静脉

3. 胆囊 US 常用切面　经右肋弓下缘与肋弓基本垂直纵断面扫查，可显示较完整的胆囊长轴，以此断面为基准，作胆囊横断面和纵断面，可显示胆囊内膜结构和其周围组织（图 3-3-29）。

扫码看彩图

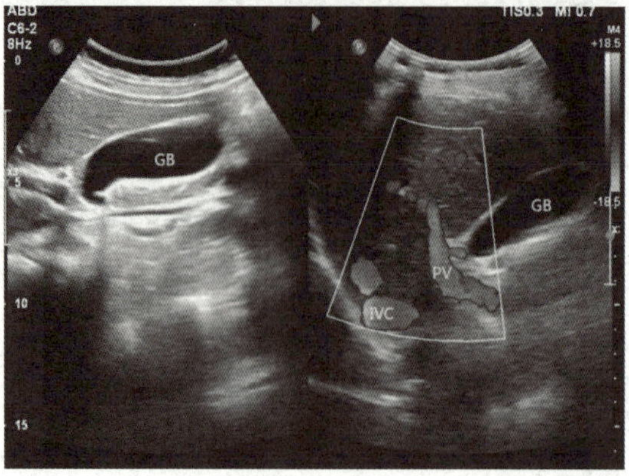

图 3-3-29　胆囊超声二维图及超声彩色血流图

GB 胆囊；IVC 下腔静脉；PV 门静脉

4. 脾 US 常用切面 经左肋间斜切面可见脾呈半圆形，长轴与第 10 肋平行，后端靠近脊柱，前端远离正中线。正常脾轮廓清晰，表面光滑整齐，膈面呈向外凸的弧形和膈肌相贴，可见脾切迹，内侧缘中部向内凹陷为脾门，可探及数条管状结构进出，为脾动脉、脾静脉（图 3-3-30）。彩色多普勒可显示脾血管，脾静脉为蓝色血流、脾动脉为红色血流，两者紧邻，不易区分；脾静脉呈条状自脾门处入脾实质内，并在其内分支（图 3-3-31）。

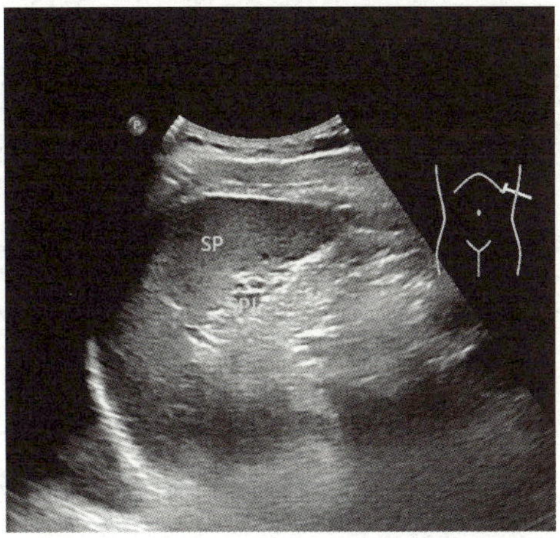

图 3-3-30 正常脾二维声像图

SP 脾脏；SPV 脾静脉

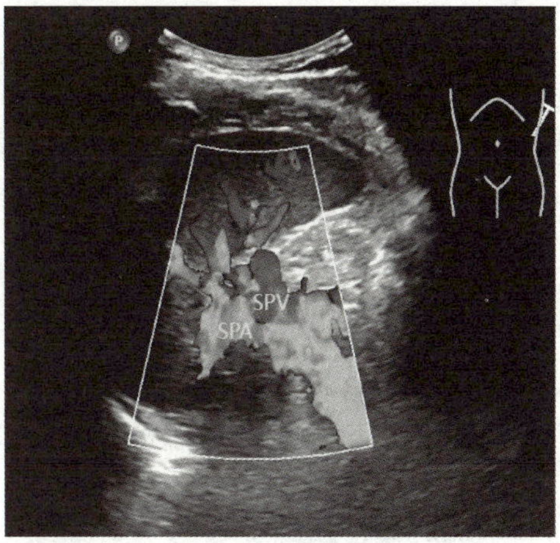

图 3-3-31 正常脾二维多普勒声像图

SPV 脾静脉；SPA 脾动脉

5. 胰腺 US 常用切面 剑突下横扫为最常用的胰扫查方法。该切面所见胰头最厚，位于肠系膜下静脉和胆总管圆形断面前方，胰颈和胰体与后方的脾静脉相伴（图 3-3-32）。

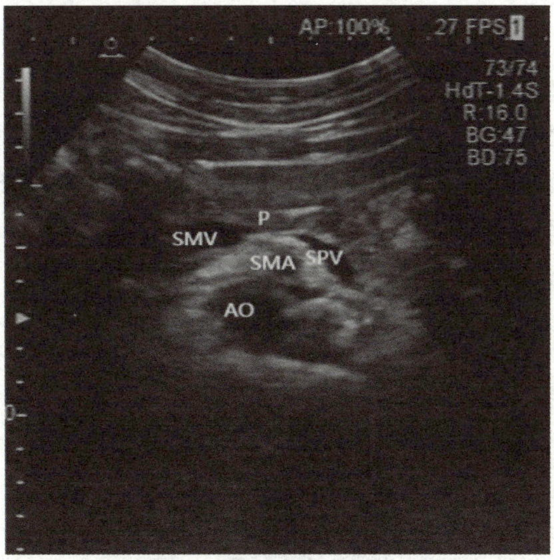

图 3-3-32 正常胰腺超声二维图

P 胰腺；SMV 肠系膜上静脉；SMA 肠系膜上动脉；SPV 脾静脉；AO 腹主动脉

第四节　泌尿系统和肾上腺

案例导入

【案例】

患者，男，50岁，因“无痛性肉眼血尿3天”入院。患者3天前，无明显诱因出现全程肉眼血尿，尿液呈暗红色，不伴有尿频、尿急、尿痛等尿路刺激症状，亦无发热、腰痛、腹痛等不适。血尿持续存在，未见明显缓解。

既往有高血压史10年，血压控制尚可；吸烟史20年，平均每天10支；否认糖尿病史及泌尿系统结石病史。

【问题】

1. 该患者目前的诊断考虑是什么？诊断依据有哪些？

2. 泌尿系统超声和腹部CT在泌尿系统疾病诊断中，各自优势与局限性是什么？结合本病例谈谈二者联合应用的意义。

一、应用解剖

（一）肾上腺

1. 位置与毗邻　肾上腺（suprarenal gland）位于腹膜后隙内脊柱的两侧，平对第11胸椎体高度，肾的内上方。肾上腺外包被膜，其实质可分为皮质和髓质两部分，断层标本上用肉眼即可分辨。左侧肾上腺为半月形，右侧呈三角形；除常见形态外，还可见纺锤形、蝌蚪形、楔形和半圆形等。

左、右肾上腺的毗邻不同，左肾上腺前面的上部借网膜囊与胃后壁相隔，下部与胰尾、脾血管相邻，内侧缘接近腹主动脉；右肾上腺前面的外上部直接与肝裸区相邻，内侧缘紧邻下腔静脉。左、右肾上腺的后面均为膈（图3-4-1）。

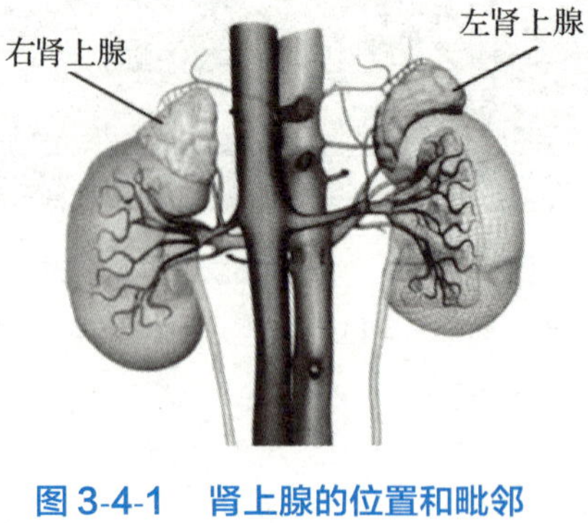

图3-4-1　肾上腺的位置和毗邻

2. 血管　肾上腺的动脉有上、中、下3支，分布于肾上腺的上、中、下3部。肾上腺上动脉

（superior suprarenal artery）起自膈下动脉，肾上腺中动脉（middle suprarenal artery）起自腹主动脉，肾上腺下动脉（inferior suprarenal artery）起自肾动脉。左肾上腺静脉通常为 1 支，仅有少数为 2 支，汇入左肾静脉；右肾上腺静脉通常只有 1 支，汇入下腔静脉，少数汇入右膈下静脉、右肾静脉或副肝右静脉（图 3-4-2）。

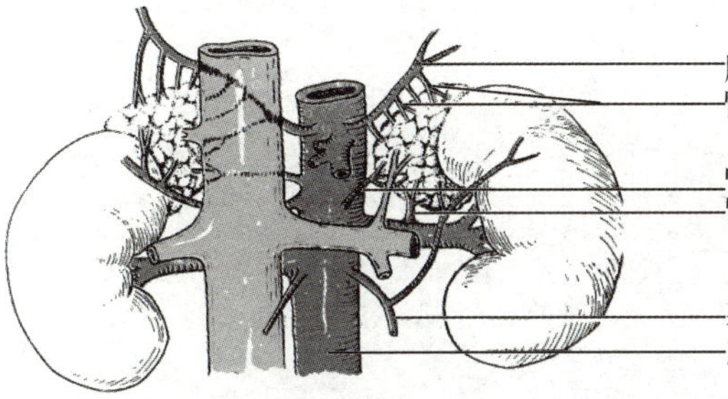

图 3-4-2　肾上腺的动脉

（二）肾

1. 形态与结构　肾（kidney）是成对的实质性器官，形似蚕豆，左右各一。正常成年男性的肾平均长 10cm，宽约 5cm，厚约 4cm，重量为 134~145g，女性的肾略小于男性。

肾可分上、下两端，内、外侧两缘，前、后两面。肾上端宽而薄，下端窄而厚。内侧缘中央凹陷，称为肾门（renal hilum），是肾血管、淋巴管、神经和肾盂出入部位。出入肾门的结构合称肾蒂（renal pedicle）。肾蒂的主要结构由前向后依次为肾静脉、肾动脉和肾盂，从上向下依次为肾动脉、肾静脉和肾盂。由肾门向肾内扩大的不规则腔隙称肾窦（renal sinus），容纳肾动脉的分支、肾静脉的属支、肾小盏、肾大盏、肾盂和脂肪组织等。外侧缘隆凸。前面较凸，朝向前外侧；后面较平，贴靠腹后壁。

微课：肾脏大体解剖

2. 位置与毗邻

（1）位置：肾位于腹膜后隙内脊柱的两侧。肾的位置可随呼吸运动而有轻度的上下移动。左肾上端平第 12 胸椎上缘，下端平第 3 腰椎上缘；右肾上端平第 12 胸椎下缘，下端平第 3 腰椎下缘。第 12 肋斜过左肾后面的中部，右肾后面的上部（图 3-4-3）。因受肝右叶的影响，右肾比左肾低 1~2cm，女性的肾低于男性，儿童低于成人。

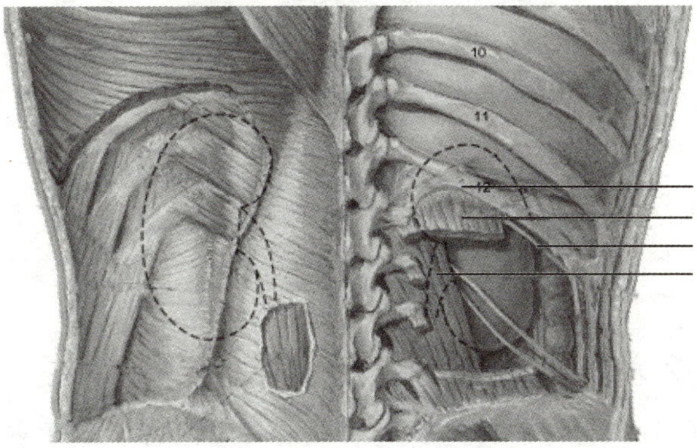

图 3-4-3　肾的后面毗邻

（2）毗邻：肾的上方与肾上腺相邻。左肾的内侧是腹主动脉，右肾的内侧是下腔静脉。左、右肾前方的毗邻不同。左肾前面的上部有胃后壁，中部有胰腺横过，下部有空肠袢及结肠左曲（图 3-4-4）；右肾前面的上部为肝右叶，下部为结肠右曲，内侧为十二指肠降部。两肾的后方上 1/3 与膈、肋膈隐窝和第 12 肋相邻，下 2/3 自内侧向外侧与腰大肌、腰方肌和腹横肌腱膜及肋下神经、髂腹下神经、髂腹股沟神经相邻。

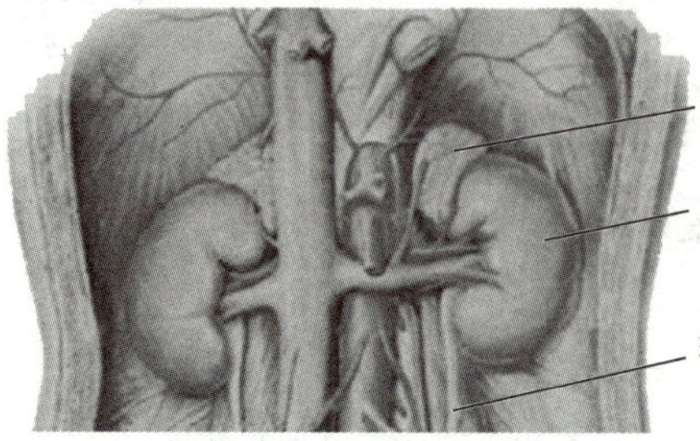

图 3-4-4　肾毗邻关系示意图

3. 肾血管与肾段

（1）肾动脉和肾段：肾动脉在肾门处通常分为前、后 2 支进入肾窦。在肾窦内，前支走行在肾盂的前方，分出上段动脉、上前段动脉、下前段动脉和下段动脉 4 条段动脉；后支走行在肾盂的右侧，入肾后延续为后段动脉。肾动脉的变异比较常见，不经过肾门直接入肾的额外动脉，称副肾动脉。每一条段动脉分布的肾实质区域称为肾段（renal segment）。肾段共有 5 段，即上段、上前段、下前段、下段和后段，肾段的划分为肾局限性病变的定位及肾段或肾部分切除术提供了解剖学基础（图 3-4-5）。

（2）肾静脉及其属支：在肾内与肾动脉不同，无节段性及规律性，但有广泛吻合，故结扎单支不影响血液回流。

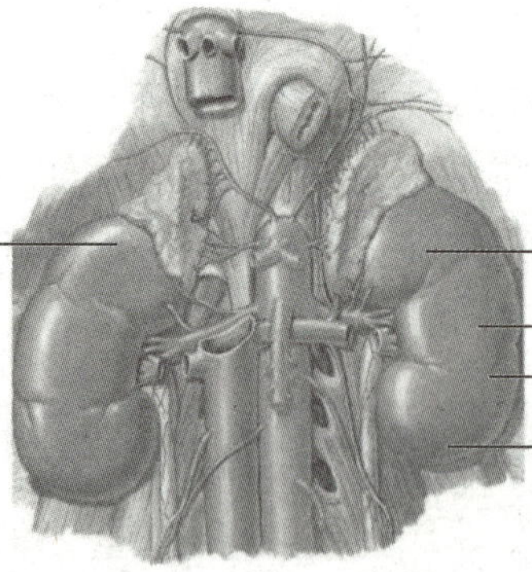

图 3-4-5　肾段动脉和肾段

（三）输尿管

输尿管（ureter）是位于腹膜后隙内的细长肌性管道，左右各一，成人全长 25~30cm。其上端起自肾盂，下端终于膀胱。输尿管按行径可分为腹部、盆部和壁内部。输尿管的第一段于肾盂下端起始后，在腹后壁腹膜的深面，沿腰大肌前面下降，至小骨盆缘跨越髂血管前面，此段为腹部；第二段自髂血管交叉处起，沿盆腔侧壁行向后下至膀胱底，此段为盆部；第三段自入膀胱壁到输尿管口，此段为壁内部（图 3-4-6）。

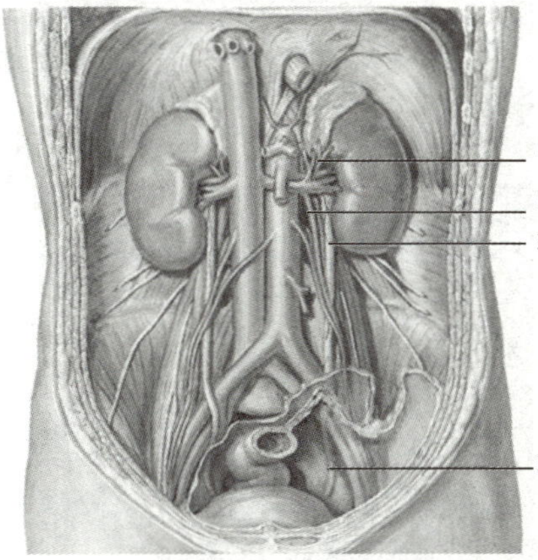

图 3-4-6　肾和输尿管

微课：输尿管分段影像表现

（四）膀胱

膀胱（urinary bladder）位于盆腔前部，耻骨联合的后方（图 3-4-7）。空虚的膀胱似锥形，分为膀胱尖、体、底和颈 4 部分。膀胱的下部借膀胱颈与前列腺底（男性）或尿生殖膈（女性）相接。男性膀胱底的上部借直肠膀胱陷凹与直肠相邻，下部与精囊和输精管壶腹相贴；女性膀胱底与子宫颈和阴道壁相贴。

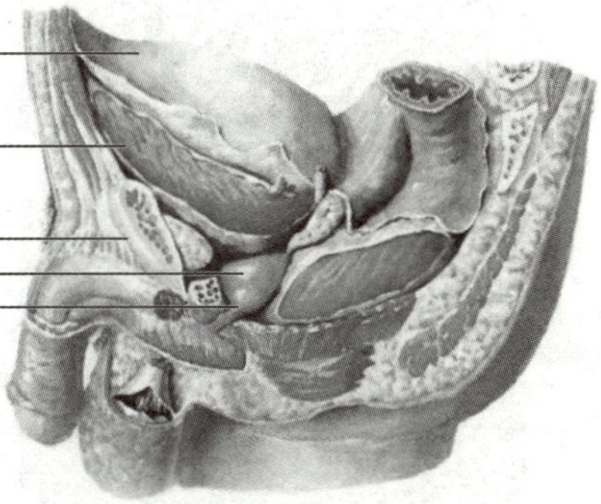

图 3-4-7　盆部正中矢状面（男性）

二、 X 线解剖

1. 腹部 X 线平片　前后位片上，于脊柱两侧，在周围脂肪组织对比下，常能显示密度略高的肾影，边缘光滑，肾影的长轴自内上斜向外下。正常输尿管不能显示。

2. 排泄性尿路造影　主要用于观察肾盏、肾盂和输尿管（图 3-4-8）。正常排泄性尿路造影时，注药后 1～2min，肾实质显影，密度均匀；2～3 分钟后，肾盏和肾盂开始显影；15～30 分钟时，肾盏和肾盂显影最浓。

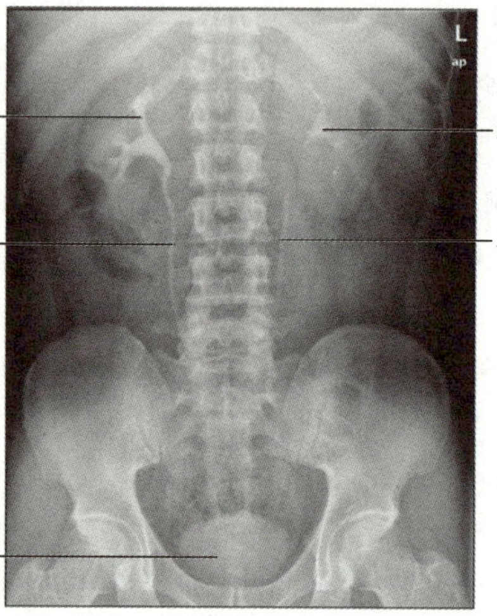

图 3-4-8　排泄性尿路造影

3. 逆行性尿路造影　通过膀胱镜，将输尿管导管经尿道插入输尿管内，然后注射对比剂，使输尿管、肾盂和肾盏等显影。正常肾盏、肾盂和输尿管的表现同排泄性尿路造影。

4. 肾血管 DSA（图 3-4-9）　为选择性肾动脉造影，检查分三期：①肾动脉期，肾动脉主干及分支显影，自主干至分支逐渐变细，走行自然，边缘光滑，无扩张、狭窄及中断。②实质期，肾弥漫性显影，轮廓、大小和形态可清楚分辨。③肾静脉期，肾静脉显影，但不是很清晰。

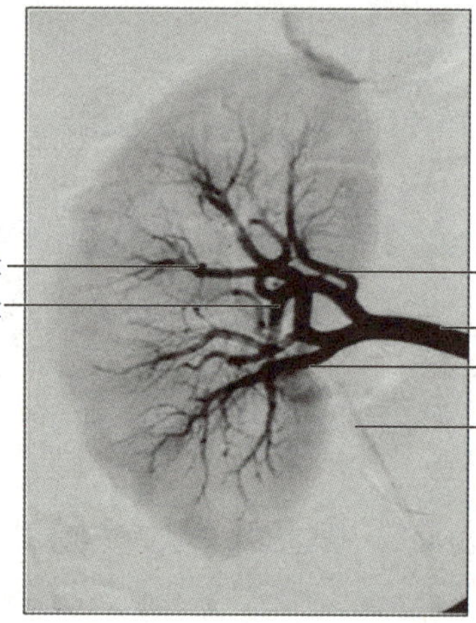

图 3-4-9　肾血管 DSA

三、影像断层解剖

（一）CT 解剖

1. 肾上腺 CT 解剖

（1）平扫：双侧肾上腺在周围低密度脂肪组织的映衬下呈均匀一致的软组织密度，多呈倒置“Y”形或“人”字形，形态变异较多，CT 值约为 34HU。通常情况下，肾上腺侧支厚度小于 10mm，不超过同侧膈肌脚的厚度。

（2）增强扫描：肾上腺呈均匀一致强化（图 3-4-10），平扫和增强扫描均不能区分皮、髓质。

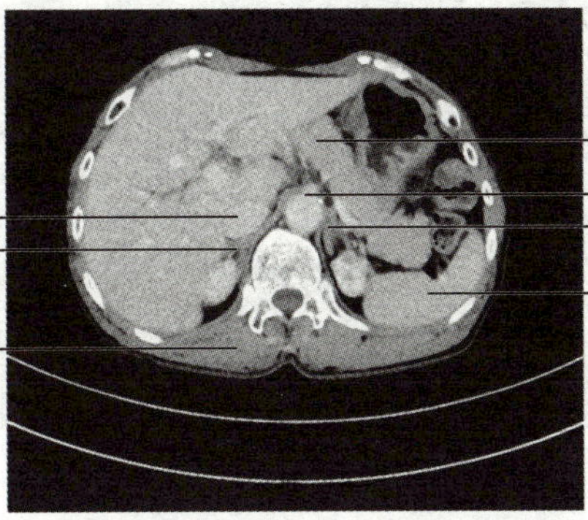

图 3-4-10　经双侧肾上腺的 CT 横断面（增强）

2. 肾及输尿管（腹段）CT 解剖

（1）平扫：肾在影像上呈现为圆形或椭圆形的软组织密度影，其边缘光滑。在平扫时，肾皮质和髓质无法区分。肾窦表现为脂肪密度，肾盂呈现水样密度。肾动、静脉显示为条索状的软组织密度影。正常状态下，肾包膜和肾周筋膜难以显示（图 3-4-11）。

当周围脂肪组织丰富时，输尿管可显示出来，其影像表现为圆点状的软组织影，中心可为低密度，位置处于腰大肌前缘处。

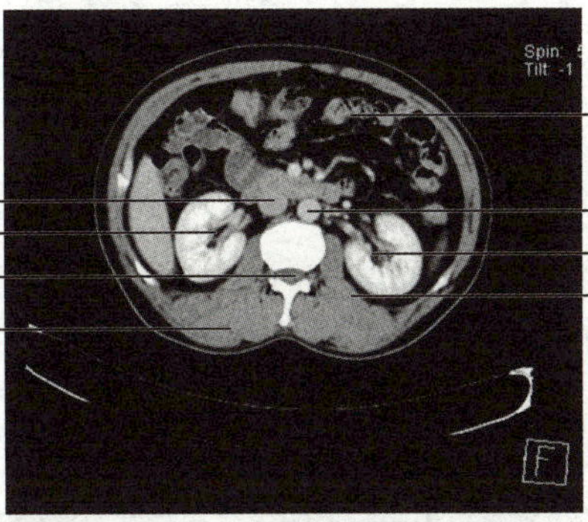

图 3-4-11　经肾门的 CT 横断面

（2）增强扫描：①皮质期，此期相当于肝的动脉期，肾动脉和皮质会出现显著强化，密度显著增高；而髓质强化不明显，仍为较低密度，因此能够清晰地区分肾的皮质和髓质。相邻肾锥体之间的皮质部分，也就是肾柱，会明显强化。②髓质期相当于肝的实质期，此时肾的皮质、髓质都有强化，且密度相同，二者之间的分界变得模糊不清。③排泄期，此期肾实质的强化程度有所降低，髓质的密度会略高于皮质。在此期，肾盂、肾盏及输尿管内会有对比剂充填，通过对比剂的显示，可以清晰勾勒出肾盂、肾盏及输尿管的形态（图 3-4-12）。

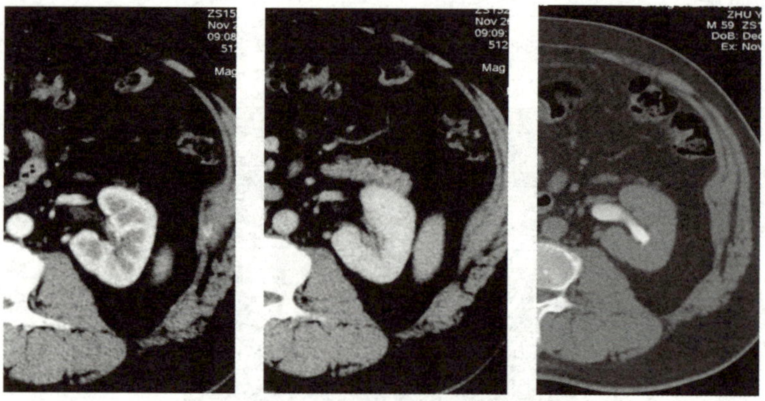

（a）　　（b）　　（c）

图 3-4-12　经肾门的 CT 横断面

（a）动脉期；（b）静脉期；（c）平衡期

在注入对比剂后的延迟增强扫描中，输尿管管腔内充盈对比剂而呈点状致密影。自肾盂向下连续追踪，常能观察输尿管全程，直至输尿管的膀胱入口。

微课：输尿管分段 CT 解剖

3. 输尿管盆部和壁内部 CT 解剖　平扫呈点状软组织密度影，但输尿管盆部一般难以辨认。增强扫描后输尿管壁可以强化，排泄期输尿管内充满对比剂，呈点状致密影。

4. 膀胱 CT 解剖　空虚的膀胱呈锥形，壁较厚，呈软组织密度影。膀胱充盈时呈球状，横截面呈圆形，边界清晰，膀胱壁变薄且厚薄均匀，膀胱内尿液呈均匀水样密度。CT 增强扫描时，排泄期密度增高。

（1）经膀胱的 CT 横断面：腹直肌后方有充盈状态的膀胱，盆腔内脏器可显示直肠。髂骨体呈宽厚的三角断面，其前方有髂腰肌，髂腰肌旁有缝匠肌，其内侧有闭孔内肌，两侧闭孔内肌之间有输尿管和闭孔动、静脉，直肠与闭孔内肌之间充满脂肪组织的区域为坐骨肛门窝。髂骨体后外侧分别有臀小肌、臀中肌和臀大肌。第 4 骶椎椎体与髂骨体之间为坐骨大孔，梨状肌穿出坐骨大孔，位于髂骨体与臀大肌之间（图 3-4-13）。

微课：膀胱 CT 上的正常解剖

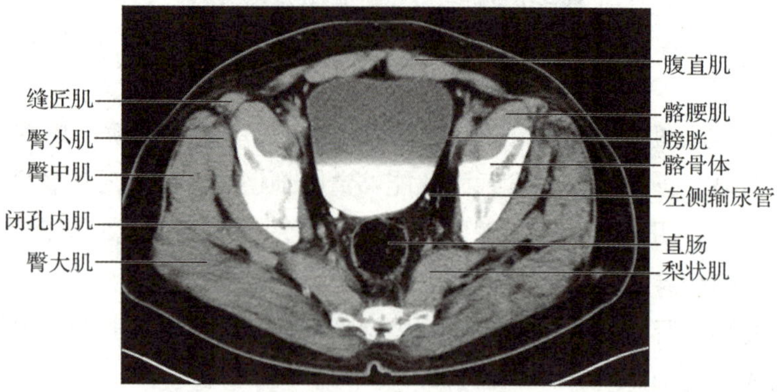

图 3-4-13　经膀胱的 CT 横断面（增强）

（2）经膀胱的正中矢状面：盆腔内可见充盈态膀胱位于耻骨联合上方，根据部位可观察膀胱顶、膀胱颈、膀胱体及膀胱底部的断面形态。尿道自膀胱颈部的尿道内口向下开口。膀胱后方有子宫及直肠，直肠位于骶椎前方的膨大为直肠壶腹，可见直肠的横裂向腔内凸出。肛提肌平面可见直肠向下移行为肛管（图 3-4-14）。

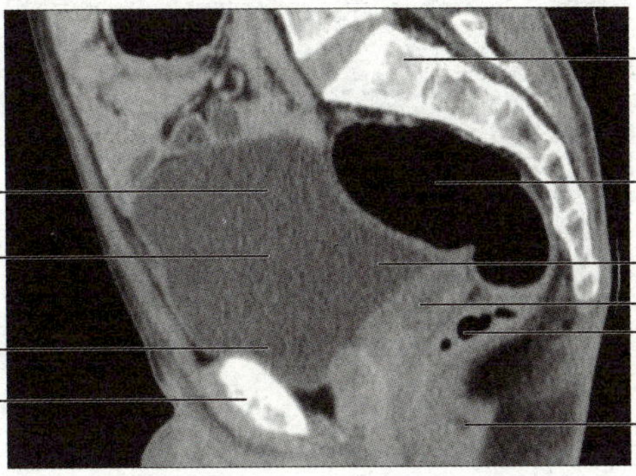

图 3-4-14 经膀胱的 CT 平扫正中矢状面（女性）

（二）MRI 解剖

1. 肾上腺 MRI 解剖

（1）平扫：肾上腺以 T_1WI 图像显示为佳，信号强度与同层面肝实质相似，呈中等信号，与周围高信号的脂肪形成鲜明对比，利于观察其解剖结构。T_2WI 图像上呈中等低信号。一般情况下，由于化学移位效应的影响，肾上腺皮质和髓质分辨不清（图 3-4-15）。

（2）增强扫描：肾上腺呈均匀一致强化。脂肪抑制成像后，肾上腺信号强度高于周围脂肪组织。

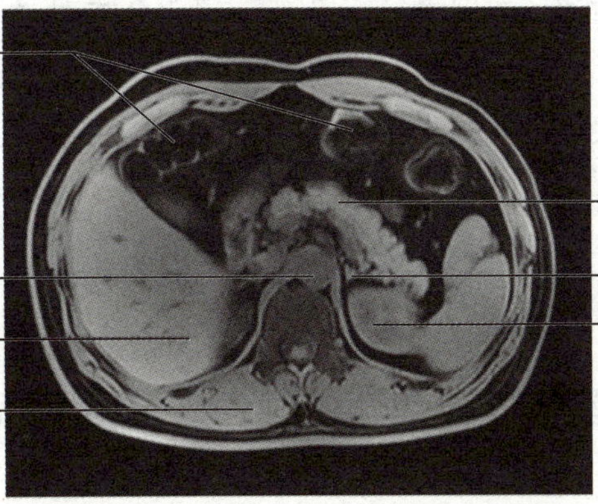

图 3-4-15 肾上腺 MRI T_1WI 横断面

2. 肾及输尿管（腹段）MRI 解剖

（1）平扫：肾皮质及髓质呈中等信号，皮质在 T_1WI 上信号略高于髓质，在 T_2WI 等于或略低于髓质。肾窦脂肪在 T_1WI 和 T_2WI 上均呈高信号，肾盂呈 T_1WI 低信号、T_2WI 高信号，肾血管呈流空信号（图 3-4-16）。正常情况下，输尿管在 T_1WI 和 T_2WI 上均呈点状低信号。

（2）增强扫描：强化特点类似于 CT 增强扫描。T_1WI 增强扫描时，输尿管管壁可见强化。在增强排泄期，输尿管内因充满对比剂呈点状高信号影。

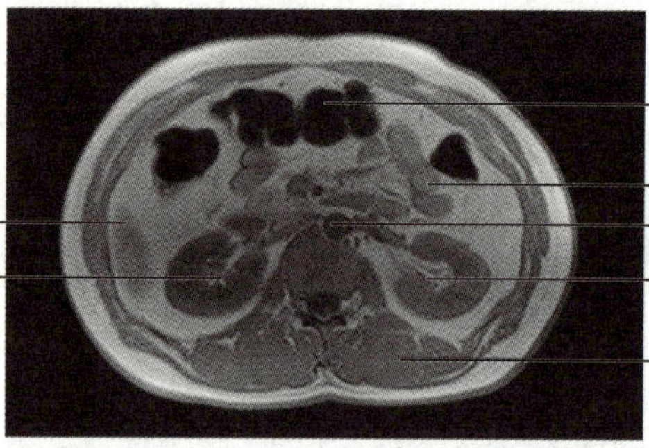

图 3-4-16　经肾门 MRI 横断面

（三）US 解剖

1. 肾的 US 解剖　正常肾随 US 扫查方向不同，可呈圆形、卵圆形或豆形。肾的被膜为高回声线影，清晰、光滑。外周的肾皮质呈均匀弱回声；内部的肾锥体为三角形或圆形低回声；肾窦则呈不规则形密集高回声，实际上是肾窦内肾盂、肾盏、血管及脂肪组织的复合性回声。正常输尿管由于肠气干扰不能显示。

2. 膀胱的 US 解剖　正常充盈的膀胱，腔内为均匀液性无回声区，周边的膀胱壁为高回声带，厚 1～3mm。

（四）肾及肾上腺核素显像

肾及肾上腺核素显像是一种利用放射性核素及其标记化合物对肾和肾上腺进行成像的核医学检查方法。其原理是，静脉注射被肾或肾上腺选择性摄取或浓聚的放射性核素或其标记化合物后，通过核医学显像仪器，体外探测放射性核素在体内的分布，从而获得肾和肾上腺的形态、功能及血流灌注等信息。检查方法有肾动态显像、肾静态显像、肾上腺髓质显像、肾上腺皮质显像，临床应用包括肾功能评估、上尿路梗阻的诊断与鉴别诊断、肾占位性病变的诊断等。

第五节　腹膜腔和腹膜后间隙

案例导入

【案例】

患者，女，48 岁，因“腹胀、腹痛 1 个月，加重伴发热 3 天”入院。患者 1 个月前无明显诱因出现腹部胀满不适，伴有间断性隐痛，疼痛部位不固定，可自行缓解，未予重视。近 3 天来，腹胀、腹痛明显加重，疼痛呈持续性，且出现发热，体温最高达 38.5℃，伴有乏力、食欲减退，无恶心、呕吐，无腹泻、便秘交替。

既往有盆腔炎病史 5 年，已治愈；否认腹部手术史、外伤史；无吸烟饮酒等不良嗜好。

【问题】

1. 该患者目前的诊断考虑是什么？诊断依据有哪些？

2. 腹部超声和腹部 CT 在腹膜腔疾病诊断中，各自优势与局限性是什么？结合本病例谈谈二者联合应用的意义。

一、应用解剖

（一）腹膜形成的结构

腹膜由壁层移行于脏层或由一个脏器移行至另一个脏器的过程中，常形成网膜、系膜、韧带和皱襞等。这些结构不仅对脏器起着连接和固定的作用，也是血管、神经、淋巴管的出入处及腹、盆腔内疾病的播散途径（图 3-5-1）。

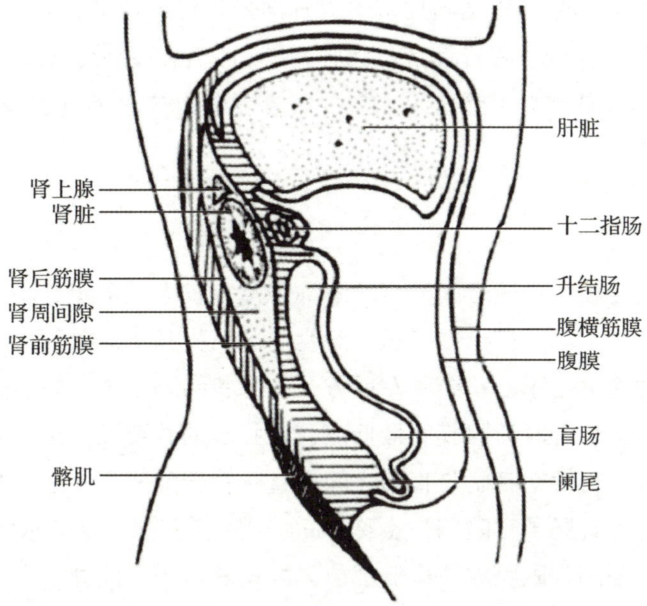

图 3-5-1　后腹膜矢状面解剖示意图

1. 网膜

（1）大网膜：连接于胃大弯与横结肠之间，呈围裙状下垂。大网膜由 4 层腹膜折叠而成，前 2 层由胃前、后壁浆膜延续而成，向下伸至脐平面或稍下方，然后向后返折，并向上附着于横结肠，形成后 2 层。

（2）小网膜：是连于膈、肝静脉韧带裂和肝门与胃小弯及十二指肠上部之间的双层腹膜。其左侧部主要从膈、肝静脉韧带裂连于胃小弯，称肝胃韧带；右侧部从肝门连至十二指肠上部，称肝十二指肠韧带。小网膜右侧为游离缘，其后方为网膜孔。在肝十二指肠韧带内，包绕着胆总管、肝固有动脉、肝门静脉、肝神经丛及淋巴结等结构。

（3）网膜囊：是位于小网膜和胃后方的前后扁窄的腹膜间隙，为一盲囊，其上壁是肝尾状叶及膈下面的腹膜；前方与胃后壁相邻；后方与横结肠、胰、左肾和左肾上腺等相邻；左侧与脾相邻；右侧有网膜孔。网膜囊向上凸入尾状叶，周围形成的腹膜间隙称网膜囊上隐窝。

2. 系膜

（1）肠系膜：是将空肠及回肠连于腹后壁的双层腹膜，呈扇形排列，其内有肠系膜上血管的分支和属支、淋巴管、淋巴结和神经等。

（2）阑尾系膜：呈三角形，连于阑尾与肠系膜下端之间，阑尾的血管、淋巴管、神经走行于阑尾系膜的游离缘。

（3）横结肠系膜：是将横结肠悬于腹后壁的双层腹膜结构。该系膜内含有中结肠血管，左、右结肠血管的分支、淋巴管、淋巴结和神经丛等。

（4）乙状结肠系膜：是将乙状结肠连于腹后壁的双层腹膜结构。该系膜内含有乙状结肠的血管、直肠上血管、淋巴管、淋巴结和神经丛等。

3. 韧带

（1）肝的韧带：除前述肝胃韧带和肝十二指肠韧带外，由腹膜形成的肝的韧带还有镰状韧带、冠状韧带和左、右三角韧带。

（2）胃的韧带：包括肝胃韧带、胃结肠韧带、胃脾韧带和胃膈韧带。

（3）脾的韧带：包括胃脾韧带、脾肾韧带、膈脾韧带和脾结肠韧带，分别与邻近器官相连。

4. 皱襞 位于脏器之间或脏器与腹壁之间，多由血管等结构被腹膜遮盖而形成，主要有胃胰襞、肝胰襞及十二指肠上、下襞。

（二）隐窝和陷凹

在腹膜皱襞之间或皱襞与腹、盆壁之间的小凹陷称隐窝，较大且恒定的隐窝称陷凹。十二指肠上隐窝居十二指肠上襞深面，开口向下；十二指肠下隐窝居十二指肠下襞深面，开口向上。盲肠后隐窝位于盲肠后方。乙状结肠间隐窝位于乙状结肠左后方，在乙状结肠系膜与腹后壁之间。在肝右叶后下方与右肾之间，有肝肾隐窝，仰卧时为腹膜腔最低点，上腹部的脓液及渗出液多先聚于此处。

主要的陷凹位于盆腔内，男性在膀胱与直肠之间有直肠膀胱陷凹。女性在膀胱与子宫之间有膀胱子宫陷凹；直肠与子宫之间为直肠子宫陷凹，也称 Douglas 腔，较深。站立或半卧位时，男性的直肠膀胱陷凹与女性的直肠子宫陷凹为腹膜腔的最低部位，故积液多积于此处。

（三）腹膜腔的分区

通常以横结肠及其系膜为界，将腹膜腔区分为结肠上区和结肠下区。

1. 结肠上区 结肠上区介入膈与横结肠及其系膜之间，又称膈下间隙（subphrenic space）。此间隙又被肝分为肝上、下间隙。肝上间隙借镰状韧带和左三角韧带分为右肝上间隙、左肝上前间隙和左肝上后间隙；肝下间隙以肝圆韧带区分为右肝下间隙和左肝下间隙，后者又被小网膜和胃分成左肝下前间隙和左肝下后间隙（网膜囊）。

2. 结肠下区 结肠下区包括 4 个间隙，即左、右结肠旁沟及左、右肠系膜窦。

（四）腹膜后间隙

腹膜后间隙（retroperitoneal space）位于腹后壁腹膜与腹内筋膜之间，上起自膈，下达骶骨岬，两侧连于腹膜下筋膜。

腹膜后间隙又以肾前、后筋膜为界分为肾旁前间隙、肾周间隙和肾旁后间隙。

1. 肾旁前间隙 肾旁前间隙（anterior pararenal space）位于腹后壁腹膜与肾前筋膜之间，内有十二指肠、胰腺、升结肠、降结肠、肠系膜血管、淋巴结及脂肪组织。

2. 肾周间隙 肾周间隙（perirenal space）位于肾前筋膜与肾后筋膜之间，内有肾、肾上腺、肾血管、肾盂、输尿管和肾脂肪囊等。在肾的下方，肾前、后筋膜互不融合，肾前筋膜向下逐渐消失，肾后筋膜向下至髂嵴与髂筋膜愈着。因此，肾周间隙向下与直肠后隙相通。

3. 肾旁后间隙 肾旁后间隙（posterior pararenal space）位于肾后筋膜与腹后壁腹内筋膜之间，其内无任何器官，仅有脂肪组织、血管和淋巴结等。

二、X线解剖

1. 腹膜和腹膜腔 正常情况下，腹膜在X线平片上不能显影。腹膜腔在X线平片上，也大多不能直接观察到，不过当腹膜腔内有气体（如胃肠穿孔导致腹膜腔积气）时，可在立位X线平片上看到膈下新月形的气体透亮影。

如果有腹膜腔积液，在腹部X线平片上，可能会看到腹部密度增高、肠管间距增宽等非特异性表现。

2. 腹膜后间隙 肾、肾上腺和输尿管X线解剖见本章第四节。X线检查腹主动脉及分支时，可清晰显示其主干及主要分支，如肾动脉、肠系膜上动脉等。下腔静脉在X线检查中，可通过对比剂显影。

三、影像断层解剖

（一）腹膜和腹膜腔的CT、MRI影像断层解剖

腹膜腔内有少量浆液时，在CT影像上呈低密度影，在MRI的T_2WI上呈高信号。如果腹膜腔内液体增多（如有腹水），会更清楚地看到腹膜腔的轮廓（图3-5-2）。

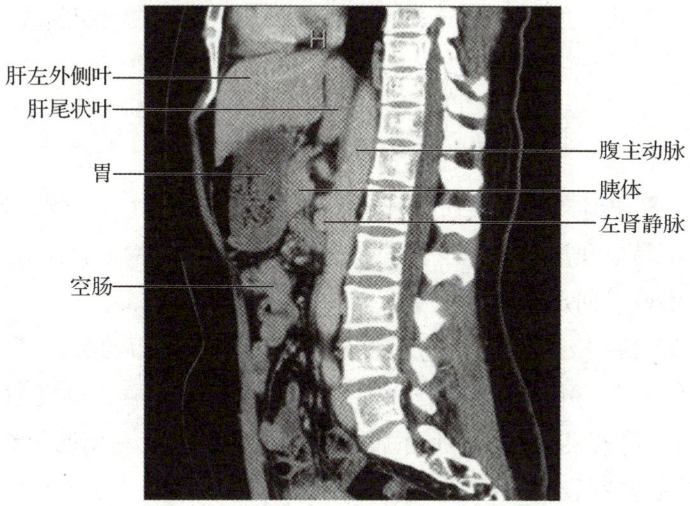

图3-5-2 经腹部正中的矢状层面CT（增强）

1. 腹膜和腹膜腔 CT 断层解剖

（1）腹膜：正常的腹膜很薄，在 CT 平扫图像上一般很难单独分辨。但当腹膜发生病变，如增厚、钙化或有结节时，能观察到。比如，腹膜增厚在 CT 上表现为沿着腹腔内壁或脏器表面的稍高密度线条状影，增强扫描后增厚的腹膜可有强化。

（2）腹膜腔：正常腹膜腔内少量液体很难被发现。当有腹水时，液体呈腹腔内低密度影。气体进入腹膜腔（如胃肠道穿孔）时，可见腹膜腔内游离气体影，呈低密度的气泡样影。

2. 腹膜和腹膜腔 MRI 断层解剖

（1）腹膜：正常腹膜在 MRI 各序列上不易清晰辨认。在 T_1WI 上，腹膜呈等信号，与周围组织分界不清；在 T_2WI 上，呈稍高信号。当腹膜发生病变时，如炎症或肿瘤浸润，腹膜增厚，在 T_2WI 上呈高信号，能够更好地显示病变范围和其与周围组织的关系。

（2）腹膜腔：正常腹膜腔内，少量液体在 T_2WI 上呈高信号，T_1WI 上呈低信号。有腹水时，T_2WI 上高信号更明显，而且可以根据液体的分布来判断腹水的量和位置。对于腹膜腔的病变，MRI 对软组织的分辨率更高，比如，腹膜腔的肿瘤发生种植转移时，其能够更清楚地显示转移灶的大小、数目及位置。

（二）腹膜后间隙的 CT、MRI 影像断层解剖

腹膜后间隙内包含丰富的脏器、血管、神经等结构，其 CT 和 MRI 断层解剖如下。

1. 肾旁前间隙 在 CT 上，胰腺呈软组织密度，增强扫描时强化均匀；十二指肠降部及水平部位于胰头右侧及下方，肠壁厚度均匀。胰腺在 MRI 上，T_1WI 呈中等信号，T_2WI 上呈稍高信号，脂肪抑制序列可清晰显示胰腺轮廓。

2. 肾周间隙 见本章第四节。

3. 肾旁后间隙 CT 上呈低密度脂肪影，内可见细小的血管和神经。MRI 上，脂肪组织在 T_1WI 和 T_2WI 上均呈高信号，压脂序列呈低信号，其间的血管和神经呈中等信号。

4. 血管、神经和淋巴结 腹主动脉位于脊柱左前方，在 CT 上呈圆形或椭圆形软组织密度影，增强扫描时明显强化。下腔静脉位于脊柱右前方，CT 上呈低密度圆形影，增强扫描时强化明显。腰交感干位于脊柱两侧，在 CT 上难以直接显示，MRI 上可通过脂肪抑制序列等技术进行显示。正常情况下，腹膜后淋巴结较小，短径一般小于 10mm，在 CT 和 MRI 上呈软组织密度或信号影，增强扫描时轻度强化。

（三）US 解剖

1. 腹膜和腹膜腔的 US 解剖 壁腹膜在 US 图像上，通常表现为一层薄而连续的高回声线，紧贴于腹壁肌肉层的深面，不易单独清晰地显示，常作为识别腹腔内结构的标志之一。当腹腔内有积液或炎症时，壁腹膜可出现增厚、回声增强等改变。

不同脏器表面的脏腹膜在 US 下的表现有所差异。例如，肝表面的脏腹膜光滑且连续，与肝实质紧密贴合，在 US 图像上不易与肝包膜区分；而胃肠道表面的脏腹膜，则随着胃肠蠕动而略有波动。US 可以显示腹膜形成的结构系膜等，如小肠系膜内含有丰富的血管和脂肪组织，US 下可见系膜内的血管呈管状无回声，周围为高回声的脂肪组织。

在正常情况下，腹膜腔内仅有少量浆液起润滑作用，US 难以显示。当出现腹水等病理情况时，

腹膜腔内可见无回声区，可根据积液的分布范围和深度来判断积液量的多少。

2. 腹膜后间隙的 US 解剖

（1）肾旁前间隙：胰腺呈中等回声，边界较清晰，其内部回声均匀或稍不均匀。十二指肠通常难以完整显示，仅能在其充盈状态下观察到部分肠管呈管状低回声。

（2）肾周间隙：肾和肾上腺见本章第四节。

（3）肾旁后间隙：表现为高回声的脂肪组织，其间可见散在的条索状低回声，为纤维结缔组织和小血管。

（4）血管和淋巴结：腹主动脉呈管状无回声，有搏动性。下腔静脉呈椭圆形或扁平状无回声。正常情况下，腹膜后淋巴结较小，US 下呈椭圆形或圆形低回声，边界清晰，皮质与髓质分界较清。

—• 考试知识点总结 •—

—• 本章小结 •—

—• 协和云课堂…… 拓展练习及参考答案 •—

（刘　胜　赵振美）

教学课件

第四章　盆部与会阴

学习目标

素质目标

（1）具有对阅片规范重要性的认识，提高安全意识和规范意识。

（2）具有良好的影像技师职业素养，增强职业适应能力。

（3）具备良好的职业道德、医患沟通能力和团队协作精神。

知识目标

（1）掌握：骨盆常用基线及标志性结构；男、女盆腔脏器应用解剖和 X 线解剖；男、女盆部解剖结构在断层中的分配规律；盆部影像断层解剖中，器官的位置、形态及毗邻关系。

（2）熟悉：男、女会阴应用解剖。

（3）了解：盆部的境界与分区。

能力目标

（1）具有熟练掌握阅读骨盆、髋关节 X 线解剖图像的能力。

（2）具有熟练阅读男、女盆腔 CT 图像和典型 MRI 图像的能力。

· 核心知识拆解 ·

第一节　概　述

盆部由盆壁、盆腔及盆腔脏器组成。盆腔由骨盆和覆盖在骨盆内面的肌肉和筋膜围成，盆腔内有泌尿系、生殖系和消化系的重要器官及相关血管、神经、淋巴管等。盆腔脏器男、女虽不同，但排列基本一致，自前向后排成前、中、后 3 列，前列为泌尿器官，包括膀胱、尿道、男性前列腺；中列为生殖器官，包括男性的输精管壶腹和精囊，女性的子宫、阴道、输卵管、卵巢；后列为消化器官，包括直肠、肛门及沿盆壁下行的输尿管。广义的会阴是指盆膈以下封闭骨盆下口的全部软组织。

一、境界与分区

盆部前面以耻骨联合上缘、耻骨结节、腹股沟和髂嵴前份的连线，与腹部分界；后面以髂嵴后份和髂后上棘至尾骨尖的连线，与腰区和骶尾区分界。骨盆是由左、右髋骨，骶骨和尾骨相互连结而成的盆状骨环，可通过界线分为大骨盆和小骨盆。界线由骶骨岬、两侧弓状线、耻骨梳、耻骨嵴和耻骨联合上缘依次相连而成，界线以上为大骨盆，参与腹腔的围成；界线以下为小骨盆，构成盆腔（图4-1-1）。成年男性骨盆狭而长，骨盆上口呈心形、较小，下口窄小，骨盆腔呈漏斗形。成年女性骨盆宽而短，呈圆筒状。会阴分为肛区和尿生殖区，其外侧与股部相连。

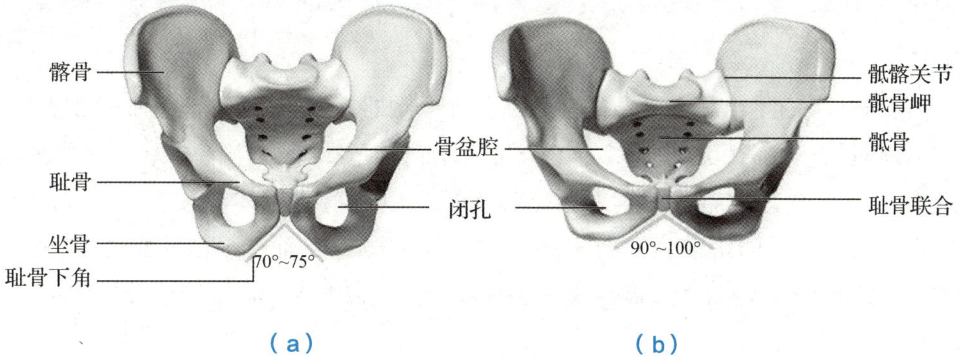

图4-1-1　骨盆

（a）男性；（b）女性

二、标志性结构及常用基准线

1. 标志性结构

（1）髂嵴：为髂骨翼上缘肥厚处。

（2）髂前上棘：为髂嵴的前端凸起。

（3）髂后上棘：为髂嵴的后端凸起。

（4）耻骨联合：耻骨上、下支移行处的内侧有卵圆形的粗糙面，称耻骨联合面。两个耻骨联合面之间有软骨相连，称为耻骨联合。

2. 常用基准线

（1）髂嵴最高点连线：为左、右髂嵴的最高点连线，平对第4腰椎棘突，是椎骨棘突计数的标志。经髂嵴最高点连线所作的水平断面，称为嵴间平面，是腹主动脉分叉的标志平面。

（2）髂前上棘基线：被检查者取仰卧位，双腿伸直、双足并拢，上肢置于身体两侧，以髂前上棘为基线定位，髂前上棘至坐骨结节下缘的连线。临床盆腔扫描常用髂前上棘基线。

（3）奈勒通（Nelaton）氏线：为坐骨结节至髂前上棘的连线，临床上根据股骨大转子尖端与此线的关系是否正常，来判断是否有髋关节脱位或股骨颈骨折。被检查者取侧卧位，髋关节屈90°~120°，自坐骨结节至髂前上棘作一连线，正常时，该线恰通过股骨大转子尖；当髋关节脱位或股骨颈骨折时，大转子尖可移位于此线上方。被检查者取仰卧位，45°屈髋，检查者在髂前上棘和坐骨结节之间作一连线，正常时，此线通过大转子顶端；当股骨颈骨折或髋关节脱位时，大转子顶端高出此线。

（4）髂后上棘连线：为经两侧髂后上棘所作的连线，此线平对第 2 骶椎中部。

（5）髂前上棘与耻骨联合连线：为从髂前上棘与耻骨联合连线的中点至脐下 2cm 处所作的连线，此线的上 1/3 段为髂总动脉的投影，下 2/3 段为髂外动脉的投影，上、中 1/3 交点为髂内动脉起点。

第二节　男性盆部与会阴

案例导入

【案例】

患者，男，65 岁，因“尿频、尿急 3 个月，排尿困难 1 个月，无痛性血尿 3 天”入院。患者 3 个月前出现尿频、尿急、夜尿增多，1 个月前出现排尿困难，伴精神差、食欲减退，3 天前出现持续性肉眼血尿，无疼痛、发热、腰痛等不适。体格检查：体温 37. 5℃，无移动性浊音，肝浊音界正常，双肾区无叩击痛，双肾未触及。实验室检查：血红蛋白计数 121g/L，血小板计数 216×10^9/L，肌酐 53. 0μmol/L，尿素氮 4. 66mmol/L，尿潜血（++）。

【问题】

该患者应该先做哪项影像学检查？

一、应用解剖

（一）盆腔器官

男性盆腔内主要容纳泌尿、生殖和消化器官的末端。膀胱位于盆腔的前下部、耻骨联合后方，前列腺位于膀胱与盆底之间。直肠在正中线处，可沿骶骨和尾骨的前面下行，穿盆膈与肛管相延续。输精管壶腹、精囊、射精管及输尿管位于膀胱和直肠之间（图 4-2-1）。

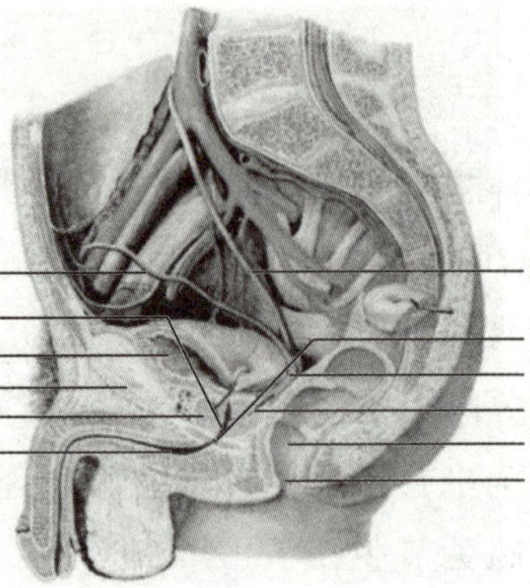

图 4-2-1　男性盆部正中矢状面

1. 膀胱　膀胱是储存尿液的肌性囊状器官，其形状、位置及壁的厚度均随尿液的充盈程度、年龄、性别不同而有差异。新生儿膀胱位置比成年人高，大部分位于腹腔内。随年龄增长，膀胱位置逐渐下降，至6岁才降入盆腔，约至青春期才达成年人位置。膀胱空虚时呈锥形，分为膀胱尖、膀胱体、膀胱底和膀胱颈4个部分。膀胱尖朝向前上方，膀胱底朝向后下方，呈三角形，膀胱尖与底之间为膀胱体，膀胱颈位于膀胱的最下部，与前列腺底相邻。膀胱底的外下部与精囊、输精管壶腹和直肠相邻。成年男性空虚的膀胱全部位于骨盆腔内，此时膀胱底的上部有腹膜覆盖，并向后移行至直肠，形成直肠膀胱陷凹。当膀胱充盈时，膀胱与腹前外侧壁之间的腹膜返折线可上移至耻骨联合上方，膀胱内面被覆黏膜；当膀胱收缩时，黏膜形成皱襞，称为膀胱襞。在膀胱底内面，左、右输尿管口和尿道内口之间有一光滑、无黏膜皱襞的三角形区域，称为膀胱三角，是肿瘤、结核、炎症和出血的好发部位。

2. 前列腺　前列腺位于膀胱与尿生殖膈之间，包绕尿道的起始部，为不成对的实质性脏器，呈前后略扁的栗子形。前列腺上端宽大称前列腺底，与膀胱颈相邻；下端尖细称前列腺尖，与尿生殖膈相邻；底与尖之间的部分称前列腺体，体的后面平坦，朝向后下方，与直肠下部相邻（图4-2-2）。在前列腺体后面的正中线上有一纵行浅沟，称前列腺沟，直肠指诊时，此沟可触及，前列腺肥大时，此沟消失。

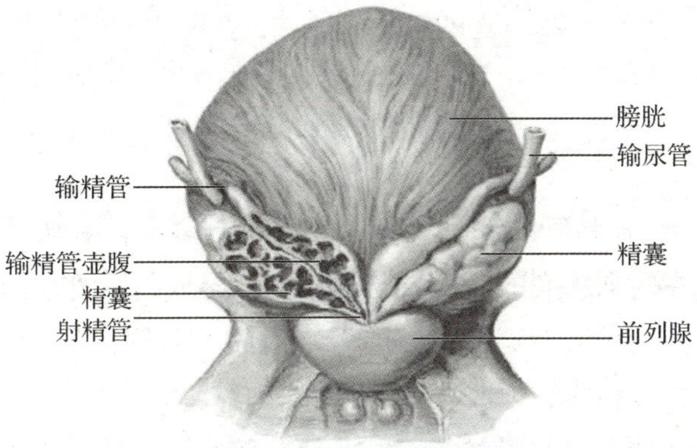

图4-2-2　膀胱、前列腺（后面观）

前列腺表面包有前列腺囊，由结缔组织和平滑肌形成。传统的前列腺分叶法，一般将前列腺实质分为前叶、后叶、中叶和2个侧叶。前叶很小，位于尿道前方；中叶位于尿道和射精管之间，形状呈楔形；两侧叶紧贴尿道；后叶位于中叶和侧叶后面（图4-2-3）。儿童前列腺较小，性成熟期腺体发育较快，老年人前列腺组织退缩，体积较小。部分中老年人腺体结缔组织增生时，会形成病理性前列腺肥大，特别是中叶和侧叶肥大，严重时会压迫尿道，引起排尿困难。

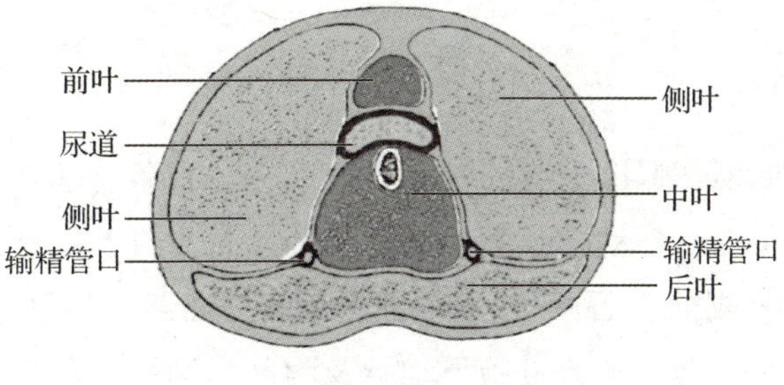

图4-2-3　前列腺分叶示意图（横断面）

目前，临床上常用 McNeal 前列腺组织学分带法，分为前列腺纤维肌肉基质带、外周带、中央带、移行带和尿道周围区。前列腺基质带位于前列腺最前部，从膀胱颈延伸至尿道外括约肌，无腺体成分；外周带主要是腺体组织，占整个前列腺腺体部分的 70%，是前列腺癌的好发区域，这一部分类似于一个漏斗包绕着前列腺的背部和两侧；中央带位于射精管周围，包绕着射精管，占前列腺腺体部分的 25%左右；移行带位于近段尿道周围组织的两旁，呈对称性分布，其腺管与尿道平行，在精阜平面开口于尿道，移行带占前列腺腺体部分的 5%，这一部分也是前列腺肥大的好发区域；尿道周围区包绕着尿道，占前列腺腺体部分的 1%左右。

▶知识拓展

前列腺肥大的检查方法

1. 指诊　直肠指诊和肛门指诊的目的，是观察前列腺大小，硬度，是否有压痛，质地如何。 有压痛考虑有炎症；有很硬的结节，应考虑前列腺癌；摸到鼻子般的弹性，考虑增生；像额头般硬的结节，应考虑前列腺癌。

2. B 超检查　可帮助计算前列腺的体积和重量，观察是否有残余尿、肾是否有积水；泌尿生殖系统情况、膀胱是否有结石和肿瘤等。

3. 血液检查　前列腺特异性抗原（prostate-specifrc antigen，PSA）水平上升但趋于合理水平，提示前列腺肥大；如果过高，应特别警惕前列腺感染、炎症或前列腺癌，尤其是前列腺癌。

3. 输精管、射精管和精囊　输精管盆部自腹股沟管深环至盆底，末端呈梭形膨大，称为输精管壶腹。输精管壶腹末端变细，在前列腺底的后上方与精囊管汇合成射精管。射精管长约 2cm，穿前列腺实质，开口于尿道前列腺部。精囊为上宽下窄、前后略扁的一对椭圆形囊状腺体，位于膀胱底后方、输精管壶腹的外侧，后邻直肠。精囊肿大时，直肠指检可扪及。

4. 输尿管　左、右侧的输尿管自小骨盆入口处，经盆腔侧壁、髂内血管和骶髂关节前方下行，达坐骨棘水平，然后走向前、内、下方，经直肠前外侧壁与膀胱后壁之间下行，在输精管壶腹与精囊之间到达膀胱底，穿入膀胱壁。

5. 直肠　位于小骨盆腔的后部、骶骨的前面。上端在第 3 骶椎前方接乙状结肠，沿骶骨和尾骨前面下降，穿过盆膈移行为肛管。在矢状面上，直肠有 2 个弯曲，上部为凸向后的骶曲，下部为凸向前方的会阴曲。在冠状面上，直肠从上到下有 3 个侧曲，依次凸向右、左、右。

直肠下部显著膨大，称直肠壶腹。直肠内面有 3 个直肠横襞，由黏膜及环形肌构成，临床进行直肠镜检时，应注意这些弯曲和横襞。

（二）盆部的血管和淋巴

1. 盆部动脉　腹主动脉平第 4 腰椎下缘的左前方分为左、右髂总动脉，髂总动脉沿腰大肌内侧向外下，至骶髂关节前方分为髂内、外动脉。髂内动脉长约 4cm，向下越过骨盆上口入盆腔，沿盆后外侧壁下行，至梨状肌上缘处分成前、后两干，前干分支多至脏器，为脏支；后干分支多至盆壁为壁支。脏支有膀胱上、下动脉，子宫动脉，直肠下动脉及阴部内动脉，分布至相应的脏器及会阴；壁支有髂腰动脉、臀上动脉、臀下动脉、骶外侧动脉及闭孔动脉。髂外动脉沿腰大肌内侧缘下行，经腹股沟韧带中点深面至股前部移行为股动脉。

2. 盆部静脉 髂内静脉由盆腔壁支和脏支静脉汇合而成，壁支主要有臀上静脉、臀下静脉和闭孔静脉等，收集同名动脉分布区域的静脉血；脏支包括直肠下静脉、阴部内静脉和子宫静脉等，收集相应部位的静脉血。髂外静脉为股静脉的延续，收集下肢所有浅、深静脉和一部分腹壁静脉的静脉血，其属支主要有腹壁下静脉。髂内静脉在骨盆上缘、骶髂关节前方与髂外静脉汇合成髂总静脉，左、右髂总静脉在第 5 腰椎体下缘汇合成下腔静脉。

3. 盆部淋巴结 髂总淋巴结沿髂总动脉排列，收纳髂内、外淋巴结和骶淋巴结的输出管，其输出管注入腰淋巴结。髂内淋巴结沿髂内动脉排列，接受盆腔脏器和会阴等处的淋巴管，其输出管注入髂总淋巴结。髂外淋巴结沿髂外动脉排列，接受腹股沟浅、深淋巴结的输出管和盆腔脏器的部分淋巴管，其输出管注入髂总淋巴结。

（三）会阴

广义的会阴是指盆膈以下封闭骨盆下口的全部软组织，其前界为耻骨联合下缘，后界为尾骨尖，两侧界为耻骨下支、坐骨支、坐骨结节和骶结节韧带。通过两侧的坐骨结节连成一条线，将会阴分成前、后 2 个三角区，前部为尿生殖三角区，内有男性尿道通过，并为外生殖器所占据；后部为肛门三角区，内有肛管、坐骨肛门窝和经过的神经、血管。一般来说，临床上所指的会阴，是狭义的会阴，即仅指肛门与外生殖器之间的软组织。

二、X 线解剖

（一）X 线平片

1. 骨盆 常规投照前后位，检查骶、尾骨时可加照侧位，检查骶髂关节时应加照 45°斜位。骨盆前后位片上（图 4-2-4），骶骨中线应通过耻骨联合。骶髂关节左右对称，关节间隙下半部分可以显示，上半部常投出模糊双线影。界线的影像在男性略呈鸡心形。髂嵴连线影正好通过第 4、第 5 腰椎间隙。由髂嵴影向外可追踪到髂前上、下棘，由髂前下棘到股骨颈外上缘的连线称髂颈线，用以判定髋关节是否正常。正位片上，可以测量耻骨下角，男性为锐角。

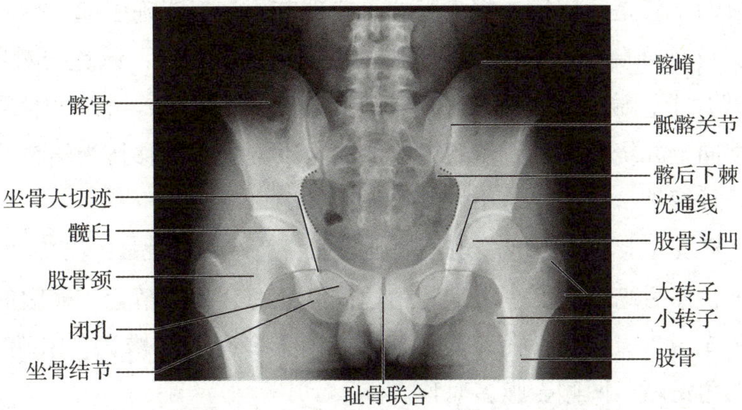

图 4-2-4 正常男性骨盆 X 线正位

2. 髋骨 常规投照正位。在X线像上，构成髋骨的3个部分融合于髋臼，可清晰分辨。髂骨翼的内侧1/4影像与骶骨影像重叠，外侧3/4因有髂窝而较透亮。髂嵴阴影较致密，边缘不光滑，外侧可见髂前上棘影，髂后上棘则重叠于骶骨影内。弓状线及骨盆腔内侧壁形成复合影像，外侧可见弧形的髋臼阴影。髋臼阴影的上段粗而致密，中段较细，向下绕过髋臼切迹前部的下缘，与耻骨体的内面形成一条“U”形的致密线，称为泪滴线（Koekler 泪滴）。泪滴线两脚之间的距离，即髋臼窝的厚度。髋臼内下方的透亮影为闭孔。闭孔影的上界是耻骨上支、外侧界是坐骨体的下份，坐骨结节阴影与其重叠。坐骨棘的阴影呈三角形凸向盆腔。正常骨盆X线上，耻骨下缘的弧形线与股骨颈内侧的弧形线连成的弧线称为沈通线（Shenton 线），该线连接，关节位置良好；若不连接，则显示关节脱位或半脱位（图4-2-5）。

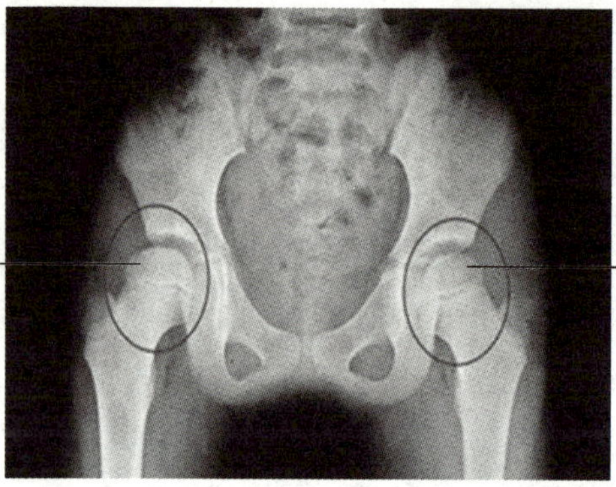

图4-2-5　正常髋关节与髋关节半脱位

3. 髋关节 常规拍照正位和侧位。正位X线片上，髋臼三骨之间以“Y”形软骨相连，融合之前，表现为横行带状透亮影，其宽窄随着年龄变化而改变。年龄越小，此透亮带越宽；年龄越大，透亮带变窄，15~17岁消失。股骨头大部套在髋臼内，表面光滑，为致密的细弧线。股骨头的中心偏后下部有一小凹陷，是股骨头凹，有时可投影到股骨头弧线内侧，显示为小环形透亮圈。侧位X线片上，中央的凹窝是髋臼，呈半圆形的致密线。

（二）输精管、精囊和射精管造影

输精管造影检查是将对比剂通过切开法或经皮穿刺法注入输精管，使其显示输精管、精囊及射精管等组织结构，以了解输精管是否通畅，精囊腺有无病理变化等，明确引起男性不育的病因。受检前常规摄X线平片，以排除前列腺、下尿路或盆腔内的结石或钙化阴影，以免与对比剂混淆。

1. 输精管 在X线片上，输精管呈细线样弯曲管道，长30~45cm，管腔内径1~2mm。从附睾经精索上行入盆腔，继续向上并绕向外方，然后沿盆壁向内下方走行，移行为输精管壶腹。在移行为壶腹部之前，有一小段管径变细，似形成一个峡部（图4-2-6）。

2. 输精管壶腹部 X线片上，壶腹部表现不规则扩张，管径2~3mm，长3~7mm，呈串珠状迂曲行走，先是横行向内下，然后纵行向下，末端与精囊排泄管汇合为射精管。壶腹的边缘多不规则呈憩室或绒毛状，少数边缘光滑。壶腹主管在连接射精管之前，多有扩张增宽，末端又变细后接射精管，其与精囊排泄管间的夹角清晰，两侧壶腹多对称。

3. 精囊 精囊位于输精管壶腹部的外下方，长约5cm，宽约2cm。正常时，呈折曲的“葡萄串”或“山参”样，内有黏膜隔，分隔出8~12个小房，上外端较膨大，下端近中线部变窄，称精囊腺排泄管，与输精管下端合并为射精管。

4. 射精管　在X线片上，正常射精管呈上宽下窄的长锥形或宽窄相近的棒形，长1.0~2.2cm，管径宽0.9~2.1mm，外缘光滑，内缘多数有多少不等的皱褶或为锯齿影像，两侧基本对称。

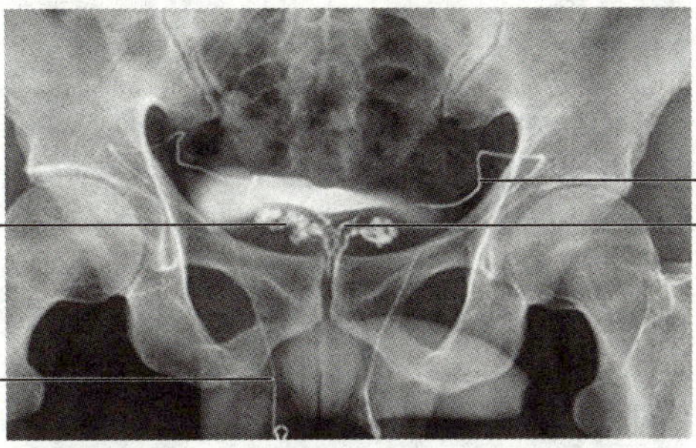

图4-2-6　输精管和精囊造影

三、影像断层解剖

（一）CT和MRI断层解剖

盆腔扫描范围常规为髂前上棘5cm至耻骨联合下缘5cm。影像解剖观察由外向内依次为软组织及盆腔肌肉群、骨盆组成骨及其关节、膀胱内的筋膜及其间隙、血管及淋巴结，重点观察的是盆腔内的组织器官。男性盆腔内脏器由前向后为膀胱、尿道前列腺部、前列腺、输精管壶腹、精囊和直肠，由上向下为回肠、盲肠、阑尾、乙状结肠、腹膜、腹膜腔及腹膜其他间隙、输尿管、膀胱、前列腺及直肠等。耻骨联合下缘以下，主要为男性会阴部及大腿上部，包括阴茎、阴囊、睾丸、附睾、精索、尿道、肛管、股骨上段及其周围肌群。盆腔CT平扫是为了明确男性盆腔病变，对于病变的定位、病变性质的判断均较可靠。盆腔MRI扫描是为了检查前列腺、膀胱等是否存在病变。

1. 盆部CT断层解剖

（1）横断层面：在横断层解剖上，男性盆腔和会阴的上界为第5腰椎间盘平面，下界为阴囊消失平面。由上向下大致可分为3个层面：第一层面为从第5腰椎间盘至髋臼上缘，主要显示盆壁、下腹壁、髂血管、淋巴管、肠管（回肠、盲肠、阑尾、乙状结肠、直肠）和输尿管等；第二层面为从髋臼上缘至耻骨联合下缘，主要显示盆腔结构，包括盆壁、盆筋膜与筋膜间隙、腹股沟区与精索、盆腔脏器的动脉、静脉丛、坐骨神经、膀胱、输尿管、尿道、精囊、前列腺、输精管和直肠；第三层面为耻骨联合下缘以下层面，主要显示会阴肌、男性外生殖器、尿道和肛管。

1）经第5腰椎下份层面：此层面前面为腹前外侧壁，由位于中线两侧的腹直肌及由外向内的腹外斜肌、腹内斜肌和腹横肌构成。腹壁后方主要为肠管，右侧末端为回肠，有时可见盲肠、阑尾；中部为回肠，左侧为降结肠远端。两侧髂骨翼前方有髂肌和腰大肌的断面，后方有臀中肌。腰大肌内侧由前向后依次有输尿管、髂总动脉或髂内动脉和髂总动脉，左侧髂外动脉的后内侧为输尿管。三角形的椎管内有骶神经，骼中嵴两侧为竖脊肌（图4-2-7）。

2）经第1骶椎下份层面：该层面由腹直肌、腹外斜肌、腹内斜肌和腹横肌构成。膀胱顶部位于左、右乙状结肠之间，髂骨翼前方有髂肌和腰大肌，后内方有骶髂关节，左、右骶前孔位于骶管前方，内有第1骶神经通过（图4-2-8）。

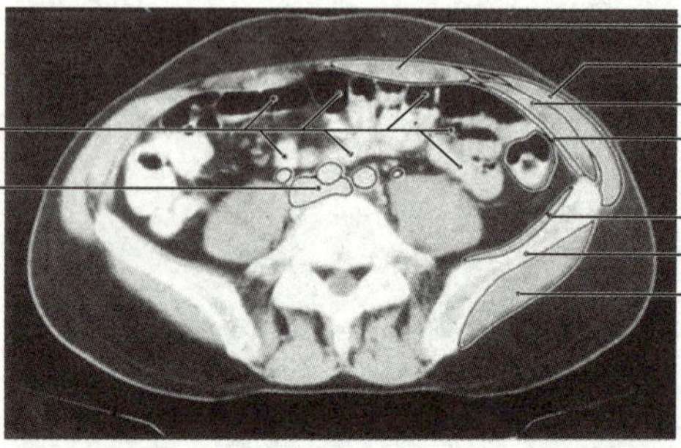

图 4-2-7　经第 5 腰椎下份层面

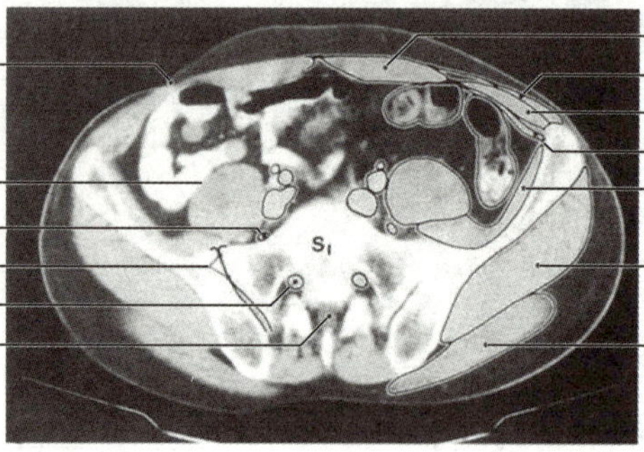

图 4-2-8　经第 1 骶椎下份层面

3）经第 2 骶椎下份层面：此层面前面为腹直肌、腹外斜肌。骨盆前部为膀胱，乙状结肠小部分位于膀胱与腰大肌之间，大部分位于膀胱后面。乙状结肠后面为第 2 骶骨体，其两侧与髂骨构成骶髂关节。骨盆前侧壁为髂骨翼，髂骨翼前方有髂肌和腰大肌，后方有臀小肌、臀中肌和臀大肌，第 2 骶骨体后面可见竖脊肌起点（图 4-2-9）。

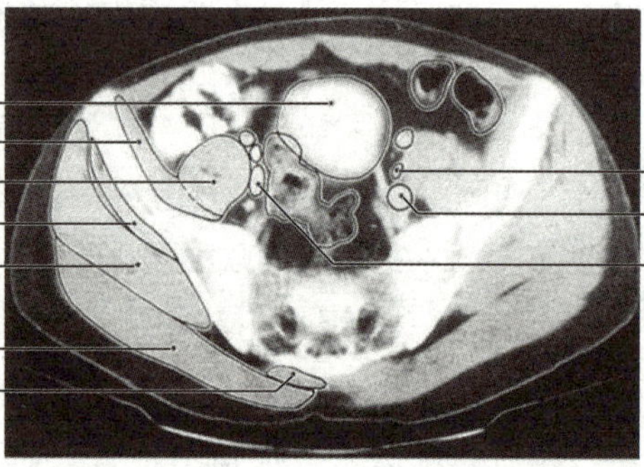

图 4-2-9　经第 2 骶椎下份层面

4）经第 3 骶椎层面：此层面前面为腹直肌，膀胱位于盆腔的前部，膀胱后面为直肠。盆后壁骶髂关节明显缩短，其后端与骶骨之间为坐骨大孔。坐骨大孔内有梨状肌通过，并与髂骨翼之间围成梨状肌上孔。骶骨内可见骶管（图 4-2-10）。

5）经第 4 骶椎层面：此层面前面为腹直肌，盆腔前中大部分为膀胱，乙状结肠位于膀胱之后，直肠位于乙状结肠之后，骶骨之前。盆后壁为骶骨，骶髂关节消失。盆腔侧壁为髂骨翼，髂骨翼前方有髂腰肌，髂腰肌内侧有髂外动、静脉和淋巴结，髂骨翼后方有臀小肌、臀中肌和臀大肌（图 4-2-11）。

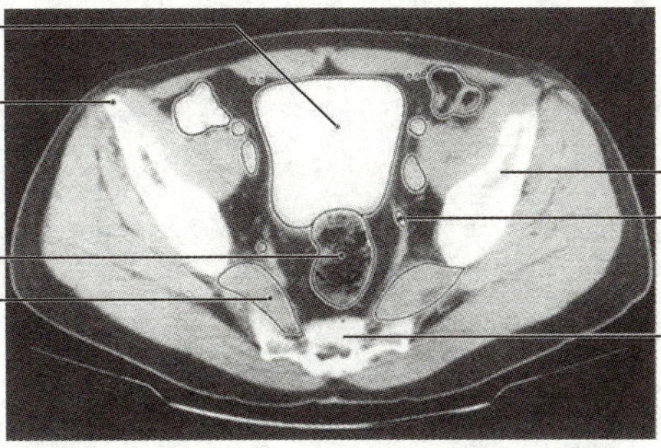

图 4-2-10　经第 3 骶椎层面

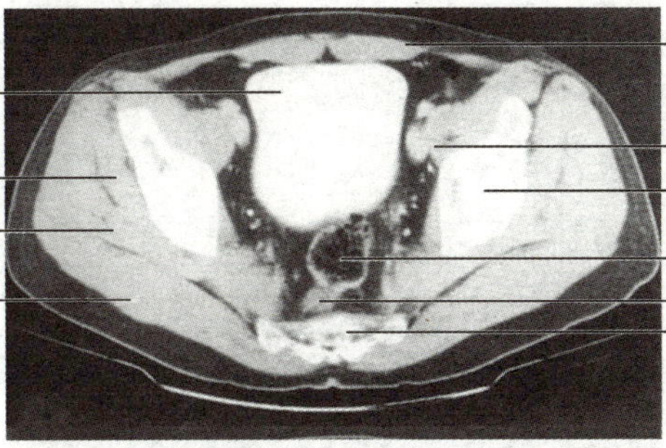

图 4-2-11　经第 4 骶椎层面

6）经第 5 骶椎层面：此层面前面为腹直肌，膀胱位于盆腔的前中部，膀胱的后方为直肠，直肠后面为第 5 骶椎体。盆腔侧壁为髂骨体，髂骨体前方有髂腰肌及闭孔内肌附着，后缘为坐骨大孔的前界，髂骨体后方为梨状肌，并见闭孔内肌上缘，髂腰肌内前方有髂外动、静脉，前方为股神经。骨盆后壁为骶骨和骶结节韧带，其前端构成坐骨大孔的后界（图 4-2-12）。

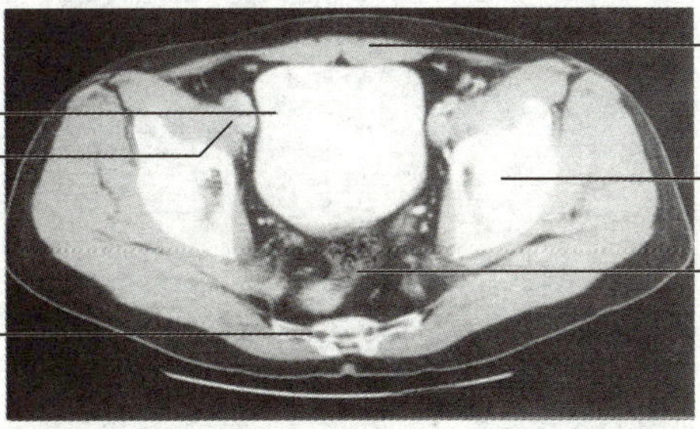

图 4-2-12　经第 5 骶椎层面

7）经髋臼上缘层面：此层面前面为腹直肌，该肌后面为膀胱，膀胱后面为直肠，直肠与膀胱之间为直肠膀胱陷凹，是腹膜腔最低处。膀胱后外侧可见输尿管，在输尿管的内侧是输精管，直肠后面为尾骨。盆腔侧壁为髋臼，由髂骨体、耻骨体和坐骨体三者融合构成。髋臼呈半环形，表面衬有关节软骨，内有股骨头上端。梨状肌下孔位于尾骨的前端与坐骨的后端（图 4-2-13）。

8）经股骨头上份层面：此层面前面是腹直肌，该肌后面为膀胱，膀胱占据了盆腔前方大部分。膀胱后方两侧为一对对称的精囊，两侧精囊与膀胱后壁之间有一三角形区域，称为膀胱精囊角。精囊后方为直肠，呈圆形。直肠后方为第 5 骶椎体。盆腔侧壁的髋关节为髋臼和股骨头上部，髋臼前部为耻骨体，后部为坐骨体。耻骨体前方有髂腰肌，髂腰肌外侧有缝匠肌、骨直肌、阔筋膜张肌。在股骨头与坐骨体的外后方有臀小肌、臀中肌和臀大肌（图 4-2-14）。

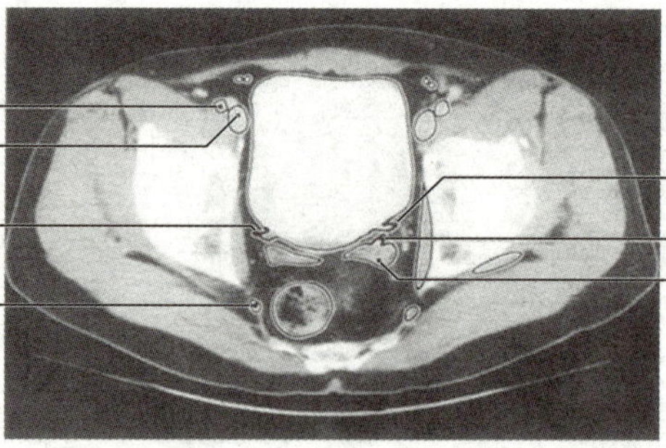

图 4-2-13　经髋臼上缘层面

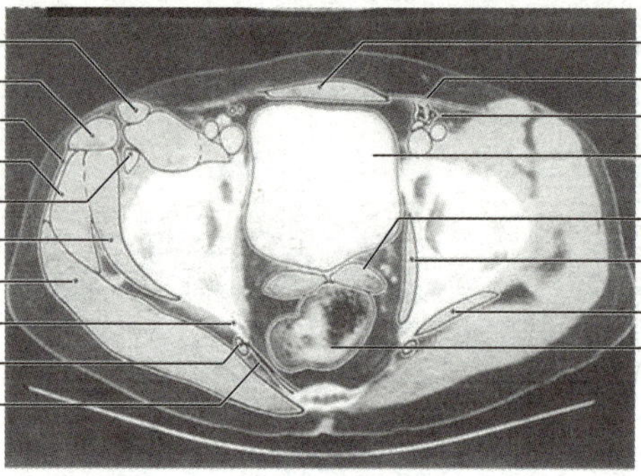

图 4-2-14　经股骨头上份层面

9）经股骨头中份层面：此层面前面为锥状肌、腹直肌和两侧腹股沟管，管内有精索穿行。膀胱占据盆腔前方大部分，精囊在此处显示较上一层面增大。直肠位于尾骨前方，尾骨两侧有尾骨肌。盆腔侧壁为髋臼，其内有圆形的股骨头和股骨头韧带（图 4-2-15）。

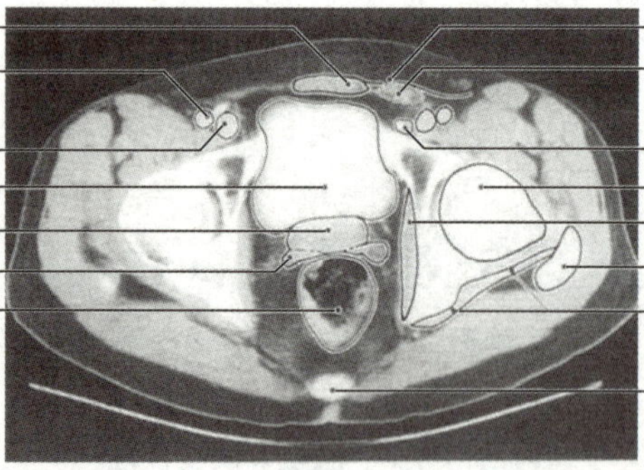

图 4-2-15　经股骨头中份层面

10）经大转子上份层面：此层面前方为耻骨联合，耻骨联合前方为锥状肌，两侧为腹股沟管，其内有精索。盆腔内由前向后依次为膀胱、前列腺及直肠，尾骨居于直肠后方，髋骨内侧为闭孔内肌（图 4-2-16）。

11）经大转子中份层面：此层面前方为耻骨联合，耻骨联合前方为锥状肌，两侧为耻骨肌，耻骨肌前方为股骨动、静脉。耻骨联合后方依次为膀胱颈部、前列腺及直肠，周围有许多膀胱、前列腺静脉丛的小断面。直肠后方为呈“V”形的肛提肌，构成盆腔后壁盆膈，尾骨尖位于肛提肌后方。盆腔侧壁为闭孔内肌，盆腔两侧的髋骨已接近下缘，髋骨前部为耻骨体，后为坐骨体。股骨头向外延为股骨颈和大转子的上部分，股骨前方为髂腰肌和股前肌群。髂外动、静脉通过血管间隙延续为股动、静脉。股骨后方主要为臀大肌和下孖肌。肛提肌与闭孔内肌之间为坐骨肛门窝（图 4-2-17）。

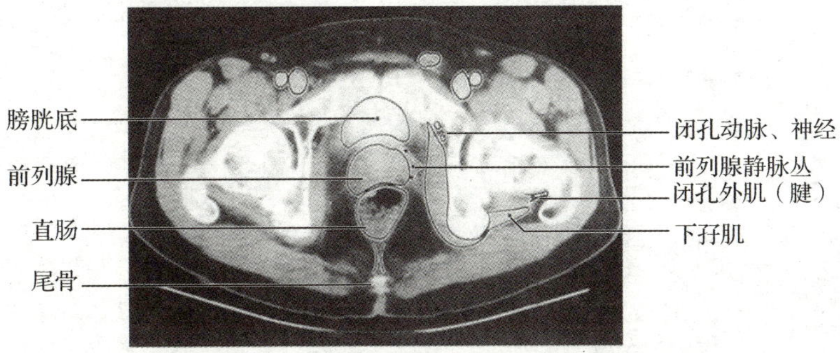

图 4-2-16　经大转子上份层面

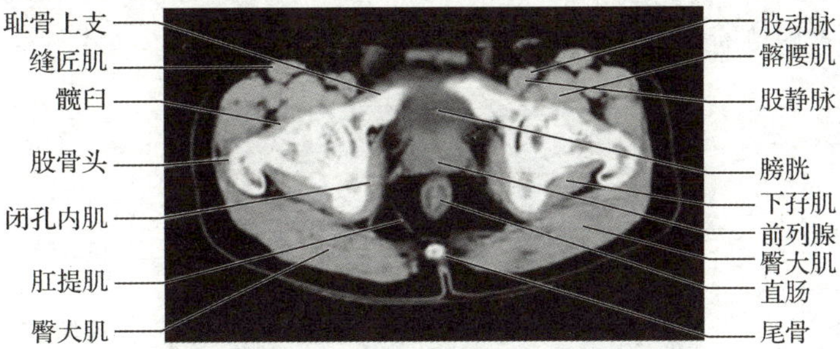

图 4-2-17　经大转子中份层面

12）经耻骨联合下份层面：此层面前方可见阴茎根部两侧的精索断面及阴茎海绵体的切面。盆腔前部为前列腺，其中央有尿道通过，后部为直肠。耻骨联合下部构成盆腔前壁，耻骨下支与坐骨结节的闭孔内、外肌构成盆腔侧壁，肛提肌构成盆腔后壁及侧壁（图 4-2-18）。

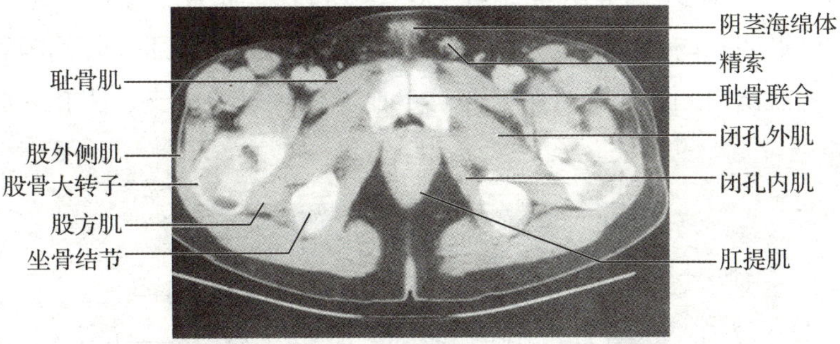

图 4-2-18　经耻骨联合下份层面

13）经坐骨支层面：此层面前部正中线两侧为阴茎，阴茎根部的两侧有精索，其外有精索外筋膜包绕，正中央前方为成对的阴茎海绵体的切面，其中有尿道穿行。尿道后方有会阴浅横肌，会阴中心腱位于此，它是尿生殖三角与肛门三角的分界。肛管位于会阴浅横肌的后方，其周围有肛门外括约肌围绕，肛门外括约肌两侧为坐骨肛门窝。后方两侧坐骨支内侧可见坐骨海绵体肌（图 4-2-19）。

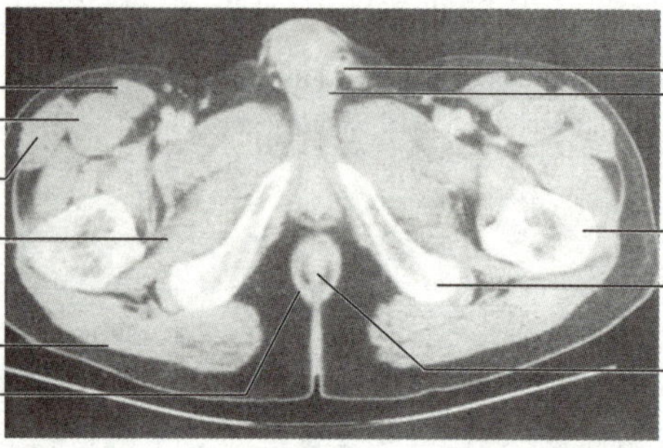

图 4-2-19 经坐骨支层面

(2) 冠状层面

1) 经耻骨联合冠状层面：此层面主要显示耻骨上支和耻骨联合间盘。盆腔内可见膀胱，膀胱上方为肠管和肠系膜，膀胱两侧有髂外动、静脉，髂肌和腰大肌（图 4-2-20）。

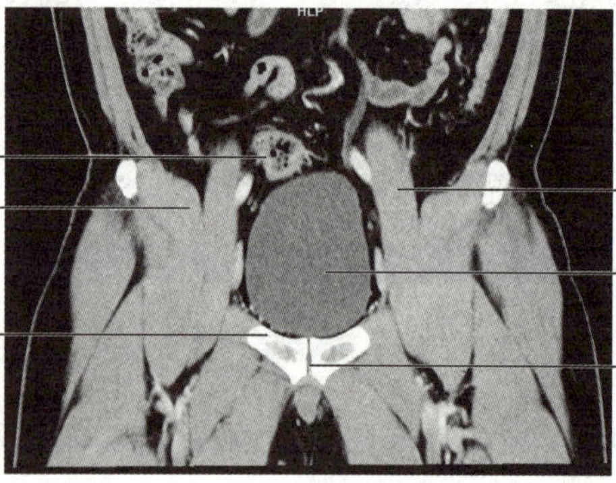

图 4-2-20 经耻骨联合冠状层面

2) 经股骨头冠状层面：此层面显示髂骨翼、髋关节和耻骨联合，盆腔内可见膀胱，膀胱上方有乙状结肠，膀胱下方可见闭孔内肌和闭孔外肌。髂骨翼的内侧为髂腰肌，外侧为臀中肌。髋关节断面中可见髋臼及股骨头，髋臼内侧构成部分为耻骨体，耻骨体、耻骨下支、闭孔内肌和闭孔外肌之间为闭孔（图 4-2-21）。

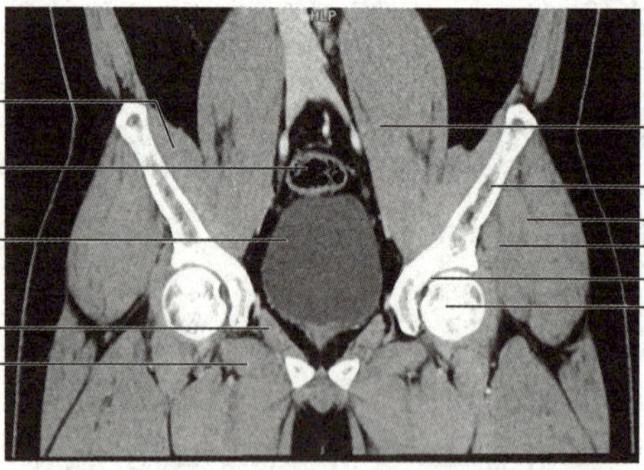

图 4-2-21 经股骨头冠状层面

3) 经前列腺中份冠状层面：此层面显示第 4 腰椎间盘及第 5 腰椎椎体，两侧为腰大肌，椎体与腰大肌之间有髂内动、静脉。椎体下方由上向下依次为乙状结肠、膀胱剖面、前列腺，前列腺下方与两耻骨下支之间为尿生殖膈，中间有尿道膜部通过，其下方为尿道和尿道球，前列腺两侧为闭孔内肌和闭孔外肌。髂骨翼内侧有髂肌，外侧有臀小肌和臀中肌，髂骨翼下方可见股骨颈、大转子和股骨干

（图 4-2-22）。

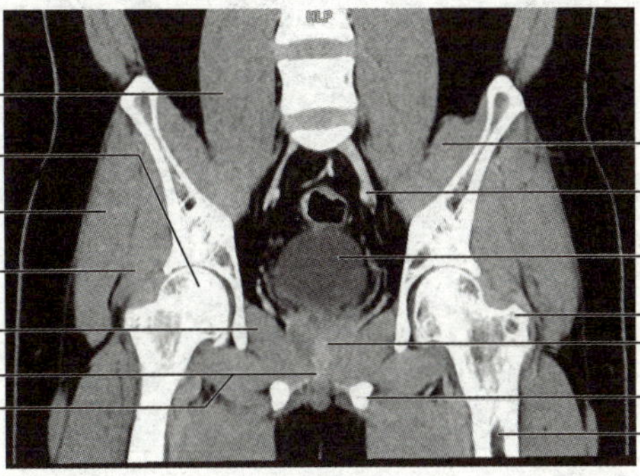

图 4-2-22　经前列腺中份冠状层面

（3）矢状层面：经正中矢状层面可显示腹前壁由腹直肌和锥状肌构成，下方为耻骨联合，后方为膀胱，膀胱后方为精囊，膀胱下方为前列腺，前列腺内有尿道通过，前列腺下方为会阴深横肌，有尿道膜部通过。骶椎前方可见迂曲的直肠影，在第 4 骶椎体前方直肠上段形成凸向后方的直肠骶曲，直肠下段膨大处，称直肠壶腹部。在此直肠折向前下，平肛提肌处与肛管相接，相接处凸向前，形成直肠会阴曲。在肛管前后方有肛提肌和肛门外括约肌。耻骨联合的下方及前方，可见尿道海绵体和阴茎海绵体的剖面；后部显示第 5 腰椎、第 1～5 骶椎、第 1～4 尾椎及椎间盘，椎体后方为椎管及骶管，在椎管及骶管后方为腰椎棘突及骶正中棘（图 4-2-23）。

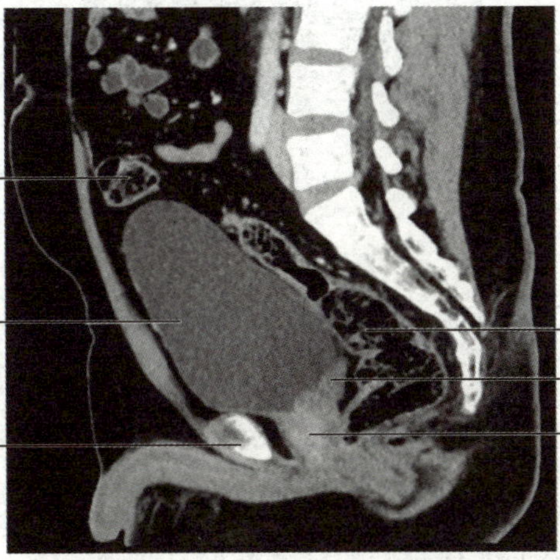

图 4-2-23　经正中矢状层面

2. 盆部 MRI 断层解剖

（1）横断面：MRI 对前列腺结构及各分叶显示清晰，T_2WI 可见前列腺内部信号呈不均匀带状分布。前列腺癌诊断主要依靠 T_2WI，表现为周围高信号带内有低信号缺损区。

（2）冠状面：前列腺 MRI 冠状面能够较好地显示前列腺底部和尖部（图 4-2-24）。

（3）矢状面：经前列腺正中矢状面可见空虚的膀胱，膀胱内有残余尿液，呈水样信号。膀胱后方可见精囊，呈不均匀高信号，膀胱颈下方为前列腺，尾骨前方为直肠和肛管（图 4-2-25）。

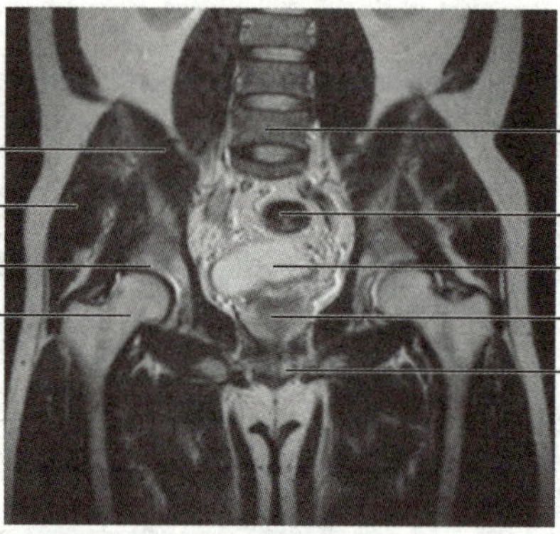

图 4-2-24　男性盆部前列腺冠状面

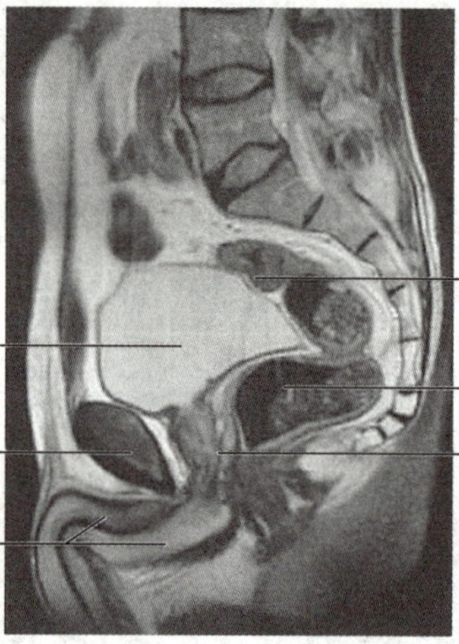

图 4-2-25　男性盆部前列腺正中矢状面

3. 男性生殖器官横断面解剖

（1）前列腺：经耻骨联合水平层面，CT 平扫可见前列腺位于耻骨联合后方，呈圆形或卵圆形软组织影，密度均匀，境界清楚，边缘光滑，CT 值为 30~75HU。前列腺后面为直肠，两侧为对称的闭孔内肌和肛提肌（图 4-2-26）。CT 上前列腺径线的测量，应选择在显示前列腺截面最大层面进行，各径线的参考值：30 岁以下的年轻人前列腺平均上下径、前后径和左右径分别为 3.0cm、2.3cm、3.1cm；60~70 岁老年人，前列腺上下径、前后径、左右径增大，分别为 5.0cm、4.3cm、4.8cm。

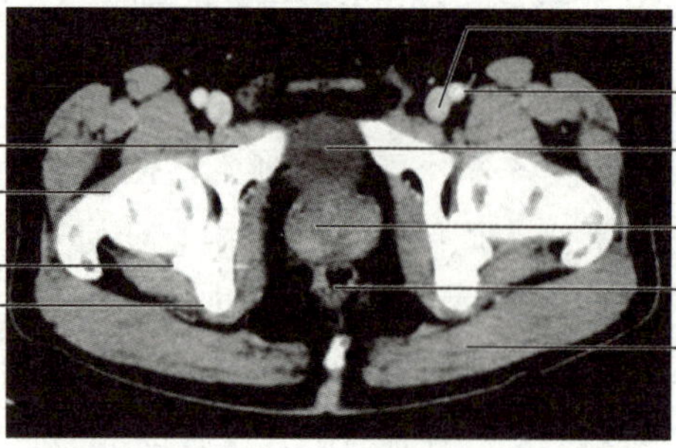

图 4-2-26　前列腺 CT 横断面

MRI 上前列腺形态、毗邻关系和 CT 相同。前列腺可显示的部分有纤维基质部、中央带、移行带和外周带，也可显示前列腺周围的包膜和静脉丛。前列腺在 T_1WI 上呈均匀的低信号，仅能显示其轮廓，不能分辨其各部结构，前列腺周边高信号的脂肪组织内，可见迂曲状的低信号静脉丛（图 4-2-27）。在 T_2WI 上，可分辨前列腺各带、包膜和静脉丛：纤维基质呈低信号，年轻人较大；外周带呈明显高信号，为前列腺癌的好发部位；中央带呈低信号，位于前列腺中央；移行带呈低信号，因其在 MRI 上与中央带难以区分，故常将其与中央带合称中央腺，中央腺体积增大多由前列腺腺体组织增生引起。前列腺周边区呈较高信号，被膜呈低信号（图 4-2-28）。

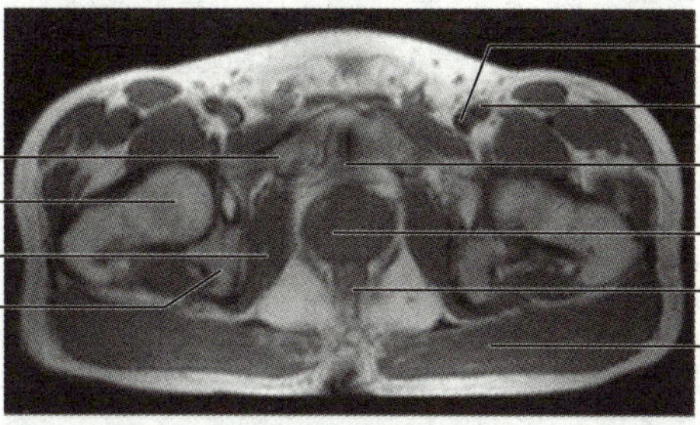

图 4-2-27　前列腺 MRI T_1WI 横断面

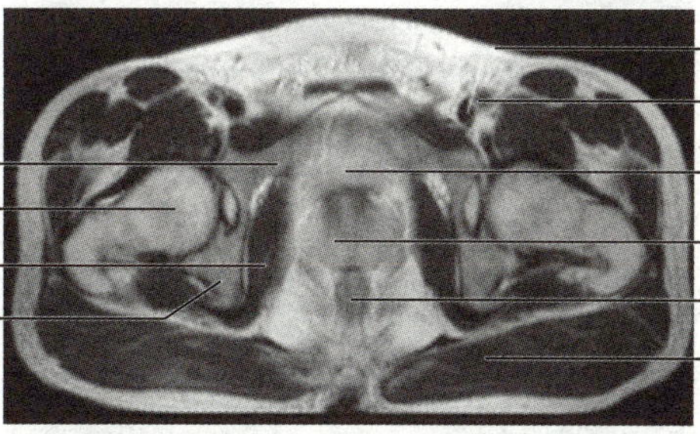

图 4-2-28　前列腺 MRI T_2WI 横断面

（2）精囊：CT 上精囊位于膀胱和直肠之间，呈“八”字形位于膀胱底后方，其周围有较丰富的脂肪，CT 值为 30~75HU（图 4-2-29）。两侧精囊前缘与膀胱后壁之间有一三角形脂肪组织间隔，称膀胱精囊角，成锐角，约为 30°。CT 扫描时，俯卧位精囊紧贴膀胱，此角消失；仰卧位此角显示（图 4-2-30）。在临床上膀胱精囊角常作为判断膀胱或前列腺肿瘤有无侵及精囊的依据，如膀胱癌患者取仰卧位行 CT 检查，若此角减小或消失，提示膀胱癌已向外扩散。

MRI 上精囊形态、毗邻关系均和 CT 相同，由卷曲的细管构成。因含水较多，精囊在 T_1WI 上呈中等低信号，在 T_2WI 上呈明显高信号（图 4-2-31、图 4-2-32）。

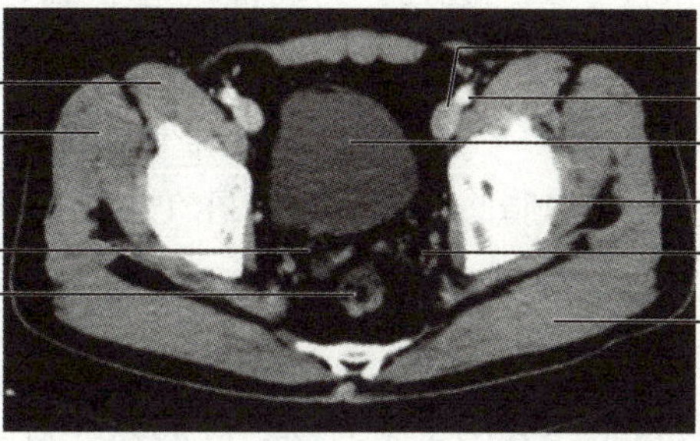

图 4-2-29　精囊上部水平 CT 横断面

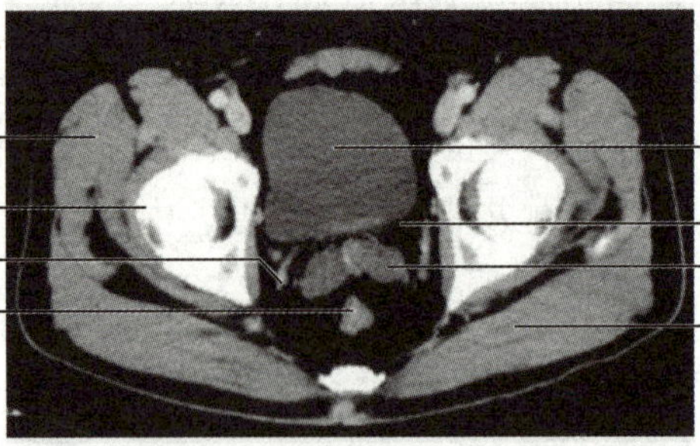

图 4-2-30　膀胱精囊角水平 CT 横断面

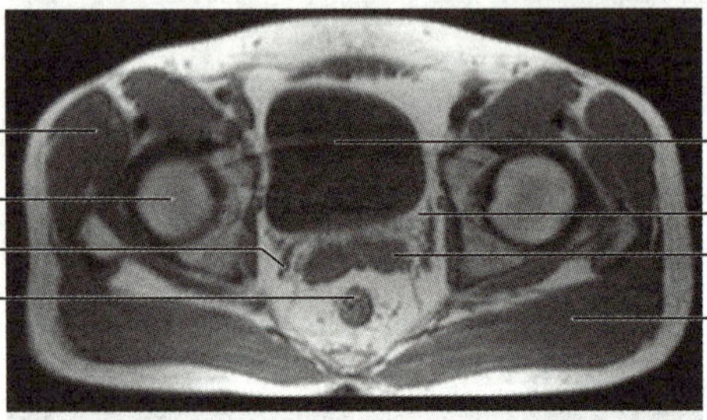

图 4-2-31　膀胱精囊角水平 MRI T_1WI 横断面

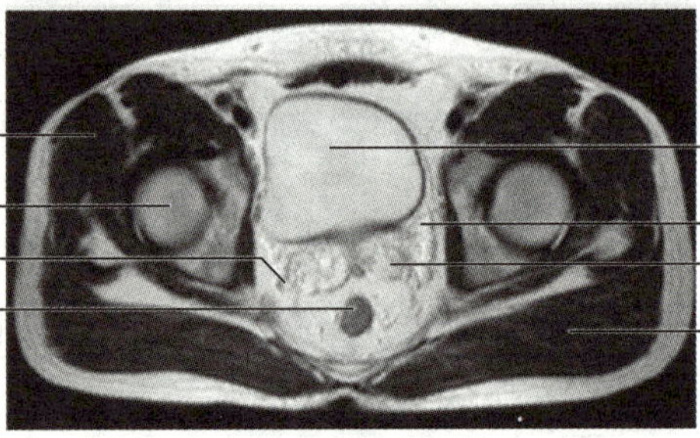

图 4-2-32　膀胱精囊角水平 MRI T_2WI 横断面

（3）睾丸、附睾和精索：由于精子细胞易被 X 线杀伤，且一般的外生殖器疾病物理检查即可确诊，所以一般不用 CT 或 MRI 扫描外生殖器，只在怀疑外生殖器肿瘤有盆腔或其他部位淋巴结转移时才考虑使用。CT 上可见正常睾丸因阴囊的紧张度不同而略有差异，双侧睾丸多不在同一水平，呈均匀的中等密度影，边缘光整。附睾位于睾丸后方，为卷曲的管状结构，CT 上呈不规则点状、条状中等密度影，其中夹以低密度脂肪影。精索中线两侧，耻骨联合前下方，股动、静脉内侧，CT 上呈圆形或椭圆形软组织影，因精索内有输精管及与其相伴行的血管、神经，所以有时精索可表现为一薄层环状结构。在 T_1WI 上睾丸呈低信号，与脂肪对比较好；在 T_2WI 上睾丸呈高信号。

（二）US 解剖

前列腺的 US 扫查途径有经腹壁、经会阴、经直肠、经尿道 4 种，临床以前 3 种扫查最常用。以下主要介绍经腹壁扫查，检查前膀胱中度充盈，以膀胱尿液为透声窗，作横断切面、矢状切面、斜切面，显示前列腺和精囊腺。

1. 经腹壁检查横断切面　前列腺左右对称，呈栗子形，包膜呈高回声线影且光滑、整齐，内部呈均匀细小的点状较低回声，下尿道回声不易显示，高分辨率的超声可显示前部低回声内腺和后部的外腺区域。在前列腺基底部做横切扫查，左、右侧精囊位于前列腺后方两侧，呈低回声区（图 4-2-33a）。

2. 经腹壁检查矢状切面　前列腺呈椭圆形，尖端指向下方。正中矢状切面可见膀胱颈部稍凹的尿道内口，包膜回声明亮、光滑，内部回声均匀，侧动探头使声束移向两侧，在充盈膀胱、直肠和前列腺后叶上方可见到左、右侧精囊回声，两侧精囊的大小、形态和内部回声基本一致，呈长条状，回声低于前列腺（图 4-2-33b）。

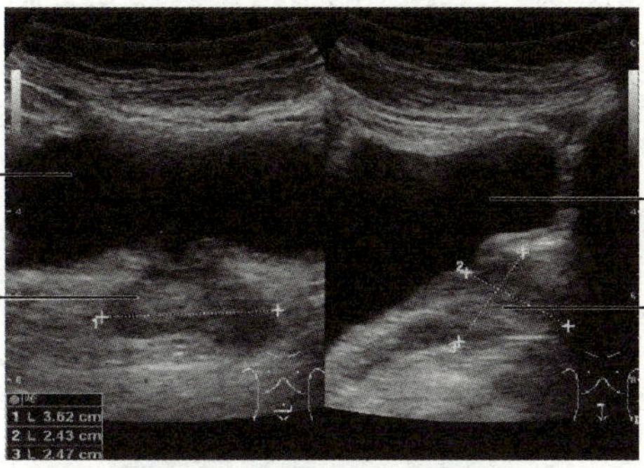

（a）　　（b）

图 4-2-33　经腹壁前列腺超声检查

（a）横断切面；（b）矢状切面

第三节　女性盆部与会阴

案例导入

【案例】

患者，女，35 岁，因“下腹部坠胀、疼痛 2 个月，阴道不规则流血 1 周”入院。患者近 2 个月来，常感下腹部坠胀不适，伴间歇性隐痛，劳累后加重，休息可稍缓解。1 周前出现阴道不规则流血，量时多时少，色暗红，无血块，未见组织物排出，同时下腹部疼痛较前加剧，无发热、寒战，无尿频、尿急、尿痛。

既往月经规律，周期 28~30 天，经期 4~5 天，经量中等。顺产 1 胎，现孩子 5 岁，产后无大出血史。否认盆腔炎、子宫肌瘤等妇科病史，无家族遗传性妇科肿瘤病史。近期无性生活外伤史，有口服避孕药史 3 年。

【问题】

1. 该患者目前的诊断考虑是什么？诊断依据有哪些？

2. 妇科超声和盆腔 MRI 检查在女性生殖系统疾病诊断中，各自的优势与局限性是什么？结合本病例谈谈二者联合应用的意义。

一、应用解剖

（一）盆腔器官

成年女性膀胱位于盆腔的前下部、耻骨联合后方，尿道位于膀胱下方。直肠在正中线处沿骶骨、尾骨的前面下降，穿盆膈与肛管相延续。子宫、阴道位于膀胱与直肠之间，输卵管、卵巢、输尿管则位于子宫和阴道两侧（图 4-3-1）。

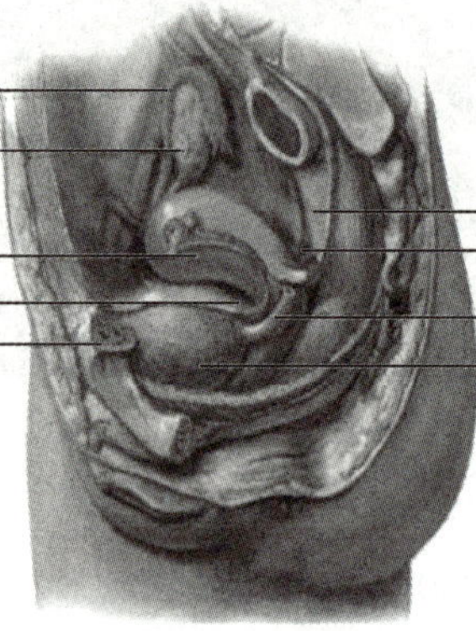

图 4-3-1　女性盆部左侧面观

1. 子宫

（1）子宫的形态、分部和位置：子宫是一个肌性器官，具有较厚的壁和较小的腔，是孕育胎儿的重要场所。成年未孕的子宫呈倒置的梨形，前后稍扁，重量为 50~70g，长度为 7~8cm，宽度为 4~5cm。子宫按其形态可分为子宫底、子宫体和子宫颈 3 部分。子宫底为两侧输卵管子宫口以上的圆凸部分，其两侧是子宫角，与输卵管相连通，在子宫的结构中处于上部位置。子宫颈是子宫下部呈圆柱状的狭窄部分，其中下 1/3 伸入阴道的部分为子宫颈阴道部，上 2/3 在阴道以上的部分为子宫颈阴道上部。子宫体位于子宫底和子宫颈之间，是子宫的主要部分。子宫狭部是子宫颈阴道上部与子宫体相连接的狭窄部分。在未妊娠时，子宫狭不明显，长度约为 1cm；而在妊娠时，子宫狭会逐渐伸长至 7~11cm，狭壁逐渐变薄，在产科中，常在此处进行剖宫产术，这是产科手术操作的重要解剖标志（图 4-3-2）。

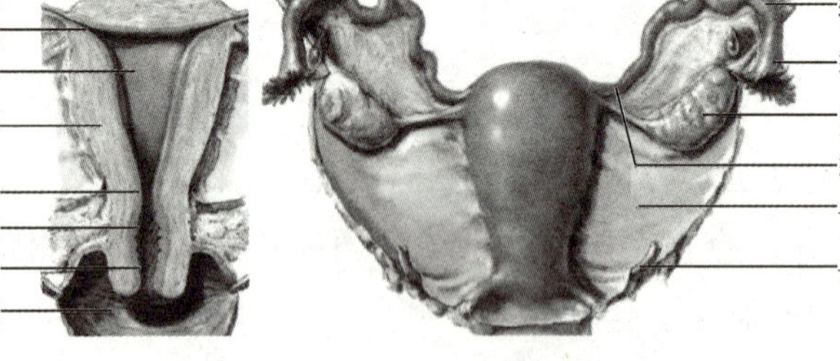

图 4-3-2　女性内生殖器概观

子宫的内腔狭窄，可分为上、下两部分。子宫腔位于子宫体内，呈前后略扁的倒置三角形腔隙，其底部两端通向输卵管，尖部向下连通子宫颈管。子宫颈管处于子宫颈内，上与子宫腔相通，下通阴道，称为子宫口。未产妇的子宫口呈圆形，边缘光滑整齐，而分娩后的子宫口则呈横裂状。子宫口的前、后缘分别称为前唇和后唇，其中后唇较长且位置较高。

子宫位于盆腔中央，前方为膀胱，后方是直肠，下端连接阴道，两侧有输卵管、卵巢和子宫阔韧带，上方与小肠袢相邻。

（2）子宫的固定装置：维持子宫正常位置的主要结构是 4 条韧带。

1）子宫阔韧带：位于子宫两侧，由覆盖子宫前后壁的腹膜，自子宫侧缘向两侧延伸而形成的呈翼状的双层腹膜皱襞，向外伸至骨盆侧壁。上缘游离，其内侧 2/3 包裹输卵管和卵巢，外侧 1/3 为卵巢悬韧带，下缘移行为盆底腹膜，外侧移行为盆侧壁腹膜。子宫阔韧带两层之间有子宫圆韧带、卵巢固有韧带、血管、淋巴管、神经和结缔组织等，能够限制子宫向两侧倾斜 。

2）子宫圆韧带：是由平滑肌和结缔组织构成的圆索状结构，起于子宫与输卵管连接处的前下方。在子宫阔韧带前层腹膜的覆盖下走向前外侧，经腹股沟管止于阴阜和大阴唇的皮下。主要功能是维持子宫前倾。

3）子宫主韧带：也称子宫颈横韧带，位于子宫阔韧带下部的两层之间，横行于子宫颈两侧缘和骨盆侧壁之间，呈扇形，为一对坚韧的平滑肌和结缔组织纤维束。其向下与盆膈上筋膜愈着，是固定子宫颈位置、防止子宫脱垂的主要结构。

4）子宫骶韧带：是由平滑肌和结缔组织构成的扁索状韧带。起自子宫颈后面的上外侧，向后弯行绕过直肠的两侧，止于第 2、第 3 骶椎前面的筋膜。子宫骶韧带表面有腹膜覆盖，形成直肠子宫襞。此韧带短厚有力，向后向上牵引子宫颈，维持子宫前倾位置。

2. 卵巢　卵巢位于小骨盆侧壁，髂内、外动脉之间的卵巢窝内，是成对的实质性器官，呈扁卵圆形。成年女性的卵巢约 4cm×3cm×1cm 大，重 5~6g，呈灰白色。卵巢的大小和形态随年龄而变化，青春期前卵巢表面光滑；青春期开始排卵后，因多次排卵，其表面逐渐凹凸不平；30~40 岁卵巢开始缩小，50 岁左右随月经停止而逐渐萎缩变小、变硬。卵巢可分为内、外两面，前、后两缘，上、下两端。卵巢内侧面与小肠相邻，外侧面与盆腔侧壁的卵巢窝相贴；前缘借卵巢系膜附着于子宫阔韧带后层，内有血管、淋巴管和神经出入，称为卵巢门，后缘游离；上端圆钝，与输卵管伞相接触，借卵巢悬韧带连于盆腔侧壁，下端尖细，借卵巢固有韧带连于子宫底的两侧。

3. 输卵管　输卵管为卵子与精子相遇的场所，也是向宫腔运送受精卵的管道，为一对细长而弯曲的肌性管道，位于子宫阔韧带的上缘内，内侧端连于子宫底的外侧端，外侧端游离，呈漏斗状，借输卵管腹腔口开口于腹膜腔，全长 8~12cm。根据输卵管的形态由内向外可分为 4 部分，即子宫部、峡部、壶腹部和漏斗部。

（1）输卵管子宫部：为贯穿子宫壁的部分，以输卵管子宫口开口于子宫腔。

（2）输卵管狭部：紧接子宫外侧，细直而短，是输卵管壶腹部向内侧的延续，位置较恒定，活动度小，输卵管结扎术常在此部进行。

（3）输卵管壶腹部：约占输卵管全长的 2/3，壁薄腔大而弯曲，血管丰富。卵子通常在此部受精，受精卵再被运送到子宫腔着床，生长发育成胎儿，若受精卵未能进入子宫而在输卵管内发育，则为异位妊娠。

（4）输卵管漏斗部：为输卵管外端膨大部分，呈漏斗状。其游离缘有许多指状凸起，称输卵管伞，盖在卵巢表面，手术时常以此作为识别输卵管的标志。漏斗中央有输卵管腹腔口，开口于腹膜腔，卵巢排出的卵子由此进入输卵管。

临床上常将卵巢和输卵管称为子宫附件，附件炎即指输卵管炎和卵巢炎。

4. 阴道 为女性性交器官、月经血排出及胎儿娩出的通道。阴道位于真骨盆下部中央，呈上宽下窄的管道，前壁较短，长6~7cm，与膀胱和尿道相邻，后壁较长，长7.5~9.0cm，与直肠贴近。阴道上端包围宫颈，环绕宫颈周围的部分称阴道穹隆。按其位置分为前、后、左、右4个部分，其中后穹隆最深，与直肠子宫陷凹紧密相邻，为盆腔最低部位，当直肠子宫陷凹内有积液时，临床上可经此处穿刺或引流。阴道下端以阴道口开口于阴道前庭，处女的阴道口周围有一环行的黏膜皱襞，称处女膜。

（二）盆部的血管

1. 盆部动脉 子宫动脉自髂内动脉前干发出，直径约2mm。向内下方穿经子宫阔韧带基底部，距子宫颈外侧约2cm处，从输尿管末段的前上方越过达子宫侧缘。子宫动脉主干在阴道上子宫颈部分为上、下两支，上支较粗，沿子宫侧壁迂曲上行，称子宫体支，行至子宫角处又分为卵巢支及输卵管支，分别与卵巢动脉的卵巢支和输卵管支相吻合，下支较细，分布于宫颈及阴道上部，称子宫颈阴道支，向下与阴道动脉和阴部内动脉相吻合。因此，阴道的上、中和下段分别由子宫动脉的子宫颈阴道支、阴道动脉和阴部内动脉营养。

2. 盆部静脉丛 子宫静脉丛位于子宫两侧，由该丛发出的小静脉常汇合成两条子宫静脉，最后汇入髂内静脉。子宫静脉丛前接膀胱静脉丛，后连直肠静脉丛，向下与阴道静脉丛相续，合成子宫阴道静脉丛。

（三）会阴

广义会阴前区（尿生殖三角区）有尿道和阴道穿过，后区（肛区）中央有肛管穿过。狭义会阴为阴道口的后端与肛门之间的区域，又称产科会阴，女性分娩时应注意保护此部，以免损伤。

二、X线解剖

1. X线平片 骨盆由两侧的髋骨和后方的骶尾骨组成。髋骨上部为髂骨，前下部为耻骨，后下部为坐骨。两侧的髂骨与骶骨构成骶髂关节。两侧耻骨由纤维软骨构成耻骨联合。髋关节由髋臼、股骨头及关节囊构成。股骨头表面光滑，大部分套在髋臼内，股骨颈大部在髋关节囊内，股骨颈外上方为大粗隆，内下方偏后为小粗隆。骨盆前后位片上，界线的影像在女性呈卵圆形；正位片上，可以测量耻骨下角，女性为钝角（图4-3-3）。

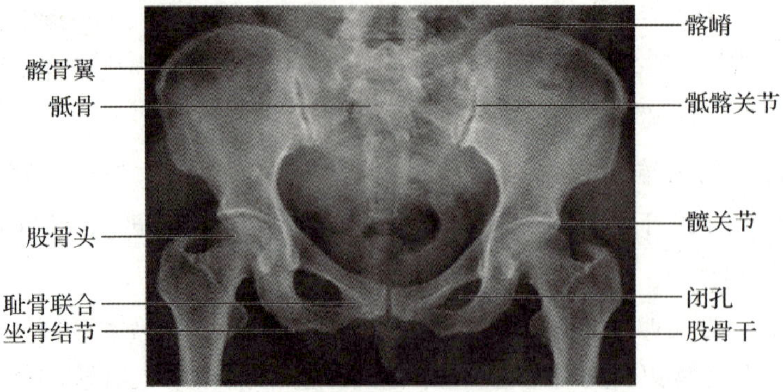

图4-3-3 正常女性骨盆X线正位

女性骨盆径线的测量，可以采用正位和侧位。正位片上，界线影像最远点连线为入口横径，正常为 12. 3cm；两侧坐骨棘连线为中骨盆横径，正常为 10. 5cm；两侧坐骨结节间距为小骨盆出口横径，正常为 11. 8cm。侧位片上，耻骨联合后缘上端到骶骨岬连线为小骨盆入口前后径，正常为 11. 6cm；耻骨联合后缘下端和坐骨棘中点的连线延长到骶骨的前缘，为中骨盆前后径，正常为 12. 2cm；耻骨联合后下缘到骶尾关节的连线，为小骨盆出口前后径，正常为 11. 8cm。

2. 子宫输卵管造影　子宫输卵管造影（hysteron salpingography，HSG）旨在观察子宫和输卵管内部及其周围区域，检查对象常为妊娠困难或不孕者。子宫输卵管造影是通过导管向子宫腔和输卵管注入对比剂，通过 X 线透视和 X 线摄片，根据对比剂在输卵管和盆腔内的显影情况，分析输卵管的通畅程度、阻塞的部位和宫腔的形态。

正常宫腔呈边缘光整的倒置三角形，子宫底在上，宽约 3. 8cm，两侧角为子宫角，与输卵管相通，子宫下端与子宫颈管相连，子宫颈管为柱形，边缘呈羽毛状。输卵管自子宫角向外下走行，呈迂曲柔软的线状影，依次为间质部、狭部、壶腹部和伞部。输卵管狭部呈光滑细线影，横向外移行为宽大扭曲的壶腹部。检查时若输卵管通畅，则输卵管内无对比剂残留，进入盆腹腔的对比剂呈不均匀的涂抹状影像，称为腹膜涂抹征，子宫腔内残留对比剂呈纵行条状影，阴道内呈横行条状影，输卵管伞部残留呈香肠状影。如双侧输卵管不通，则盆腹腔无涂抹状影像，如有少量对比剂影像并有输卵管残留影，则考虑输卵管通而不畅（图 4-3-4）。

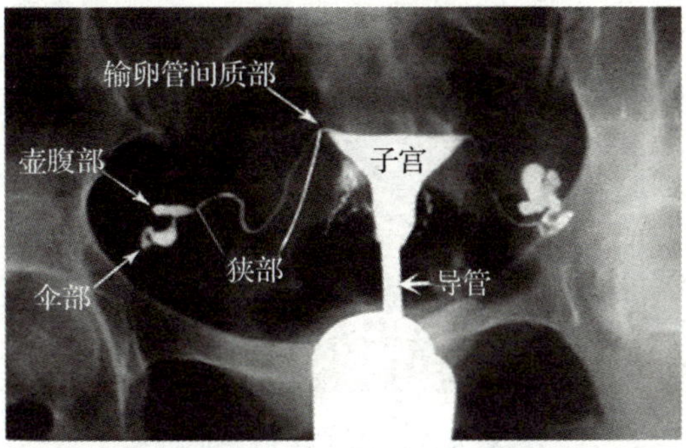

图 4-3-4　子宫输卵管造影

三、影像断层解剖

（一）CT 和 MRI 断层解剖

1. 盆部 CT 断层解剖

（1）横断面：女性盆部和会阴横断面影像解剖上界为第 5 腰椎间盘平面，下界为大阴唇消失平面。由外向内依次为盆壁、盆腔和盆腔内脏器，盆腔由骨盆及覆盖其内面的肌肉和筋膜围成，其内由前向后依次为泌尿、生殖、消化等系统的重要器官和血管。由上向下大致可分为 4 个层面：第一层面从第 5 腰椎间盘至第 3 骶椎平面，此段主要显示下腹部带系膜的肠管、阑尾、回肠、乙状结肠、膀胱及子宫底部；第二层面从第 3 骶椎平面至髋臼上缘平面，主要显示回肠、乙状结肠、子宫、卵巢、直肠等；第三层面从髋臼上缘平面至耻骨联合上缘层面，主要显示膀胱、子宫颈、阴道上部和直肠等；第四层面从耻骨联合上缘层面至耻骨弓平面，主要显示尿道、前庭球、阴道和肛管。

1）经第 5 腰椎间盘层面：此层面腹壁由位于中线两侧的腹直肌及外侧的腹外斜肌、腹内斜肌和腹横肌构成。盆腔前区中部为回肠，盲肠和乙状结肠分别位于右、左髂窝内。后区骶骨居中，骶椎前外侧为腰大肌，背面附有竖脊肌。髂骨翼呈倒“八”字形，位于骶椎的外侧。髂骨前方为髂肌，后方有臀中肌。腰大肌与椎体之间的结构由前向后依次为输尿管、髂总动脉或髂内动脉、髂总静脉。三角形的椎管内有马尾（图 4-3-5）。

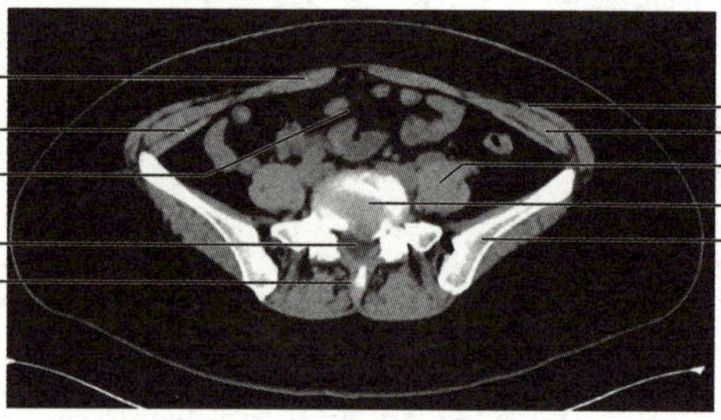

图 4-3-5　经第 5 腰椎间盘层面

2）经第 1 骶椎层面：此层面腹壁由位于中线两侧的腹直肌及外侧的腹外斜肌、腹内斜肌和腹横肌构成。前区主要是肠管，右髂窝的前方为回肠。骶骨两侧与髂骨构成骶髂关节，髂骨翼前方有髂肌，后外侧有臀中肌和臀大肌。骶骨前外侧有腰大肌，腰大肌内侧可见髂内、外动脉圆形管腔横断面（图 4-3-6）。

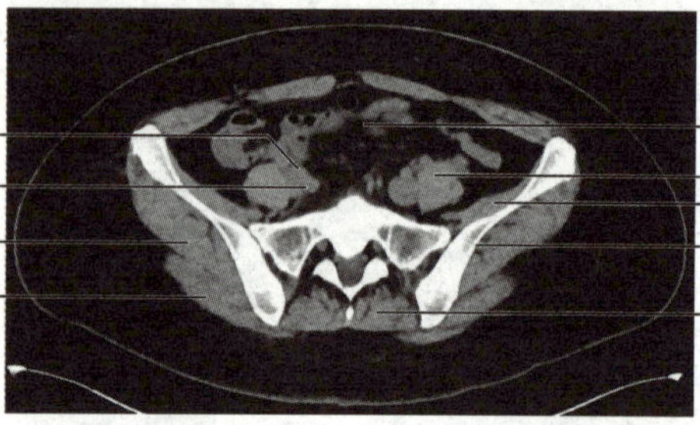

图 4-3-6　经第 1 骶椎层面

3）经第 2 骶椎层面：此层面腹壁由位于中线两侧的腹直肌及外侧的腹外斜肌、腹内斜肌和腹横肌构成。左髂窝内为乙状结肠，右髂窝内为回肠，当膀胱充盈时，二者之间可见膀胱底部。第 2 骶骨两侧与髂骨构成骶髂关节，腰大肌内侧由前到后依次为输尿管、髂外动脉、髂外静脉（图 4-3-7）。

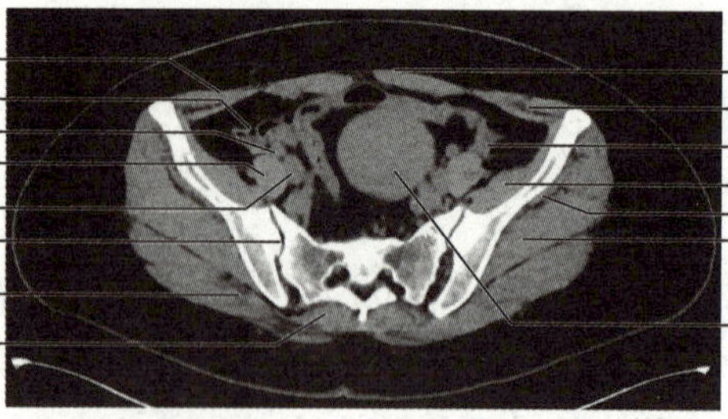

图 4-3-7　经第 2 骶椎层面

4）经第 3 骶椎层面：此层面为女性盆部第二层面起始，盆腔中部可见充盈的膀胱，膀胱后面为直肠。盆腔两侧为髂骨翼，髂骨翼前方为髂腰肌，髂腰肌内下方可见髂外动、静脉，髂骨翼后方有臀小肌、臀中肌和臀大肌（图 4-3-8）。

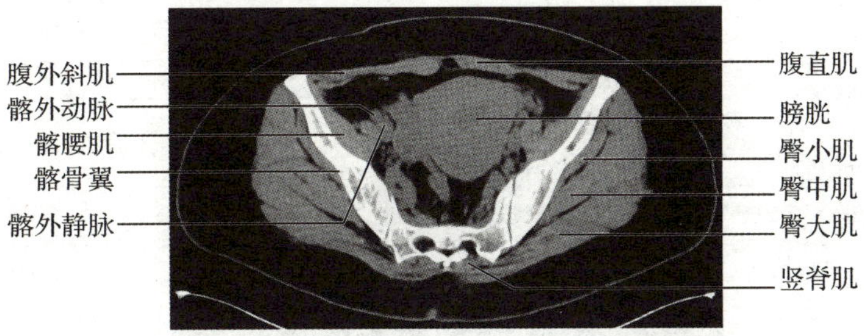

图 4-3-8 经第 3 骶椎层面

5）经第 4 骶椎层面：此层面前方为乙状结肠，膀胱位于盆腔前部，呈囊状低密度影。子宫位于断面中央，直肠位于骶骨前方。髂骨翼前面为髂腰肌，髂腰肌内下方可见髂外动、静脉。骶骨前方可见梨状肌，髂骨翼后方有臀小肌、臀中肌和臀大肌（图 4-3-9）。

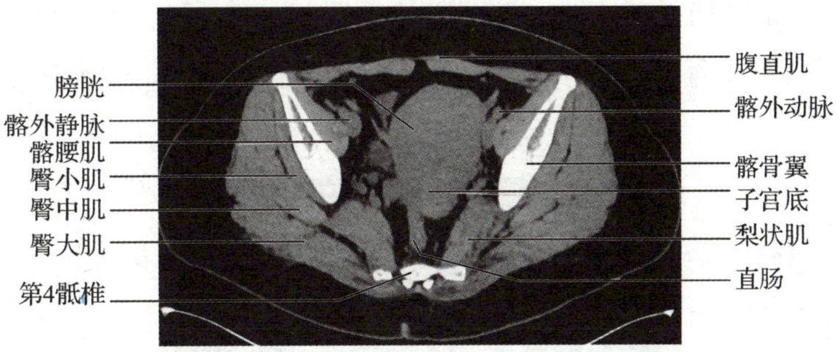

图 4-3-9 经第 4 骶椎层面

6）经第 5 骶椎层面：此层面左前方为乙状结肠，直肠位于骶骨前方。盆腔前部为膀胱，子宫体位于盆腔中央，子宫体后为乙状结肠，向后延续为直肠，子宫底两侧为卵巢。骶骨和髂骨翼之间为坐骨大孔，内有梨状肌穿过。梨状肌为坐骨大孔的中心结构，位于臀大肌深面，是坐骨神经定位的重要标志。髂骨翼后方有臀小肌、臀中肌和臀大肌。骶管呈扁管状，其后方为骶管裂孔（图 4-3-10）。

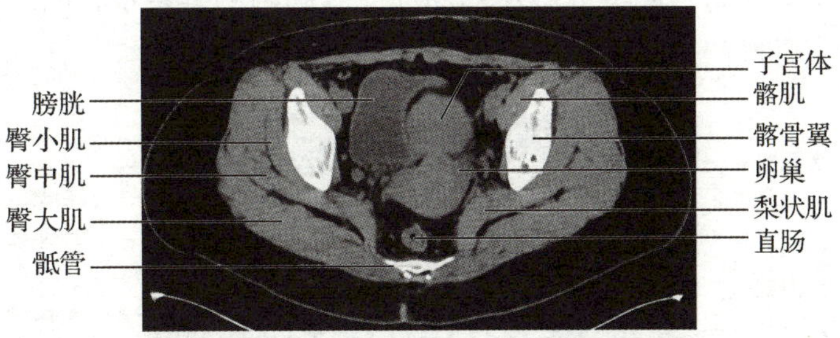

图 4-3-10 经第 5 骶椎层面

7）经尾骨层面：此层面盆腔前部为膀胱充盈状态的最大横断面，子宫体位于膀胱后面，尾骨前方为直肠，直肠与子宫体之间的间隙为直肠子宫陷凹。髂骨体呈宽厚的三角形，其前方为髂腰肌，股神经，髂外动、静脉和腹壁下动、静脉，外侧有缝匠肌和阔筋膜张肌。髂骨体的内侧有闭孔内肌，其前端的内侧有闭孔血管、闭孔神经和输尿管。髂骨体的后外侧有臀小肌、臀中肌和臀大肌。尾骨两侧可见细条状的尾骨肌向前方外伸至臀大肌前方（图 4-3-11）。

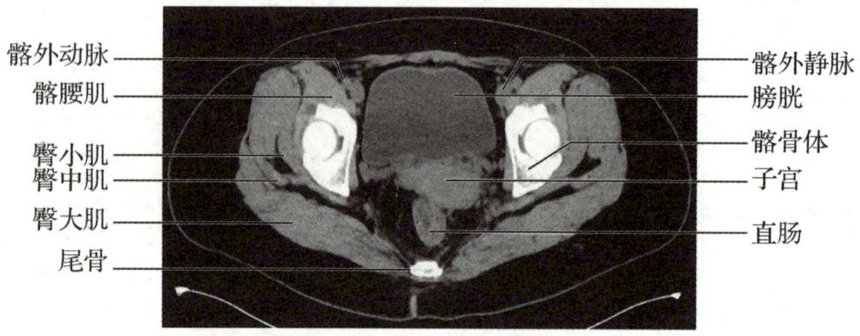

图 4-3-11 经尾骨层面

8）经髋臼上缘层面：此层面为女性盆部第三层面起始，盆腔内由前向后可见膀胱、子宫颈和直肠断面。在直肠后方为尾骨，尾椎两侧有向外走行的尾骨肌。髋臼内侧为闭孔内肌，其前端与髋臼之间有闭孔动、静脉，髋臼前部为耻骨体，后部为坐骨体。坐骨后端与尾骨前端之间为坐骨大孔的梨状肌下孔。耻骨体的前方有缝匠肌、髂腰肌，髂腰肌的前内方有股神经，股动、静脉。股骨头外侧有阔筋膜张肌和臀中肌，臀大肌深面有坐骨神经和臀下动、静脉，坐骨体后方有闭孔内肌肌腱、下孖肌和臀大肌（图 4-3-12）。

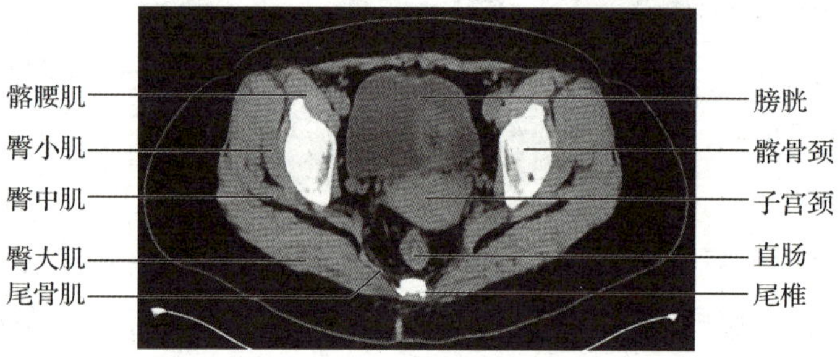

图 4-3-12 经髋臼上缘层面

9）经股骨头上份层面：此层面盆腔内由前向后依次为膀胱体、子宫颈和直肠的断面。子宫颈两侧与闭孔内肌之间有输尿管和子宫阴道静脉丛的断面，直肠两侧有条带状的肛提肌。肛提肌与闭孔内肌之间的三角形间隙为坐骨肛门窝，窝内有阴部神经、血管和脂肪组织（图 4-3-13）。

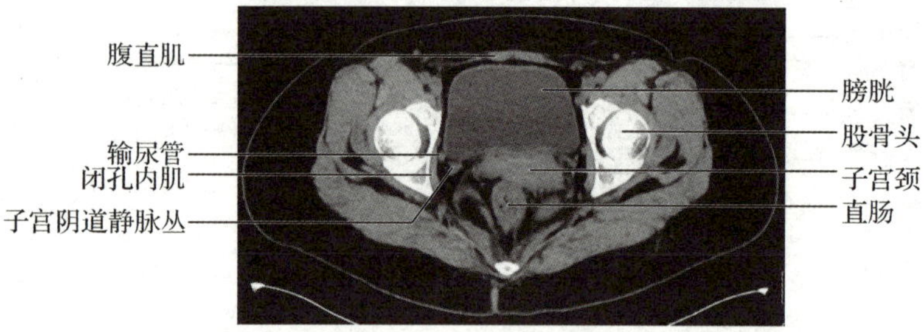

图 4-3-13 经股骨头上份层面

10）经股骨头中份层面：此层面腹直肌后方从前到后依次为膀胱、子宫颈和直肠断面。膀胱壁光滑均匀，肛提肌位于直肠两侧，呈条带状的倒“八”字形。在臀大肌前方，肛提肌和闭孔内肌之间为坐骨肛门窝，窝内有阴部神经、阴部血管和脂肪组织。股骨头前方有髂腰肌，髂腰肌外侧有缝匠肌、股直肌和阔筋膜张肌，髂腰肌内前方有股神经和股动、静脉。髋臼及股骨头构成髋关节，髋臼前部为耻骨体，后部为坐骨体（图 4-3-14）。

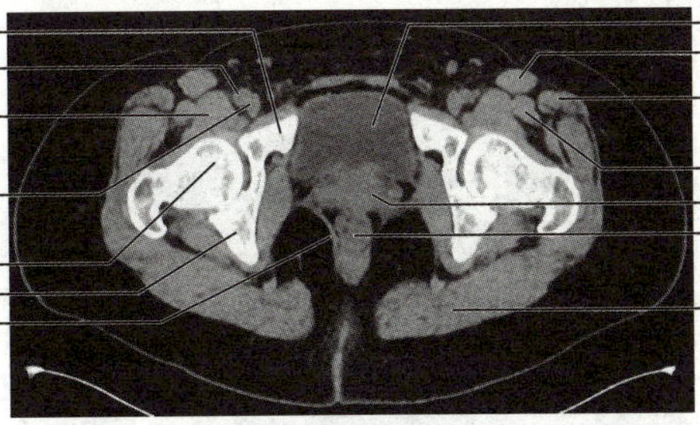

图 4-3-14　经股骨头中份层面

11）经耻骨联合上份层面：此层面为女性盆腔第四层面起始，前方为耻骨联合和耻骨上支，耻骨联合后方从前向后有膀胱、阴道和直肠，耻骨联合面之间为耻骨间盘，耻骨联合两侧为耻骨肌，耻骨肌外侧有股动、静脉。直肠后方及两侧有“V”形的肛提肌。肛提肌、闭孔内肌和臀大肌之间为坐骨肛门窝（图 4-3-15）。

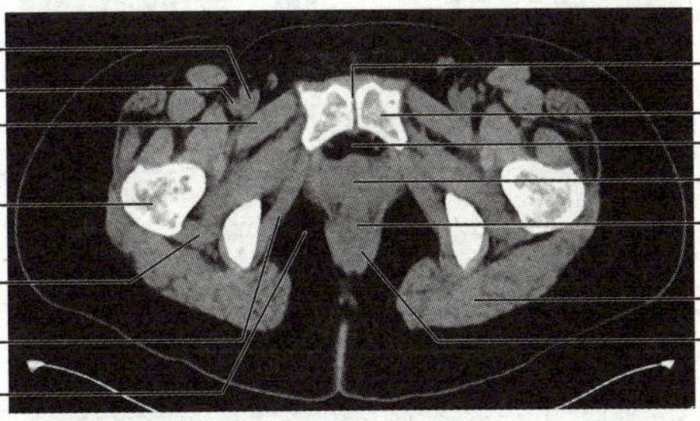

图 4-3-15　经耻骨联合上份层面

12）经耻骨弓层面：此层面为阴道下段、阴蒂海绵体。断面中央前部两侧为耻骨下支，呈“八”字形，外侧可见股骨体及其向内凸起的小转子。中央为菱形的会阴区，断面中央可见尿道和阴道，在阴道周围仍有丰富的静脉丛。在股骨前内侧有股内侧肌群，骨薄肌位于此肌群断面的最内侧，呈矢状位分布（图 4-3-16）。

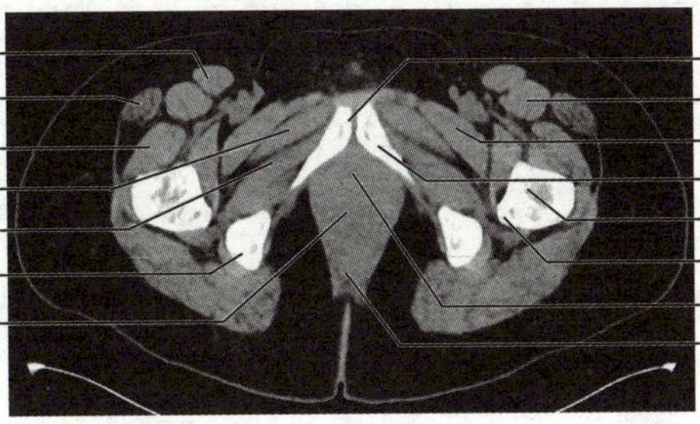

图 4-3-16　经耻骨弓层面

（2）冠状面：此面主要显示盆腔内膀胱、阴道、子宫颈、子宫体、卵巢、直肠等器官的冠状面解剖结构及毗邻关系（图 4-3-17）。

（3）矢状面：此面主要显示阴道穹、子宫颈、子宫体、膀胱和直肠等器官的矢状面解剖结构及毗邻关系。经子宫体部正中矢状面，可见膀胱、子宫、直肠，耻骨联合后方为子宫，尿道自膀胱颈的尿道口向下开口于阴道前庭。子宫底朝上，直肠位于子宫后方，直肠的上部凸向后，形成骶曲；下部凸向前，形成会阴曲。直肠下段膨大处，称直肠壶腹部，壶腹部在肛提肌处移行为肛管。在肛管前、后有肛提肌和肛门外括约肌（图 4-3-18）。

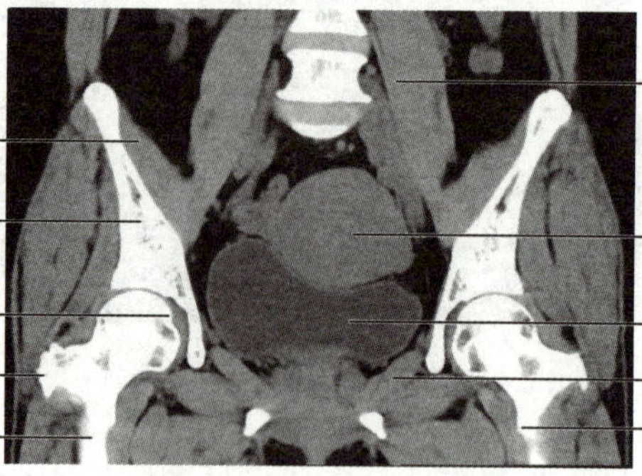

图 4-3-17　女性盆腔冠状面

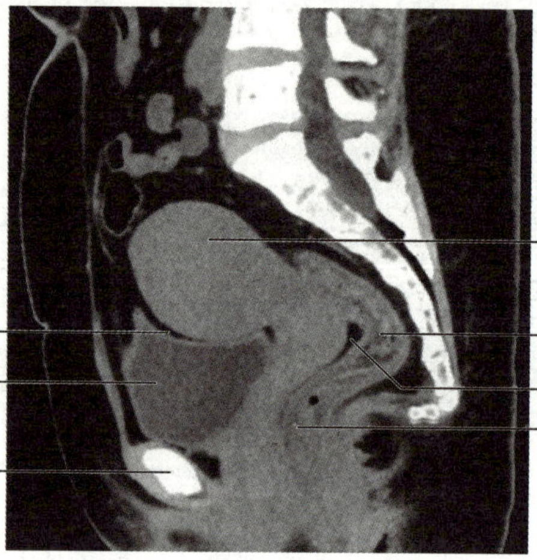

图 4-3-18　经子宫体部正中矢状面

2. 盆部 MRI 断层解剖

（1）横断面

1）经子宫体部层面：此层面位于髋臼上缘水平高度，回肠下段位于腹直肌后方。在肠周脂肪间隙高信号衬托下，子宫和子宫附件轮廓显示清晰。

2）经子宫颈部层面：此层面盆腔内脏器由前向后依次为膀胱、子宫颈和直肠的断层。直肠后方有尾骨。

微课：子宫 MRI 解剖

3）经耻骨联合层面：此层面前面为耻骨联合，其后方由前向后依次为膀胱、阴道和肛管横断面。耻骨联合后外侧呈“八”字形分布的软组织结构为两侧的闭孔内肌。

（2）冠状面：可见未充盈的膀胱呈类椭圆形高信号，膀胱上缘下凹，正下方呈软组织信号的柱形影，为阴道前庭。膀胱外下方的软组织信号影为闭孔内肌，膀胱外侧为股骨头，呈圆形的稍高信号影（图 4-3-19）。

（3）矢状面：在正中矢状面，耻骨联合后方从前向后依次为膀胱、子宫、直肠，尿道自膀胱颈的尿道口向下开口于阴道前庭。子宫底朝上，子宫颈向下与阴道相续，在 T_2WI 图像上子宫内膜呈高信号（图 4-3-20）。

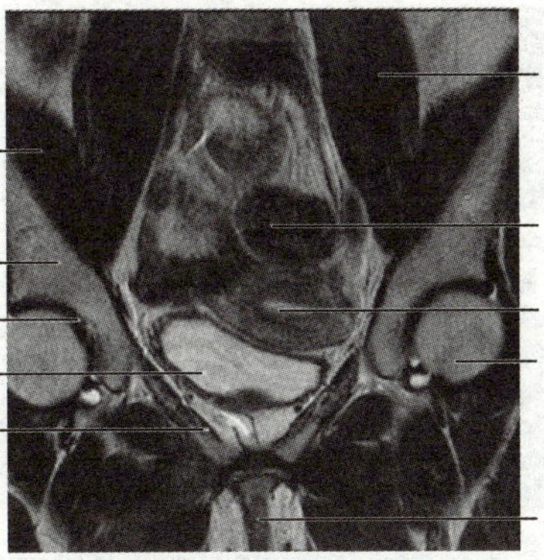

图 4-3-19　女性盆部膀胱层面 MRI T_2WI 冠状面

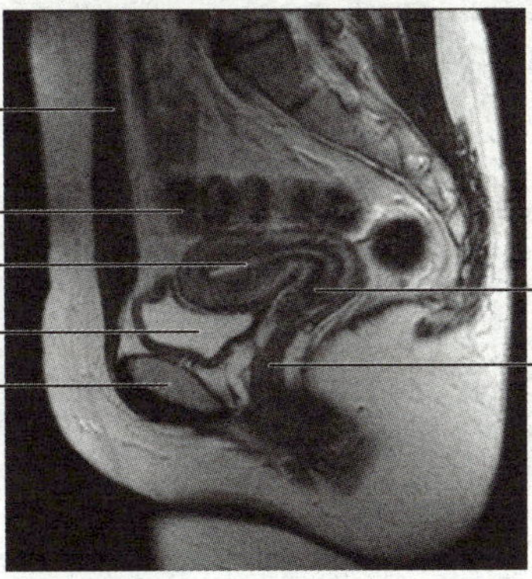

图 4-3-20　女性盆部 MRI T_2WI 正中矢状面

3. 女性生殖器横断层影像解剖

（1）子宫和阴道：在子宫体横断面上，子宫位于膀胱与直肠之间，CT 平扫时子宫体呈横置的梭形软组织密度影，边缘光滑，CT 值为 40～80HU，子宫腔呈低密度区（图 4-3-21）。在子宫前方和膀胱后方有子宫膀胱隐窝，在子宫后方和直肠前方有子宫直肠隐窝。子宫的形态和位置可因子宫前倾或后倾或偏向一侧而不同。在子宫颈横断面上，子宫颈位于膀胱后、直肠前，呈圆形或椭圆形软组织密度影，其中央为子宫颈管（图 4-3-22）。CT 上阴道呈类圆形软组织影，偶尔可见到阴道腔隙和分泌物形成的低密度区（图 4-3-23）。

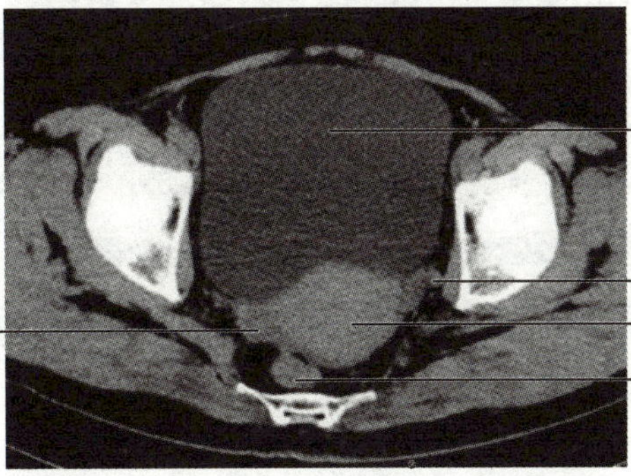

图 4-3-21　子宫体层面 CT 横断面

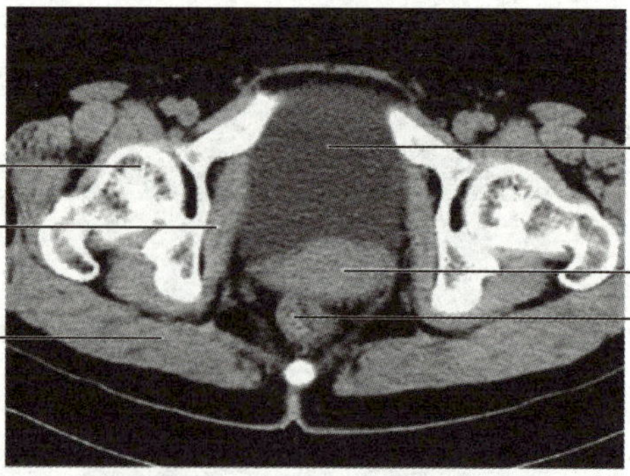

图 4-3-22　子宫颈层面 CT 横断面

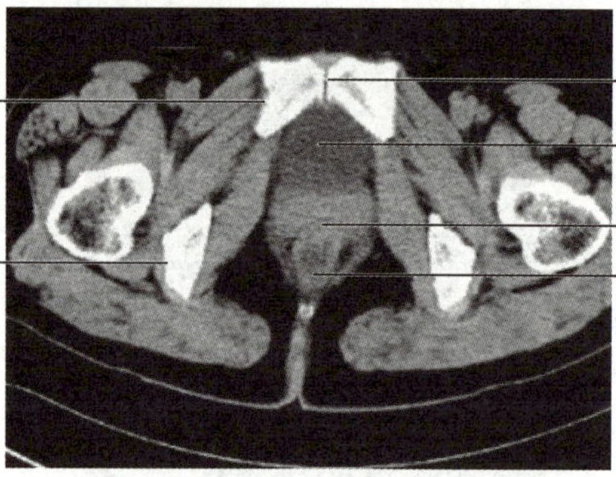

图 4-3-23　经耻骨联合层面 CT 横断面

在 T_1WI 上，子宫体、子宫颈和阴道呈均匀的低信号，周围脂肪组织为高信号，子宫圆韧带和子宫骶韧带呈低信号（图 4-3-24、图 4-3-25、图 4-3-26）。在 T_2WI 上，子宫内膜和子宫腔内黏液呈高信号，子宫肌内层呈低信号，子宫肌外层呈中等信号（图 4-3-27）；子宫颈管黏液呈高信号，子宫颈黏膜呈中等信号，子宫颈的纤维化基质呈低信号，子宫颈肌层呈中等信号（图 4-3-28）；阴道中央内容物呈高信号，周边阴道壁呈低信号（图 4-3-29）。

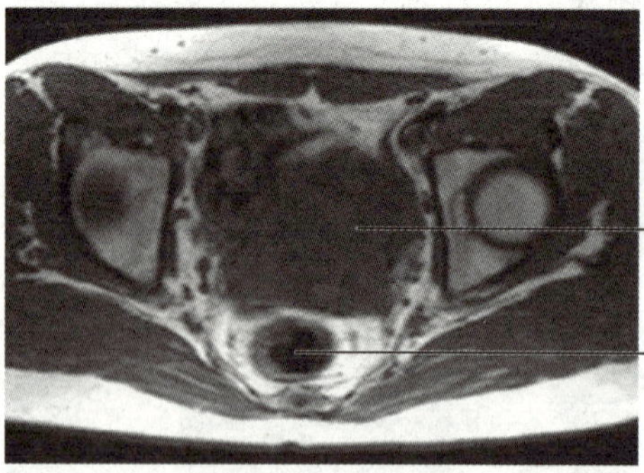

图 4-3-24　子宫体层面 MRI T_1WI 横断面

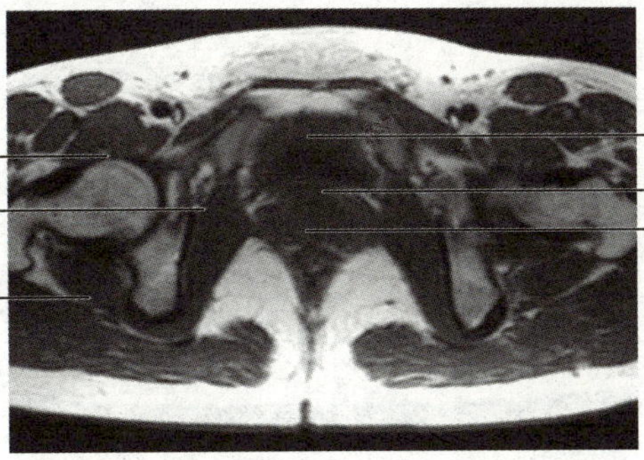

图 4-3-25　子宫颈层面 MRI T_1WI 横断面

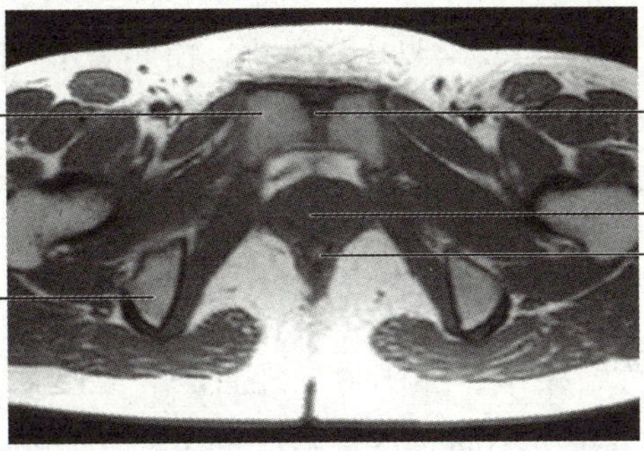

图 4-3-26　经耻骨联合层面 MRI T_1WI 横断面

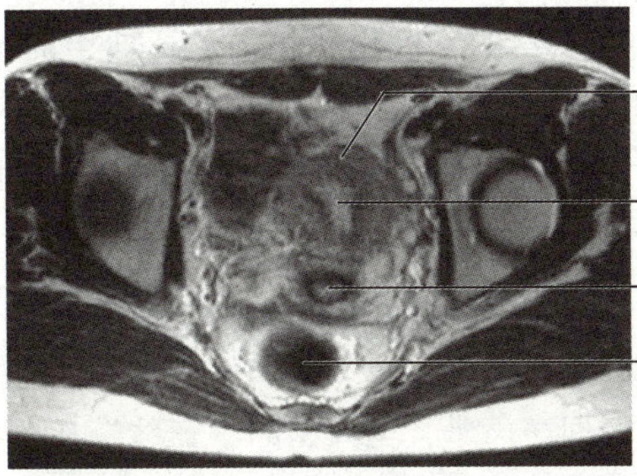

图 4-3-27　子宫体层面 MRI T_2WI 横断面

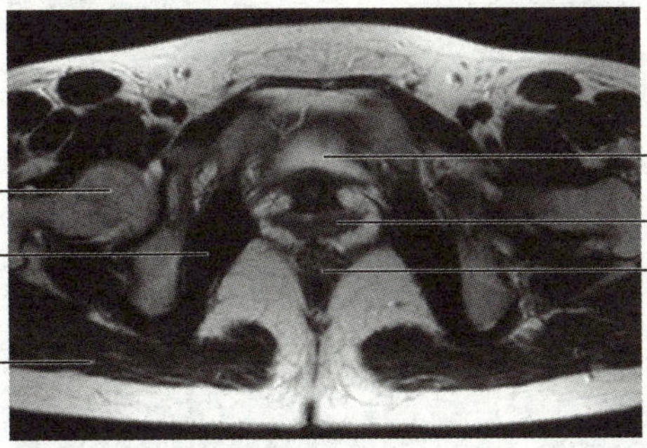

图 4-3-28　子宫颈层面 MRI T_2WI 横断面

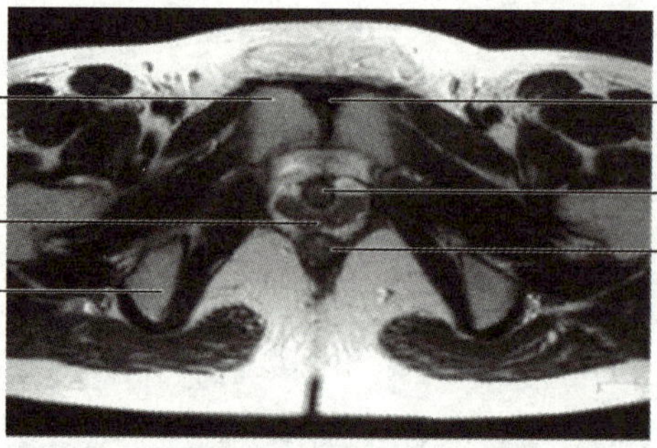

图 4-3-29　经耻骨联合层面 MRI T_2WI 横断面

（2）卵巢和输卵管：CT 上卵巢位于子宫体两侧或略偏上位置，呈软组织密度影，与无对比剂的肠管断面不易区分，育龄期女性若有卵泡形成可助判断。输卵管 CT 检查常不显示。MRI 上，绝经前女性的卵巢多可显示，绝经后难以识别。T_1WI 上，卵巢呈卵圆形均匀低信号，与肠曲有时难以鉴别；T_2WI 上，卵巢周边部的卵泡呈高信号，中心部分的间质呈低至中等信号。MRI 上输卵管难以显示。

（二）US 解剖

女性盆腔 US 扫查途径主要有经腹壁、经阴道、经直肠、经会阴 4 种。因使用探头的频率不同，显示盆腔细微结构的能力和解剖方位也不同。女性盆腔的 US 检查可以显示阴道穹隆、子宫颈、子宫体、卵巢等女性器官及与其他结构的毗邻关系。

1. 子宫超声检查

（1）经腹壁子宫纵切面：前倾子宫的宫底位置稍向前弯曲，前壁俯卧于膀胱上，与阴道几乎成直角，子宫的位置可随膀胱直肠充盈程度的不同而稍有改变。膀胱充盈时，在膀胱透声暗区后可见子宫呈倒置的梨形，子宫体轮廓线光滑、整齐，子宫体内部为均匀中等回声，可见细小分布均匀的点状回声，此为子宫肌层的反射。子宫中央可显示较强回声的宫腔内膜线，子宫内膜的厚度和回声与月经周期有关。在增殖期早期，子宫内膜呈线状高回声，随时间的推移，子宫内膜回声逐渐变厚变强；增殖期晚期，子宫内膜回声呈增厚的条状回声；至分泌期早期，子宫内膜回声呈较厚的梭状高回声；分泌晚期，呈梭状高回声，周围有低回声声晕，呈典型的“三线”征（图 4-3-30）。子宫颈回声比子宫体稍强，其内可见带状强回声的子宫颈管（图 4-3-31a）。

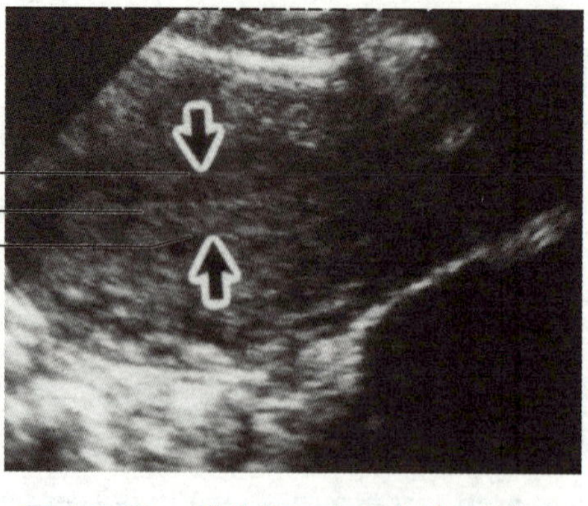

图 4-3-30　增生的子宫内膜“三线”征

（2）经腹壁子宫横断切面：子宫位于膀胱深部，略呈扁圆形或椭圆形的子宫体，从上到下子宫体截面横径逐渐从宽到窄，直到子宫颈，两侧子宫角与输卵管相通。横断面检查时，子宫底部呈三角形，子宫体部呈椭圆形，子宫体水平可见内膜线回声。子宫腔呈强回声（图 4-3-31b）。

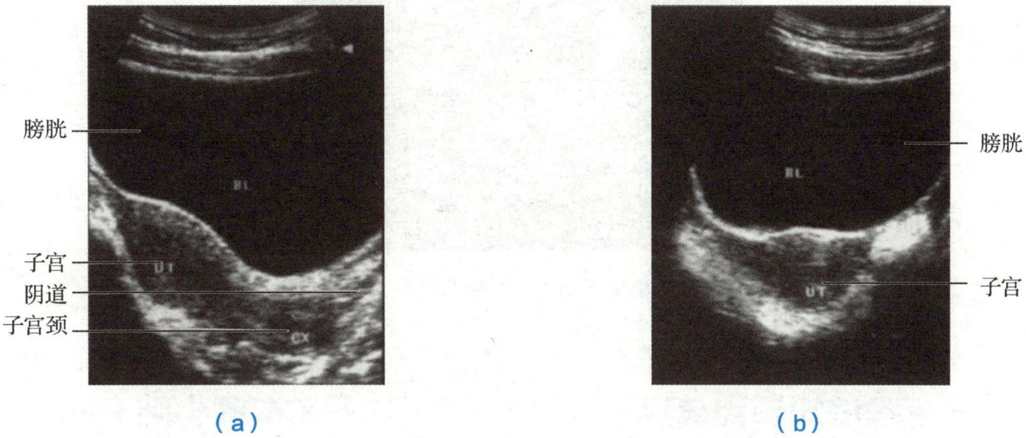

图 4-3-31　子宫超声

（a）子宫纵切面声像图；（b）子宫横切面声像图

正常子宫大小可因未产妇和经产妇有所不同，也可因体型不同存在生理性差异。三维超声切面成像可显示子宫的冠状切面，子宫内膜和子宫腔呈倒置的三角形。

US 显示子宫纵切面和横断切面的图像，可将图像形态冻结后测量子宫的几条重要径线。①子宫体纵径：指子宫底外缘至子宫颈内口的距离。屈度子宫的纵径需分段测量后相加所得。子宫纵径=子宫体纵径+子宫颈纵径（子宫颈内口至宫颈外口的距离），子宫体纵径正常值为 5.5~7.5cm，子宫颈纵径正常值为 2.5~3.0cm。②子宫前后径：纵向扫描时，测量与子宫体纵轴相垂直的最大前后距离，正常值为 3.0~4.0cm。③子宫横径：经腹在耻骨联合上方进行横向扫查，两侧子宫角下缘的子宫横断面呈椭圆形，测其最大横径，正常值为 4.5~5.5cm。

2. 卵巢和输卵管 US 检查　卵巢通常位于宫体外上方，有较多变异，两侧位置不一定对称。卵巢为实质均匀的图像，内部回声较低，轮廓常隐约显示或不清。在月经中后期，卵巢内常可见直径为 1~2cm 的囊性暗区，为卵泡或黄体囊肿。成熟的卵泡直径为 1.7~2.4cm，壁薄，可凸向卵巢表面。排卵后，卵泡塌陷，并见子宫后方少量液性无回声（图 4-3-32）。横向扫查时，在双侧子宫角处可显示延伸出的输卵管、阔韧带和双侧卵巢，输卵管内径一般小于 5mm，很难显示。大量腹腔积液时，显示弯曲迂回输卵管，其伞端后方可见右侧卵巢回声（图 4-3-33）。

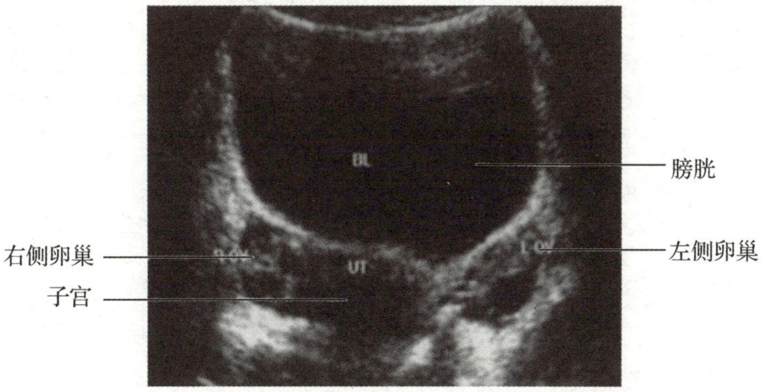

图 4-3-32　卵巢超声

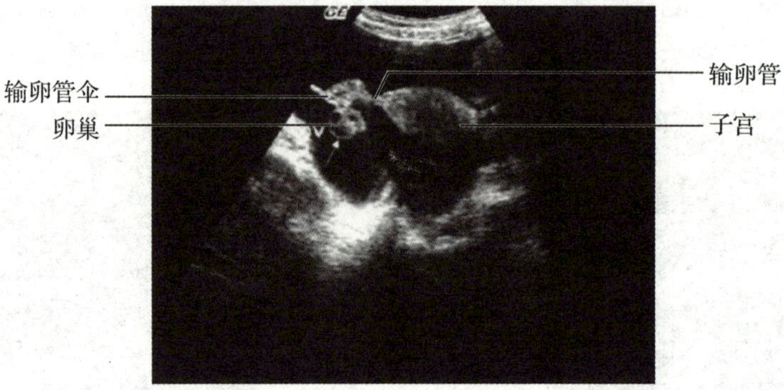

图 4-3-33　输卵管超声

—• 考试知识点总结 •—

—• 本章小结 •—

—• 协和云课堂……　拓展练习及参考答案 •—

（崔荣花）

第五章　脊柱区

教学课件

学 习 目 标

素质目标

（1）具有脊柱规范影像技术操作的意识和安全意识。

（2）具有良好的影像技师职业素养，增强职业适应能力。

（3）具备良好的职业道德、医患沟通能力和团队协作能力。

知识目标

（1）掌握：脊柱应用解剖，包括形态、曲度、基本结构、肋骨框架、椎骨及连结、脊柱肌肉等内容；脊柱的横断面和矢状面影像解剖。

（2）了解：其在临床诊断中的意义。

（3）熟悉：脊柱区的境界、分区和标志性结构。

能力目标

（1）具有绘制脊柱横断面、正中矢状面结构图的能力。

（2）具有识别脊柱重要断面正常影像图像的能力。

· 核心知识拆解 ·

第一节　概　述

脊柱区是人体结构的重要组成部分，承载着保护脊髓、支持身体重量和参与运动等关键功能。脊柱区的影像学解剖知识是诊断和治疗脊柱相关疾病的基石。从了解脊柱区的基本范围和标志，到深入剖析脊柱自身的复杂结构，再到掌握不同影像学检查下脊柱的表现，这些内容相互交织。通过学习这些知识，放射技师和临床医生能够准确识别脊柱病变，为患者提供精准的医疗服务，改善患者的生活质量，保障患者的健康。

一、境界与分区

脊柱区也称背区，是指脊柱及其后方和两侧软组织所共同组成的区域，包括项区、胸背区、腰区、骶尾区四部分。

1. 境界　脊柱区由脊柱及其周围的软组织构成，上起于枕外隆凸和上项线，下至尾骨尖。其两侧界分别为斜方肌前缘、三角肌后缘上份、腋后线、髂嵴后份及髂后上棘与尾骨尖的连线。明确的境界划分有助于在影像学检查和临床诊断中准确界定脊柱区的范围，为判断病变区域及与周边结构的关系提供依据。

2. 分区　脊柱区自上而下可分为以下区域。①项区：上界为脊柱区的上界，下界为第 7 颈椎棘突至两侧肩峰的连线。②胸背区：上界为项区的下界，下界为第 12 胸椎棘突、第 12 肋下缘至第 11 肋前份的连线。③腰区：上界为胸背区的下界，下界为两髂嵴后份和两髂后上棘的连线。④骶尾区：是两髂后上棘与尾骨尖三点间所围成的三角区。脊柱每个分区都有其独特的解剖结构和临床意义。项区与头颈部的活动密切相关，胸背区与胸廓相互影响，腰区承受较大的身体重量和应力，骶尾区则与骨盆及盆腔器官存在紧密联系。不同分区发生的病变在影像学表现和诊断方法上可能存在差异。

二、标志性结构

1. 棘突　是椎骨向后突出的部分，在体表可触及。其中第 7 颈椎棘突较长，末端不分叉，在皮下形成一个隆起，是计数椎骨序数的重要标志。胸椎棘突斜向后下，呈叠瓦状。腰椎棘突呈水平位，第 4 腰椎棘突平两侧髂嵴的最高点。骶椎棘突融合成骶正中嵴。

2. 骶角　位于骶管裂孔两侧向下的凸起，是骶管麻醉的关键体表标志。通过触摸骶角可以确定骶管裂孔的位置，保障麻醉操作的准确性和安全性。在影像学检查中，骶角的形态和结构也是判断骶尾部正常与否的参考依据之一。

3. 肩胛下角　即肩胛骨最下端，位于第 7 后肋水平，可作为计数肋骨的标志。两侧肩胛下角的连线约平第 7 胸椎的棘突。

第二节　脊　柱

案例导入

【案例】

患者，男，35 岁，因“高处坠落致腰背部疼痛、活动受限 2 小时”入院。患者 2 小时前在建筑工地干活时，不慎从约 3 米高处坠落，臀部着地，当即感腰背部剧烈疼痛，无法站立及行走，伤后无昏迷、呕吐，无大小便失禁。工友紧急拨打 120 送至我院急诊。

既往体健，否认高血压、糖尿病等慢性病史，无药物过敏史。

【问题】

为进一步评估病情，还需要进行哪些影像学检查？

一、应用解剖

1. 脊柱形态及曲度 脊柱整体呈“S”形，人体矢状位显示脊柱自上而下有4个生理性弯曲，即以第4颈椎椎体及以第4腰椎椎体为中心向前凸弯，形成颈前曲和腰前曲，以第7、第8胸椎椎体及以第4、第5骶椎椎体为中心向后凸弯，形成胸后曲和骶后曲。脊柱具有支撑、平衡和传导头、躯干及上肢重量及附加重力的作用。正常的脊柱曲度在不同体位下保持相对稳定，当出现病变或损伤时，曲度可能发生改变，如脊柱侧凸、脊柱后凸（驼背）等，这些变化在影像学检查中可作为诊断的重要线索（图5-2-1）。

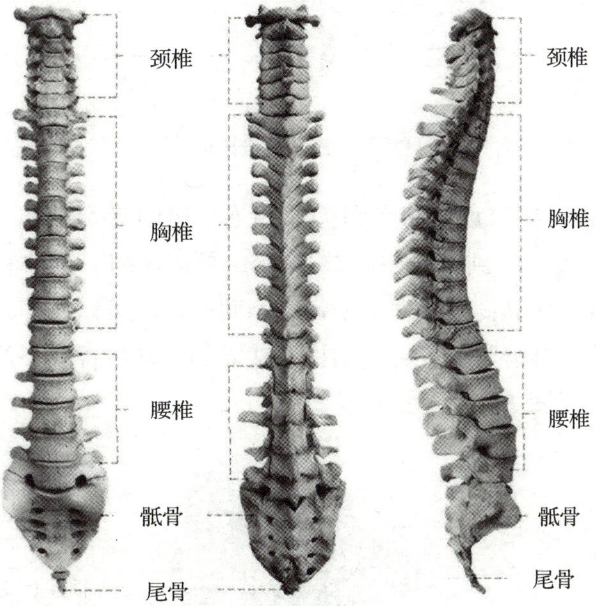

图5-2-1 脊柱形态及曲度

2. 脊柱的基本结构及肋骨框架 成人脊柱由32～34块脊椎骨及椎间盘、韧带、关节和肌肉等组成。颈、胸、腰椎各椎骨间都可相对活动，而骶椎与尾椎至成年则分别连成骶骨和尾骨，故成人椎骨共26块。其周围的肋骨框架与胸椎相连，共同构成胸廓，对胸腔内的器官起到保护作用。肋骨与胸椎的关节关系及脊柱整体结构的完整性，在影像学检查中需要重点关注，任何异常都可能影响呼吸功能或导致脊柱稳定性问题。

3. 椎骨及连结

（1）椎骨：椎骨包括颈椎7块、胸椎12块、腰椎5块、骶椎5块和尾椎3～4块，各部椎骨各有其特征（图5-2-2）。第1颈椎椎体呈环状称寰椎（atlas）；第2颈椎有齿状突，又称枢椎（axis）。除第1、第2颈椎外，每个椎骨均由前方椎体及后方椎弓两部分组成，两者围成椎孔，各个椎孔连接构成椎管，其内容纳脊髓。椎弓由椎弓根和椎弓板组成，椎弓根的上、下缘各有一切迹与相邻的椎弓根上、下缘切迹构成椎间孔，为神经根通过的部位。由椎弓上发出 7 个突起，分别为 1 个棘突、2 个横突和 2 对上、下关节突，相邻上、下关节突构成关节突关节。各部分椎骨具有不同的形态结构特点，颈椎椎体较小；有横突孔；胸椎有肋凹；腰椎椎体粗壮；骶骨由多块骶椎融合而成。

微课：椎体结构 3D 模式动画

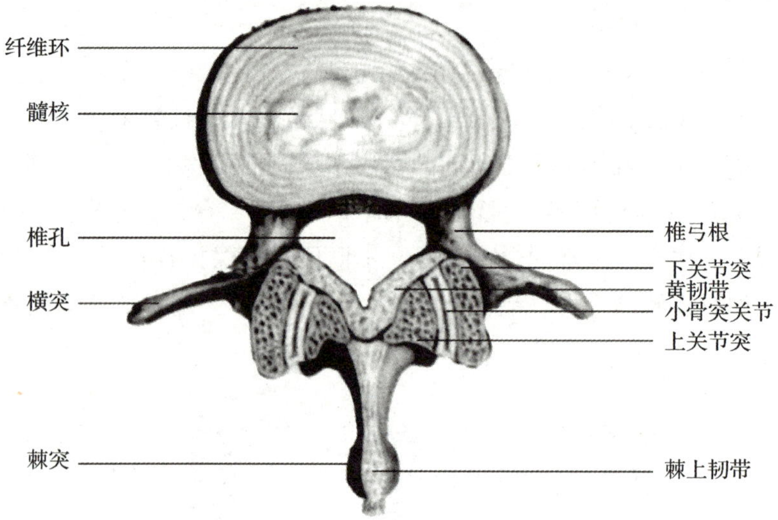

图 5-2-2　腰椎椎体

（2）连结：椎骨之间通过椎间盘、韧带和关节相连。椎间盘由髓核、纤维环和软骨终板组成，占脊柱全长的 1/4，出现在 C2~C3 到 L5~S1，共 23 个，可以压缩、拉伸和旋转运动，起到缓冲和连接作用。韧带包括前纵韧带、后纵韧带、棘上韧带、棘间韧带和黄韧带等，它们对脊柱的稳定性起着重要作用。关节如椎间关节、寰枢关节等，其结构和功能的正常与否在影像学上有特定的表现，与脊柱相关疾病的诊断密切相关（图 5-2-3）。

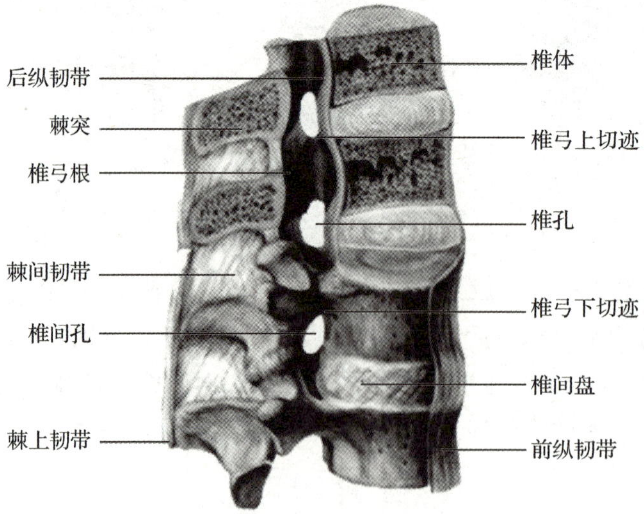

图 5-2-3　椎骨及连结

4. 脊柱肌肉　脊柱周围有丰富的肌肉，可分为浅、深两层。浅层肌肉包括斜方肌、背阔肌等，深层肌肉如竖脊肌等。这些肌肉参与脊柱的运动，维持脊柱的姿势和稳定性。肌肉的损伤、萎缩或痉挛在影像学检查中可能有相应的表现，如肌肉水肿在 MRI 上可显示为高信号，对诊断脊柱相关疾病有辅助作用（图 5-2-4）。

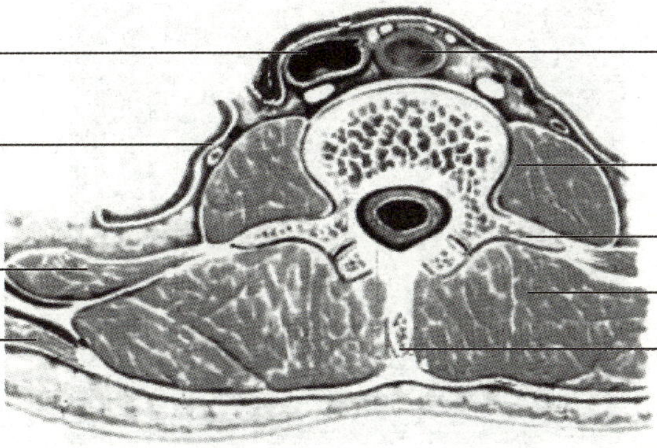

图 5-2-4 脊柱周围的肌肉

二、 X 线解剖

脊柱的骨性结构与周围软组织具有良好的自然对比度，X 线平片可以清晰显示椎体及附件。其中骨皮质呈线样致密影，密度均匀，轮廓光整。椎体骨小梁呈细网状致密影，纵行骨小梁较横行骨小梁明显；椎管、椎间隙呈透光影；椎间盘、韧带、脊髓、脑脊液等结构，因缺乏自然对比度而无法清晰显示。自第 2 颈椎到第 2 骶椎的椎体宽度，自上而下随负重增加而逐渐加宽，骶骨耳状面以下逐渐缩小。从前面观察脊柱，正常成人的脊柱有轻度侧屈，惯用右手的人，脊柱上部略凸向右侧，下部则代偿性地略凸向左侧。从侧面观察脊柱，有颈曲、胸曲、腰曲、骶曲 4 个生理性弯曲。颈曲、腰曲凸向前方，分别以第 4 颈椎、第 4 腰椎最为显著；胸曲凸向后方，以第 7 胸椎明显；骶曲凸向后方。

1. 颈椎 颈椎 DR 常用正位和侧位显示，如果要观察椎间孔则加拍斜位片。

（1）颈椎正位：常规正位片主要观察第 3~7 颈椎，张口位可显示第 1、第 2 颈椎。

1）第 1、第 2 颈椎张口位：为经张开口腔寰枢椎前后位影像。寰枢椎投影于上、下齿列之间，齿状突居于中央，位于寰椎两侧下、关节面最外缘连线的中垂线（寰椎轴线）上。枢椎齿状突与寰椎侧块构成寰齿关节，两侧对称。寰椎下关节突与枢椎上关节突构成寰枢关节（侧块关节）。寰椎横突位于侧块外部，下方枢椎的棘突、椎弓及寰枢关节清晰可见（图 5-2-5）。

2）第 3~7 颈椎前后位：寰枢椎因下颌骨遮挡不能显示。枢椎以下椎体形态相似，呈扁长方形。声门隙在椎体中央呈纵行的窄条状透光影，椎体的上、下缘展现为清晰的致密线影，而在下一椎体的上缘，两侧斜向外上方的细小致密突起即为钩突，它与上一椎体下缘的前后唇共同构建起钩椎关节（Luschka joint）。椎弓根在影像中呈环形致密影，处于椎体阴影内的两侧位置，其上部、下部及外侧方的致密性突起，依次对应为上、下关节突及横突。棘突则以倒“人”字形的致密影投射于正中线上（图 5-2-6）。

（2）颈椎侧位：可显示第 1 至第 7 颈椎侧位影像。生理曲度前凸，第 2~7 颈椎呈连续而光滑的前凸弧线排列，从前到后有椎体前缘、椎体后缘、椎板线、棘突后线四条连贯的弧线。

微课：颈椎张口位X线解剖

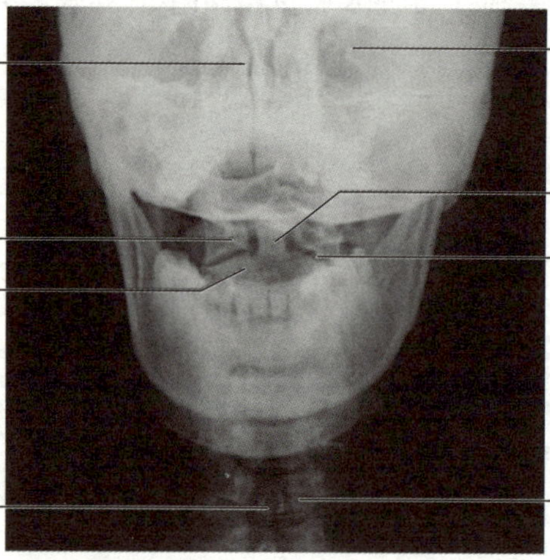

图 5-2-5　第 1、第 2 颈椎张口位

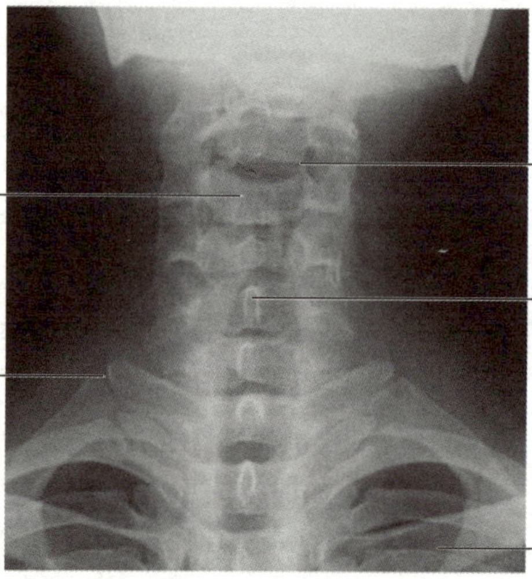

图 5-2-6　颈椎正位片

寰椎无椎体，前端见前弓的前结节，前弓的后方为枢椎齿状突，二者之间为寰齿关节，下有枢椎椎体。其余椎体大致呈方形，第 4、第 5 颈椎前部稍扁。相邻椎体的上、下缘之间存在透光间隙，此即为椎间隙。其宽窄程度相对均匀，从颈椎的上部至下部，呈现出略微增宽的趋势。椎体的后上缘向后延伸，依次形成椎弓根及上、下关节突。相邻颈椎的上、下关节突相互连接，共同构成关节突关节，该关节的关节间隙呈关节突稍下方的短条状透光影。横突投影于椎体阴影内部，由于与椎体阴影相互重叠，在影像中较难清晰辨认。两侧的椎板最终汇合成棘突，棘突的周围部分在影像上显示为致密影，而中央部分则相对透光。第 2 颈椎的棘突较为粗大，且向下呈钩状形态；第 7 颈椎的棘突则是颈椎中最长的。在颈前的软组织内，能够观察到舌骨、甲状软骨、环状软骨的钙化影。这些钙化影在颈椎的水平位置上，依次平对第 3、第 4、第 5 颈椎（图 5-2-7）。

（3）颈椎斜位：主要显示椎间孔的形态和大小。颈椎左后斜位显示放大的右侧椎间孔，右后斜位显示放大的左侧椎间孔；颈椎左前斜位显示放大率较小的左侧椎间孔，右前斜位显示放大率较小的右侧椎间孔。

椎间孔由相邻椎体的后缘、上位颈椎的椎弓根下缘（下切迹）、下位颈椎的椎弓根上缘（上切迹）及上、下关节突的前缘围成，呈纵向长卵圆形透光区。在第 2~5 颈椎的椎间孔略小，一般长径约 9mm，短径约 5mm（图 5-2-8）。

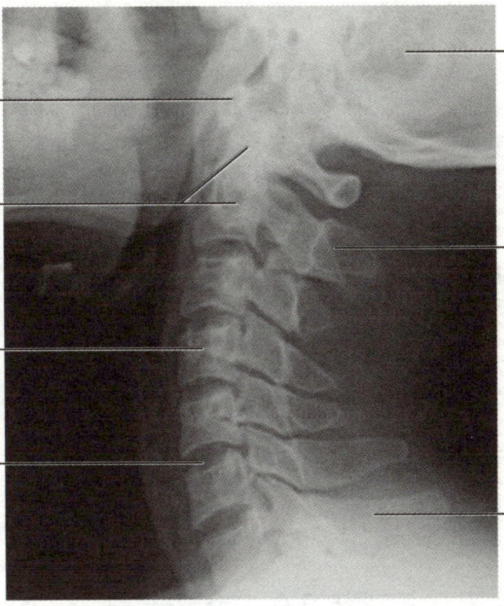

图 5-2-7 颈椎侧位片

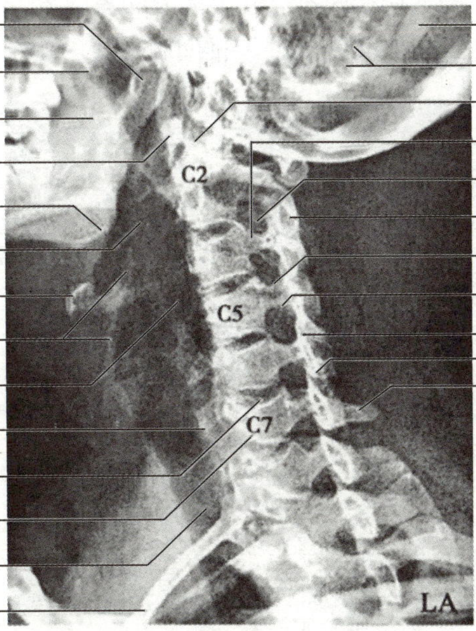

图 5-2-8 颈椎右后斜位

2. 胸椎 胸椎 DR 常用正位和侧位显示。

（1）胸椎正位：在胸椎正位片上，即便存在胸骨和胸椎的影像重叠现象，仍可观察到第 1~12 胸椎。胸椎椎体呈方形，其大小呈自上而下逐渐增大的趋势。椎体上、下缘较为平坦，椎间隙的宽度保持均匀。椎弓根在椎体阴影内两侧呈环形致密影。棘突呈叠瓦状排列，于中线上投影为水滴状致密影，且上位胸椎棘突会投影在椎间隙及下位椎体上部。椎弓根与棘突之间的斜方形稍致密影为椎板，两侧椎板上缘共同构成凹面向上的弧形阴影。上关节突在该弧形两侧外上缘、椎弓根上方形成致密影像，下关节突则在椎板下方椎体下角处呈突出的致密影像。椎体两侧水平伸出的横突呈圆钝状阴影，其中第 12 胸椎的横突可分节。胸椎两旁伴有 12 对肋骨，各肋骨的肋头与胸椎椎体的肋凹构成肋椎关节，同时，肋结节和横突肋凹构成肋横突关节，但第 11、第 12 肋不具有此关节。于左侧胸椎旁可见一线样致密影，即胸椎旁线影（图 5-2-9）。

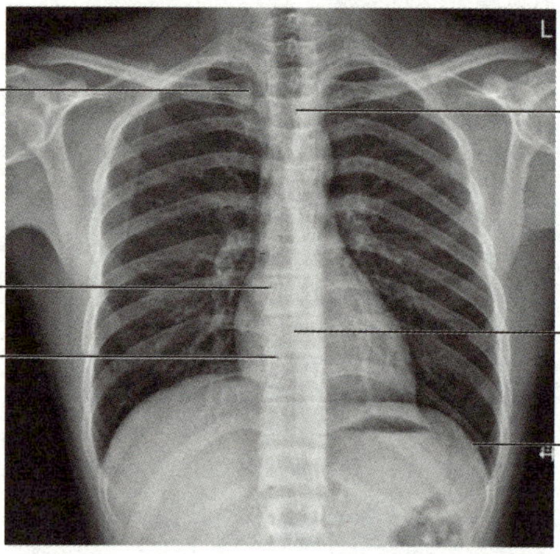

图 5-2-9　胸椎正位

（2）胸椎侧位：胸椎生理曲度向后，椎体呈长方形，第 12 胸椎略呈楔形，椎体后缘略凹。椎弓居椎体后方，椎管于椎体后方为纵行半透明区。由于部分肋骨遮挡，胸椎椎弓板及棘突显示欠完整。除第 1~3 胸椎椎间孔显示不清外，余椎间孔清晰。椎间隙较窄，由上向下逐渐增宽（图 5-2-10）。

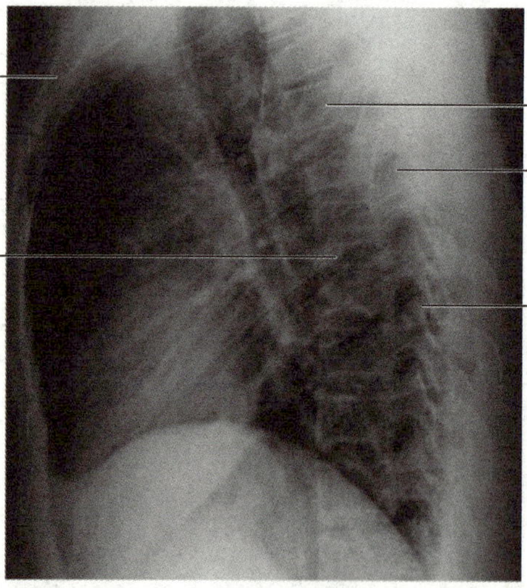

图 5-2-10　胸椎侧位

3. 腰椎　腰椎 DR 常用正位和侧位显示。如果要观察左侧椎弓狭部和小关节突，则须加拍腰椎左后斜位片。

（1）腰椎正位：腰椎椎体处于正中位置，其形状为长方形，体积较胸椎大，且从上方至下方呈现出逐渐增大的趋势。椎弓根在椎体阴影内的两侧进行投影，呈纵向卵圆形的环状致密影。椎板上缘在椎弓根上方的致密突起为上关节突，而椎板向外下方的致密突起则为下关节突。相邻腰椎的上、下关节突会形成关节突关节，由于其呈矢状位，在影像上呈垂直透光影。由椎体两侧向外，水平伸出的圆钝状致密影为横突，第 3 腰椎横突最长，第 4 腰椎横突略上翘。棘突呈水滴状重叠于椎体中下部。

腰大肌起于第 12 胸椎下缘，两侧对称。两侧腰大肌的外侧缘由内上斜向外下，为位于腰椎两侧的八字形，可显示部分骶髂关节，双侧骶髂关节间隙对称、等宽（图 5-2-11）。

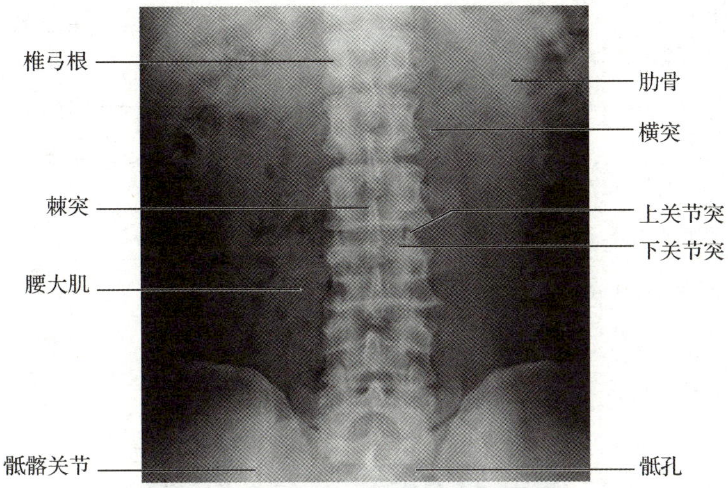

图 5-2-11　腰椎正位

（2）腰椎侧位：腰椎序列稍前凸，椎体呈方形，第 5 腰椎稍扁。椎间隙前宽后窄，其中第 4～5 腰椎间隙最宽，第 5 腰椎至第 1 骶椎椎间隙稍窄，其余各椎间隙大小相似。椎间孔显示清晰。椎弓根向上方突起的致密阴影为上关节突。横突投影于上、下关节突间的椎板阴影中。椎板后方，向下延伸的斜方形略致密阴影为棘突。沿第 1 骶椎上缘所作的直线与水平线的夹角为腰骶角，若角度大于 34° 则提示脊柱不稳（图 5-2-12）。

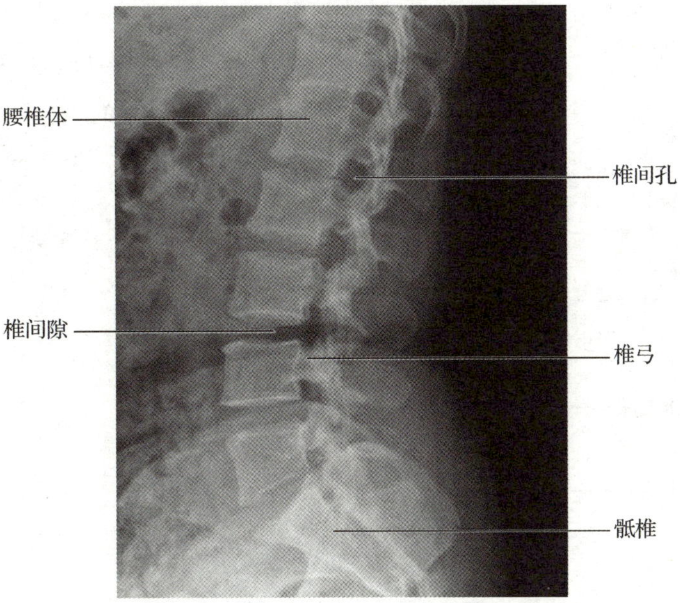

图 5-2-12　腰椎侧位

（3）腰椎斜位：主要观察椎弓峡部及腰椎小关节突。同一脊椎的上、下关节突之间为椎弓峡部。椎体附件形状如“狗”，靠近片子的结构像“狗头”。近片侧横突像“狗嘴”，椎弓根呈环形致密影像“狗眼”，上关节突像“狗耳”，椎弓向下延伸的狭长致密影为椎弓峡部，像“狗颈”，峡部继续向下延伸为下关节突，像“狗前腿”；远片侧的下关节突像“狗后腿”，横突和棘突重叠像“狗尾”。椎弓板像“狗的身体”。下一椎体的“狗耳”与上一椎体的“狗前腿”之间的狭窄间隙，为近片侧的小关节突关节间隙（图 5-2-13）。

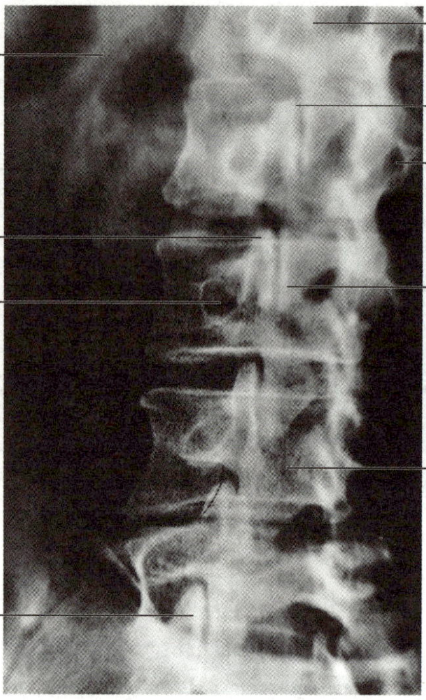

图 5-2-13　腰椎斜位

4. 骶椎　因骶、尾椎范围较小，DR 通常连在一起检查，用正位和侧位显示即可。

（1）骶、尾椎正位：骶椎共 5 块，从 18~25 岁，自下而上逐渐通过骨性融合形成骶骨。骶骨呈倒置三角形，中间部分可见横行致密线影及 4 对透光的骶孔。骶骨的耳状面与髂骨翼构成骶髂关节。骶骨后面正中隆起的纵行致密阴影为骶正中嵴，其两侧各有一条断续的纵行致密阴影为骶内侧嵴。在骶内侧嵴外侧，有一与其平行的骶外侧嵴。尾骨与骶骨间由软骨相连，呈线样低密度影（图 5-2-14）。

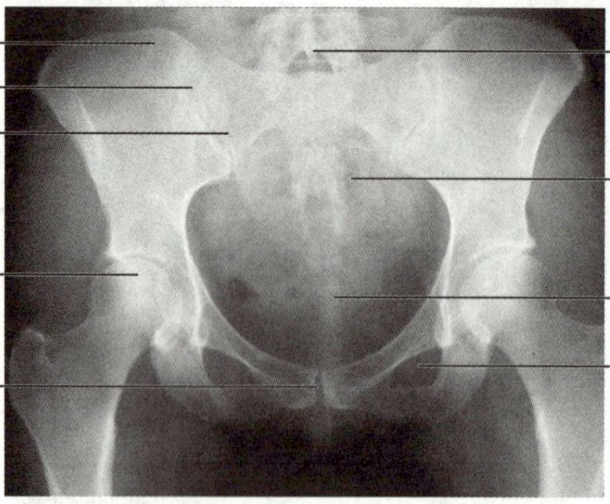

图 5-2-14　骶、尾椎正位

（2）骶、尾椎侧位：骶骨盆面（腹侧）凹陷，背侧隆凸不平。骶骨各椎体呈长方形，融合处为横行致密线影。第 1 骶椎前上缘明显凸起为骶岬。骶骨后缘与椎板间条形透光影为骶管，其下部开口为骶管裂孔，裂孔后方的角状致密影为骶骨角。各尾椎排列呈凹面向前弧形，有时呈直角状或钩状（图 5-2-15）。

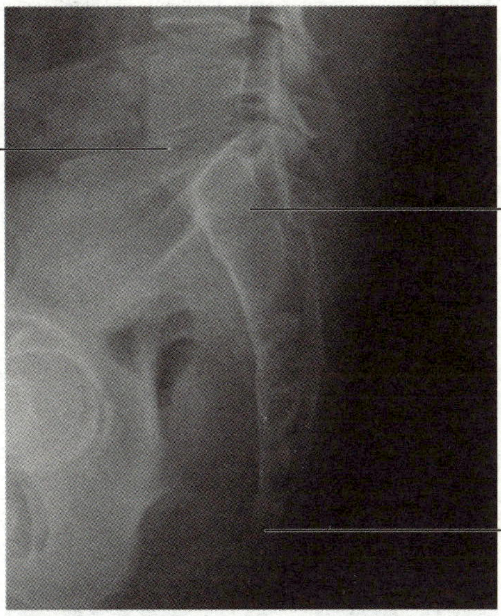

图 5-2-15 骶、尾椎侧位

微课：骶尾椎影像解剖

三、影像断层解剖

（一）CT 断层解剖

脊柱 CT 扫描常规以横断层面为主，显示的主要解剖结构包括椎体及其附件、椎间盘、脊膜囊、神经根、椎间孔、椎管、韧带及脊柱周围软组织等，可行 CT 三维重建及矢状、冠状等多平面重组。

微课：寰椎 CT 影像解剖

各段椎骨在解剖形态上有所不同，在 CT 横断层面上也具有不同的特点。

1. 颈椎 颈椎 CT 显示以横断层面为主，但矢状面三维重建像上显示椎管形状效果较好。

（1）颈椎 CT 横断层面

1）经寰枕关节横断层面：寰枕关节是由两侧枕骨髁与寰椎侧块上关节凹共同构成的。其关节面呈现凹陷形，其中枕骨髁处于内侧位置，而寰椎侧块的上关节凹位于外侧并包绕枕骨髁。寰椎侧块中间存在一椭圆形的高密度影，此为齿突上端。在不同的断层，显示的结构有所不同。当断层位置偏低时，可以看到位于齿突前方的寰椎前；当断层位置偏高时，主要显示的是颅底后部的枕骨基底部和枕骨大孔。椎管较宽，呈三角形，横径大于矢径，其内容纳有脊髓、蛛网膜下隙和硬膜外隙等结构。颈髓横断面呈扁圆形，矢状径小于横径。椎动脉的位置可变化，可位于椎管内或椎管外。颞骨茎突和颞骨乳突分别位于寰椎侧块外侧前方和后方（图 5-2-16）。

2）经寰枢关节横断层面：寰椎呈环状，主要由前弓、后弓及两侧侧块组成，无椎体、棘突和关节突。寰椎前弓较短，前面正中有前结节，后面正中为齿突凹，与枢椎的齿突构成寰齿关节。齿突外侧缘与两寰椎侧块内缘间的距离应等长。寰椎后弓较长，后面正中处有一粗糙隆起，称后结节。寰椎侧块向外延伸的三角形部分为寰椎横突，颈内动、静脉位于横突前外侧（图 5-2-17）。

3）经颈椎椎弓根横断层面：椎管为完整骨性环。椎弓根短，向后外侧突，与矢状面约成 45°。椎弓板薄，自椎弓根后端伸向后内侧，与椎体、椎弓根构成完整光滑的骨性环为椎孔。椎孔近似一尖端向后的三角形，横径大于矢径。矢径是评价颈椎管大小的重要指标，寰椎层面正常范围是 16～

27mm，寰椎以下为12～21mm，矢状径若小于12mm，则应考虑椎管狭窄。一般第1～3颈椎段的椎管由上而下逐渐减小，呈漏斗状；第4～7颈椎段的椎管大小基本相等。椎管内结构与寰枕关节、寰枢关节断层相似。颈髓横断层面呈扇圆形，矢状径小于横径。一般颈髓的矢状径为6～8mm，中颈段略小，横径一般为7～11mm，第5颈椎最宽，可达12～15mm。

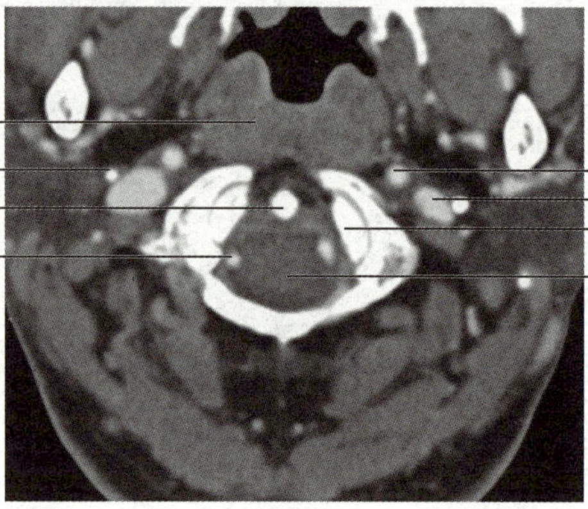

图 5-2-16　经寰枕关节 CT 横断层面

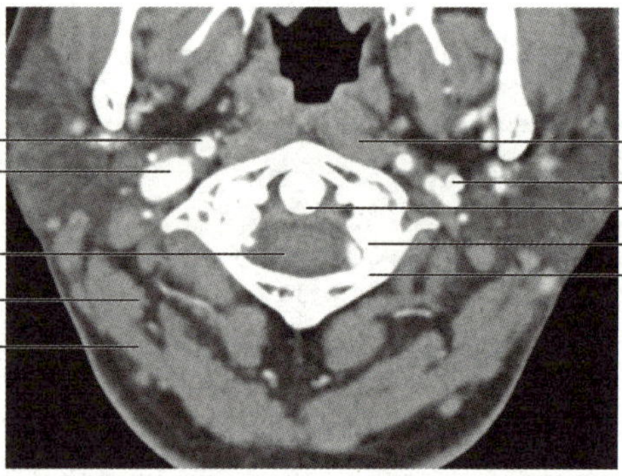

图 5-2-17　经寰枢关节 CT 横断层面

颈椎棘突短，末端分叉为两个不等大的结节，其上有项韧带和许多背深肌附着。横突位于椎体两侧，可见横突孔和横突前、后结节。第4～6颈椎横突前结节较长且粗糙（图5-2-18）。

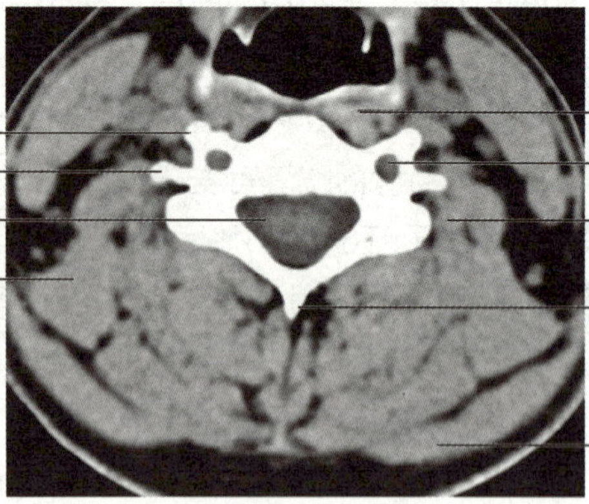

图 5-2-18　经颈椎椎弓根 CT 横断层面

4）经颈椎椎体下部横断层面：椎孔为不完整的骨性环，其断开处为两侧椎间孔的上部。椎管的前壁为椎体，后壁为椎弓板，断层偏低时后壁可见附于椎弓板上的黄韧带。椎体呈椭圆形，其矢状径为15.7~16.3mm，横径范围为22.9~24.2mm。椎体的前、后部分别附着前纵韧带和后纵韧带。椎间孔上部是一伸向前外侧的骨性管道，其前内侧壁由椎体下部的后外侧部构成，后外侧壁则为关节突关节。该关节突关节的关节间隙为2~4mm，下关节突位于后部，而下位椎骨的上关节突处于关节突关节的前部。黄韧带附着于关节突关节的内侧。椎管内结构和脊柱周围肌肉与经颈椎椎弓根断层构成基本相似（图5-2-19）。

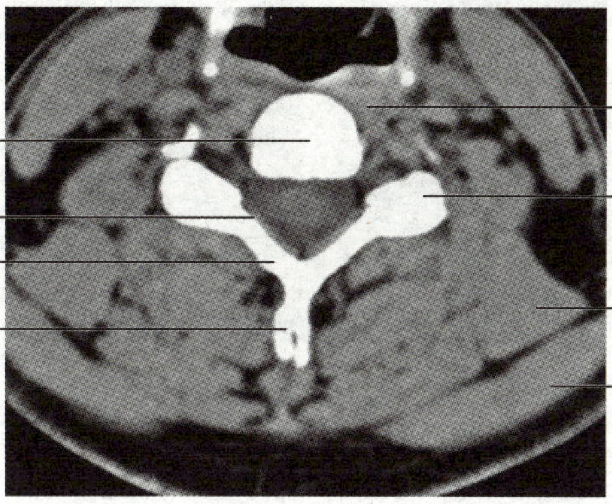

图5-2-19　经颈椎椎体下部CT横断层面

5）经颈椎椎间盘横断层面：主要显示椎间盘和椎间孔下部。钩椎关节后外侧部构成椎间孔下部前壁邻近颈神经根，后方有脊髓、脊神经丛，外侧有椎动脉、椎静脉和交感神经丛。因椎体钩的存在，在横断层面上，颈段椎间盘的面积较胸、腰段椎间盘小，但厚度介于胸、腰段椎间盘之间。由于生理性颈曲存在，经颈段椎间盘断层可同时显示下位椎体的后上缘、椎体钩和上位椎体的前下缘。椎管为不完整的骨性破坏，但其前、后壁与经椎弓根和椎体下部的断层略有不同，其前壁为椎间盘和后纵韧带，后壁为椎弓板和黄韧带。椎管内结构和脊柱周围肌与经椎体下部断层构成基本相似（图5-2-20）。

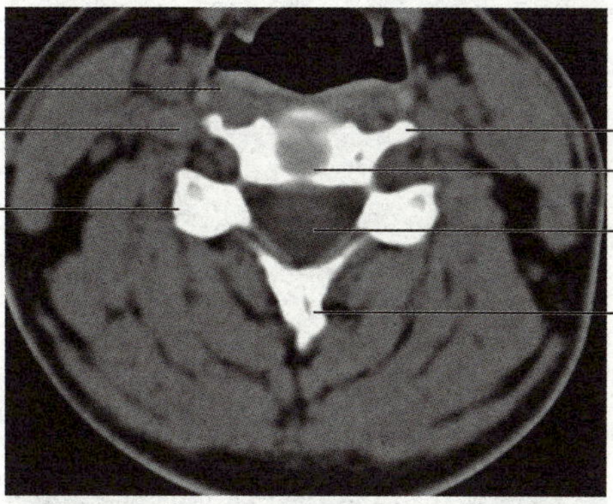

图5-2-20　经颈椎椎间盘CT横断层面

（2）颈椎CT矢状层面

1）经颈椎正中矢状层面：颈曲凸向前，其顶点在第4~6颈椎平面。寰椎前、后弓分别位于齿突前、后方。枢椎特点为自椎体向上伸出指状的齿突，齿突的前、后缘各有一关节面，前关节面构成寰齿关节，后关节面与寰椎横韧带相接。第3~7颈椎椎体从上向下逐渐变宽增大，其间有椎间盘相连结。颈椎间盘前部较后部厚。枢椎棘突末端粗大，第7颈椎（隆椎）棘突较长且厚，斜向后下方，其余颈椎棘突较短，向后下倾斜。椎管随脊柱颈段形成凸向前的生理性弯曲，其前壁为椎体、椎间盘和后纵韧带，后壁为椎弓板和黄韧带。脊髓位于椎管内，其弯曲情况与椎管一致（图 5-2-21）。

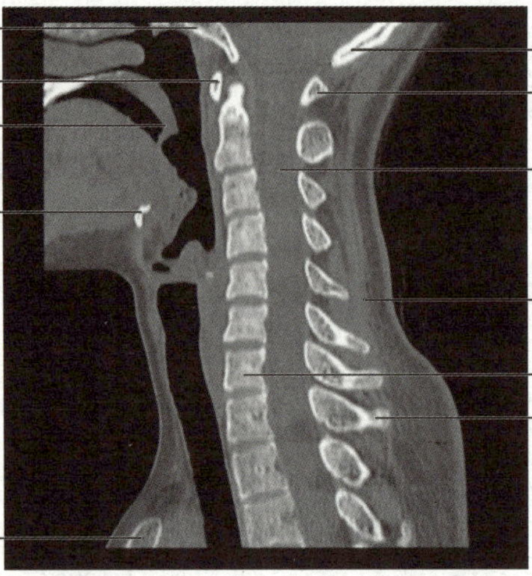

图 5-2-21　经颈椎正中 CT 矢状层面

2）经颈椎旁矢状层面：由于颈椎椎体大小存在差异，因此其结构呈现出较为复杂的变化特点。在该断层的上份，可以观察到寰椎侧块的上、下关节面。其中，上关节面与枕骨髁形成寰枕关节，下关节面与枢椎上关节面构成寰枢外侧关节。寰椎的后弓位于侧块的后方，后弓上方是枕下三角。枕下三角内包含枕下脂肪组织，且椎动、静脉和第 1 颈神经根由此通过。在寰椎后弓下方和寰枢外侧关节的后方为寰枢椎间孔。第 3、第 4 颈椎因椎体较小，故旁矢状断层有时仅通过关节突关节外侧部。椎体和椎间盘后方的椎间孔呈椭圆形或卵圆形，前壁为椎体、椎间盘和下位椎骨的椎体钩，后壁为关节突关节（图 5-2-22）。

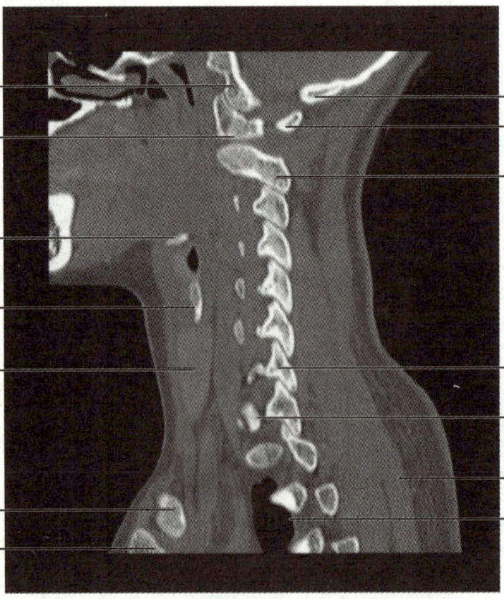

图 5-2-22　经颈椎旁 CT 矢状层面

（3）颈椎 CT 冠状层面：由于脊柱生理弯曲度的存在，常规冠状层面常不能完全显示脊柱的全貌，可采用曲面重组后处理的方式来获取能显示脊柱全貌的冠状层面图像。颈椎冠状层面可显示寰枢椎对应关系。寰枢关节有三个关节构成，分别是居中的寰齿关节和两侧的侧块关节。正常颈椎枢椎齿状突居中，与寰椎构成寰齿关节，其与两侧块间隙等宽；寰椎两侧的下关节突与对应枢椎上关节突则构成侧块关节。第 3~7 颈椎体排列整齐，双侧钩椎关节清晰显示（图 5-2-23）。

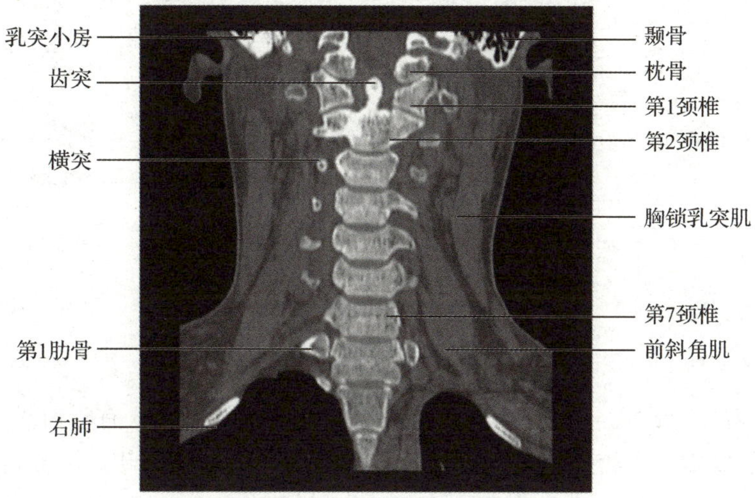

图 5-2-23 颈椎 CT 冠状层面

2. 胸椎 胸椎 CT 显示仍以横断层面为主，也可以进行矢状层面三维重建观察椎管形状等。冠状层面重建较少使用。

（1）胸椎 CT 横断层面

1）经胸椎椎弓根横断层面：椎管由椎体、椎弓根和椎弓板构成，近似圆形。胸椎椎体自上而下逐渐增大，中部椎体的横断层面呈心形，矢径略大于横径，第 5~8 胸椎椎体可有胸主动脉的压迹。胸髓近似圆形。椎弓根短而窄，两侧椎弓根向内扩展形成椎弓板，在中线汇合，椎弓两侧各发出一横突。椎体后外侧和横突末端分别与肋骨的肋头和肋结节构成肋头关节和肋横突关节。除第 1 肋、第 11 肋和第 12 肋以外，其余肋头均与相邻两个椎体连接，组成肋胸关节。椎弓峡部位于椎弓板、横突和椎弓根连接处（图 5-2-24）。

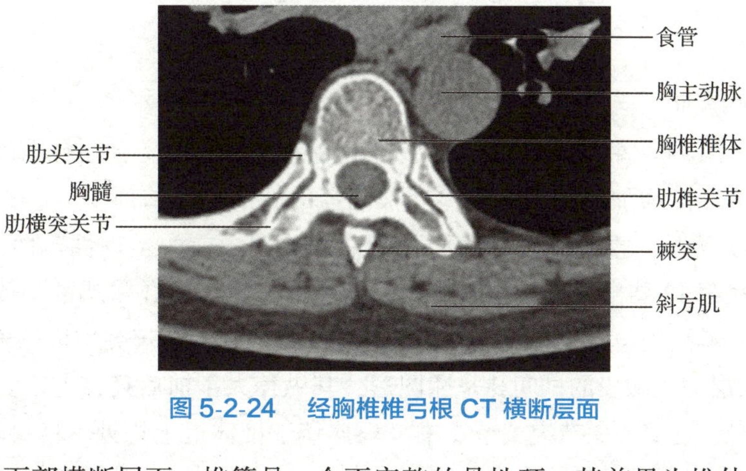

图 5-2-24 经胸椎椎弓根 CT 横断层面

2）经胸椎椎体下部横断层面：椎管是一个不完整的骨性环，其前界为椎体，后界为椎弓板、关节突关节及附于椎弓板和关节突关节内侧的黄韧带。椎管断开处为椎间孔上部，其前界为椎体后外缘和肋椎关节，前外侧界为肋颈，后界为关节突关节。关节突关节面呈冠状位，上关节突位于前，下关节突位于后（图 5-2-25）。

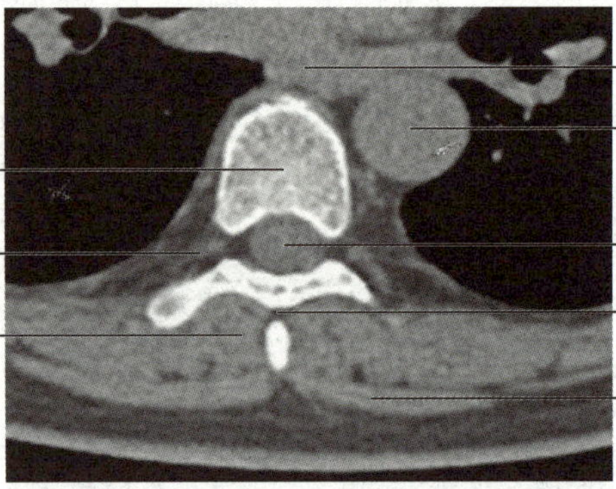

图 5-2-25　经胸椎椎体下部 CT 横断层面

3）经胸椎椎间盘横断层面：由于胸段脊柱的生理性曲度的存在，有时可见上、下位椎骨的椎体、椎间盘及上、下两个棘突。椎管也为不完整的骨性环，前界为椎间盘和后纵韧带，后界为椎弓板、关节突关节和黄韧带，其断开处为椎间孔下部。椎间孔下部的前界为椎间盘和肋椎关节，后界为关节突关节，外侧为肋颈，内有椎间静脉通过。其余结构基本同经胸椎椎弓根和胸椎椎体下部的层面（图 5-2-26）。

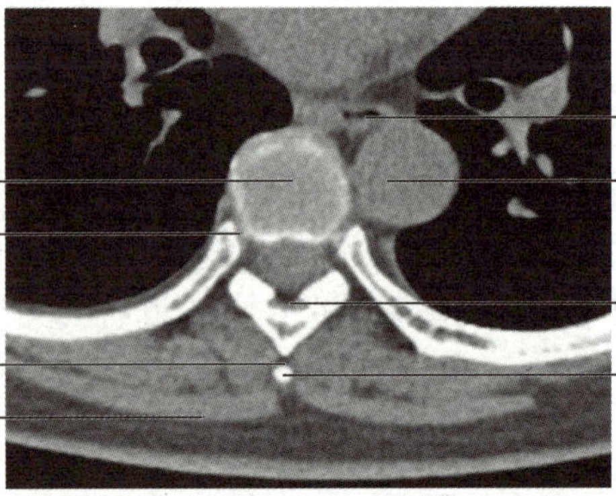

图 5-2-26　经胸椎椎间盘横断层面

（2）胸椎 CT 矢状层面

1）经胸椎正中矢状层面：椎体近似长方形，自上而下逐渐增大，后缘有椎体静脉通过。胸段椎间盘薄，自上而下厚度逐渐增加。胸椎的椎体和椎间盘的后部均较前部厚，形成向前凹的生理性胸曲，最凹处位于第 6~9 胸椎。椎管胸段伴随脊柱胸曲形成凹向前的生理性弯曲，脊髓位于椎管内，其弯曲与椎管一致，在第 12 胸椎处形成腰骶膨大，然后迅速缩小为脊髓圆锥。黄韧带垂直于相邻的椎弓板上、下缘之间。棘突较长几乎垂直向下，呈叠瓦状排列，下部棘突略呈三角形（图 5-2-27）。

2）经胸椎旁矢状层面：胸段的椎间孔呈卵圆形，其纵径大于前后径，上部宽于下部，前壁为椎体和椎间盘外侧部后缘，后壁为关节突关节。椎弓根连接于椎体近上缘处，椎弓峡位于椎弓根与上、下关节突之间（图 5-2-28）。

（3）胸椎 CT 冠状层面：经胸椎椎体冠状层面，椎体呈纵行线状排列，脊柱侧弯在冠状位上能直观显示。椎体呈矩形，左、右径大于上、下径。椎体由上而下逐渐增大，上、下缘及左、右缘稍凹陷。在椎体左、右缘的凹陷内，胸椎体两侧有肋间动脉的断面，两相邻椎体之间为椎间盘。胸椎横突层面的外侧可见圆形的肋骨断面（图 5-2-29）。

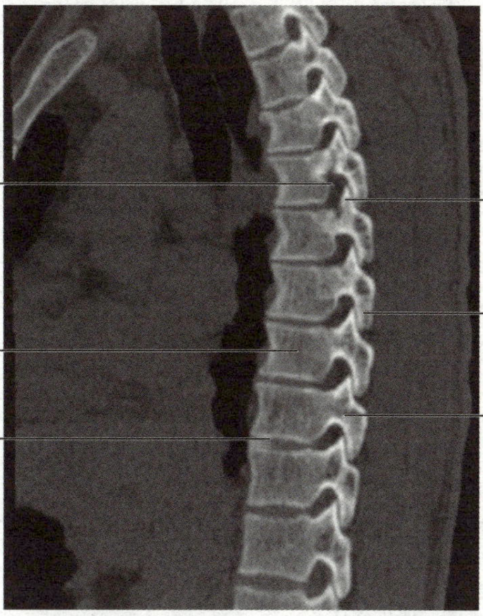

图 5-2-27　经胸椎正中 CT 矢状层面

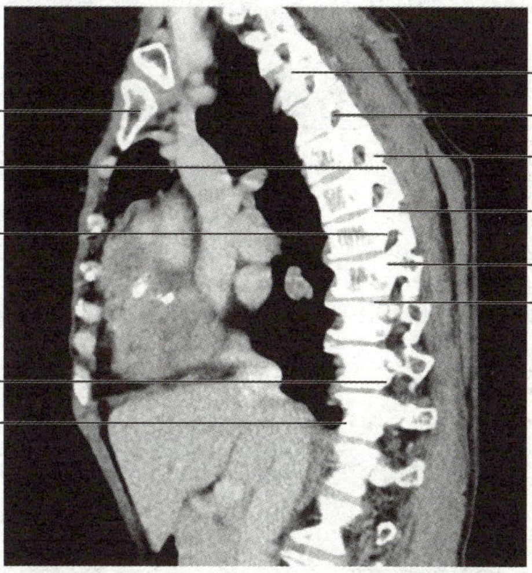

图 5-2-28　经胸椎旁 CT 矢状层面

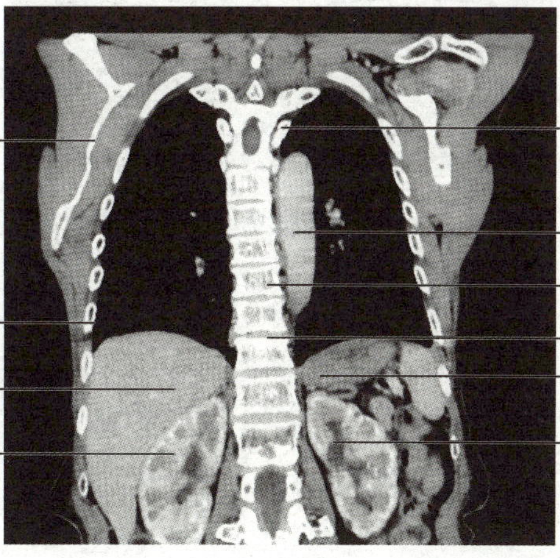

图 5-2-29　经胸椎椎体 CT 冠状层面

3. 腰椎 腰椎 CT 显示也是以横断层面为主，可根据需要进行矢状层面三维重建，用以观察椎管形状等，很少进行冠状层面重建。

（1）腰椎 CT 横断层面

1）经腰椎椎弓根横断层面：椎孔为完整性骨环，在第 1、第 2 腰椎平面呈椭圆形，横径大于或等于矢径；在第 3、第 4 腰椎平面多呈三角形，横径大于矢径；在第 5 腰椎平面呈三叶草形。腰段椎管的矢状径正常范围为 15~25mm。硬膜囊位于椎管中央，马尾位于硬膜囊内。腰椎的侧隐窝内有腰神经根通过，前后径为 3~5mm。腰椎椎体横断层面呈肾形，椎弓根较短，位于椎体与椎弓峡部之间。横突自椎弓峡部凸向后外侧，其前方的内侧和外侧分别有腰大肌和腰方肌。棘突从椎弓板中线水平后伸（图 5-2-30）。

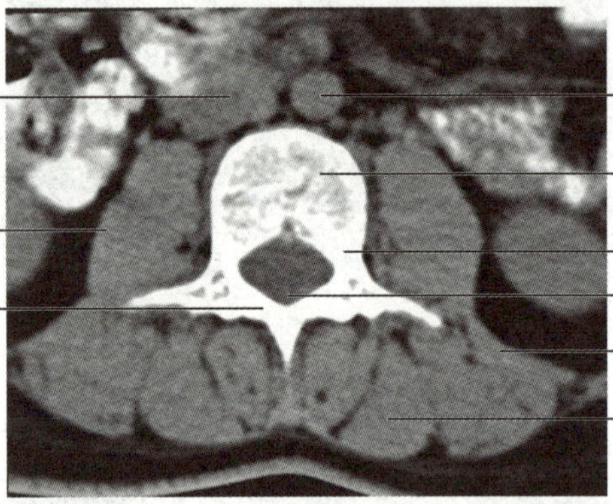

图 5-2-30　经腰椎椎弓根 CT 横断层面

2）经腰椎椎体下部横断层面：显示椎间孔上部。椎间孔朝向外侧，其前方为椎体后面，后方为下关节突，有腰神经根、腰动脉脊支和椎间静脉上支通过。椎孔为不完整性骨环，椎管内、外结构与经椎弓根的断层基本相似（图 5-2-31）。

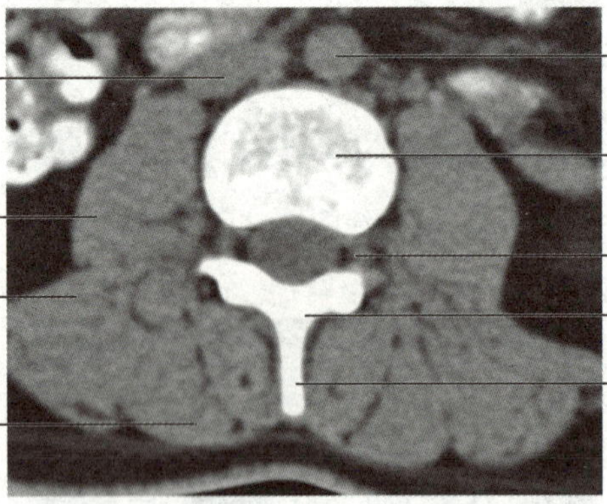

图 5-2-31　经腰椎椎体下部 CT 横断层面

3）经腰椎椎间盘横断层面：显示椎间孔的下部，其前、后界分别为椎间盘和关节突关节。椎间盘的大小、形态与相邻椎体相似，呈肾形。第 5 腰椎至第 1 骶椎椎间盘向背侧轻度膨隆。关节突关节呈近似矢状位，外侧为上关节突，内侧为下关节突；黄韧带较厚，位于椎板内侧，呈“V”形。该断层的椎孔也为不完整骨性环，椎管内结构和椎旁软组织与经腰椎椎弓根断层和经腰椎椎体下部断层基本相似（图 5-2-32）。

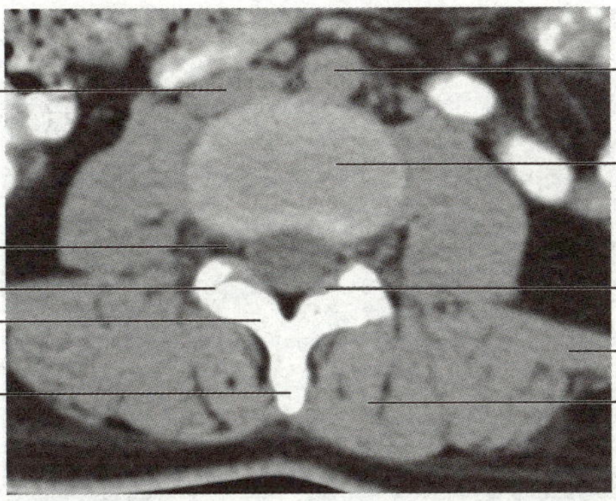

图 5-2-32　经腰椎椎间盘 CT 横断层面

（2）腰椎 CT 矢状层面

1）经腰椎正中矢状层面：腰椎椎体呈长方形，其前后径大于纵径，前、后缘分别有前纵韧带和后纵韧带附着。椎体前、后缘各有一凹陷，前面凹陷处有腰动、静脉通过；后面凹陷处有椎体静脉进出椎体。椎间盘位于椎体之间，第 1～4 腰椎之间的椎间盘后缘略凹陷，第 5 腰椎、第 1 骶椎椎体之间的椎间盘后缘正常时平直或轻度后凸。向前凸的生理性腰曲，最凸处位于第 4 腰椎平面。腰段椎管与脊柱弯曲一致，成人约平第 1 腰椎椎体的硬膜囊内有脊髓圆锥，自此以下至第 2～3 骶椎，内有马尾。脊柱后部为椎弓板和棘突。棘突略呈长方形，近水平位后伸。黄韧带较厚，其正常厚度为 2～3mm，位于椎弓板之间（图 5-2-33）。

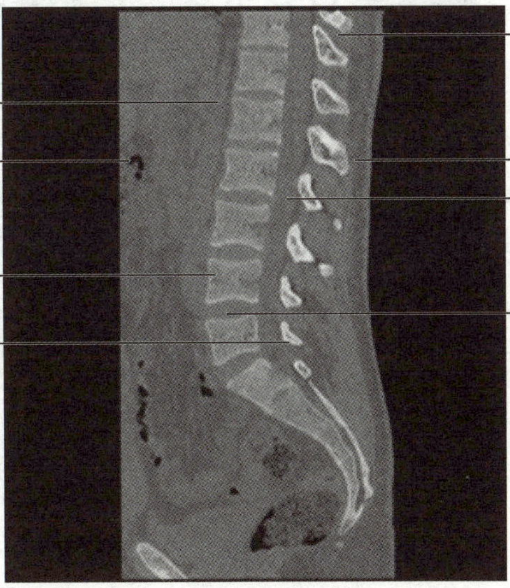

图 5-2-33　经腰椎正中 CT 矢状层面

2）经腰椎旁矢状层面：脊柱前部为椎体和椎间盘，中部为椎间孔和椎弓根，后部为椎弓峡、关节突和椎旁肌。椎体形状多样，可呈楔形、方形等。椎间孔位于相邻椎弓根的椎上、下切迹之间，前界为椎间盘和椎体；后界为关节突关节和黄韧带，呈卵圆形，分为上、下两部，上部宽，下部窄。腰神经根通过同序数腰椎下方的椎间孔，呈圆形或椭圆形，直径为 2～3mm。位于关节突关节后方的椎旁肌主要为横突棘肌和竖脊肌（图 5-2-34）。

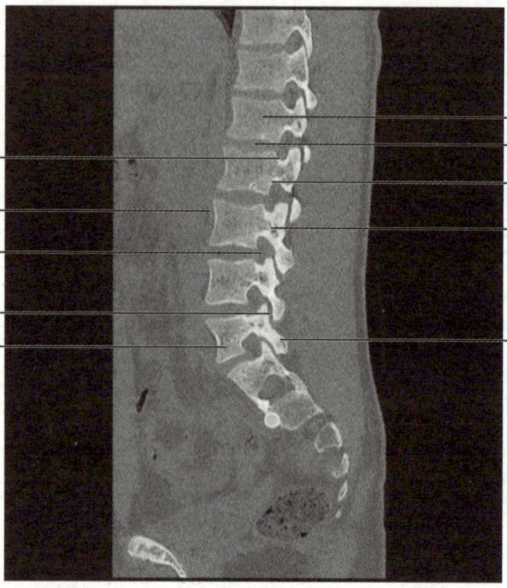

图 5-2-34　经腰椎旁 CT 矢状层面

（3）腰椎 CT 冠状层面：经腰椎横突冠状断层显像，椎体呈纵行线状排列。横突对称性地位于两侧，其内上方为上关节突，内下方为下关节突，两者构成关节突关节。在关节突关节内侧缘，可见黄韧带附着。腰大肌对称纵向走行于椎体两侧（图 5-2-35）。

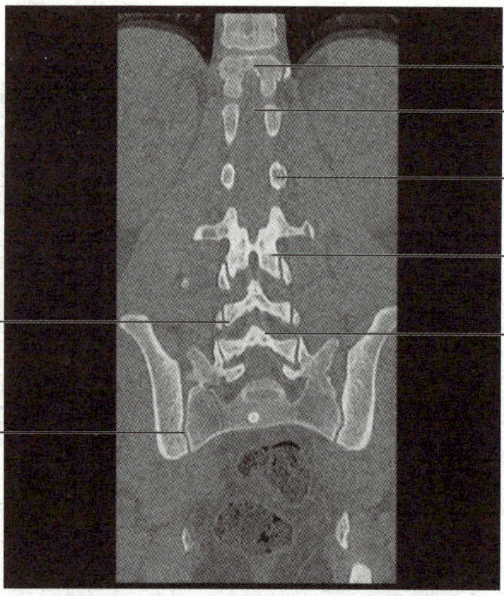

图 5-2-35　腰椎 CT 冠状层面

4. 骶尾椎　骶尾椎 CT 检查较少，以下列几个层面为代表。

（1）经第 1 骶椎椎体横断层面：骶岬为骶骨底前缘突出部分。骶骨翼与外侧的髂骨翼之间为骶髂关节。骶管入口在横断层上呈三叶草形。硬膜囊明显缩小，紧靠骶管后壁。骶管两侧为侧隐窝，内有第 1 骶神经根。髂骨翼和骶翼前方有髂肌和腰大肌。骶骨背面有 5 条纵向的骨嵴，在中线上为骶正中嵴，是融合的棘突；骶正中嵴两侧为骶内侧嵴，是融合的关节突；骶内侧嵴外侧是骶后孔，最外侧为骶外侧嵴，是融合的横突。骶正中嵴外侧为骶棘肌。髂骨翼后外侧有臀中肌和臀大肌（图 5-2-36）。

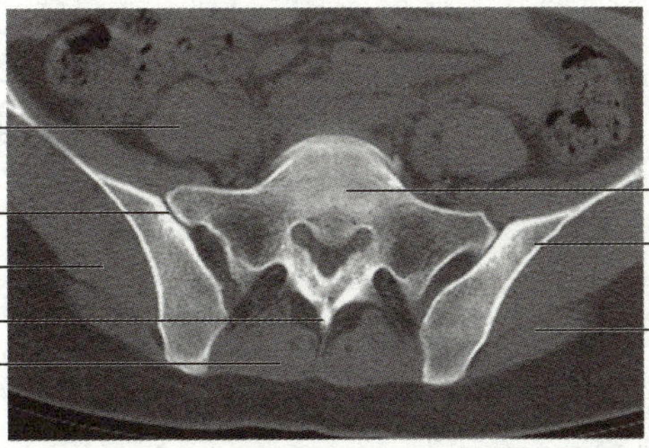

图 5-2-36　经第 1 骶椎椎体 CT 横断层面

（2）经第 2 骶椎椎体横断层面：椎体明显减小，后方可见角形的骶管。骶管后方由内侧向外侧分别可见骶正中嵴和骶内侧嵴。骶骨翼与髂骨翼组成骶髂关节。骶骨周围软组织与经第 1 骶椎的横断层面相似（图 5-2-37）。

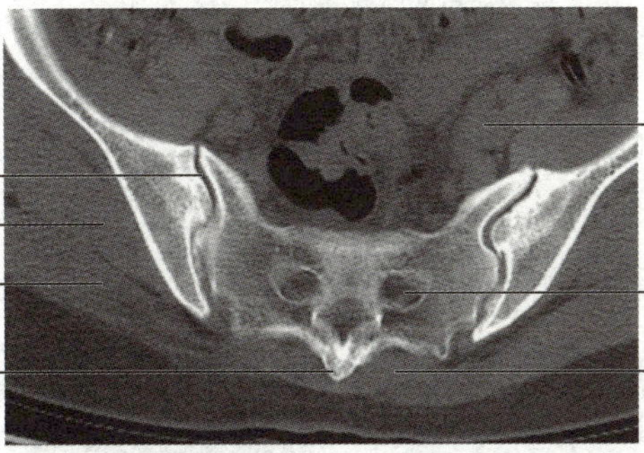

图 5-2-37　经第 2 骶椎椎体 CT 横断层面

（3）经骶尾椎正中矢状层面：骶骨由 5 块骶椎融合而成。尾骨为三角形的小骨块，通常由 3~4 块尾椎融合而成，幼年时彼此分离，成年后才互相融合。退化的骶椎间盘位于相邻骶椎椎体之间，自上而下逐渐变薄、变窄。骶骨和尾骨共同形成向后凸的骶曲（图 5-2-38）。

微课：骶尾椎的影像解剖

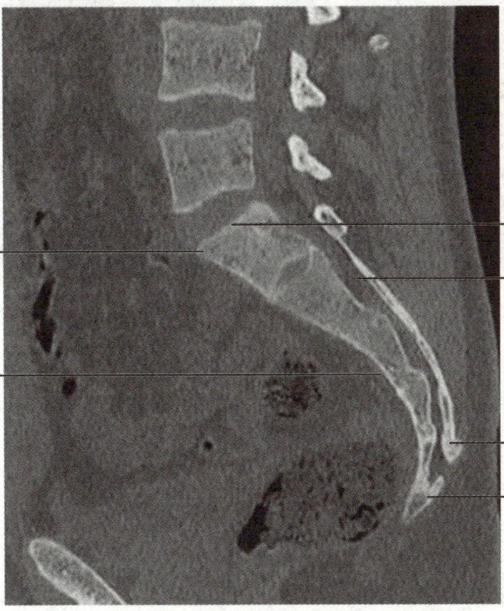

图 5-2-38　经骶尾椎正中 CT 矢状层面

▶知识拓展

CT 技术的发展为脊柱区影像诊断带来了前所未有的精度。每一幅 CT 图像都是科研人员不懈努力和医学科技进步的成果。这就像一座灯塔，照亮了我们探索脊柱疾病的道路。它启示我们在医学学习和实践中，要保持对知识的渴望和探索精神，勇于突破技术难题。同时，作为影像工作者，我们肩负着患者的信任，要以高度的责任感和敬业精神，准确解读 CT 图像，为患者的健康保驾护航，体现医学的人文关怀和职业道德。

（二）MRI 断层解剖

脊柱的解剖结构适合做 MRI 检查，主要结构的 MRI 信号特点如下（图 5-2-39）。椎骨骨皮质在各序列上均呈低信号。骨松质内骨髓可分为红骨髓和黄骨髓两类，在 T_1WI 上，黄骨髓呈与皮下脂肪相似的高信号，红骨髓信号则介于皮下脂肪与肌肉之间。在 T_1WI 上，椎间盘与红、黄骨髓信号相似，呈高于肌肉而稍低于水的信号；在 T_1WI 上，呈较低信号，分不清髓核与纤维环；在 T_2WI 上，周边纤维环呈低信号，中心区髓核则呈高信号。随着年龄增长，椎间盘髓核含水量降低，其在 T_2WI 上信号降低；椎管硬膜囊内充满脑脊液，其信号与水的信号一致。脊髓及神经根在各个序列中信号类似于肌肉信号；韧带和硬膜囊在各个序列中，均呈低信号。

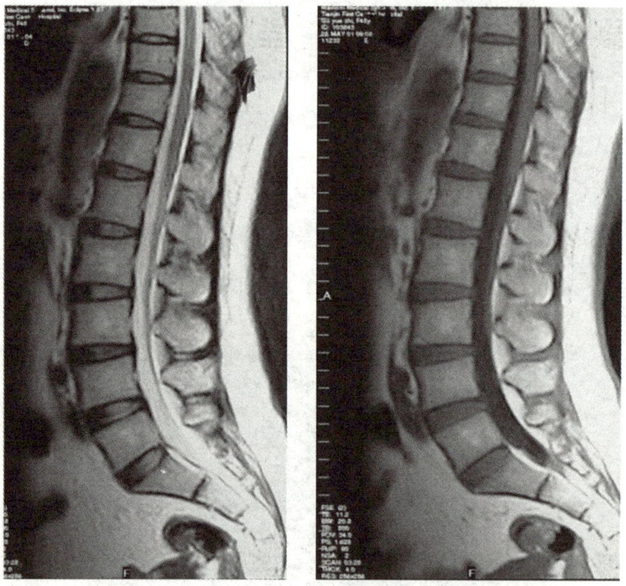

（a）　　（b）

图 5-2-39　腰椎 MRI

（a）T_2WI；（b）T_1WI

1. 颈椎 MRI

（1）颈椎 MRI 横断层面

1）经寰枕关节横断层面：主要显示寰枕关节。骨与关节结构同 CT 横断层面。椎管内有脊髓、蛛网膜下隙和硬膜外隙等结构，都可清晰显示。颈髓在该层面呈扁圆形，矢状径小于横径（图 5-2-40）。

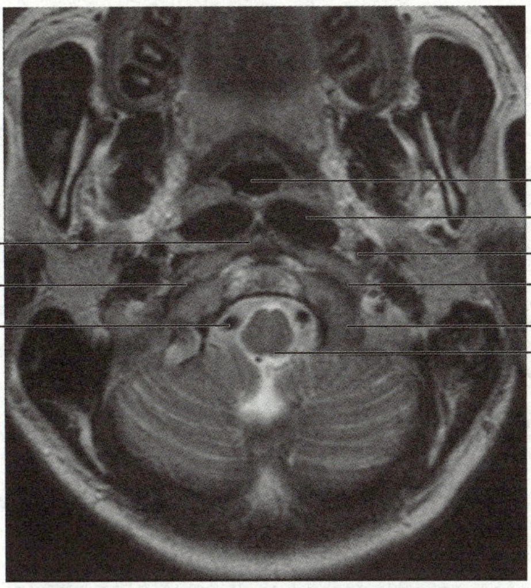

图 5-2-40 经寰枕关节横断层面 MRI T_2WI

2）经寰齿关节横断层面：骨与关节结构同 CT 横断层面。颈内动、静脉位于横突前外侧（图 5-2-41）。

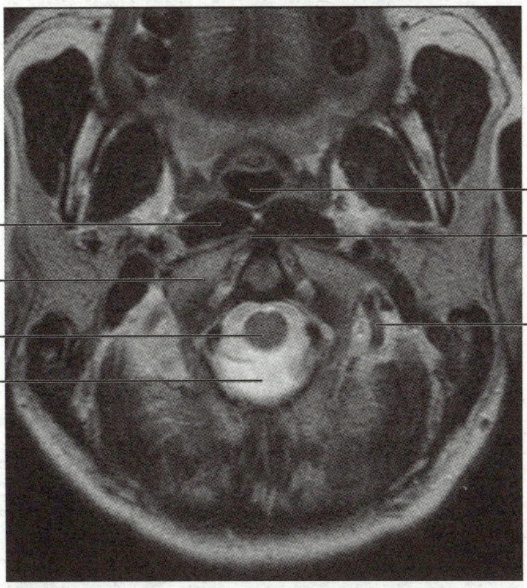

图 5-2-41 经寰齿关节横断层面 MRI T_2WI

3）经颈椎椎弓根横断层面：骨与关节结构同 CT 横断层面。椎体前有颈长肌、头长肌；椎弓侧后方有多裂肌、颈半棘肌、头半棘肌、夹肌、肩胛提肌等（图 5-2-42）。

4）经颈椎椎体下部横断层面：骨与关节结构同 CT 横断层面。当出现关节突关节增生、椎间盘突出时，很容易造成椎间孔受压、变窄，对应神经根受压后可产生麻木、疼痛等症状（图 5-2-43）。

5）经颈椎椎间盘横断层面：骨与关节结构同 CT 横断层面（图 5-2-44）。

（2）颈椎 MRI 矢状层面

1）经颈椎正中矢状层面：脊柱颈段曲度向前呈弧形凸起。寰椎前弓后缘与齿突间隙，正常成人≤3mm（儿童≤5mm）。颈部硬膜囊前间隙内脂肪组织较少，后纵韧带与硬膜囊前壁相互贴合，椎体后缘呈线状低信号。硬膜囊后壁后外侧间隙内有较多脂肪组织填充，呈明显线状高信号。脊髓位于椎管内，其弯曲情况与椎管相一致，脊髓平第 5~6 颈椎水平形成颈膨大，脊髓周围为填充于蛛网膜下隙的脑脊液（图 5-2-45）。

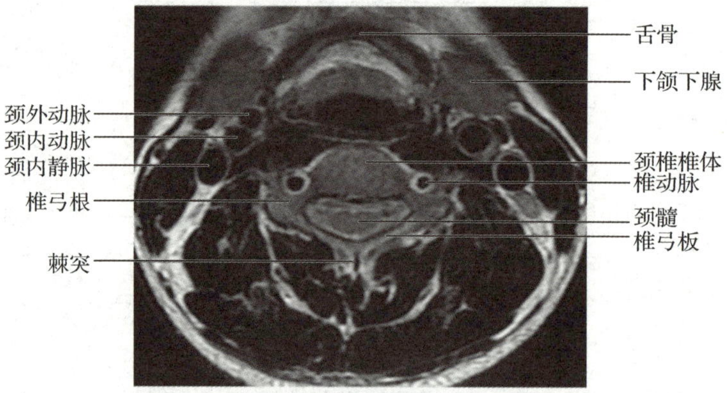

图 5-2-42　经颈椎椎弓根横断层面 MRI T_2WI

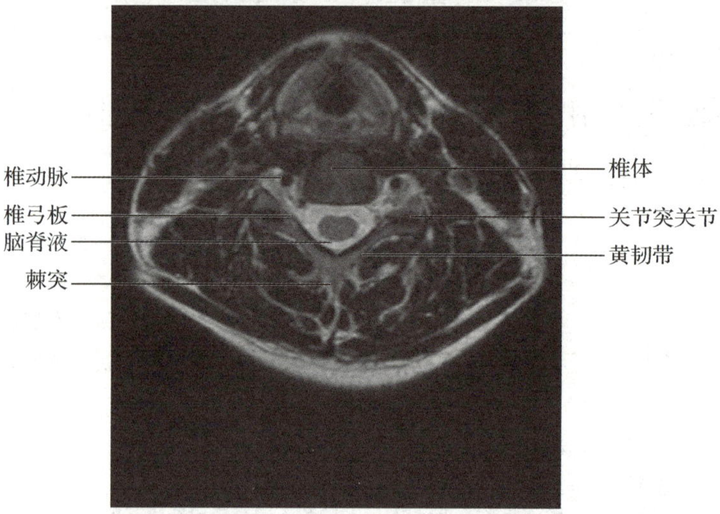

图 5-2-43　经颈椎椎体下部横断层面 MRI T_2WI

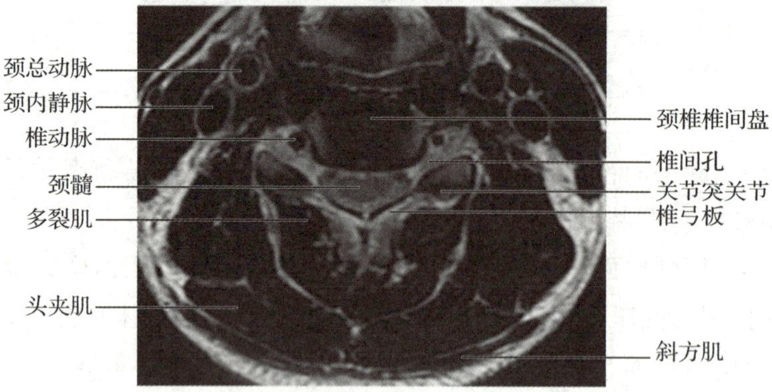

图 5-2-44　经颈椎椎间盘横断层面 MRI T_2WI

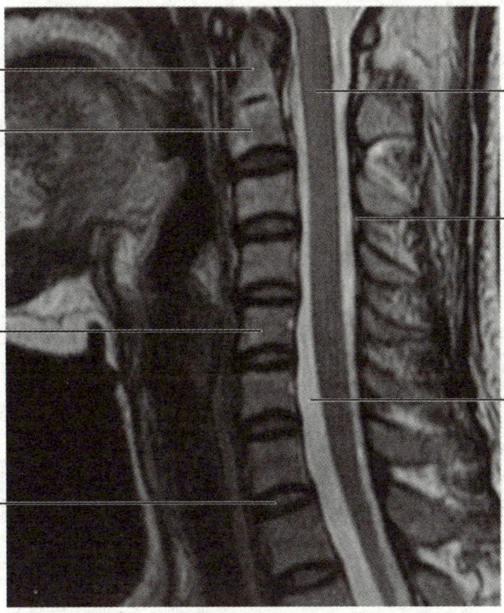

图 5-2-45　经颈椎正中矢状层面 MRI T_2WI

2）经颈椎旁矢状层面：椎体自上而下，由小变大。椎间孔呈椭圆形或卵圆形，其余空隙由大量脂肪组织所填充，呈高信号。椎体前方有头长肌、颈长肌，关节突后方由前向后有横突棘肌、头半棘肌和夹肌、菱形肌和斜方肌等（图 5-2-46）。

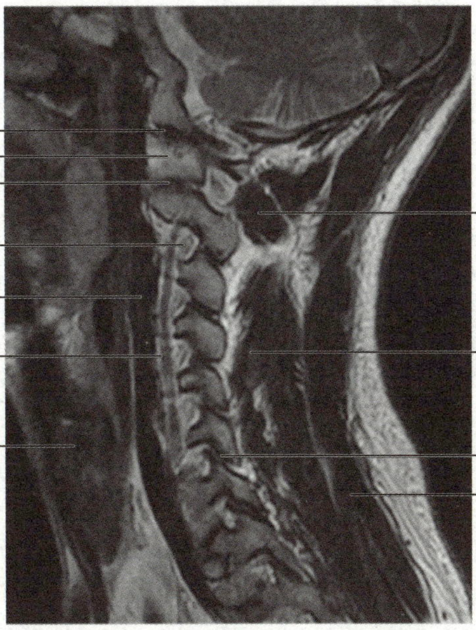

图 5-2-46　经颈椎旁矢状断层面 MRI T_2WI

（3）颈椎 MRI 冠状层面：经颈椎齿状突冠状层面，可显示寰枢椎对应关系。枢椎齿状突居中，与两侧块间距应相等，当两侧间隙差值>3mm 时，可考虑疾病所致。椎动脉位于椎体两侧的横突孔内，呈纵向走行（图 5-2-47）。

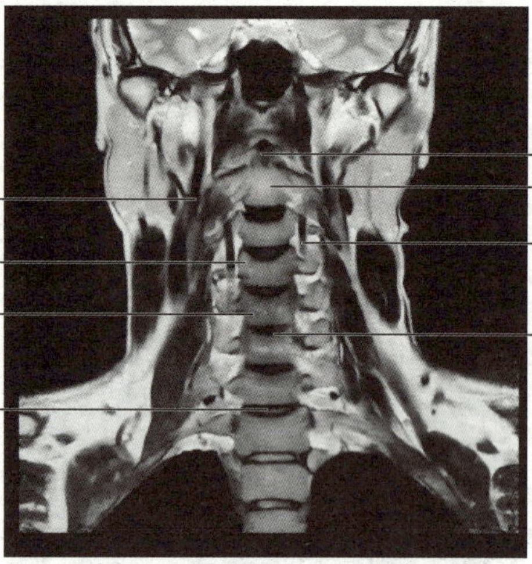

图 5-2-47　颈椎冠状层面 MRI T_2WI

2. 胸椎 MRI

（1）胸椎 MRI 横断层面

1）经胸椎椎弓根横断层面：椎孔呈类圆形，矢状径为 14～15mm，若小于 14mm 应考虑椎管狭窄。胸髓横断层面呈扁圆形，胸髓周围蛛网膜下隙呈脑脊液信号。椎旁肌位于棘突和横突后方，浅层有斜方肌和背阔肌，以及位于斜方肌深面的菱形肌和肩胛提肌；中层为上、下后锯肌；深层为竖脊肌和横突棘肌（图 5-2-48）。

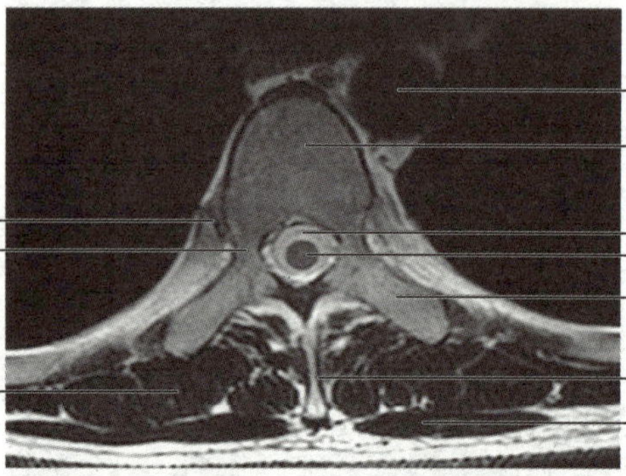

图 5-2-48　经胸椎椎弓根横断层面 MRI T_2WI

2）经胸椎椎体下部横断层面：椎孔前界低信号线为椎体后缘骨皮质和后纵韧带，后界为椎弓板、关节突关节和黄韧带；两侧断开处为椎间孔。关节突关节面呈前后排列，上关节突位于前，下关节突位于后。胸神经根通过椎间孔出入椎管。椎管内结构和脊柱周围肌与椎弓根层面基本相同（图 5-2-49）。

3）经胸椎椎间盘横断层面：主要显示椎间盘及椎间孔下部情况，椎管结构与经胸椎椎间孔横断层面类似。T_1WI 上椎间盘呈低信号，T_2WI 上椎间盘中心为高信号髓核，周围低信号环为纤维环。其余结构基本同经胸椎椎弓根和胸椎椎体下部的层面均相似（图 5-2-50）。

（2）胸椎 MRI 矢状层面

1）经胸椎正中矢状层面：胸曲向后凸。胸椎椎体近似长方形，自上而下逐渐增大，椎体后缘可有较粗的高信号椎基静脉丛。胸段椎间盘较颈、腰段椎间盘薄，自上而下厚度逐渐增加。前、后纵韧带位于椎体和椎间盘的前、后方，呈低信号。硬脊膜囊与后纵韧带紧贴（图 5-2-51）。

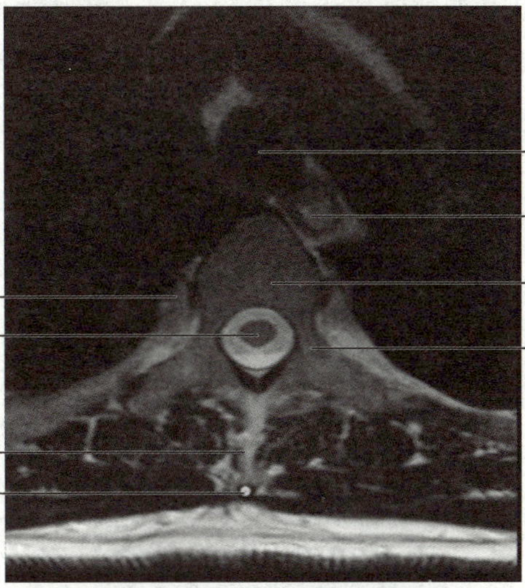

图 5-2-49　经胸椎椎体下部横断层面 MRI T_2WI

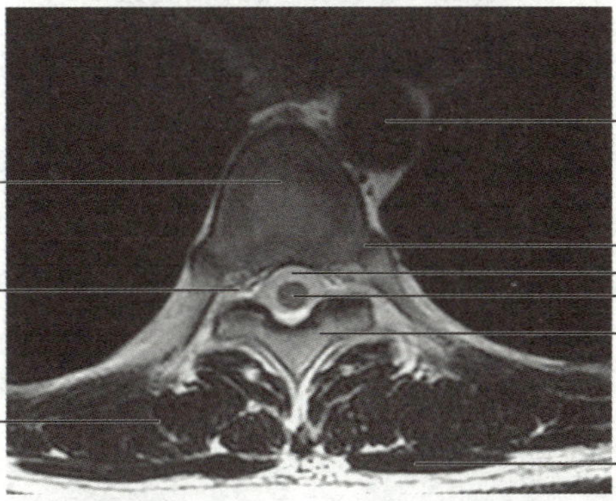

图 5-2-50　经胸椎椎间盘横断层面 MRI T_2WI

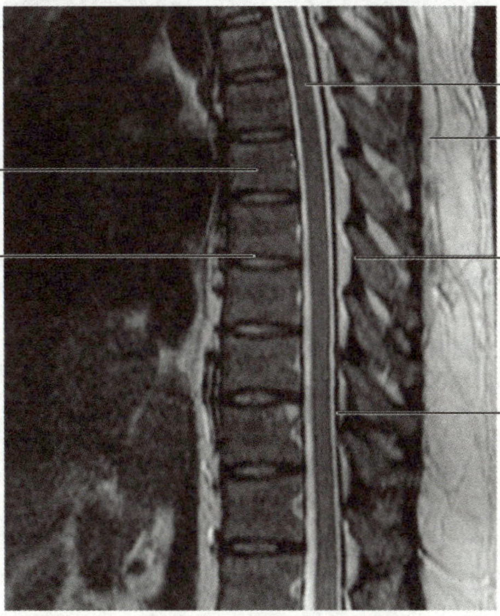

图 5-2-51　经胸椎正中矢状层面 MRI T_2WI

2）经胸椎旁矢状层面：椎间孔呈卵圆形，胸神经及动、静脉于椎间孔进出椎管。位于上、下关节突关节后面的椎旁肌，由浅至深依次为斜方肌或背阔肌、竖脊肌、横突棘肌（图 5-2-52）。

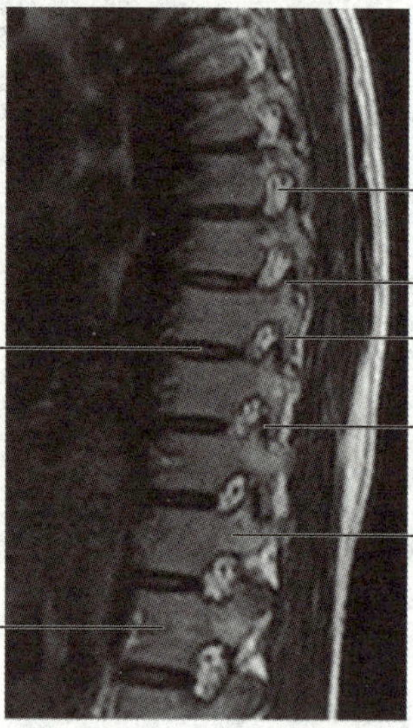

图 5-2-52　经胸椎旁矢状层面 MRI T_2WI

（3）胸椎 MRI 冠状层面：经胸椎椎体冠状层面，可显示完整胸段脊柱。上部正中位置可显示颈胸段脊髓；下部正中位置常可显示硬膜囊及下段脊髓或马尾神经。该层面经过椎间孔周围，可显示胸神经斜向外下方走行（图 5-2-53）。

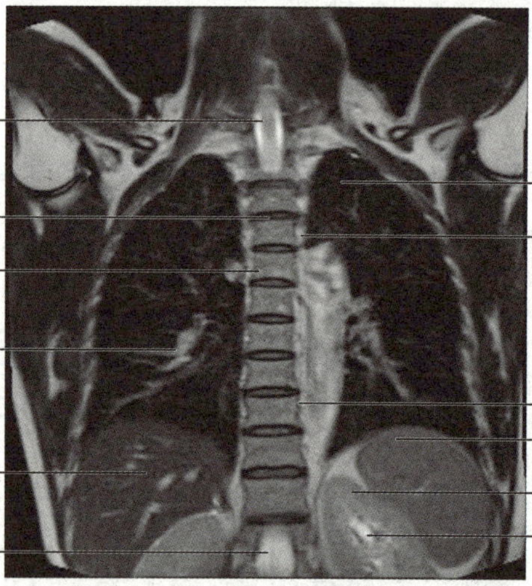

图 5-2-53　胸椎冠状层面 MRI T_2WI

3. 腰椎 MRI

（1）腰椎 MRI 横断层面

微课：腰椎 MRI 扫描序列

1）经腰椎椎弓根横断层面：硬膜外脂肪组织较丰富，分布在硬脊膜囊的前方和前外侧及侧隐窝内。腰椎横突前内方和外后侧分别有腰大肌和腰方肌。棘突之间有低信号的棘间韧带，其尖部有低信号的棘上韧带（图 5-2-54）。

2）经腰椎椎体下部横断层面：椎间孔有神经根及动、静脉出入。腰神经根自上而下逐渐增粗，这可能与较低部位椎体或椎间盘病变更易出现神经根卡压有一定关系。椎管内、外结构及周围软组织与经椎弓根的断层基本相似（图 5-2-55）。

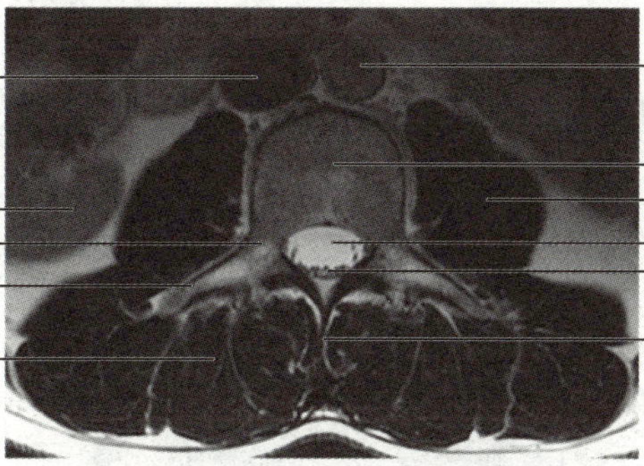

图 5-2-54　经腰椎椎弓根横断层面 MRI T_2WI

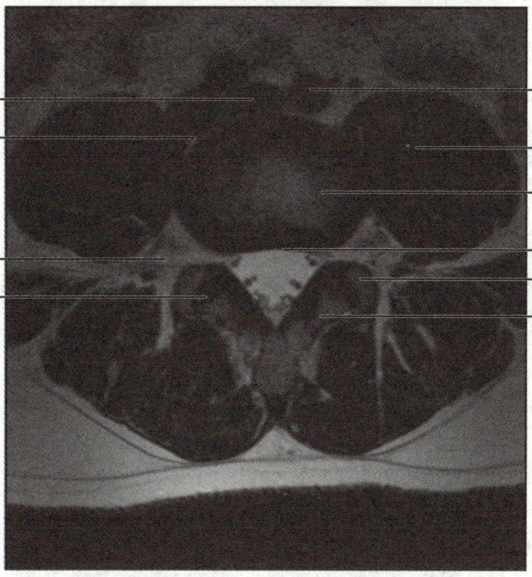

图 5-2-55　经腰椎椎体下部横断层面 MRI T_2WI

3）经腰椎椎间盘横断层面：椎间盘髓核位于中央偏后，纤维环环绕四周。黄韧带位于椎板内侧，呈“V”形低信号。椎管内结构和椎旁软组织与经腰椎椎弓根断层相似（图 5-2-56）。

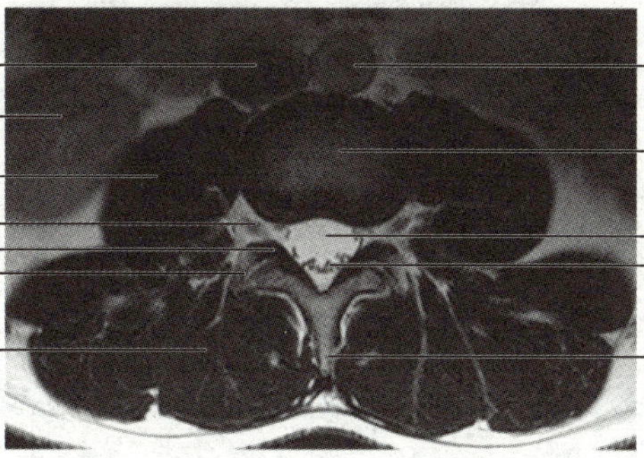

图 5-2-56　经腰椎椎间盘横断层面 MRI T_2WI

（2）腰椎 MRI 矢状层面

1）经腰椎正中矢状层面：腰椎椎体呈长方形，前后分别有前、后纵韧带附着。在椎体前、后缘，有高信号椎基静脉丛分布。椎间盘自上而下逐渐增厚，且前部较后部厚。成人脊髓圆锥在约平第 1 腰椎水平，自此以下至第 2~3 骶椎，有马尾和终丝靠后分布（图 5-2-57）。

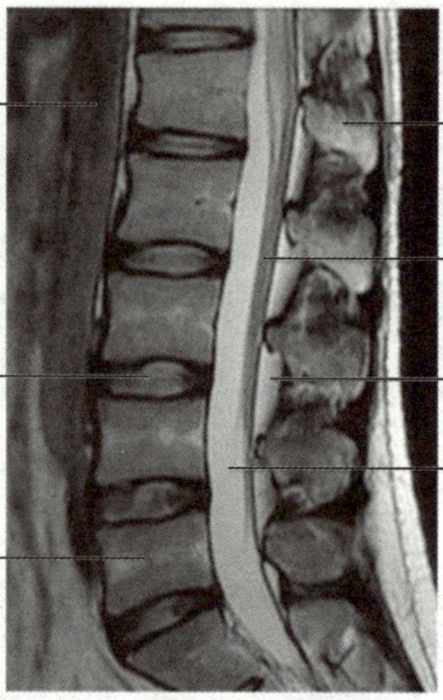

图 5-2-57　经腰椎正中矢状层面 MRI T_2WI

2）经腰椎旁矢状层面：椎体可呈楔形或方形等。椎间孔呈卵圆形，腰神经根从其上部通过。上、下关节突之间较为狭小的部分称为椎弓峡部。椎弓峡部骨质缺损不连续，称为椎弓峡部裂，缺损处常为低信号的纤维组织连接，多发生在第 4、第 5 腰椎，以第 5 腰椎最多。关节突关节后方的椎旁肌主要为横突棘肌和竖脊肌（图 5-2-58）。

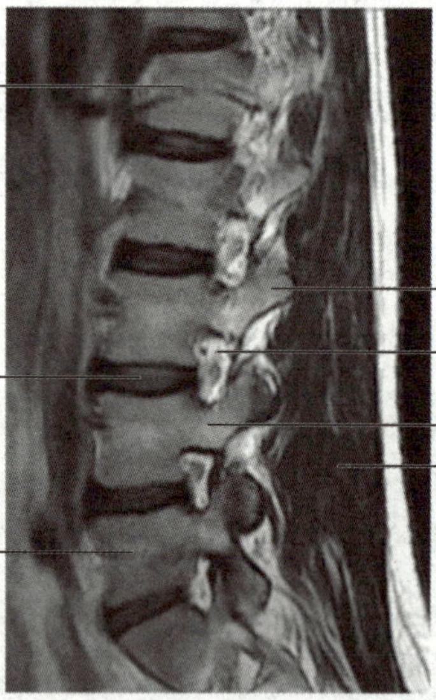

图 5-2-58　经腰椎旁矢状层面 MRI T_2WI

（3）腰椎 MRI 冠状层面：经腰椎椎体冠状层面，腰椎前凸，呈长方形上下排列。腰椎间盘最厚，且自上而下逐渐增厚，髓核位于中间。腰大肌起自第 12 胸椎至第 4 腰椎椎体，呈梭状走行于腰椎体两侧，向下可与髂肌组成髂腰肌而终止于股骨小转子。膈脚起自第 2~3 腰椎前面和第 1 腰椎横突，冠状位并行于上部腰椎两侧（图 5-2-59）。

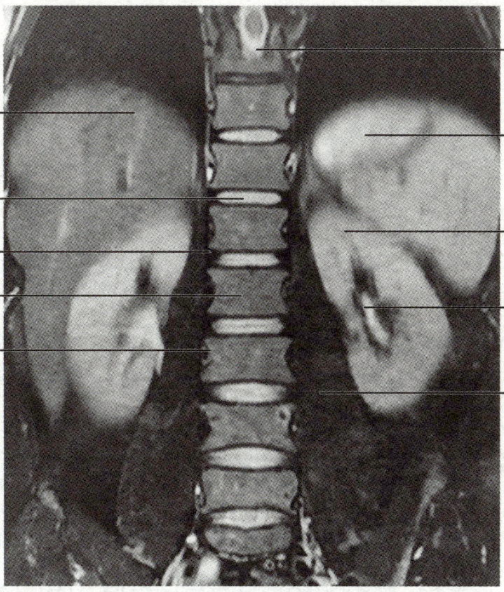

图 5-2-59 腰椎冠状层面 MRI T_2WI

4. 骶尾椎 MRI

（1）经第 1 骶椎椎体横断层面：骶管内有终丝、马尾和脑脊液。骶神经前、后支分别自骶前、后孔穿出。髂骨翼和骶翼前方有髂肌和腰大肌，两肌之间有股神经、腰骶干。腰大肌内侧从外到内，依次有髂外动脉和静脉、输尿管、髂内动脉和静脉。骶正中嵴外侧为竖脊肌，髂骨翼后外侧有臀中肌和臀大肌（图 5-2-60）。

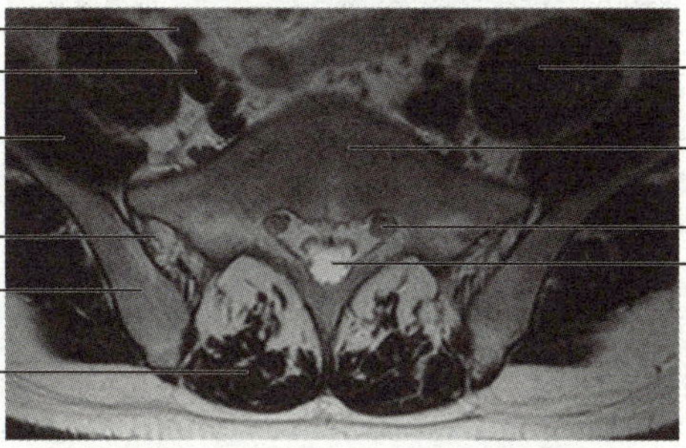

图 5-2-60 经第 1 骶椎椎体横断层面 MRI T_2WI

（2）经第 2 骶椎椎体横断层面：骶髂关节面增大。骶骨周围软组织与经第 1 骶椎的横断层面相似（图 5-2-61）。

（3）经骶尾椎正中矢状层面：骶尾椎曲度后凸，骶管位于骶椎椎体后方，亦呈上宽下窄。硬脊膜囊终于第 2 骶椎水平，并借终丝附着于尾骨。骶管硬膜囊外可见大量脂肪组织填充（图 5-2-62）。

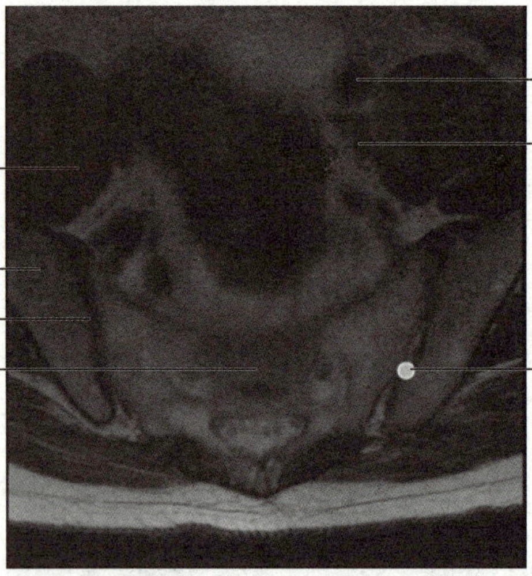

图 5-2-61 经第 2 骶椎椎体横断层面 MRI T_2WI

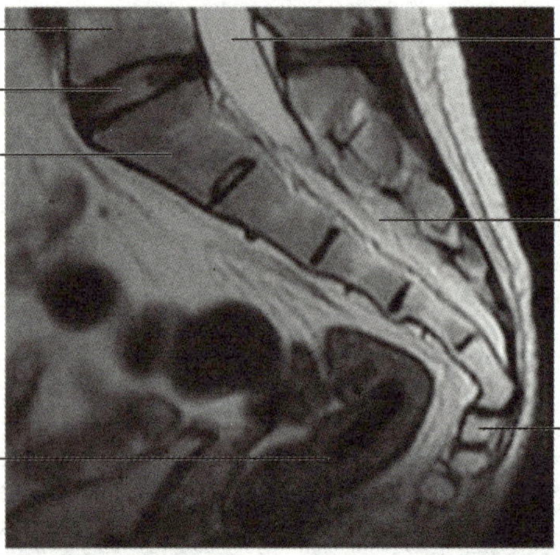

图 5-2-62 经骶尾椎正中矢状层面 MRI T_2WI

▶知识拓展

MRI 的出现标志着医学影像领域的一次重大革命，其无与伦比的成像能力使我们得以深入探查人体内部的微观结构与功能，揭示生命活动的深层奥秘。这项技术如同开启了一扇通往生命微观世界的大门，极大地拓展了医学认知的边界，并持续激发着科学探索的热情。在 MRI 的临床应用中，我们不仅需要精准解读图像所承载的丰富诊断信息，更应高度关注患者在整个检查过程中的主观体验与舒适度。患者的感受是医疗服务质量的核心维度之一，这深刻体现了医学实践的双重属性，即在追求技术进步与科学突破的同时，必须恪守并弘扬人文关怀的精神。通过将先进技术应用与人性化服务相结合，确保患者在获得尖端诊疗的同时，也能感受到尊重、理解与支持，这不仅是提升就医体验的关键，更是传承医学人道主义精神的内在要求。

考试知识点总结

本章小结

协和云课堂…… 拓展练习及参考答案

（崔荣花 黄琳璐）

教学课件

第六章　四　肢

学习目标

素质目标

（1）具有四肢规范影像技术操作的意识和安全意识。

（2）具有良好的影像技师职业素养，增强职业适应能力。

（3）具备良好的职业道德、医患沟通能力和团队协作能力。

知识目标

（1）掌握：四肢长骨、关节的应用解剖；四肢关节的横断层面、冠状层面影像解剖。

（2）熟悉：四肢长管状骨的 X 线解剖。

（3）了解：关节腔的构造。

能力目标

（1）具有绘制四肢长管状骨及关节的横断层面结构图的能力。

（2）具有识别四肢骨关节重要断面正常影像图像的能力。

·核心知识拆解·

第一节　概　述

一、境界与分区

1. 上肢　上肢通过肩部与颈部、胸部相连。上肢与颈部的分界线是锁骨上缘外 1/3 及肩峰至第 7 颈椎棘突的连线。与胸、背部的分界则是通过三角肌前、后缘上端与腋前、后襞下缘中点的连线。上肢可细分为多个部分，包括肩部、臂部、肘部、前臂部和手部。肩部的分区可分为腋区、三角肌区和肩胛区，手部的分区可分为手掌、手背和手指三区，其余各部均分为前、后两区。

2. 下肢　下肢通过髋关节与躯干相连。前方以腹股沟韧带与腹部分界；后方以髂嵴与腰、骶部分界。上端内侧为会阴部。下肢可细分为臀、大腿、膝、小腿、踝和足部等区域。其中，臀部富含肌肉组织；大腿部主要是股骨所处区域；膝部由股骨、胫骨及髌骨共同构成关节；小腿部涵盖胫骨和腓骨；足部由跗骨、跖骨和趾骨构成。除臀部外，其余部分可再行分区。

二、标志性结构及常用基准线

（一）上肢标志性结构

1. 肩峰　为肩胛冈的外侧端，向前外伸展的突起，也是肩部的最高点。在确定肩关节位置和判断上肢上举程度等方面，该结构有重要意义。

2. 喙突　锁骨中外 1/3 交界处的下方，可触及的骨性突起，是肩胛骨最前方骨性结构。

3. 肱骨内、外上髁　分别位于肱骨下端内侧、外侧的骨性隆起，是肘部重要的体表标志。在诊断肘关节疾病和骨折时，该结构可作为定位参考。

微课：肩峰骨解剖影像

4. 尺骨鹰嘴　位于肘后部偏尺侧的骨性突起。与肱骨内、外上髁在伸肘时成一条直线，屈肘时呈等腰三角形，可用于判断肘关节脱位等情况。

5. 桡骨茎突和尺骨茎突　桡骨茎突位于桡骨下端外侧面，为朝向下方的锥形突起。尺骨茎突位于尺骨下端后内侧的一个向下的锥形突起，可在体表触及。

（二）上肢常用基准线

1. 肩三角　正常情况下，肩部的肩峰、肱骨大结节与喙突作为体表标志，它们之间连线形成一个等腰三角形，称为肩三角（shoulder triangle）。当肩关节脱位时，正常比例关系发生改变（图 6-1-1）。

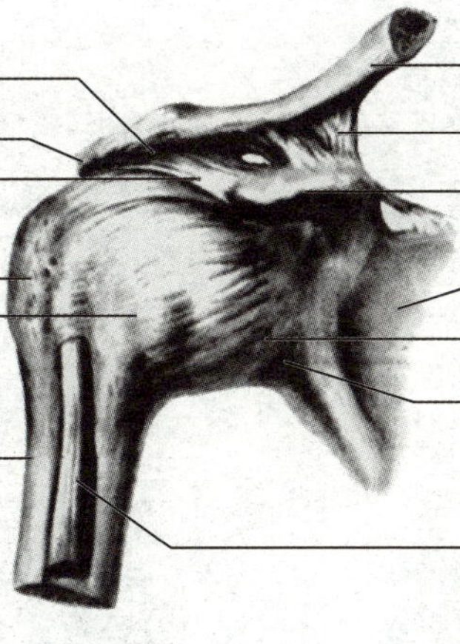

图 6-1-1　肩关节前面观

2. 肘后三角　正常情况下，肘关节屈曲呈直角时，肱骨的内上髁、外上髁与尺骨鹰嘴作为体表标志，它们之间连线形成一个等腰三角形，称为肘后三角（posterior cubital triangle）（图 6-1-2）。当肘关节脱位或肱骨内、外上髁骨折时，正常比例关系发生改变。

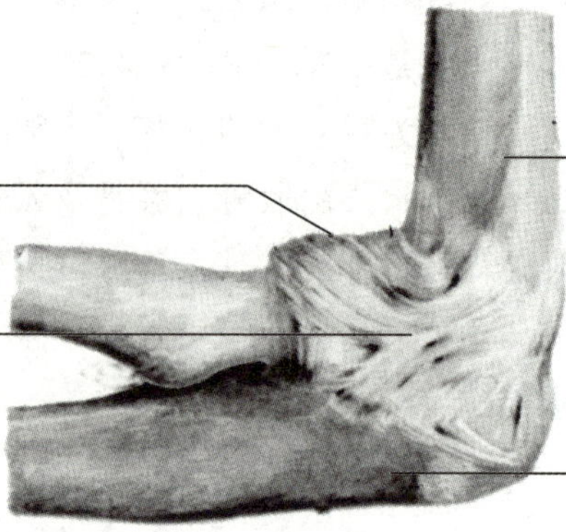

图 6-1-2　肘关节（左侧）外侧面观

（三）下肢标志性结构

股骨大粗隆位于股骨颈与股骨体连接处外上方的骨性隆起。髂结节下方约 10cm 处，可触及股骨粗隆，下肢伸曲运动时容易触摸。

（四）下肢常用基准线

1. 髂耻线　髂前上棘与耻骨联合上缘的连线，称为髂耻线（ilium-pubis line），为髋关节前后位摄影的重要参考线。髂耻线中点垂线外下方 2. 5cm 处为股骨头中心体表投影，是髋关节前后位中心线投射点（图 6-1-3）。

2. Shenton 线　正常骨盆 X 线中，耻骨下缘弧形线与股骨颈内侧弧形线连成的弧度。Shenton 线连续，说明髋关节位置良好。当不连续时，提示关节脱位或者半脱位（图 6-1-3）。

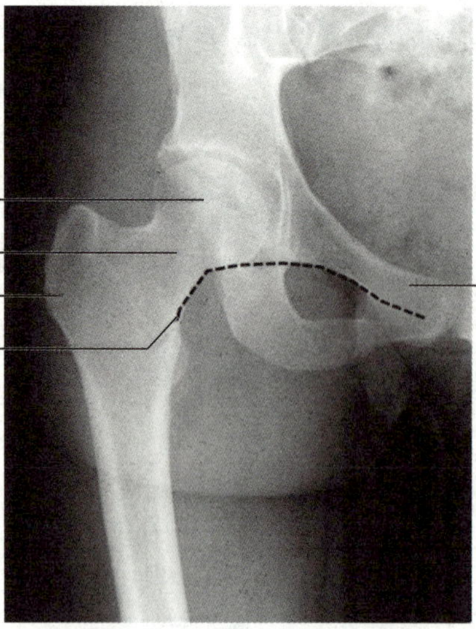

图 6-1-3　右侧髋部 X 线正位

3. 内、外踝线　踝部内踝和外踝的连线，称为内外踝线（medial-lateral malleolus line），为踝关节前后位摄影重要参考线。内外踝线中点上方 1cm 处为踝关节间隙体表投影，是踝关节前后位中心线投射点（图 6-1-4）。

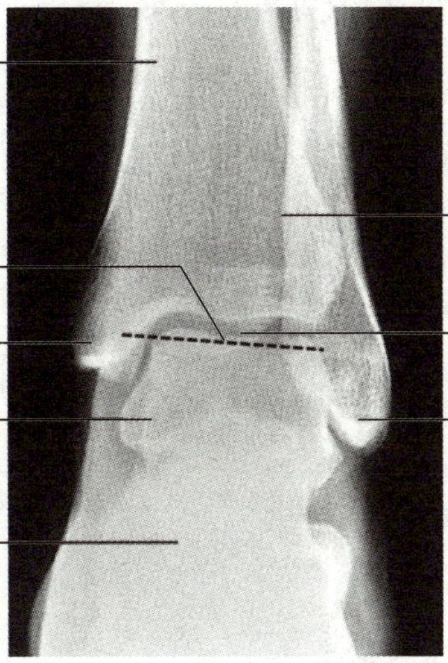

图 6-1-4　左侧踝关节 X 线正位

第二节　上　肢

案例导入

【案例】

患者，男，25 岁，因“右上肢外伤后疼痛、肿胀、活动受限 3 小时”急诊入院。患者 3 小时前在打篮球时不慎摔倒，右手掌着地，当即感右上肢剧烈疼痛，腕关节以上肿胀明显。不能正常屈伸及旋转手臂，无昏迷、呕吐，伤后未做任何处理。

既往体健，无骨折、脱位等外伤史，无慢性疾病史，无药物过敏史。

【问题】

1. 该患者目前的诊断是什么？诊断依据有哪些？

2. X 线与 CT 在诊断上肢骨折方面，各自的优势与局限性是什么？结合本病例说明。

一、应用解剖

上肢骨分为上肢带骨和自由上肢骨，共 64 块。上肢带骨包括锁骨、肩胛骨；自由上肢骨包括肱骨、尺骨、桡骨、腕骨、掌骨及指骨。

1. 锁骨　呈“S”形，架于胸廓前上方，内侧端与胸骨柄相连，外侧端与肩胛骨的肩峰相关连。锁骨是上肢与胸廓之间的连接结构，对上肢的运动和稳定起着重要作用。在影像学检查中，要注意观察锁骨的形态、骨质结构，其常见病变包括骨折等。

2. 肩胛骨　为三角形扁骨，位于胸廓后面，介于第 2~7 肋之间（图 6-2-1）。其外侧角有一关节盂，与肱骨头构成肩关节。肩胛骨周围有众多肌肉附着，参与上肢的运动。在影像学检查上，需关注肩胛骨的整体形态、关节盂的情况及与周围肌肉的关系。

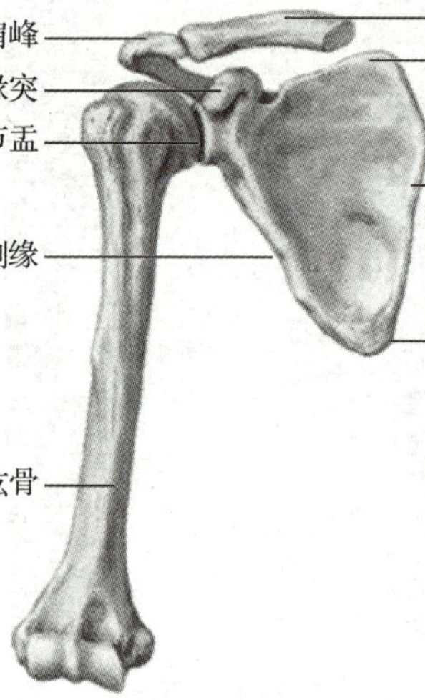

图 6-2-1 肩胛骨（右侧）前面观

3. 肱骨 肱骨是上肢长骨中最粗壮者，具有一体两端的结构特征。上端肱骨头呈半球形，其周围存在环状浅沟，即解剖颈。颈下向外突起的部分为大结节，大结节向下延伸形成大结节嵴；而颈下向前突出的是小结节，小结节向下延伸构成小结节嵴，大、小结节之间的纵沟为结节间沟。在肱骨上端与体部的交界区域稍变细，此为外科颈，该部位是易发生骨折的区域。体部肱骨体中部外侧有骨粗隆，名为三角肌粗隆，是三角肌的附着位点。下端肱骨下端呈前后稍扁的三棱柱形，其外侧的半球状结构是肱骨小头，它与桡骨构成肱桡关节；内侧为肱骨滑车，此结构和尺骨的滑车切迹构成肱尺关节。在肱骨滑车后方有一深窝，称为鹰嘴窝。此外，肱骨滑车和小头各有一突起，即肱骨内、外上髁，为重要的体表标志。

4. 尺骨 尺骨位于前臂内侧，呈现上端粗大、下端细小的特点。上端前部有半月形的滑车切迹，在其切迹后上方的突起为尺骨鹰嘴，可在体表触摸到；切迹前下方的突起是冠突。下端有尺骨头，尺骨头后内侧向下伸出尺骨茎突。

5. 桡骨 位于前臂的外侧，上端细小，下端粗大。上端桡骨头上有关节凹，与肱骨小头构成肱桡关节，其周围环状关节面与尺骨桡切迹构成近侧桡尺关节。桡骨下端内侧面有尺切迹，与尺骨头的环状关节面构成远侧桡尺关节。

6. 腕骨和掌骨（图 6-2-2）

（1）腕骨：共 8 块，排成近、远两列。近侧列包括手舟骨、月骨、三角骨和豌豆骨，远侧列包括大多角骨、小多角骨、头状骨和钩骨。腕骨之间的关节复杂，活动度大，易发生损伤。在影像学检查中，需关注腕骨的排列、形态和关节间隙。

（2）掌骨：共 5 块，由桡侧向尺侧依次为第 1~5 掌骨。掌骨与腕骨和指骨相连，其影像学表现对于诊断手部骨折、脱位等有重要意义。

7. 肩关节 由肱骨头与肩胛骨关节盂构成，是典型的球窝关节，活动度极大。肩关节关节盂浅，周围有盂唇加深关节窝，但稳定性相对较差，依赖周围的肌肉、韧带维持稳定。在影像学检查中，要观察关节间隙、盂唇的形态及肱骨头与关节盂的位置关系，常见的病变有肩关节脱位、肩袖损伤等。

8. 肘关节 为复合关节，由肱骨、尺骨和桡骨构成，包括肱尺关节、肱桡关节和桡尺近侧关节。

肱尺关节由肱骨滑车和尺骨滑车切迹构成；肱桡关节由肱骨小头和桡骨关节凹构成；桡尺近侧关节由桡骨环状关节面和尺骨桡切迹构成。

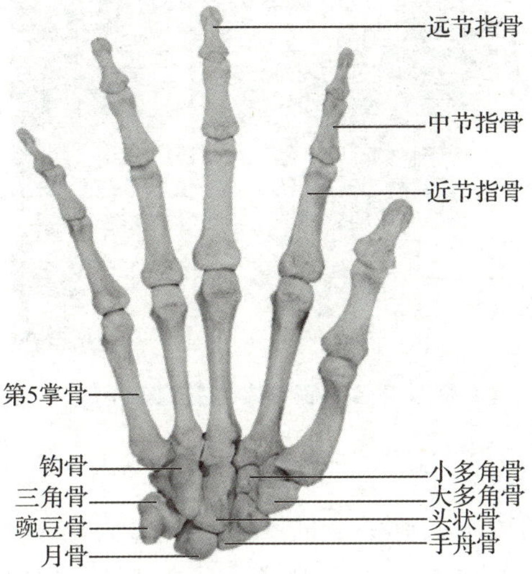

图 6-2-2 腕骨和掌骨（右侧）正面观

9. 腕关节及其腕骨间关节 腕关节又称桡腕关节，它是由手的舟骨、月骨和三角骨的近侧关节面构成关节头，桡骨下端的腕关节面及尺骨下端的关节盘共同构成关节窝而形成的关节。腕骨间关节是相邻腕骨之间形成的微动关节，根据其位置可细分为近侧列腕骨间关节、远侧列腕骨间关节及处于两列腕骨之间的腕中关节。各腕骨之间通过韧带相互连接形成一个整体，并且各关节腔相互连通。

二、 X线解剖

1. 锁骨 锁骨呈横置的一字形，位于胸廓上方且相互重叠。锁骨内侧端呈方形与胸骨柄相对并构成胸锁关节，此关节的两个关节面之间并非完全吻合。锁骨外侧端与肩峰构成肩锁关节，锁骨上缘较为光滑，下缘内侧端附近可见一骨质浅凹，此为肋锁韧带的附着处；在外侧端附近，呈现出高低不平的形态，并存在喙突粗隆，又称锥状结节，是喙锁韧带的附着位置。正常情况下，两锁骨内侧端对称，后前位 X 线片上可测量胸椎棘突至两侧锁骨内侧端的距离，观察两侧的距离是否对称，以判断摄片体位是否端正。

2. 肩胛骨 肩胛骨体部呈倒置的三角形，处于胸廓的后上方（图 6-2-3）。其内侧大部分相对较薄，会与第 2 至第 7 后肋骨重叠，而外侧小部分较厚，显露在胸廓外侧。肩胛骨上角突出于锁骨影上方，平对第 2 后肋；下角平对第 7 后肋，是计数肋骨的标志；外侧角粗大致密，并有椭圆形的关节面，称关节盂，该关节盂与肱骨头相对应，共同构成肩关节。肩胛骨的内、外侧两缘比较容易识别，尤以外侧缘致密。而肩胛骨上缘的影像较淡，难以清晰辨认，不过其外侧端有呈屈指状的喙突致密影。上缘与喙突的下方有斜形的肩胛冈影，其附着处显示为一条横行致密线，此线以上为冈上窝；以下为冈下窝。肩胛冈外侧端转折为肩峰，与锁骨远侧端构成肩锁关节。

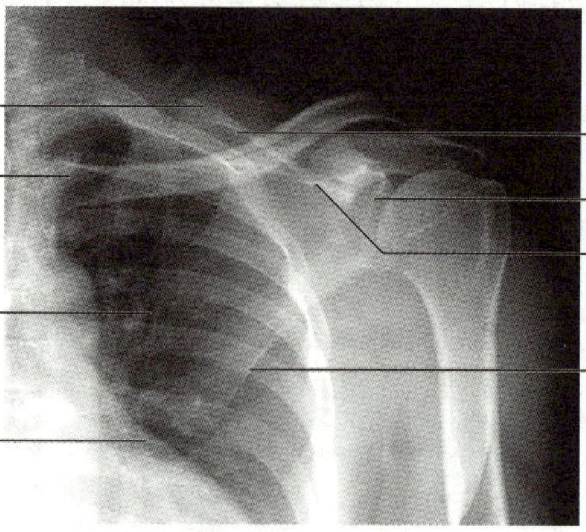

图 6-2-3　肩胛骨（左侧）正位

3. 肱骨

（1）肱骨正位：肱骨头朝向内上，其关节面平滑。肱骨大结节内部骨质稀疏，显示较淡。在大结节内下方，小结节呈轴位投影，通常显示不甚清晰，但其外缘致密，可清晰勾勒出小结节轮廓。大、小结节间存在显示相对透亮的结节间沟。肱骨骨干为管状骨影像，内、外两侧皮质较厚，向上、下骨端延伸时逐渐变薄。骨皮质表面平滑，骨干外缘中部的三角肌粗隆处略有隆起，偶尔可见其下方有浅沟，即桡神经沟。皮质内较透亮区域为骨髓腔，与上、下两端骨松质无明显分界。肱骨下端显著增宽，内、外凸出部分分别为内外上髁，内上髁尤为突出。下端远侧有肱骨小头和肱骨滑车，肱骨滑车上方有半圆形的鹰嘴窝影像，其下界因滑车与尺骨鹰嘴重叠而呈现两条边缘影。

（2）肱骨侧位：肱骨上端膨大，顶部为新月形的肱骨头。大结节影像较淡薄，前界可见致密线。小结节位于大结节前方，向前凸出，同样较淡薄，无明显界限，与大结节前界致密线之间为结节间沟区。肱骨骨干呈典型管状骨影。肱骨下端膨大，中部有圆形致密圈影，为肱骨滑车轴位像，前下缘有时可见较淡的弧形边缘，为肱骨滑车内侧部分未被重叠的下延部分。肱尺关节间隙清晰。滑车影前方可显淡薄的肱骨小头边缘影，与桡骨小头关节面相对应，可据此识别肱骨小头。滑车影上方，骨干前、后皮质向下汇合成致密线，继续下行后与滑车影相接。汇合致密线前后方形成影像较淡的凹陷，前方为冠突窝，后方为鹰嘴窝，鹰嘴窝内常有内上髁影重叠，有时内上髁影部分凸出于下端影后方。

4. 尺骨

（1）尺骨正位：尺骨鹰嘴呈方形，大部与肱骨滑车重叠，呈致密影。冠突位于鹰嘴下方，表现为向上凸起的弧形致密线，该弧线为冠突上关节面，与肱骨滑车下缘相对应构成肱尺关节，其间可见关节间隙。鹰嘴下部与关节间隙重叠，影像较淡。冠突外侧的桡骨切迹呈矢状位，难以完全显示，但其与桡骨小头对应构成桡尺近侧关节，该关节常因两骨重叠而间隙不明显，或仅可见部分不太透明的间隙影。尺骨骨干呈管状骨影，两侧皮质较厚，内侧皮质锐窄且清晰，外侧皮质边缘较模糊，沿其边缘可见较淡的骨间嵴影，需注意不要误诊为骨膜反应，两侧皮质间为骨髓腔。尺骨下端的尺骨茎突影像清晰。尺骨小头与桡骨的尺骨切迹共同构成桡尺远侧关节，有时可见关节间隙。尺骨小头下方与腕骨间距较大，系因其间关节盘在 X 线片上不显影所致（图 6-2-4）。

（2）尺骨侧位：尺骨上方向后凸出的部分为鹰嘴，下方向前凸出的部分为冠突。鹰嘴前缘向下延至冠突上面，并构成后凹的弧形面即滑车切迹，与肱骨滑车对应构成肱尺关锥。冠突与桡骨小头部分重叠。尺骨骨干位于桡骨骨干后方。尺骨下端与桡骨下端重叠，在重叠的阴影内对见下端略为影大的尺骨小头及其后方向下凸出的尺骨茎突影。

5. 桡骨

（1）桡骨正位：桡骨上端有肱桡关节、近侧桡尺关节。桡骨颌下方有一明显向内突起的桡骨粗隆。桡骨下端粗大，其外侧向下突出的尖部为桡骨茎突。远侧的致密边缘为下关节面，参与构成桡腕关节、远侧桡尺关节（图 6-2-4）。

（2）桡骨侧位：桡骨上方有肱桡关节，关节间隙显示明显。小头后部与尺骨冠突重叠，但各自的轮廓尚能辨别。在桡骨颈下方的桡骨粗隆可显示为向前的隆起，也可与骨干重叠而不显示。桡骨下端膨大参与构成桡腕关节。桡骨茎突由下关节面向下延伸，呈三角形，并与腕骨影重叠。

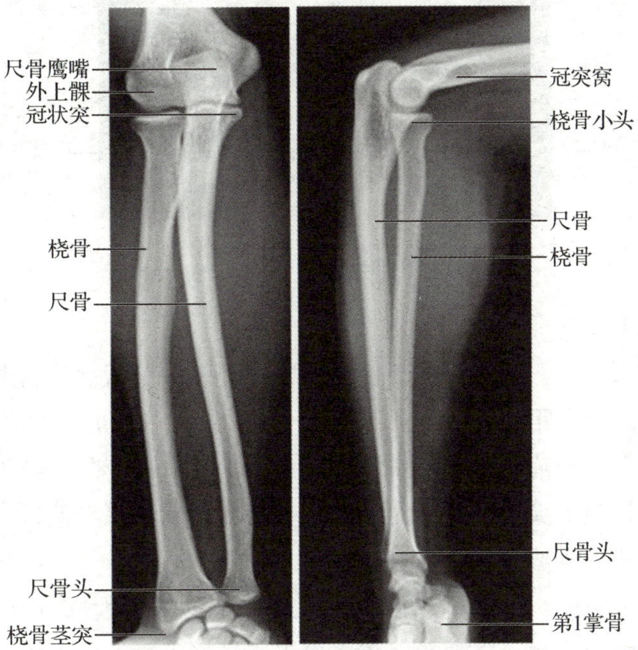

图 6-2-4 尺、桡骨正、侧位

6. 腕骨 腕骨的辨识主要依靠正位片，近侧列由桡侧至尺侧依次为：舟（舟状骨）、月（月骨）、三（三角骨）、豆（豌豆骨）；远侧列由桡侧至尺侧依次为：大（大多角骨）、小（小多角骨）、头状（头状骨）、钩（钩骨）。在侧位片上：月骨托着头状骨，中线连成一条沟（线），小（小多角骨）、豆（豌豆骨）在前，钩（钩骨）、角（三角骨）在后，大（大多角骨）、舟（舟状骨）斜形位于最前面。

7. 掌骨和指骨 通常拍手的正位片（图 6-2-5），有时加拍斜位片。

（1）掌骨：掌骨共 5 块，骨干皮质较厚，内含骨髓腔，两端皮质薄，内为骨松质。每块掌骨近端方形的掌骨底与腕骨构成腕掌关节，远端球形的掌骨头与指骨底构成掌指关节。除第 1 掌骨较独立外，其余 4 块掌骨底依次部分重叠，结构各异。第 1 掌骨远端掌侧常可见籽骨，其他掌骨远端也可出现籽骨。掌骨侧位片相互重叠，难以分辨，可通过投照掌骨斜位片以清晰显示。

（2）指骨：共 14 块，其中拇指 2 节，其他各指各 3 节。正位片上，各指骨的近端较宽而且稀疏，为指骨底。近侧指骨底与掌骨头之间构成掌指关节，呈球窝型。所有指骨之间的关节统称指间关节，均为滑车型。各远侧指骨的末端称为甲粗隆。

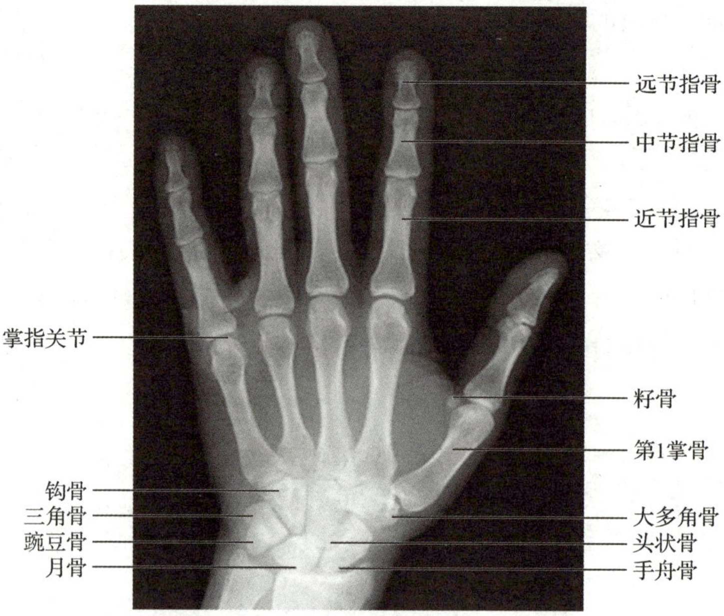

图 6-2-5　手正位

微课：肩关节 X 线解剖

8. 肩关节　由肱骨头和肩胛骨关节盂构成。

正位片上，关节盂前缘偏内，后缘偏外，呈纵向卵圆环。关节盂后缘与肱骨头内缘重叠，呈纺锤形阴影。肩关节的关节间隙最大距离一般为 4~6mm。在肱骨内收位时，肱骨头影的下界一般不低于关节盂影的下界，肱骨头上方至肩峰间的正常距离为 6mm×16mm。在上肢外展 90°的肩关节正位片上，沿肩胛骨外侧缘、肱骨颈下缘和肱骨干内缘应为光滑面自然的弧形曲线，此曲线称肩肱曲线。如发生肩关节脱位，同侧肩肱曲线被破坏而呈锐角。

肩胛骨体部呈倒置的三角形，位于胸廓后上方，其较薄的内侧大部分与第 2~7 后肋骨重叠，较厚的外侧小部分显露于胸廓的外侧。肩胛骨上角突出于锁骨影上方，平对第 2 后肋；下角平对第 7 后肋，是计数肋骨的标志。肩胛骨外侧角粗大致密，具有椭圆形关节面即关节盂，与肱骨头相对构成肩关节。肩胛骨内外侧缘较易识别，外侧缘尤为致密。上缘影像较淡，难以辨认，其外侧端有屈指状的喙突致密影。上缘与喙突下方有斜形肩胛冈影，其附着处呈横行致密线，线上为冈上窝；线下为冈下窝。肩胛冈外侧端转折为肩峰，与锁骨远端构成肩锁关节（图 6-2-6）。

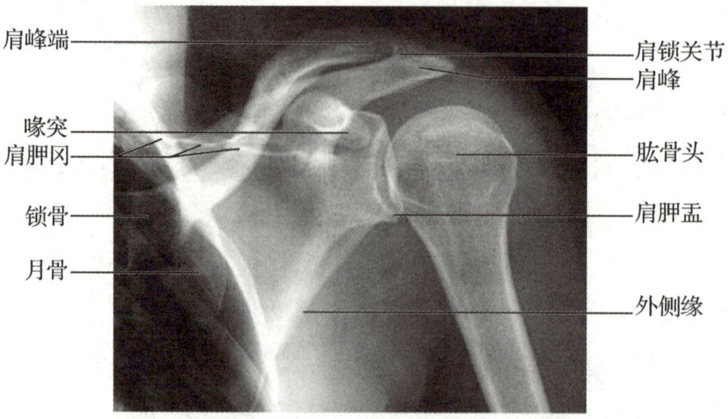

图 6-2-6　肩关节（左侧）正位

9. 肘关节

（1）肘关节正位：肱尺关节与肱桡关节的关节间隙相连，呈水平位，宽约 3mm。桡尺近侧关节的关节间隙较窄（图 6-2-7）。

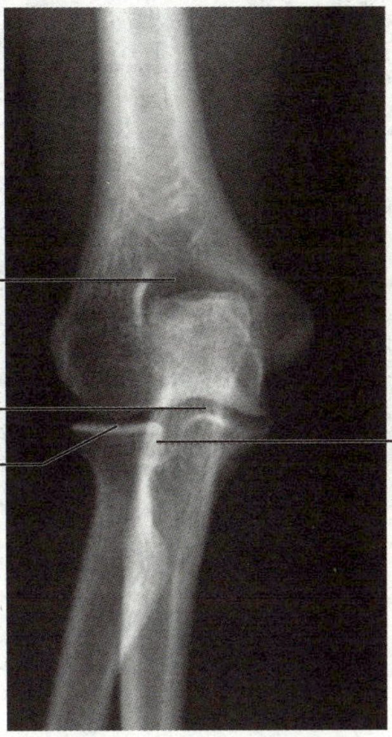

图 6-2-7 肘关节正位

（2）肘关节侧位：肱尺关节的关节间隙显示明显。桡骨头与尺骨冠突部分重叠，桡尺近侧关节的间隙不能显示。肱桡关节的关节间隙，常因尺骨冠突影的重叠而显示不清（图 6-2-8）。

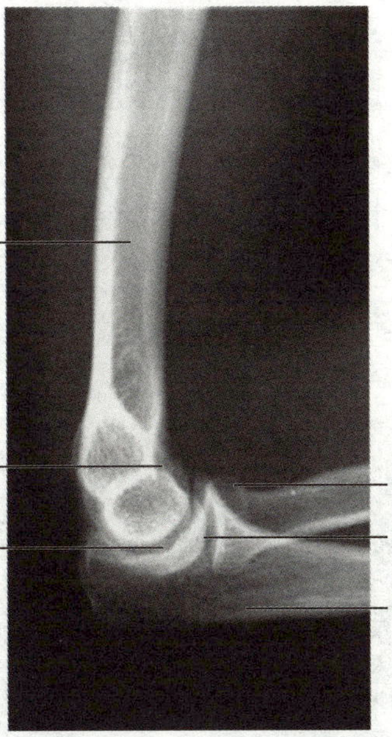

图 6-2-8 肘关节侧位

10. 腕关节

（1）腕关节正位：与掌骨底对应的 4 块腕骨构成远侧列，自外向内依次为大多角骨、小多角骨、头状骨和钩骨。在正位片上大多角骨结节常呈致密影，但可能因骨质稀疏而不显影。小多角骨较小，呈方形，位于舟骨与第 2 掌骨底之间，外侧常与大多角骨重叠。头状骨为最大，呈长方形，近端圆形头部嵌入舟骨和月骨围成的窝内，远侧面与第 3 掌骨底相接，外缘与舟骨、小多角骨对应；内缘邻近钩骨。钩骨呈三角形，尖端楔入头状骨与三角骨之间，底边与第 4、第 5 掌骨底相连（图 6-2-9）。

微课：腕关节 X 线解剖

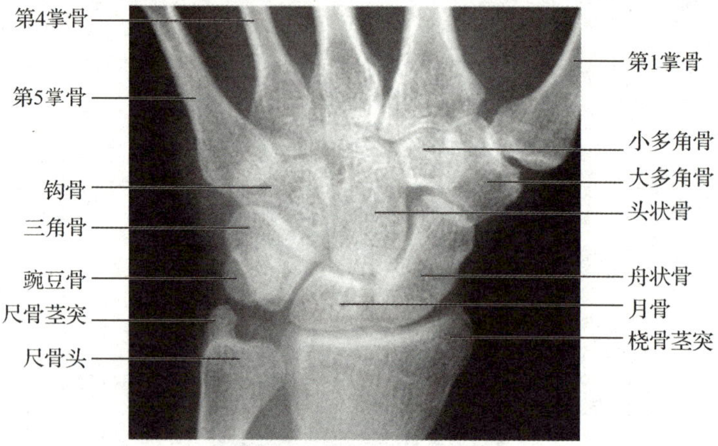

图 6-2-9　腕关节正位

近侧列 4 块腕骨自外向内依次为舟骨、月骨、三角骨和豌豆骨。豌豆骨与三角骨前后重叠，舟骨和月骨与桡骨下关节面构成关节。三角骨位于尺骨小头远侧，二者间因关节盘相隔，在 X 线片上间距较大。两列腕骨形状各异，排列不整齐。舟骨位于近侧列腕骨外侧，呈不规则长方形，外侧端突起的致密圈影为舟骨结节，其内侧一小部分与头状骨影重叠。三角骨位于腕部内缘，呈三角形，大部被豌豆骨重叠掩盖。豌豆骨呈圆形，骨质较稀疏，与三角骨重叠后显影较致密。大多角骨位于舟骨与第 1 掌骨底之间，外形不规则，向远侧突出部分伸至第 1、第 2 掌骨底之间。

（2）腕关节侧位：各腕骨相互重叠，辨识难度较大。在所有腕骨中，月骨最靠近桡骨下关节面，呈半月形，凹面朝远侧，与舟骨和三角骨均有重叠，但边界易于识别。其远端为体积最大、呈长方形的头状骨。头状骨近端头部与月骨嵌合，远端与掌骨底对应。在腕骨群掌侧缘，可见两个向前的骨突影，近侧为舟骨结节，远侧为大多角骨结节。舟骨结节背侧有圆形豌豆骨与之重叠。舟骨后部与头状骨和月骨重叠。头状骨头部和月骨后半阴影内，有三角骨影重叠，三角骨呈略圆的三角形。小多角骨体积小，常与头状骨远侧半重叠，呈致密长方形影。钩骨体与头状骨、小多角骨重叠，轮廓显示不清晰（图 6-2-10）。

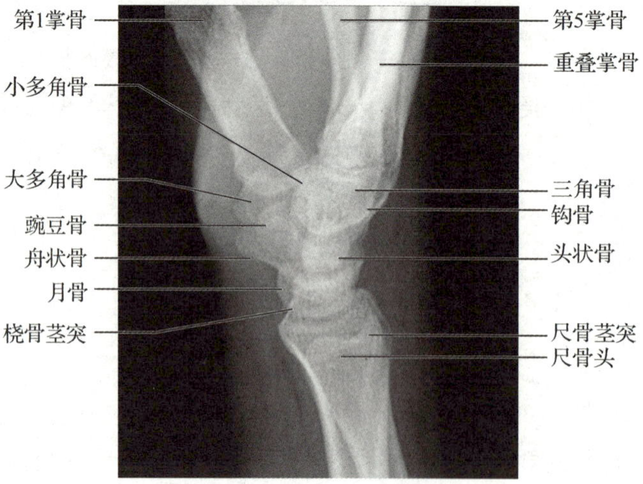

图 6-2-10　腕关节侧位

三、影像断层解剖

X 线平片检查是四肢骨与关节疾病的首选方法，可将 CT 和 MRI 作为补充检查手段，以明确复杂区域的解剖和细微的结构变化。但在显示关节结构方面，CT 和 X 线平片不及 MRI。

临床上四肢 MRI 检查通常使用 T_1WI 和脂肪抑制质子密度加权像（PdWI）序列作为疾病诊断的常规扫描序列。将肌组织作为等信号，在常规 T_1WI 上比肌组织富含水分的结构呈低信号，T_2WI 上呈高信号。反之，比肌组织缺少水分的结构在常规 T_1WI 上呈高信号，T_2WI 上呈低信号。

骨皮质因氢质子稀少，MRI 各序列均为无信号。骨髓、皮下脂肪、肌间结缔组织内的脂肪组织在 T_1WI 和 T_2WI 均呈高信号，而在脂肪抑制 T_2WI 上则呈低信号（图 6-2-11）。

骨性关节表面的关节软骨在常规 T_1WI、T_2WI 及 PdWI 上，呈中等或略高信号，表面光滑。关节周围的纤维软骨（关节盘、关节唇）、肌腱、韧带、关节囊等中氢质子的含量较低，常规序列中则均呈低信号（图 6-2-11）。

关节滑液及流速较慢的静脉血类似于水的信号，在 T_1WI 呈低信号、T_2WI 上呈高信号；快速流动的动脉血在 T_1WI 及 T_2WI 均呈无信号（图 6-2-11）。

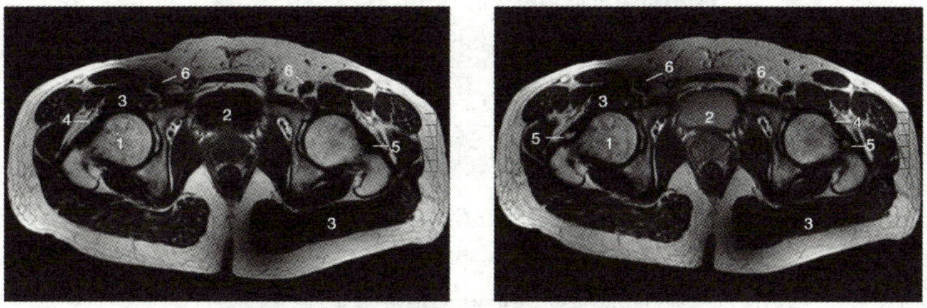

（a）　　（b）

图 6-2-11　经股骨头层面 MRI 横断层面

（a）T_1WI；（b）T_2WI

1. 股骨头，2. 膀胱，3. 臀大肌，4. 筋膜扩张肌，5. 股骨颈，6. 腹直肌

（一）横断层面

1. 肩关节 CT 横断层面

（1）经关节盂上份横断层面：主要显示喙突、关节盂上缘、肩胛骨和肱骨头上部、肩关节周围肌等。肱骨头与肩胛骨关节盂构成肩关节，关节间隙呈月牙形。三角肌呈“C”形环绕肩关节。肩胛骨呈横置“Y”形，居肩关节后内侧。肩胛冈前外侧为冈上肌，后方为冈下肌。肩胛下肌和前锯肌依次列于肩胛骨前方（图 6-2-12）。

（2）经关节盂中份横断层面：主要显示肩胛骨体部、肱骨大结节、肱骨小结节、结节间沟、肩关节周围肌和腋窝。肱骨头与其后内侧的关节盂构成肩关节，关节间隙呈弧形向前外侧张开。三角肌断面呈“C”形环绕肩关节外侧。腋窝断面近似三角形（图 6-2-13）。

（3）经关节盂下份横断层面：主要显示关节盂下缘和肱骨上段横断面，位于冈下肌下部的小圆肌出现，肩胛下肌和冈下肌下部仍可显示。肱骨呈圆形，肱骨骨皮质在多层螺旋 CT 图像上，呈环形高密度影，髓腔呈低密度影（图 6-2-14）。

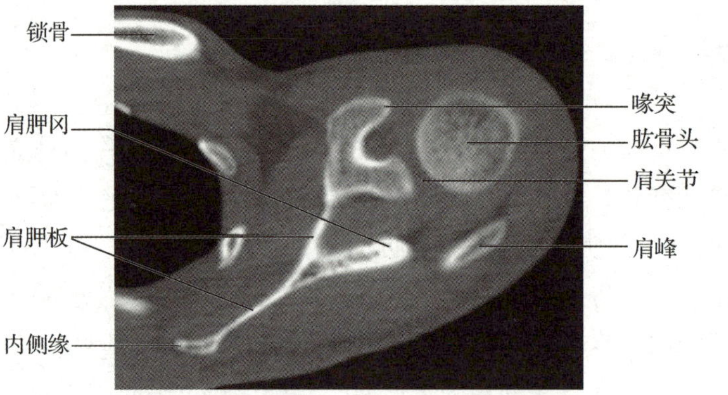

图 6-2-12　经关节盂上份 CT 横断层面

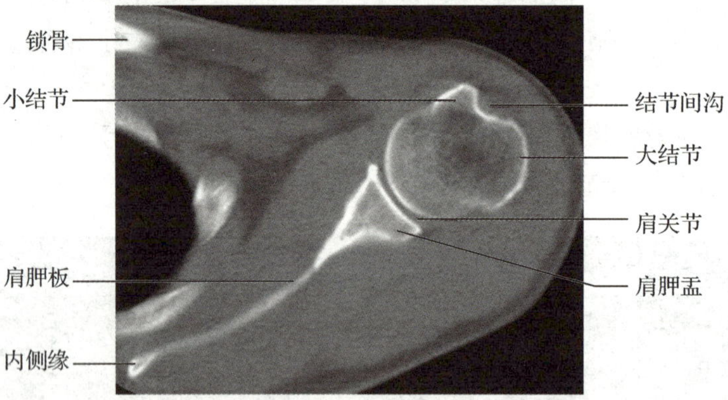

图 6-2-13　经关节盂中份 CT 横断层面

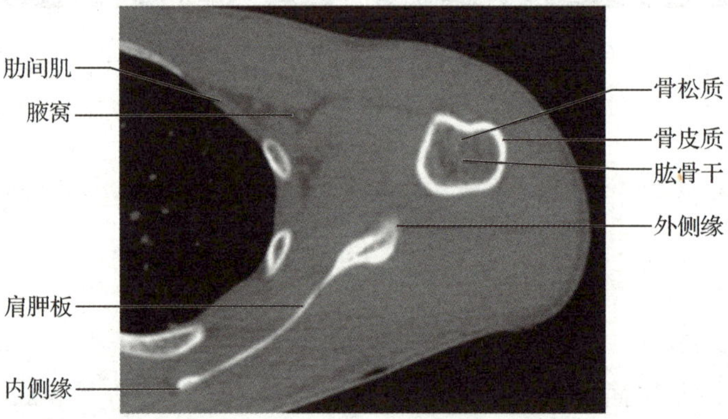

图 6-2-14　经关节盂下份 CT 横断层面

2. 肩关节 MRI 横断层面

微课：肩袖 MRI 解剖

（1）经肩关节盂上份横断层面：主要显示肱骨头、肩胛骨上部及周围的肌肉组织等。肩关节外围包绕三角肌。肩胛骨关节盂与喙突呈“Y”形朝向前外方。喙突突出于关节盂前方。肩胛下肌紧贴肩胛骨，并在喙突下方斜向前方终止于肱骨小结节。冈下肌位于肩胛冈下方，其肌腱终止于肱骨大结节（图 6-2-15）。

（2）经肩关节盂中份横断层面：清晰显示肩关节的组成结构及周围软组织结构。肩关节关节间隙呈浅弧形向前外侧张开。肱骨头前内侧可见局部凹陷呈“V”形的结节间沟，其内有肱二头肌长头腱。冈上肌肌腱、冈下肌腱和小圆肌肌腱依次从上方及后上方附着于肱骨大结节，肩胛下肌肌腱则从前方附着于肱骨小结节。肩胛下肌与冈下肌分别位于肩胛骨前后方，三角肌断面呈“C”形，环绕肩关节前外侧（图 6-2-16）。

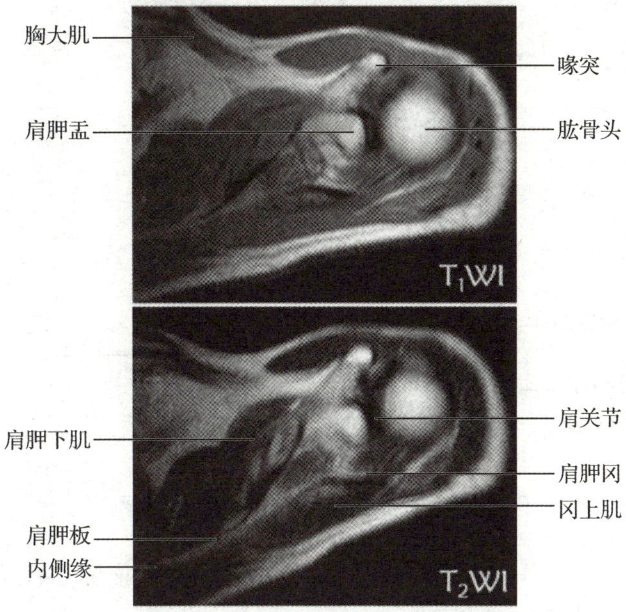

图 6-2-15　经肩关节盂上份 MRI 横断层面

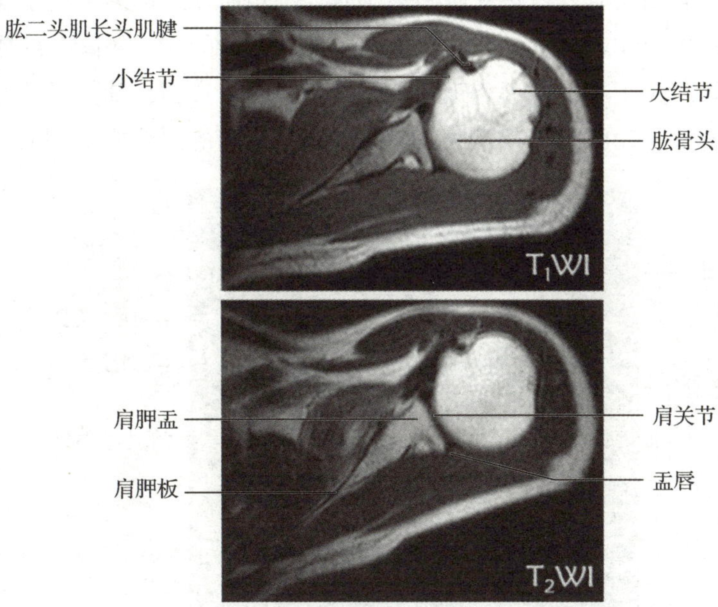

图 6-2-16　经肩关节盂中份 MRI 横断层面

（3）经肩关节盂下份横断层面：肱骨头及关节盂较经肩关节盂中份横断层面积减小。结节间沟内有肱二头肌长头腱。肩胛骨前方有肩胛下肌，后方则有冈下肌与小圆肌。三角肌仍呈“C”形包绕于肩关节的前、后及外侧。肩关节与内侧的胸壁之间的腋窝呈高信号脂肪组织，其前壁是胸大肌和胸小肌；后壁为肩胛下肌；内侧壁为前锯肌和胸壁；外侧壁为肱骨、喙肱肌和肱二头肌短头。腋窝内有臂丛神经及其分支、腋淋巴结和腋血管等（图 6-2-17）。

微课：肱二头肌长头腱解剖与影像

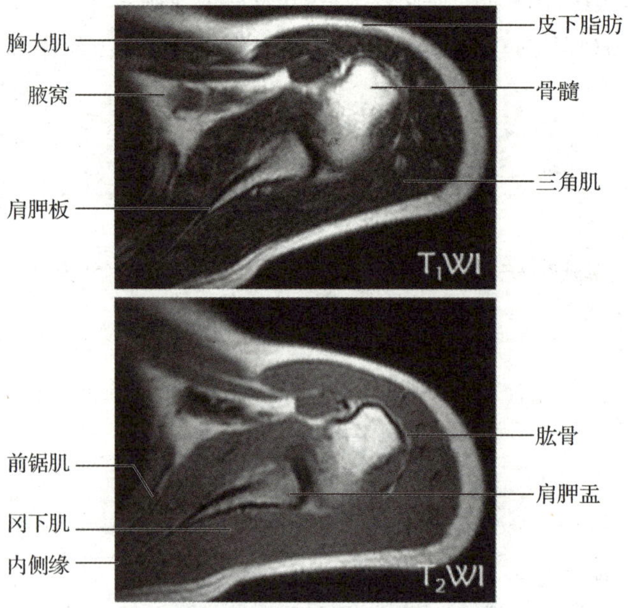

图 6-2-17　经肩关节盂下份 MRI 横断层面

3. 上臂 MRI 横断层面　上臂 MRI 在临床中使用相对较少，以横断层面为主，冠状层面和矢状层面的应用为辅。在此仅选取横断层面加以论述。

（1）经上臂上份横断层面：主要显示肱骨及上臂诸肌群的结构分布情况。肱骨位居图像中央区域，其前方从外向内依次为肱二头肌长、短头肌和喙肱肌。三角肌自肩部向下止于肱骨外侧三角肌粗隆。肱三头肌为上臂后群的伸肌，起端有 3 个头，长头起自肩胛骨的盂下粗隆；外侧头和内侧头起自肱骨的背面，共同向下汇合后止于尺骨鹰嘴。正中神经、肱动脉、贵要静脉及尺神经走行于喙肱肌内后方深部间隙内。桡神经与肱深动脉则走行于肱三头肌与肱骨之间的间隙内（图 6-2-18）。

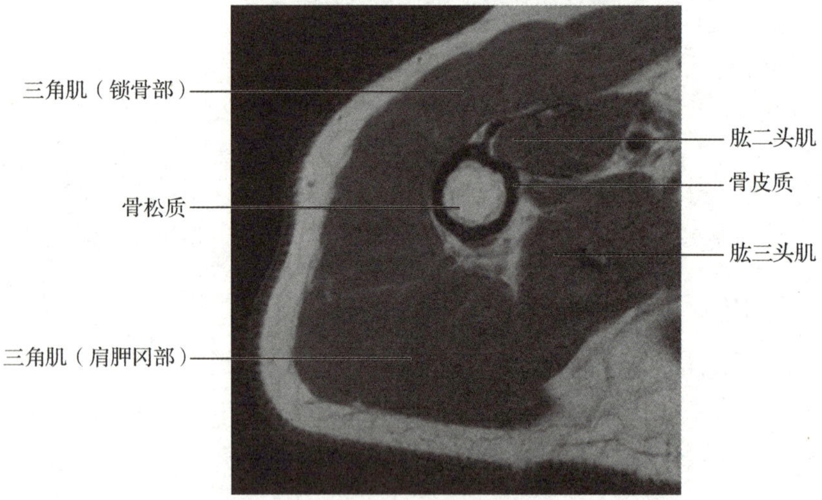

图 6-2-18　经上臂上份 MRI 横断层面

（2）经上臂下份横断层：肱骨位居图像中央偏后，其前方浅层为肱二头肌长、短头肌汇合后的肱二头肌肌腹。深层为起自肱骨中部前缘的肱肌，其止于尺骨粗隆和冠突。肱桡肌起自肱骨外上髁上方，行走于上臂外侧缘浅层，终止于桡骨茎突。肱三头肌位于上臂后群、3 个头汇合后止于尺骨鹰嘴。正中神经、肱动脉、贵要静脉及尺神经等走行于肱二头肌、肱肌与肱三头肌之间内侧间隙内（图 6-2-19）。

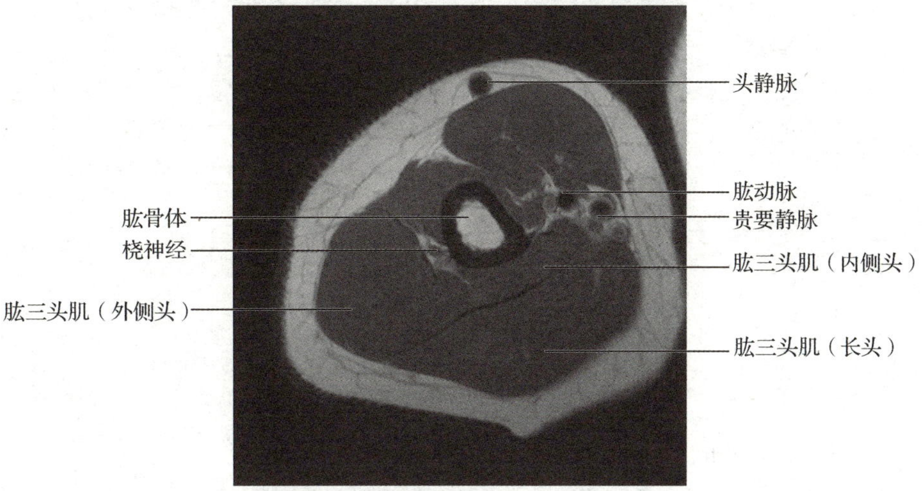

图 6-2-19　经上臂下份 MRI 横断层面

4. 肘关节 CT 横断层

（1）经肱骨内、外上髁横断层：显示肱骨下端呈类似四方形，两侧较宽大部分为内、外上髁。肱骨前缘稍平直，后缘可见浅弧形凹陷的肱骨滑车后关节面，与尺骨鹰嘴构成肱尺关节。肱骨前方主要为肱肌，而桡侧腕长伸肌、肱桡肌与肱二头肌位于肱肌浅面。肱骨后方为肱三头肌（图 6-2-20）。

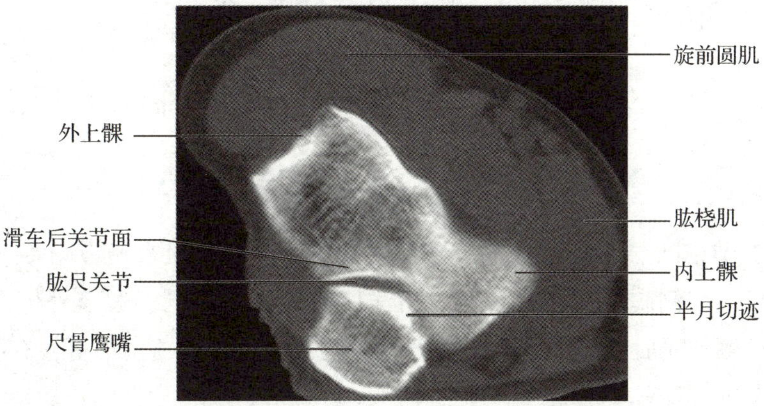

图 6-2-20　经肱骨内、外上髁 CT 横断层面

（2）经近侧桡尺关节横断层面：桡尺近侧关节的前方有肱肌，内侧有旋前圆肌，外侧有肱桡肌和桡侧腕长、短伸肌。肱肌与桡侧腕长、短伸肌之间有旋后肌。桡尺关节的后方主要为肘肌。尺骨的内侧由前向后，依次为指浅屈肌、尺侧腕屈肌和指深屈肌（图 6-2-21）。

5. 肘关节 MRI 横断层面

（1）经肱骨内、外上髁横断层面：肱骨远端呈扁平状，其内、外侧端的隆起分别为内、外上髁。肱骨内上髁的后面有尺神经沟，沟内有尺神经。肱骨后缘骨性凹陷为鹰嘴窝，与后方的尺骨鹰嘴构成肱尺关节。肱三头肌肌腱附着于鹰嘴的后面。肱肌位于肱骨前方，前方则有肱二头肌肌腱走行。肱骨前内侧有旋前圆肌，前外侧有前后排列的肱桡肌和桡侧腕长、短伸肌，肱动脉、肱静脉和正中神经等。桡神经位于肱桡肌与肱肌之间，头静脉和肘正中静脉、贵要静脉分别位于断层前外侧和前内侧的

微课：肘关节 MRI 解剖

浅筋膜内（图 6-2-22）。

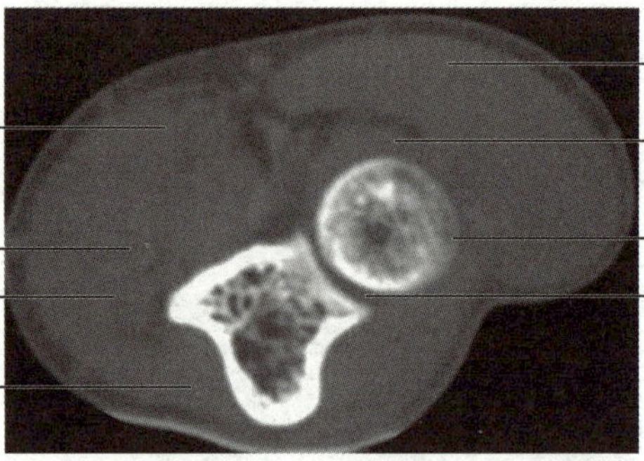

图 6-2-21　经近侧桡尺关节 CT 横断层面

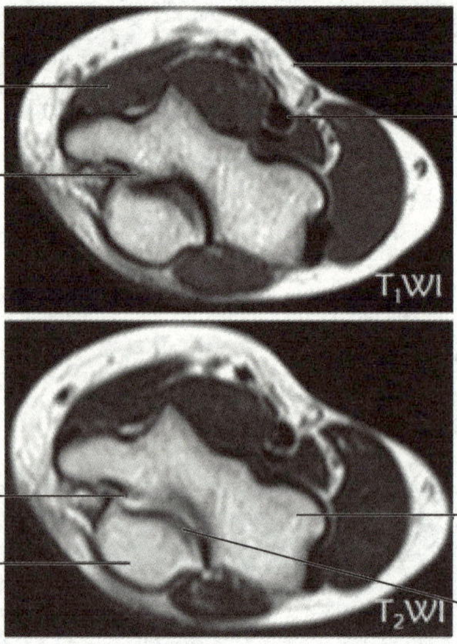

图 6-2-22　经肱骨内、外上髁 MRI 横断层面

（2）经近侧桡尺关节横断层面：桡骨头呈圆形，其周围有桡骨环状韧带环绕。关节的前方有肱肌，内前方有旋前圆肌、桡侧腕屈肌、掌长肌、指浅屈肌等前后排列。关节外侧有肱桡肌和桡侧腕长、短伸肌，内侧有尺侧腕屈肌、指伸屈肌，后方有肘肌。肘窝内的结构丰富，有肱二头肌腱、肱动脉、肱静脉和正中神经等（图 6-2-23）。

6. 前臂 MRI 横断层面

（1）经前臂上份横断层面：层面中心桡骨、尺骨呈上下排列。尺骨位于内后方，桡骨位于中央区域（图 6-2-24）。尺骨外前方，桡骨前方、外侧和后方均被旋后肌环绕。前臂的屈肌群位于尺桡骨的内侧部，而伸肌群则位于尺桡骨的外侧部。前臂肌群内侧部由前向后分为浅、中、深层，由尺侧向桡侧的顺序依次为浅层的掌长肌、桡侧腕屈肌和旋前圆肌；中层位于旋前圆肌的后方，有指浅层肌和肱肌；深层有尺侧腕屈肌和指深屈肌。肱桡肌位于前臂外侧部前方最浅层，其后方为前臂伸肌群，自前向后依次为桡侧腕长伸肌、桡侧腕短伸肌、指伸肌、小指伸肌和尺侧腕伸肌等。面肘肌位于层面的最后部，紧邻尺骨后缘。旋后肌的前方、旋前圆肌与肱桡肌之间为肘窝，内有肱二头肌腱、正中神经和肱动、静脉。桡神经深支行于旋后肌与桡侧腕长、短伸肌之间。尺神经则位于指浅屈肌与指深屈肌、尺侧腕屈肌三者之间。

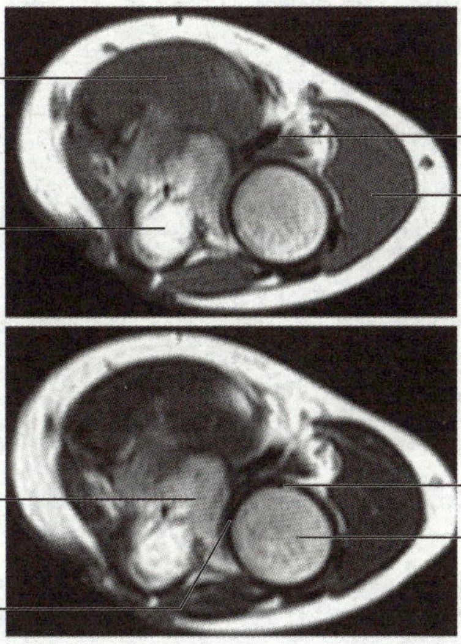

图 6-2-23　经近侧桡尺关节 MRI 横断层面

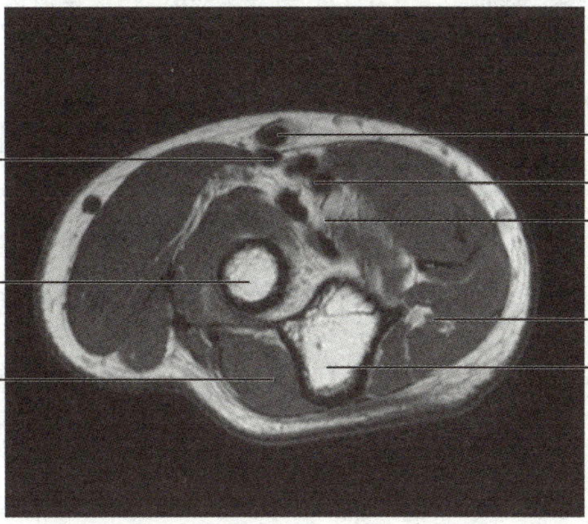

图 6-2-24　经前臂上份 MRI 横断层面

（2）经前臂下份横断层面：经桡、尺骨下份层面显示桡骨逐渐增粗、尺骨则逐渐变细，两者位居前臂偏后部。该层面与前臂上份相比，大多肌群移行为肌腹或肌腱。层面内尺、桡骨前方的肌群由浅入深分为四层：第一层，自桡侧向尺侧依次为肱桡肌肌腱、桡侧腕屈肌腱、掌长肌腱和尺侧腕屈肌；第二层，为指浅屈肌；第三层，桡侧为拇长屈肌腱；第四层，为指深屈肌。而前臂后群肌自桡侧向尺侧依次为拇长展肌腱、拇短伸肌腱、桡侧腕长伸肌腱、桡侧腕短伸肌腱、拇长伸肌腱、指伸肌腱和示指伸肌、小指伸肌腱及尺侧腕伸肌腱等。正中神经位于指浅屈肌与拇长屈肌腱之间；尺动、静脉和尺神经位于尺侧腕屈肌与指浅、深屈肌之间；桡动、静脉位于桡骨的前外侧，桡侧腕屈肌的后外侧（图 6-2-25）。

7. 腕关节 CT 横断层面

（1）经桡、尺远侧关节横断层面：桡骨宽大呈类似矩形，尺骨较小呈圆形位于内侧。除桡、尺骨前面的旋前方肌相对宽大以外，其余肌肉断面明显变小，且多为肌腱或肌腹与肌腱移行部。在该层面掌侧主要为手部屈肌肌腱，在关节背侧及两侧主要为伸肌肌腱（图 6-2-26）。

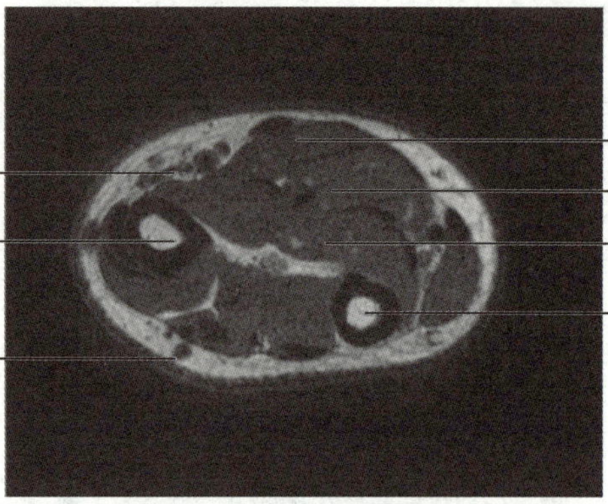

图 6-2-25　经前臂下份 MRI 横断层面

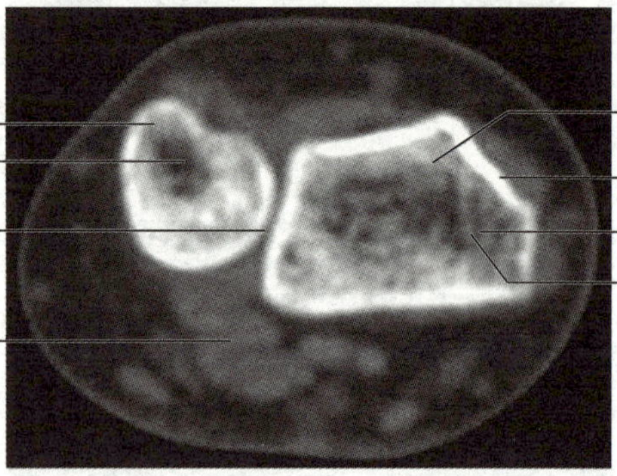

图 6-2-26　经桡、尺远侧关节 CT 横断层面

（2）经近侧列腕骨横断层面：该层面可见手舟骨、月骨和三角骨，相邻腕骨之间形成腕骨间关节。桡动脉与桡静脉走行于拇长展肌腱与桡舟头韧带之间。屈肌支持带与腕骨沟之间为腕管，内有正中神经和 9 条屈指肌腱通过。在腕管与尺侧腕屈肌腱之间可显示尺动脉、尺静脉与尺神经断面（图 6-2-27）。

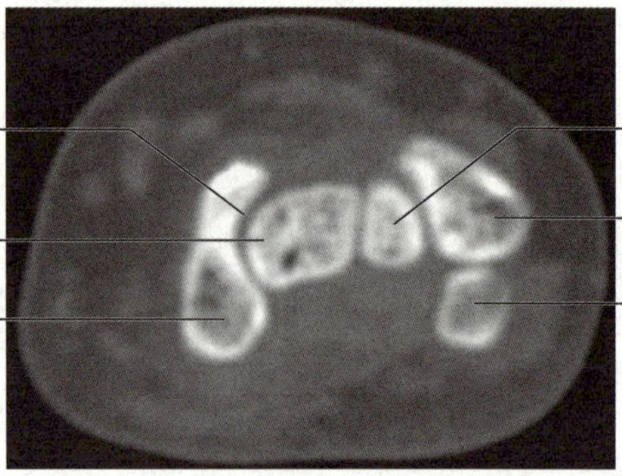

图 6-2-27　经近侧列腕骨 CT 横断层面

（3）经远侧列腕骨横断层面：该层面显示大多角骨、小多角骨、头状骨及钩骨，它们的背面见前臂伸肌腱及拇长展肌腱。腕骨的掌侧，尺桡侧分别出现小鱼际肌、大鱼际肌。中部见腕管，腕管的外侧份有拇长屈肌腱，内侧份有指浅、深屈肌的 8 条肌腱及正中神经（图 6-2-28）。

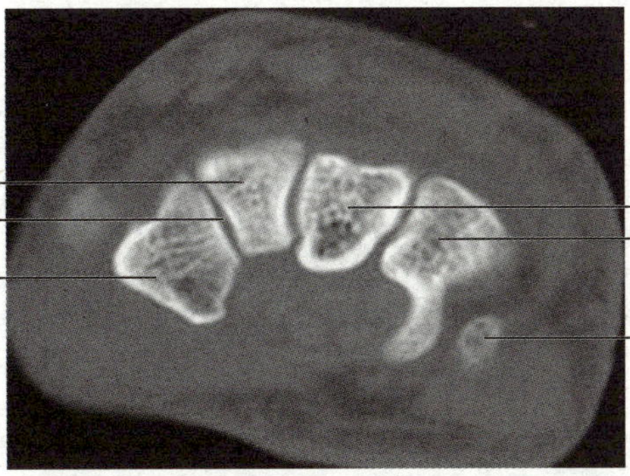

图 6-2-28　经远侧列腕骨 CT 横断层面

（二）冠状层面

冠状层面影像可以更好地显示上肢骨骼的纵向排列和关节的冠状层面结构。例如，在冠状层面 MRI 上可以清晰观察肩关节的盂唇、肱骨头与关节盂的关系，以及上肢长骨的形态和骨髓情况。这对于评估上肢骨骼的畸形、关节的对位对线及软组织损伤的范围等有帮助。

1. 肩关节 CT 冠状层面

（1）经肩关节前份冠状层面：肱骨头居上份，锁骨位于内上部。肱骨头外侧有隆起的肱骨大结节，其内下方为结节间沟，内有肱二头肌长头腱。肱骨外侧有纵行的三角肌。肱骨头内侧有肩胛下肌及其肌腱。在肱骨头下方，由外侧向内侧依次可见三角肌、肱二头肌和喙肱肌。锁骨下与肩胛冈之间有冈上肌走行；肩胛冈下方走行肩胛下肌。喙突、肩胛下肌、喙肱肌和肱二头肌内下方见腋窝（图 6-2-29）。

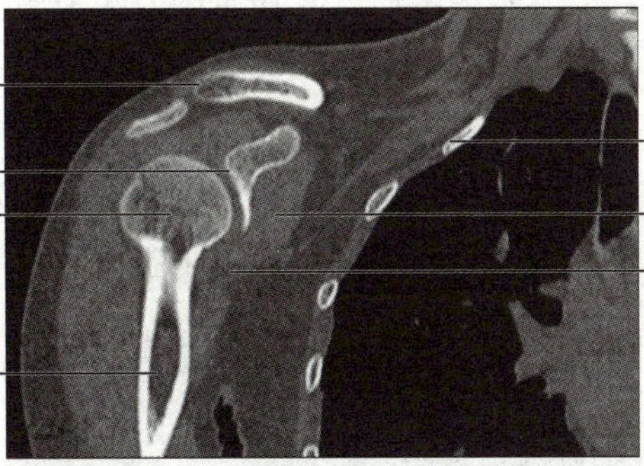

图 6-2-29　经肩关节前份 CT 冠状层面

（2）经肩关节中份冠状层面：肱骨头位于上份中央，与内侧的关节盂相对。肩关节呈新月形。肱骨头向下逐渐移行为肱骨解剖颈与外科颈。肱骨头外侧有肱骨大结节，三角肌仍位于肱骨大结节外侧。肱骨头上方出现了冈上肌，冈上肌的上方可见肩锁关节。肩关节内侧可见肩胛下肌，其下方为背阔肌（图 6-2-30）。

（3）经肩关节后份冠状层面：肱骨头外侧为肱骨大结节。小圆肌越过肩关节后方，附着于肱骨大结节的下部。肱骨大结节外侧见三角肌较厚而大。肱骨头上方可见冈上肌，冈上肌的上方可见肩峰。其他解剖与经肩关节中份冠状层面类似（图 6-2-31）。

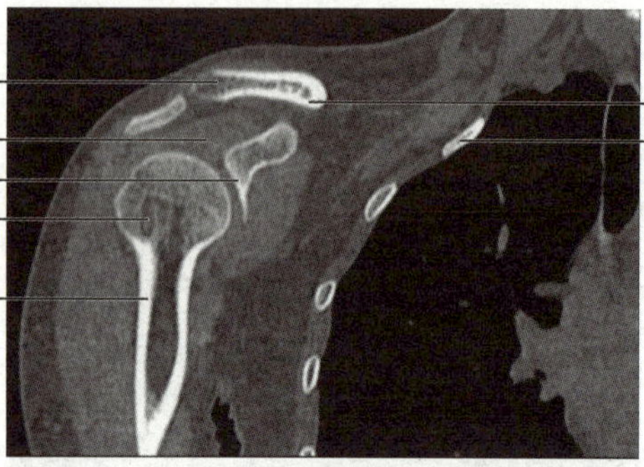

图 6-2-30　经肩关节中份 CT 冠状层面

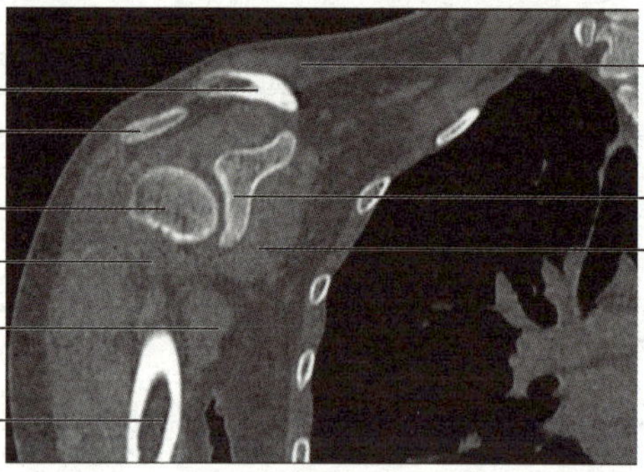

图 6-2-31　经肩关节后份 CT 冠状层面

2. 肩关节 MRI 斜冠状层面

（1）经肩关节前份斜冠状层面：肱骨头居层面中心，在关节盂上、下缘有关节盂唇附着。三角肌于外、上方包绕肱骨头。肩胛骨上方有冈上肌，其肌腱附着于肱骨大结节。在冈上肌及其肌腱与肩锁关节之间有一条状脂肪组织，其外侧端将冈上肌及其肌腱与三角肌分隔开。肩胛骨前方下可见起自肩胛骨前缘斜向前外侧、终止于肱骨小结节的肩胛下肌，肱二头肌、喙肱肌自内上向外下方上臂内侧斜向分布。腋窝位于喙突、肩胛下肌、喙肱肌和肱二头肌内侧，与前锯肌之间的区域内充填有大量脂肪组织。臂丛神经、腋动脉、腋静脉自颈部方向斜向下方走行至腋窝方向（图 6-2-32）。

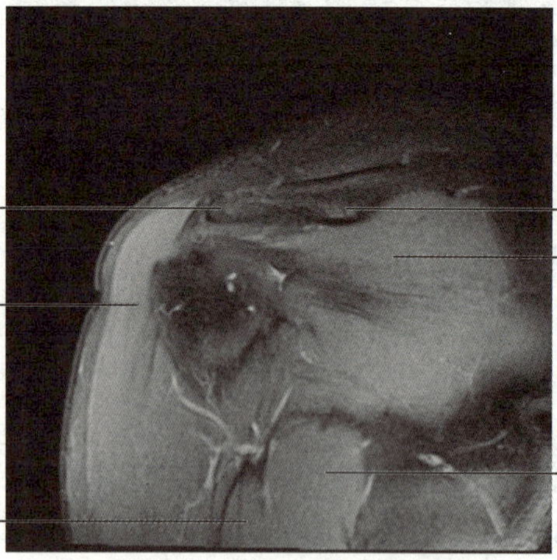

图 6-2-32　经肩关节前份 MRI 斜冠状层面

（2）经肩关节中份冠状层面：经肩胛骨的关节盂、肱骨头中份、锁骨肩峰端、肩峰及肩锁关节等结构。肩关节间隙较经肩关节前份面积增大。斜方肌位于锁骨外侧段及肩峰的上方，其深面（下方）可见高信号的脂肪组织间隙。肩关节周围其他主要肌肉、神经及血管结构与经肩关节前份斜冠状层面相类似（图 6-2-33）。

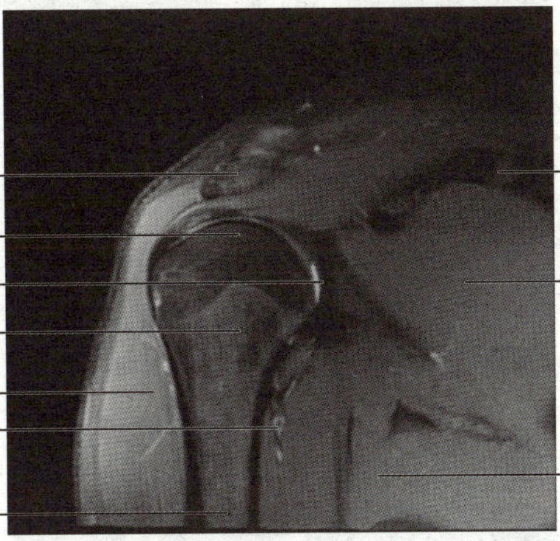

图 6-2-33 经肩关节中份 MRI 冠状层面

（3）经肩关节后份冠状层面：肱骨头及对应关节盂变小。肱骨头上方的冈上肌肌腱向外侧附着于肱骨大结节，肱骨头外侧的肱骨大结节内下方的结节间沟内有肱二头肌长头腱。该层面肩胛下肌消失，其他结构类似于经肩关节中份冠状层面（图 6-2-34）。

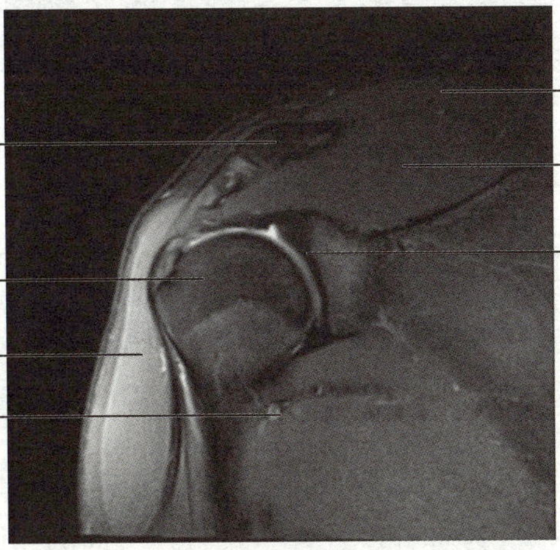

图 6-2-34 经肩关节后份 MRI 冠状层面

3. 肘关节 CT 冠状层面 中央为肘关节，同时显示肱桡关节、肱尺关节和近侧桡尺关节。肱骨滑车上方可见尺骨鹰嘴，其尺侧有肱骨内上髁。尺骨鹰嘴的桡侧、肱骨小头上方的突起为肱骨外上髁。肘关节上方，由桡侧向尺侧依次可见肱肌、肱骨体和肱三头肌等；肘关节下方，由桡侧向尺侧依次可见桡侧腕长伸肌、旋后肌、桡骨、尺骨、指深屈肌和尺侧腕屈肌等（图 6-2-35）。

4. 经肱骨内、外上髁 MRI 冠状层面 肱骨滑车上方可见冠突窝，其尺侧有肱骨内上髁。尺侧副韧带自内上髁向下至尺骨滑车切迹内侧缘，可加固关节稳定性。鹰嘴窝桡侧为肱骨外上髁，桡侧副韧带附着于其外缘，并向下止于桡骨头外周的桡骨环状韧带。肘关节上方由桡侧向尺侧依次可见桡侧腕短伸肌、肱桡肌、肱骨体和肱三头肌等；肘关节下方由桡侧向尺侧依次可见桡侧腕短伸肌、旋后肌、桡骨、尺骨、指深屈肌、尺侧腕屈肌和指浅屈肌等（图 6-2-36）。

微课：肘关节冠状位 MRI 解剖

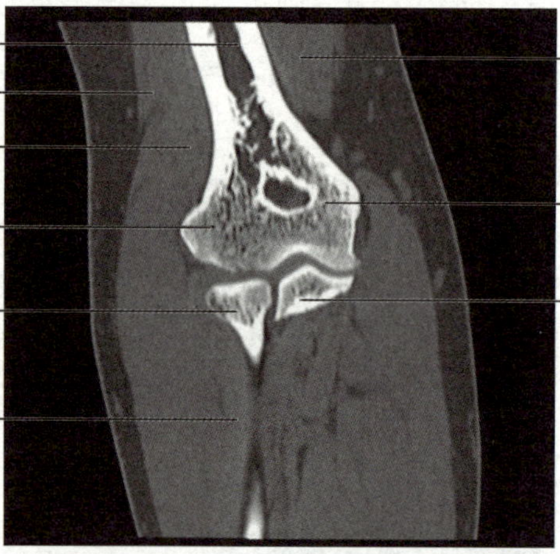

图 6-2-35　肘关节 CT 冠状层面

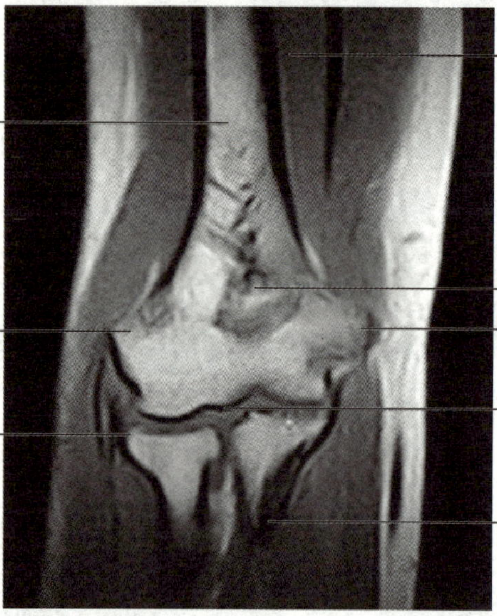

图 6-2-36　经肱骨内、外上髁 MRI 冠状层面

5. 腕关节 CT 冠状层面　在经尺、桡骨茎突的冠状层面中，腕骨、掌骨和指骨由近及远依次排列。从桡侧至尺侧，近侧列腕骨依次为舟骨、月骨、三角骨；远侧列依次为大多角骨、小多角骨、头状骨和钩骨，相邻腕骨间形成腕骨间关节。近侧列的 3 块腕骨与桡骨下端及尺骨头远侧构成桡腕关节，该关节近侧可见桡尺远侧关节；远侧列腕骨与掌骨底构成腕掌关节。掌骨底之间形成掌骨间关节（图 6-2-37）。

6. 经腕骨 MRI 冠状层面　显示近侧列腕骨由桡侧向尺侧依次为手舟骨、月骨和三角骨；远侧列依次为大多角骨、小多角骨、头状骨和钩骨，相邻腕骨之间形成腕骨间关节，且有腕骨间韧带相连。远侧列腕骨与掌骨底构成腕掌关节。近侧列的舟骨、月骨与桡骨下端构成桡腕关节。桡、尺骨近端形成桡尺远侧关节。月骨、三角骨与尺骨远端构成尺腕关节，其间存在有三角纤维软骨，当腕部长期反复背身、旋转或暴力外伤时，常可导致其损伤（图 6-2-38）。

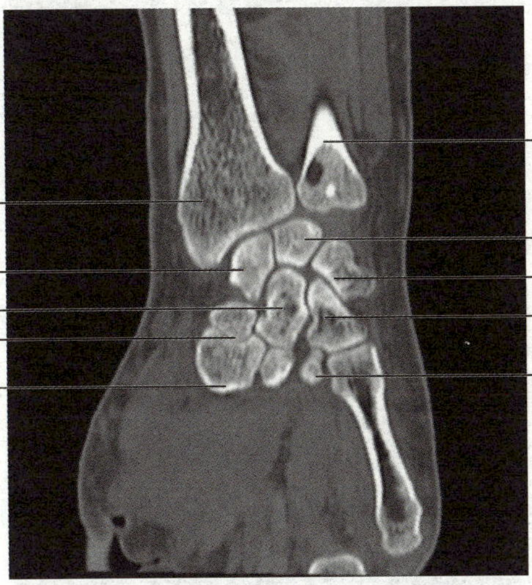

图 6-2-37　腕关节 CT 冠状层面

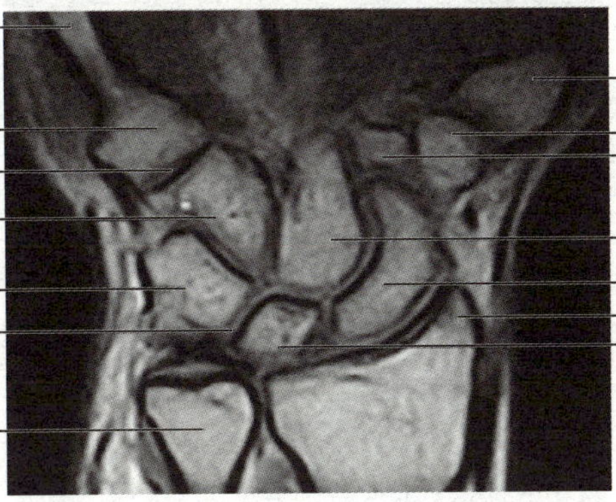

图 6-2-38　经腕骨 MRI 冠状层面

（三）矢状层面

矢状层面图像有助于观察上肢各关节在屈伸状态下的结构，如肘关节的屈伸过程中，肱骨、尺骨和桡骨之间的关系。在 MRI 矢状面上，还可以观察到肌肉、肌腱的走行和连续性，这对于诊断关节活动受限、肌肉和肌腱损伤等有重要意义。

1. 肩关节 MRI 斜矢状层面

（1）经肱骨头内份斜矢状层面：肱骨头位于中心区域。肩峰位于肱骨头后上方斜向走行，肩峰与肱骨头之间有冈上肌及其肌腱。喙突位于肱骨头前上方。在肱骨头后方，冈下肌与小圆肌相邻，上、下排列。肱骨头前、下方有肩胛下肌及其肌腱。在肩胛下肌前方，有肱二头肌短头、喙肱肌、背阔肌、大圆肌等排列。三角肌是位于最浅层的肩关节周围肌肉，前后包绕肱骨头及关节周围深部肌肉等组织（图 6-2-39）。

（2）经肱骨头中份矢状层面：肱骨头及肱骨近端位于中心区域。肩峰大多呈扁平状，前高后低居于肱骨头上方，两者之间有冈上肌及其肌腱。肱骨头前下方有肩胛下肌肌腱斜向上方附着于肱骨小结节，冈上肌肌腱与肩胛下肌肌腱之间有肱二头肌长头腱。肱骨头后下方冈下肌、小圆肌及其肌腱上下排列，并附着于肱骨大结节。肩关节周围其他肌肉等组织同经肱骨头内份矢状层面相似（图 6-2-40）。

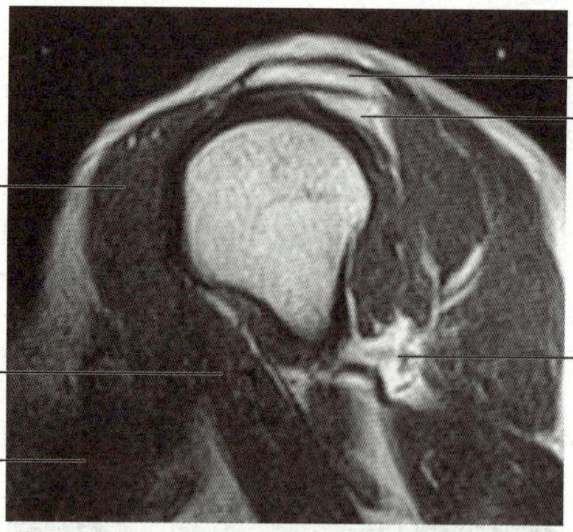

图 6-2-39　经肱骨头内份 MRI 斜矢状层面

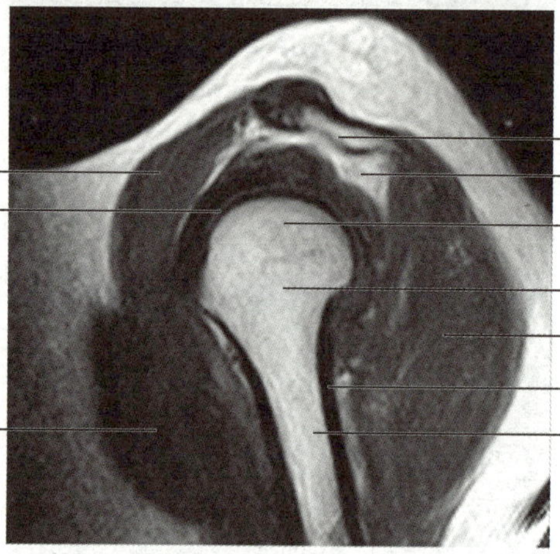

图 6-2-40　经肱骨头中份 MRI 矢状层面

2. 肘关节 CT 矢状层面

（1）经肱桡关节矢状层面：肘关节的前方，浅层为肱桡肌，深层为肱肌和旋前圆肌。在关节后上方，有肱三头肌向下附着于尺骨鹰嘴，在关节前上方，有肱二头肌和肱肌。桡骨后方有旋后肌（图 6-2-41）。

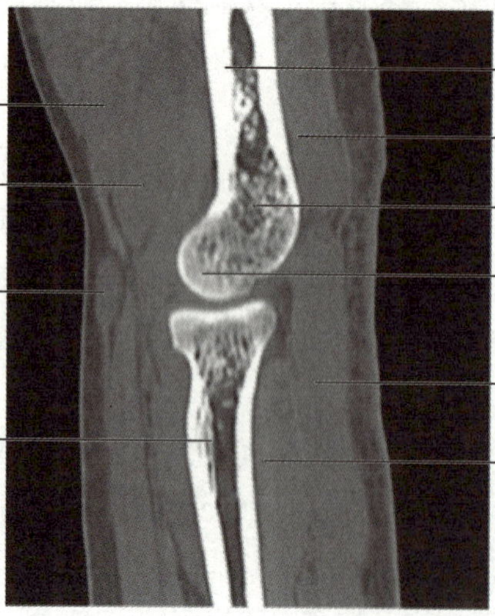

图 6-2-41　经肱桡关节 CT 矢状层面

（2）经肱尺关节矢状层面：呈圆形的肱骨滑车与其后方呈鸟嘴张开状的尺骨滑车切迹，构成肱尺关节，关节腔清晰可见。肘关节前方有肱二头肌和肱肌；肘关节后上方有肱三头肌，肱三头肌向下附着于尺骨鹰嘴（图 6-2-42）。

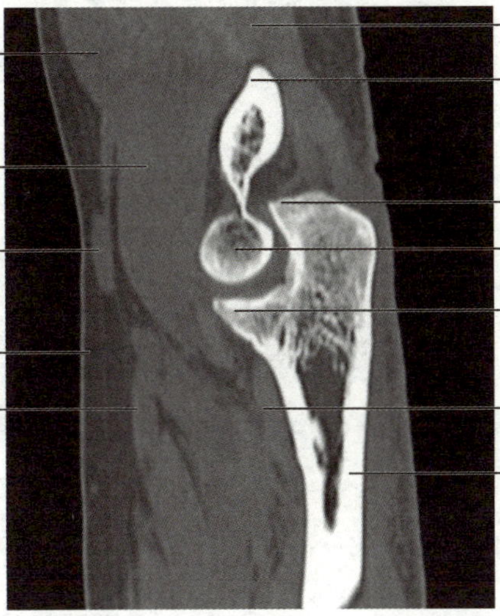

图 6-2-42 经肱尺关节 CT 矢状层面

3. 肘关节 MRI 矢状层面

（1）经肱桡关节矢状层面：关节前下方前臂浅层为肱桡肌，旋后肌包绕桡骨近端前、外、后方。关节前上方上臂浅层为肱二头肌，深层为肱肌。肘关节后上方有肱三头肌，后下方则有尺侧腕伸肌、肘肌等（图 6-2-43）。

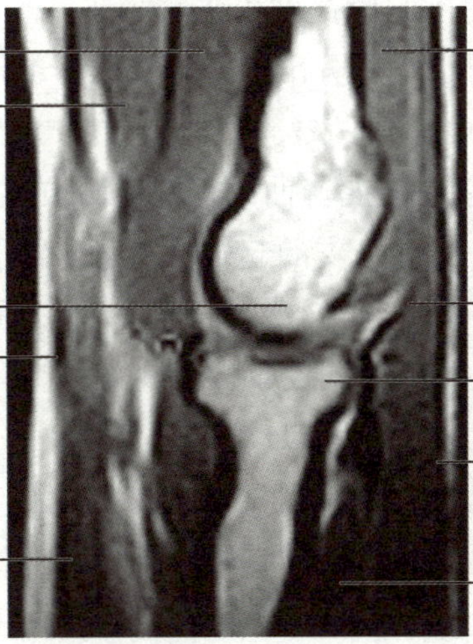

图 6-2-43 经肱桡关节 MRI 矢状层面

（2）经肱尺关节矢状层面：肱尺关节位于层面的中央，呈圆形的肱骨滑车被尺骨鹰嘴和冠突环绕构成肱尺关节。肱尺关节前上方由前向后为肱二头肌、肱肌；关节后上方为肱三头肌，其肌腱附着于鹰嘴；关节下方由前向后有桡侧腕屈肌、旋前圆肌及指浅、深屈肌等（图 6-2-44）。

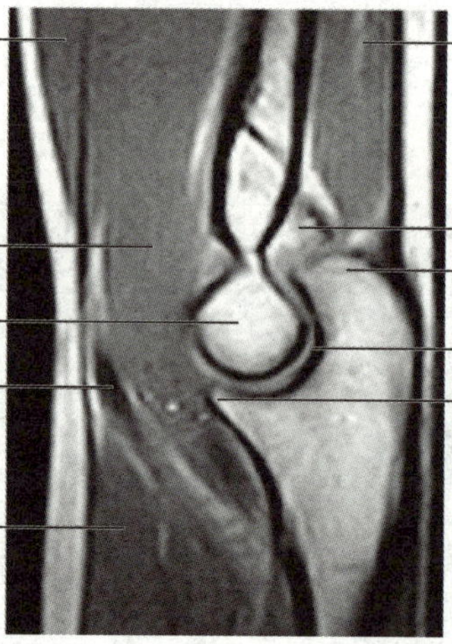

图 6-2-44　经肱尺关节 MRI 矢状层面

（四）上肢 CTA 和 MRA

1. 上肢 CTA　CT 血管成像（CT angiography，CTA）主要用于显示上肢的血管情况，如锁骨下动脉、腋动脉、肱动脉、桡动脉和尺动脉等。该方法是向血管内注入对比剂后进行 CT 扫描，利用计算机重建技术生成血管的三维图像，可以清晰地观察血管的形态、走行、有无狭窄或闭塞等病变，在诊断上肢血管损伤、血管畸形或评估肿瘤的血供等方面有重要应用。

（1）锁骨下动脉：是上肢动脉的主要起始血管。在 CTA 图像中，它表现为从主动脉弓发出后，向外上方走行于锁骨下方。其管径较粗，正常情况下管壁光滑、连续。例如，右侧锁骨下动脉直接起自头臂干，左侧则直接起自主动脉弓。它沿途发出多个分支，如椎动脉、胸廓内动脉等，在 CTA 图像上可以清晰地看到这些分支从锁骨下动脉分出的起始部位和走行方向。

（2）腋动脉：是锁骨下动脉的延续，在腋窝内走行。在 CTA 上，腋动脉位于腋窝脂肪组织之间，周围有臂丛神经等结构与之伴行。它呈轻度弯曲的形态，分支主要供应腋窝周围的肌肉、皮肤等组织，如胸肩峰动脉、旋肱后动脉等，这些分支的起始点和走行路径在 CTA 图像上能被很好地显示。

（3）肱动脉：沿肱二头肌内侧沟下行，在 CTA 图像中可以看到它是腋动脉的延续，位置相对表浅。其管壁在正常情况下厚度均匀，管腔内对比剂充盈良好，呈均匀的高密度影。肱动脉是上肢主要的供血动脉之一，它在肘部附近分为桡动脉和尺动脉。

（4）桡动脉和尺动脉：这两条动脉是肱动脉的终末分支。桡动脉在肱桡肌与旋前圆肌之间下行，位置较为表浅，在手腕部可以触及搏动；尺动脉在尺侧腕屈肌与指浅屈肌之间下行。在 CTA 图像上，它们的管径相对较细，但仍能清楚地看到其走行路径，尤其是在手部形成掌浅弓和掌深弓的部分，能够看到血管的分支和吻合情况。

2. 上肢 MRA　磁共振血管造影（magnetic resonance angiography，MRA）同样用于显示上肢血管，但利用磁共振原理。MRA 可以清晰显示上肢血管的走行和血流情况，对血管的显示具有无创、无需对比剂（部分情况下）的优点。对于诊断血管病变，尤其是对对比剂过敏或肾功能不全的患者，是一种很好的检查方法。

▶**知识拓展**

CTA 和 MRA 技术的发展为上肢血管病变的诊断带来了新的机遇。这些先进技术是医学科技不断进步的体现，凝聚了无数科研人员的智慧和心血。它们让我们能够更清晰地看到身体内部的血管结构，为患者的诊断和治疗提供了更准确的依据。这启示我们在医学领域要保持对新知识、新技术的学习热情，不断探索和创新。同时，作为影像工作者，我们要以高度的责任感和严谨的态度使用这些技术，因为每一个诊断结果都关乎患者的健康和生命。我们要珍惜科技进步带来的成果，为患者提供更好的医疗服务，体现医学的人文关怀和救死扶伤的精神。

第三节　下　肢

案例导入

【案例】

患者，女，40 岁，因“左下肢车祸伤后疼痛、畸形，不能站立行走 2 小时”入院。患者 2 小时前过马路时被一辆摩托车撞倒，左下肢受到直接撞击，伤后即刻出现剧烈疼痛，左小腿明显畸形，肿胀迅速，无法自主站立及行走。现场急救人员给予简单包扎固定后送来医院，伤后无昏迷、呕吐，无大小便失禁。

既往健康状况良好，无重大外伤及手术史，无长期服药史，无药物过敏史。

【问题】

1. 该患者目前的诊断是什么？诊断依据有哪些？
2. X 线与 CT 检查在诊断下肢骨折方面，各自的优势与局限性是什么？

一、应用解剖

下肢骨分为下肢带骨和下肢自由骨，共有 62 块。下肢带骨为髋骨，下肢自由骨包括股骨、髌骨、胫骨、腓骨、跗骨、跖骨和趾骨。

1. 髋骨　由髂骨、耻骨和坐骨融合而成，是不规则骨。髋骨外侧有髋臼，与股骨构成髋关节。髋臼周围有髋臼唇加深关节窝，增加关节稳定性。髋臼前下方有闭孔。髋骨后上部为髂骨，上缘肥厚，呈弓形，称髂嵴，最高点平第 4 腰椎棘突。髂嵴前有髂前上棘、髂前下棘，后有髂后上棘和髂后下棘。髋骨在人体站立和行走时承受巨大压力，其结构完整性对下肢功能至关重要。在影像学检查中，需关注髋骨的骨质结构、髋臼形态及与股骨的关节关系，常见病变包括髋臼骨折、髋关节发育不良等。

2. 股骨　是人体最长且最粗壮的长骨。股骨近端有股骨头、股骨颈、大转子和小转子等结构，股骨头与髋臼构成髋关节，其血供情况对股骨头健康至关重要。股骨体呈圆柱形，有粗线等结构。股骨远端有内侧髁和外侧髁，与胫骨和髌骨构成膝关节。在影像学检查上，重点观察股骨的骨质结构，如股骨头的密度、股骨颈的角度及有无骨折线等，这些特征对于诊断髋关节疾病（如股骨头缺血性坏死）、股骨骨折等具有重要意义（图6-3-1）。

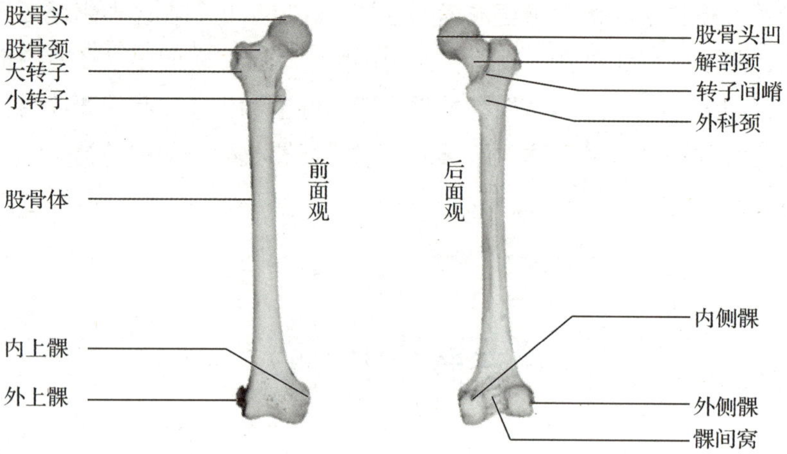

图6-3-1 股骨前、后面观

3. 髌骨 位于膝关节前方，略呈三角形，是人体最大的籽骨。位于股四头肌肌腱内，其背侧关节面与股骨髌关节面构成髌股关节，它在膝关节屈伸运动中可增加杠杆力臂、保护膝关节。在影像学检查中，髌骨的位置和形态对于诊断髌骨骨折、脱位等十分关键。

4. 胫骨 位于小腿内侧，是小腿主要负重骨。胫骨上端膨大，有内侧髁和外侧髁，两髁之间向上形成髁间隆起，与股骨髁间窝相关节；外侧髁后部的下面有腓关节面。上端前部与体移行处的粗糙隆起为胫骨结节，又称胫骨粗隆。胫骨体呈三棱柱形；远端有内踝。在影像学检查中，重点观察胫骨的骨质结构，如有无骨折、骨质增生等情况，同时注意与周围骨骼的关节关系。胫骨骨折是常见的下肢损伤，在影像学上有明显的表现。

5. 腓骨 位于小腿外侧，较细，不直接参与负重，但对维持小腿稳定性和肌肉附着有重要作用。上端稍膨大为腓骨头，下端膨大呈三角形并向外突出，称外踝。在影像学检查上，要注意观察腓骨的形态和位置，特别是小腿损伤，如腓骨骨折可能伴随踝关节扭伤等（图6-3-2）。

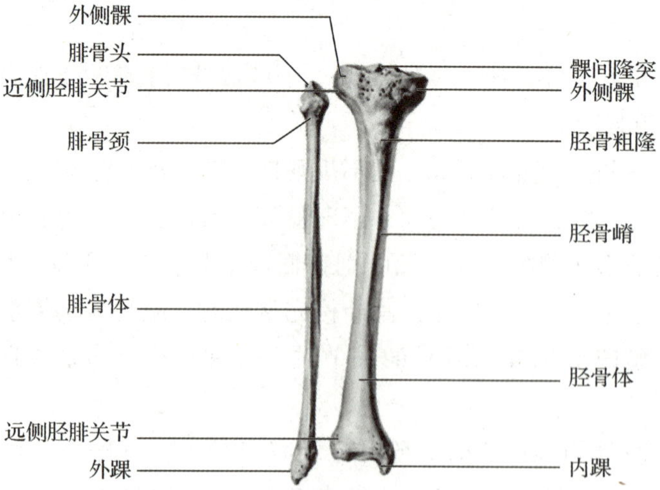

图6-3-2 胫腓骨前面观

6. 跗骨与跖骨

（1）跗骨：属于短骨，共 7 块，包括距骨、跟骨、足舟骨、骰骨和 3 块楔骨。距骨与下肢胫、腓骨下端构成踝关节，跗骨之间的关节对于足部运动和稳定起着关键作用。在影像学检查中，需关注跗骨的形态、排列及关节情况，如距骨骨折、跟骨骨刺等病变在影像学上有特定表现。

（2）跖骨：属于短管状骨，共 5 块，由内侧向外侧依次为第 1～5 跖骨。每一跖骨近端为底，与跗骨相接；中间为体；远端称头，与近节趾骨相接。其影像学表现对于诊断足部骨折、脱位等有重要意义，如跖骨骨折在 X 线片上可见骨折线（图 6-3-3）。

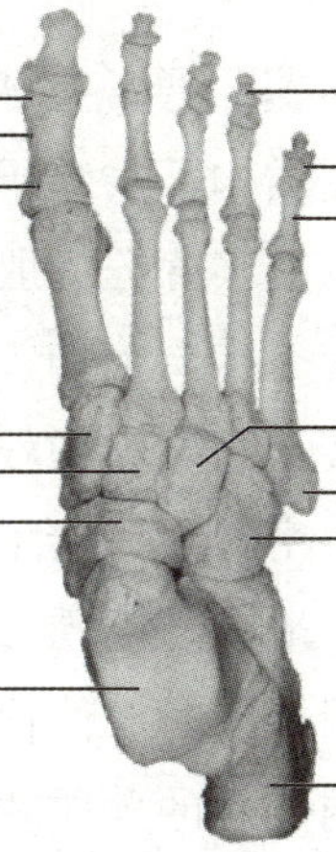

图 6-3-3　足（右侧）上面观

7. 髋关节　由髋臼与股骨头构成，是典型的杵臼关节，具有良好的稳定性。关节周围有髋臼唇、韧带（髂股韧带、股骨头韧带、耻股韧带、坐股韧带等）和肌肉等结构加强。在影像学检查中，要观察关节间隙、股骨头的形态、髋臼的情况及周围软组织的情况。常见病变有髋关节脱位、股骨头缺血性坏死等，这些病变在影像学上有不同的表现，如髋关节脱位时股骨头与髋臼的位置关系改变，股骨头缺血性坏死时股骨头密度改变。

8. 膝关节　由股骨下端、胫骨上端、髌骨和周围的韧带（如前交叉韧带、后交叉韧带、内外侧副韧带）、半月板等结构组成。膝关节是人体最大、最复杂的关节，其稳定性依赖于这些结构的协同作用。在影像学检查中，要注意观察关节间隙、关节面的平整度、韧带的完整性和半月板的形态。例如，前交叉韧带损伤在 MRI 上有特定的信号改变，半月板撕裂在 MRI 上也有相应的表现，这些对于诊断膝关节疾病至关重要。

9. 踝关节　又称距小腿关节，由胫、腓骨下端与距骨构成，是下肢重要的负重关节。踝关节周围有韧带加强，如外侧的距腓前韧带、距腓后韧带和跟腓韧带，内侧的三角韧带。在影像学检查中，要观察关节间隙、关节面情况及韧带是否损伤。踝关节扭伤是常见损伤，影像学检查有助于判断损伤程度和部位。

二、X 线解剖

（一）股骨

1. 股骨正位　在股骨正位片中，股骨头呈半球形，关节面皮质较薄，中部偶尔可见股骨头凹。股骨头内嵌于髋臼，构成髋关节，外侧变细为股骨颈。股骨颈上缘外侧端有大转子隆起与之重叠，大转子尖常突出于股骨颈上方。股骨颈下缘内侧端有小转子向内隆起。股骨颈下缘内侧端有小转子向内隆起。在股骨颈下方区域，常可见一条由大转子区域斜向内下延伸至小转子区域的致密线，此为转子间线（位于前侧）。在标准正位片上，位于后侧的转子间嵴通常显示不清或与结构重叠。股骨上端骨小梁明显，沿张力曲线和压力曲线排列。股骨干为典型管状骨，中段皮质最厚，向上、下干骺端逐渐变薄，上延的内缘皮质经小转子基部，至颈下缘变薄。股骨下端膨大为内外侧髁，两侧髁侧面隆起为内外上髁。内外侧髁由致密边缘线围成方形轮廓，两髁间较淡区域为髁间窝。股骨下端松质内骨小梁清晰，内有髌骨影重叠。

2. 股骨侧位　股骨头向上伸展，略向前偏，通常呈球形，部分与髋臼重叠。其下方延续为较细的股骨颈，颈部前后缘皮质清晰可见，前缘皮质向下与骨干皮质相连，后缘皮质向下逐渐消失于干骺端松质内。头颈交界处常可见一环状致密影，上半部分为股骨颈上缘轴位影，下半部分为股骨头下部皮质影，且头颈影内常有大转子影重叠。小转子尖向上伸，通常位于股骨头与颈部影的后侧。大转子下方，股骨干骺端向后突出形成小转子，小转子一般影像较淡。大转子后缘向下至小转子的弧形骨线为转子间嵴，大转子前缘向后下至小转子的致密斜线为转子间线。股骨骨干略向前弯曲，前、后缘皮质非常明显但不对称，后缘皮质较厚。股骨下端内外侧髁重叠，若错位则呈双影。两髁形状、大小基本一致，难以区分，内侧髁位置通常较低，因摄影时肢体位置不同而有差异。区分方法是追踪由骨干前缘向下延伸至两髁前缘的皮质线，延续至内侧髁的皮质线较平直，而延续至外侧髁前缘的皮质线有明显转折。

（二）髌骨

1. 髌骨正位　髌骨重叠于股骨下端的松质内，呈尖端向下的三角形致密影，结构显示欠佳（图6-3-4）。

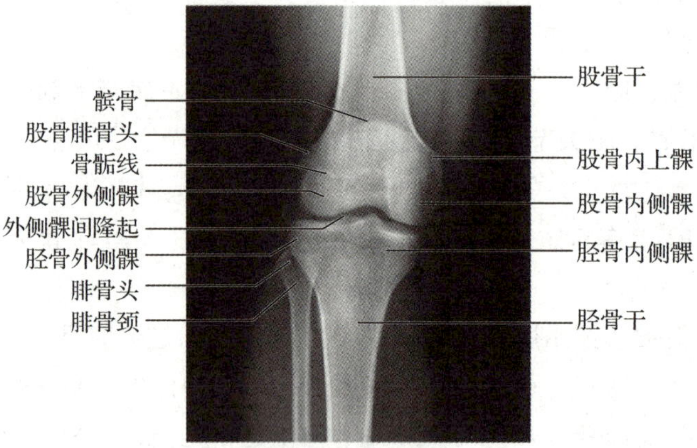

图 6-3-4　髌骨正位

2. 髌骨侧位　髌骨位于股骨髁的前方，呈不规整的四边形。其后上角和前下角比较尖锐。髌骨前缘骨皮质比较致密清晰，后缘骨皮质较淡，对应股骨髁的关节面可显示。髌骨内部骨质淡薄，有时可见骨小梁（图 6-3-5）。

3. 髌骨轴位　髌骨位于股骨两髁之上，呈三角形，边缘清晰，可清楚显示髌股关节的内、外侧关节间隙。

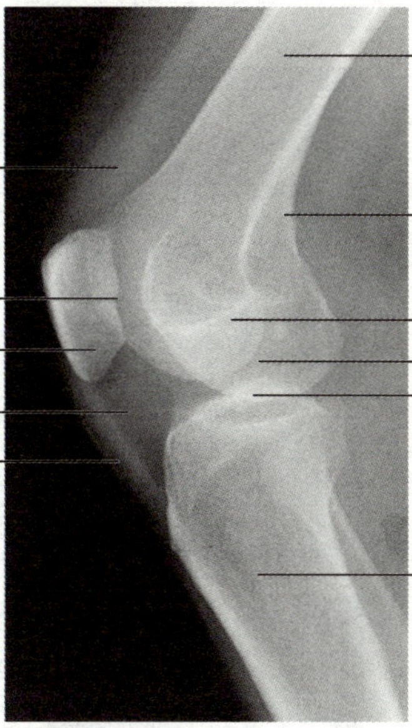

图 6-3-5　髌骨侧位

（三）胫骨

1. 胫骨正位　可见胫骨内、外侧髁外形相似，有腓骨头接触者为外侧髁。胫骨两髁之上关节面平坦，分别与股骨内、外侧髁相对应。两髁关节面之间有两个向上的突起，为髁间隆起。胫骨上端骨小梁明显。胫骨骨干呈典型管状骨影，两缘皮质明显。胫骨下端膨大，其下关节面与距骨构成踝关节。胫骨下端外侧与腓骨下端构成远侧胫腓关节。

2. 胫骨侧位　胫骨上端内、外侧髁重叠，可以将它们分别与股骨内、外侧髁的对应来区分。在关节面的中部可见上突的髁间隆起，常与股骨髁部分重叠。在胫骨上端前缘骨皮质明显向前隆起为胫骨粗隆，后缘与腓骨头重叠。胫骨下端膨大，与距骨滑车相对应构成踝关节，关节间隙明显，内有内踝影重叠。内踝影呈三角形，尖端向下与距骨滑车影重叠。

（四）腓骨

1. 腓骨正位　腓骨头与胫骨外侧髁的下部有部分重叠，构成近侧胫腓关节，但关节间隙不能显示。腓骨骨干细长，呈典型管状骨影，外侧皮质较厚，内侧皮质较薄。腓骨下端向外下突出的部分为外踝，呈尖端朝下的三角形，内侧面与距骨滑车相对应，参与踝关节的构成。

2. 腓骨侧位　腓骨头前部与胫骨重叠。腓骨骨干呈典型长管状骨影。腓骨下端与胫骨下端的后部影重叠。外踝向下通过踝关节间隙与距骨滑车影重叠。胫骨内踝居前，腓骨外踝居后。

（五）跗骨与跖骨

1. 正位　第 1 跖骨最粗，其他各跖骨形状相似。5 块跖骨都分为中间的体部、前端圆形膨大的跖骨小头和后端方形的跖骨底。各跖骨头的松质均较稀疏。5 块跖骨底部分重叠，其中第 5 跖骨底外突称第 5 跖骨结节。第 1 跖骨底与第 1 楔骨成跗跖关节，其小头与第 1 近侧趾骨构成跖趾关节。第 2、第 3 跖骨底分别与第 2、第 3 楔骨构成跗跖关节，两跖骨小头分别与第 2、第 3 近侧趾骨构成跖趾关节。第 4、第 5 跖骨底与骰骨构成跗跖关节，两跖骨小头与第 4、第 5 近侧趾骨构成跖趾关节（图

6-3-6）。

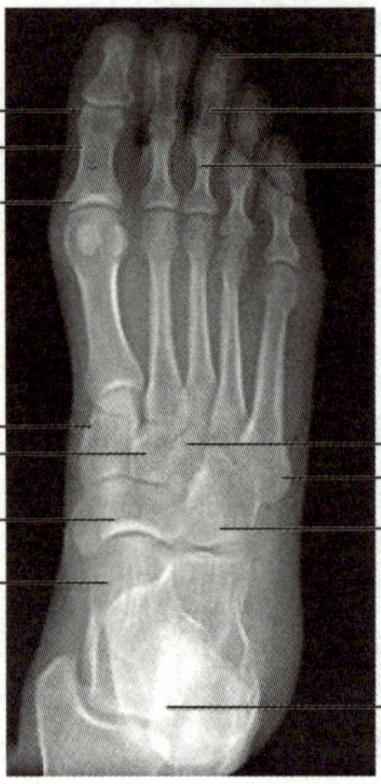

图 6-3-6　左足正位

2. 斜位　可以较清晰显示正位片中诸跗骨之间，以及跖骨底部分骨骼重叠的影像。除第 1～2 跖骨底部重叠较明显外，第 2～5 跖骨底部显示清晰。同时，对舟骨、骰骨及其周围跗骨及关节的显示亦更清晰（图 6-3-7）。

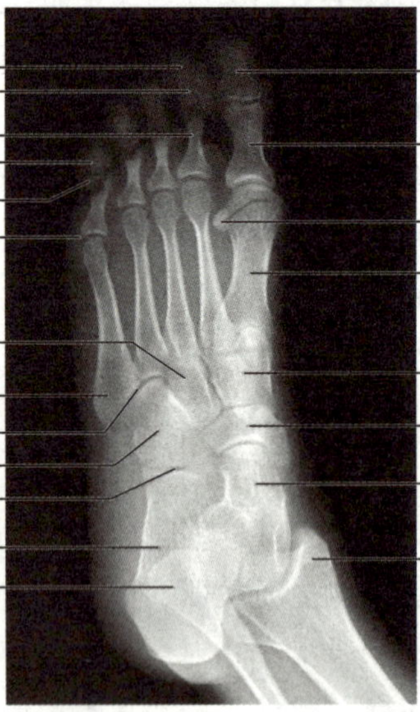

图 6-3-7　左足斜位

（六）髋关节

髋关节正位片可见髋臼与股骨头对应，髋臼前、后缘与股骨头影重叠。髋关节间隙上半部较窄，显示两相对骨性关节面的距离；下半部较宽，显示股骨头与髋臼窝底间距离。股骨颈下缘与闭孔上缘所形成的曲线呈连续的弧形，称为耻颈线或 Shenton 线。沿髂前下棘下方的髂骨外缘与至股骨颈外上缘的连线也呈连续的弧形，称为髂颈线或卡尔弗氏线（Calve's line），如有髋关节脱位或错位时，此线的连续性将发生变化（图 6-3-8）。

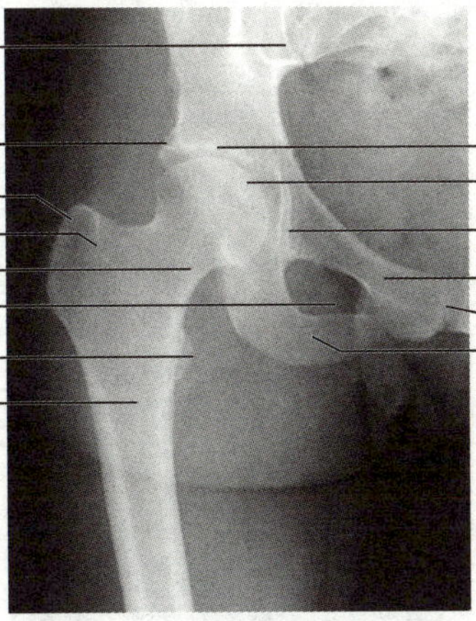

图 6-3-8　髋关节（右侧）正位

（七）膝关节

1. 膝关节正位　股骨下端与胫骨上端相对应构成关节，关节间隙明显，髌骨与股骨下端重叠。股骨、胫骨的内、外侧髁之间的关节间隙基本一致，宽 4~8mm。沿股骨两髁的关节面作一横线，为股髁关节面切线。再沿胫骨两髁的关节面作一横线，为胫上关节面切线。正常情况下两切线平行（图 6-3-9）。

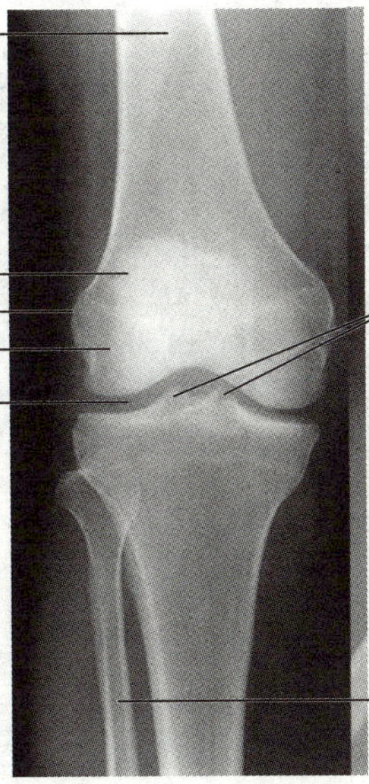

图 6-3-9　膝关节（右侧）正位

2. 膝关节侧位　股骨两侧髁前面与髌骨对应，关节间隙清晰。股骨两侧髁的下面均呈弧形，一小部分与胫骨两髁关节面对应。股骨两侧髁与胫骨的髁间隆起影部分重叠。其他可参考股骨正侧位表现（图 6-3-10）。

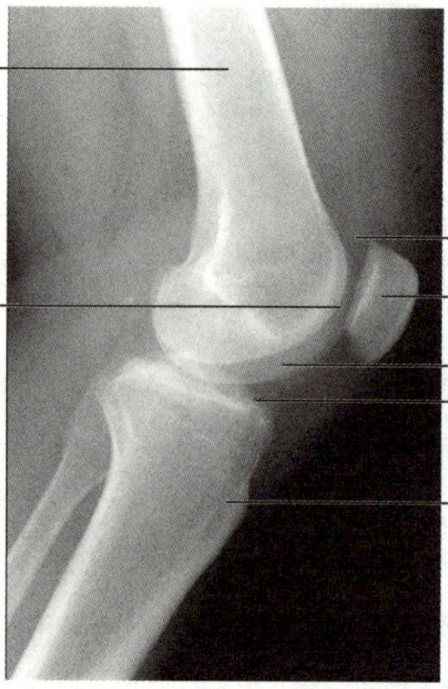

图 6-3-10　膝关节（右侧）侧位

（八）踝关节

1. 踝关节正位　胫骨下关节面与距骨滑车上关节面对应构成滑车关节，相对的两关节面平行，关节间隙宽 3~4mm。胫骨内踝关节面与距骨滑车内关节面对应，两关节面平行地斜向内下。腓骨外踝关节面与距骨滑车外关节面对应，两关节面平行斜向外下（图 6-3-11）。

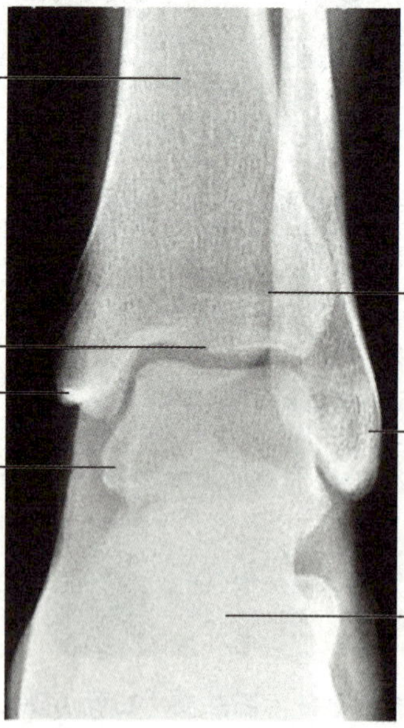

图 6-3-11　左踝关节正位

2. 踝关节侧位　胫骨下关节面与距骨滑车上关节面对应，两关节面彼此平行，向上呈弧形，关节间隙宽 3~4mm（图 6-3-12）。

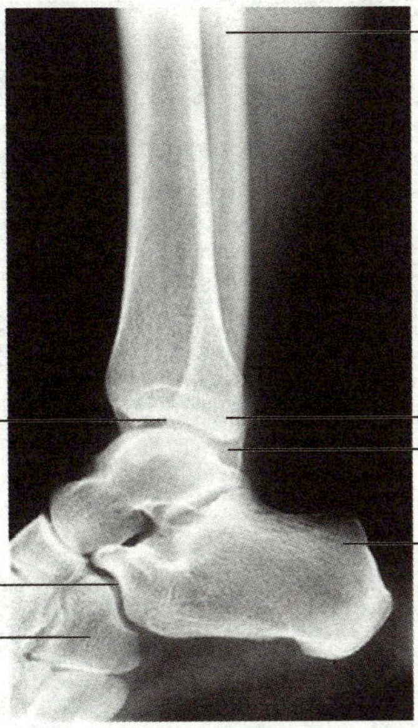

图 6-3-12 左踝关节侧位片

三、影像断层解剖

（一）横断层面

在下肢的横断层面 CT 或 MRI 图像上，可以清晰看到各骨的横断面形态，如股骨、胫骨、腓骨等的骨髓腔、骨皮质情况。同时，能观察到髋关节、膝关节、踝关节等关节的横断面结构，包括关节面、关节囊、周围的肌肉和肌腱等软组织。对于诊断关节内病变、骨折的细节及软组织肿物等有重要价值。例如，在髋关节横断层面图像上可以看到股骨头在髋臼内的位置，以及周围肌肉的覆盖情况；在膝关节横断层面图像上可观察半月板、交叉韧带等结构的横断层面形态。

1. 髋关节 CT 横断层面

（1）经股骨头上份横断层面：髋骨位于内侧，其外面为杯口状的髋臼，杯口朝向前外侧。股骨头呈圆形位于髋臼内，其内侧面约 2/3 被髋臼环抱，外侧面约 1/3 被关节囊包裹。关节周围被诸多肌肉所包围，关节的前方有腰大肌和髂肌。髂肌前外侧有缝匠肌、股直肌腱和阔筋膜张肌。关节的外、后侧有臀中肌和臀小肌。关节的后方深层紧贴髋骨的是较小的梨状肌腱和上孖肌，浅层为粗大的臀大肌（图 6-3-13）。

（2）经股骨头中份横断层面：圆形股骨头与内侧的髋臼构成髋关节，股骨头韧带连于两者之间，髋臼的中央底部为髋臼窝。关节周围见肌群包绕，与经股骨头上份层面相比呈现臀肌缩小，大腿前群肌增大。髂腰肌前内侧见股动、静脉（图 6-3-14）。

（3）经股骨头下份横断层面：经股骨头和髋臼下缘，股骨头明显变小，其后外侧为股骨颈。髋骨的前部为耻骨上支；中部为耻骨和坐骨体；后部为坐骨结节上端；外侧面为髋臼。股骨头内前方的缝匠肌、髂腰肌和耻骨肌围绕成股三角，内可见股动、静脉，大隐静脉和股深动、静脉。坐骨结节与耻骨上支之间为闭孔，其被闭孔内、外肌封闭。股骨与坐骨结节之间，由前至后依次可见闭孔外肌腱、股方肌和坐骨神经，它们被后方的臀大肌所覆盖（图 6-3-15）。

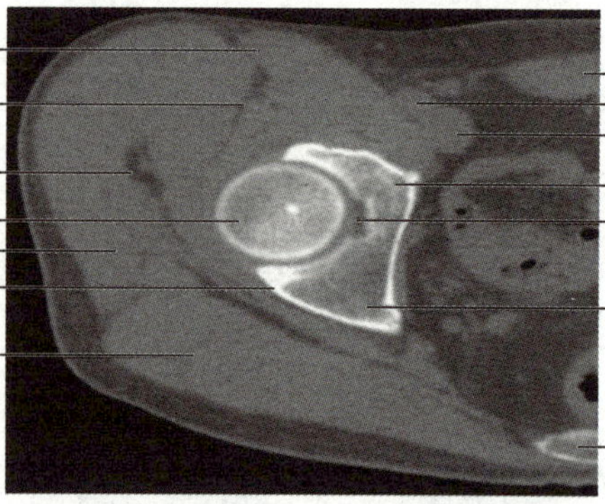

图 6-3-13　经股骨头上份 CT 横断层面

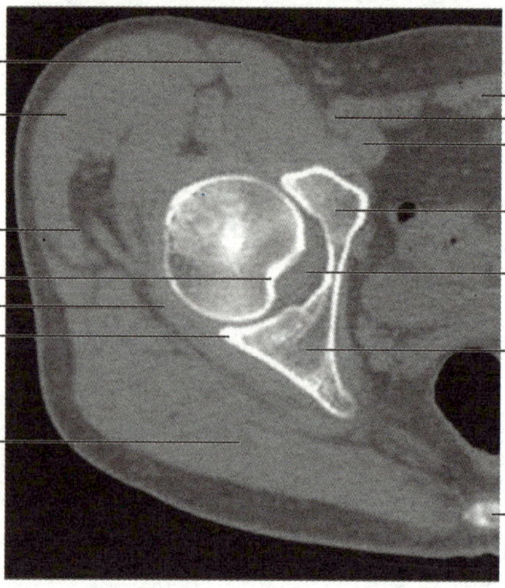

图 6-3-14　经股骨头中份 CT 横断层面

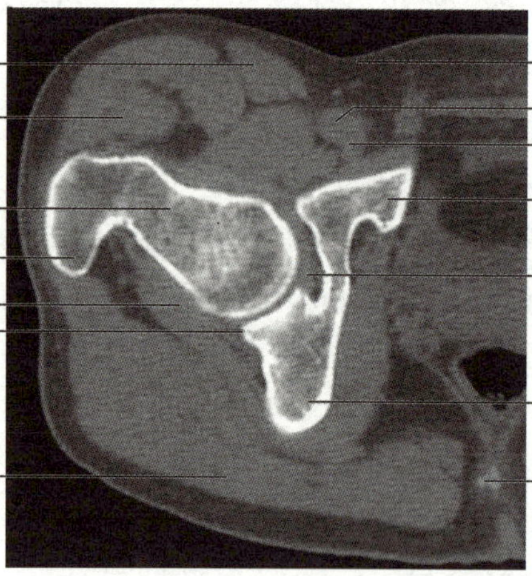

图 6-3-15　经股骨头下份 CT 横断层面

2. 髋关节 MRI 横断层面

（1）经股骨头上份横断层面：髋关节位于断层中心，髋臼居于内侧，呈杯口状，股骨头位于内侧面被髋臼环抱，外侧面被关节囊包裹，关节囊的前外上方有髂股韧带加强。髋臼内缘有闭孔内肌。关节的前方有髂腰肌，其前外侧有缝匠肌、股直肌腱和阔筋膜张肌。关节前内方股三角区内有股动、静脉及股神经走行。关节的外侧有臀中肌和臀小肌。关节的后方深层为条状的梨状肌腱，浅层为粗大的臀大肌，臀大肌与深层肌间隙内有坐骨神经通过（图 6-3-16）。

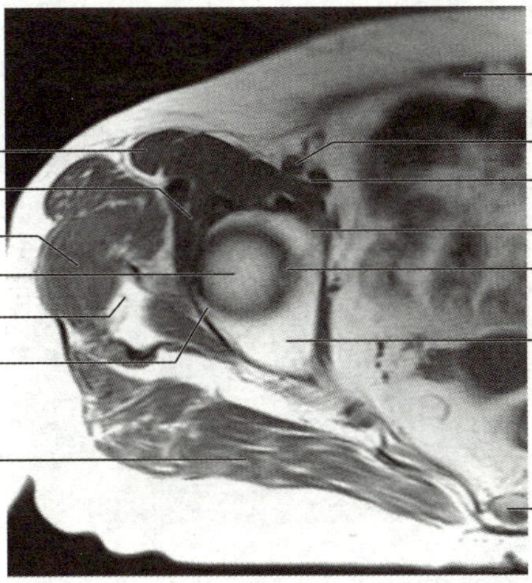

图 6-3-16　经股骨头上份 MRI 横断层面

（2）经股骨头中份横断层面：股骨头和髋臼均明显增大。股骨头后外侧为大转子。髋臼略向前外侧开口，髋臼周缘有盂唇包绕。髋关节前外侧部有髂股韧带和耻股韧带加强，后部有坐股韧带加强。髋臼内缘出现闭孔内肌，后缘为下孖肌，其他与上份层面相类似（图 6-3-17）。

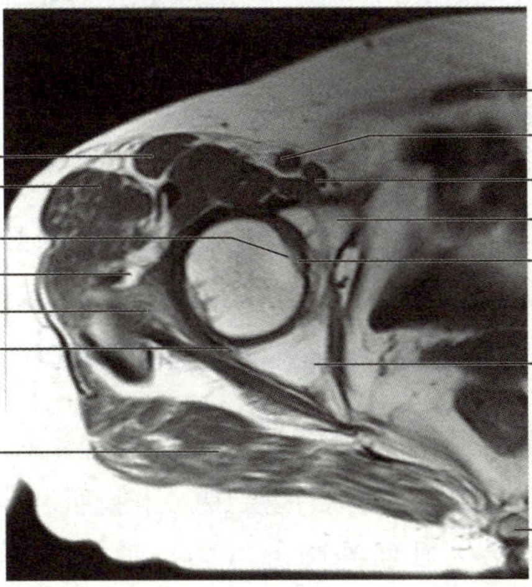

图 6-3-17　经股骨头中份 MRI 横断层面

（3）经股骨头下份横断层面：股骨头明显变小，向后外侧借粗大的股骨颈连于大转子，髋骨向后延伸为坐骨。髋关节囊前部有髂股韧带和耻股韧带，后部有坐股韧带。髋关节周围的臀肌进一步缩小，髋骨内侧的闭孔内肌明显增大，坐骨结节与大转子之间出现股方肌。坐骨神经位于臀大肌与闭孔内肌之间，股动静脉及神经位于髂腰肌和耻骨肌前方的股三角区内（图 6-3-18）。

3. 股部 MRI 横断层面

（1）经股部上份横断层面：经过股骨小转子和坐骨结节下端，前部主要有髋肌前群和大腿前、内侧群肌及股血管、神经等结构。大腿和髋前群肌占据断层前外侧份，分为浅、深层，浅层有缝匠肌、股直肌和阔筋膜张肌，深层有髂腰肌、股外侧肌。大腿内侧群肌居断层前内侧份，浅层为耻骨肌和长收肌，向后依次是短收肌和大收肌。大收肌的后方有闭孔外肌、股方肌。断层前部中份，缝匠肌与长收肌之间为股三角，内有股动、静脉和股神经分支、股深动脉、腹股沟深淋巴结等，其浅筋膜内有大隐静脉和腹股沟浅淋巴结。断层的后部，皮下组织的浅层为臀大肌，臀中肌与臀小肌已消失，在其深面为股方肌，二者间隙内有坐骨神经及血管通过（图 6-3-19）。

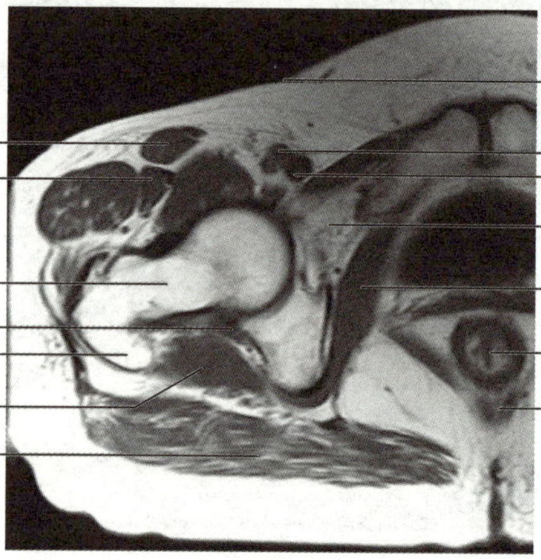

图 6-3-18　经股骨头下份 MRI 横断层面

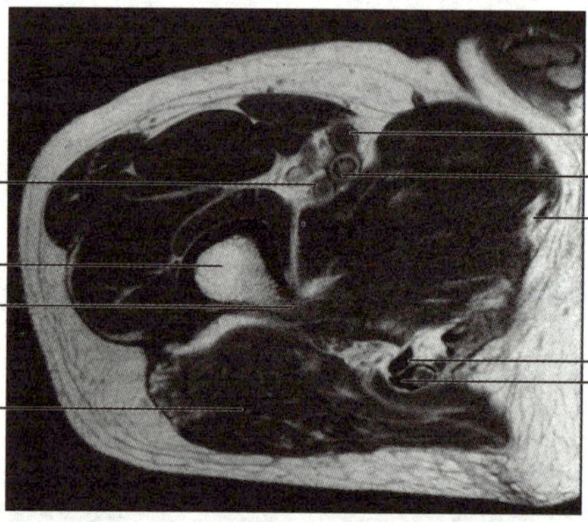

图 6-3-19　经股部上份 MRI 横断层面

（2）经股部下份横断层面：股骨呈类圆形，位于断层前部。在大腿前群肌中股四头肌包绕股骨前及两侧，缝匠肌位于股内侧肌后内侧。后群肌浅层中，半膜肌和半腱肌分别位居内、外侧，深层中股二头肌短头、长头位于股骨外后方，其肌间隙内有坐骨神经。大腿后肌群内侧部有股薄肌和大收肌、长收肌。股内侧肌、缝匠肌、长收肌和大收肌围成收肌管，管内有股动、静脉（图 6-3-20）。

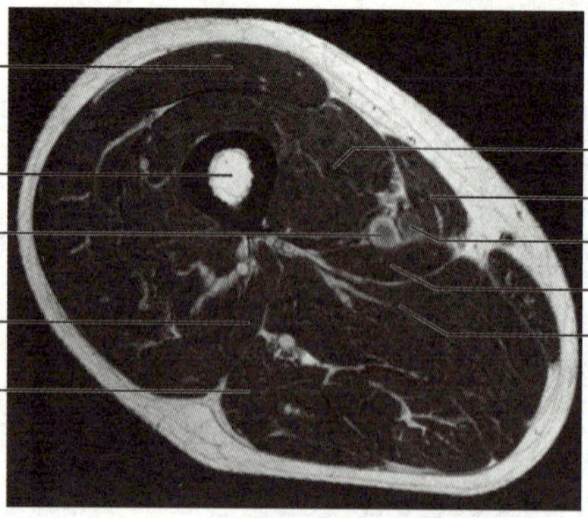

图 6-3-20　经股部下份 MRI 横断层面

4. 膝关节 CT 横断层面　膝关节 CT 检查通常在横断层基础上，再做矢状层面和冠状层面重组。

（1）经股骨内、外髁横断层面：断层前部为髌骨，呈卵圆形。髌骨后方为宽大的股骨下端，与内、外侧髁一起构成马蹄形。髌骨和股骨之间见髌股关节。股骨后部内外髁的凹陷为髁间窝。髁间窝内，外侧髁内侧缘有前交叉韧带的断面，内侧髁外侧缘有后交叉韧带的断面（图 6-3-21）。

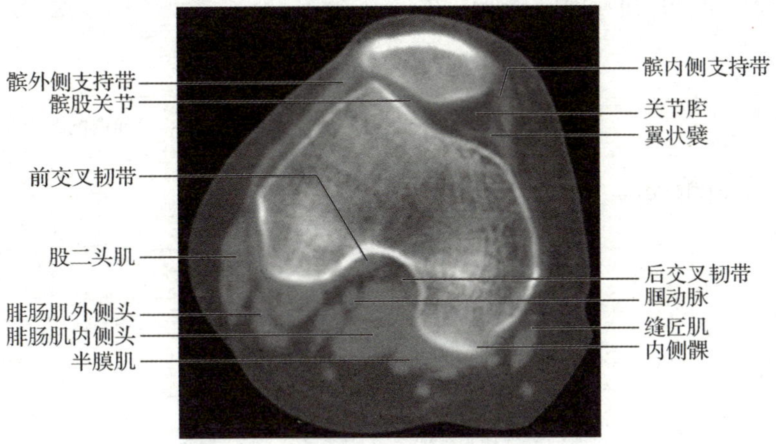

图 6-3-21　经股骨内、外髁 CT 横断层面

（2）经膝关节半月板横断层面：膝关节前方可见粗大的髌韧带，其深面有丰富的髌下脂肪。膝关节中央部可见内、外侧半月板，胫骨髁间隆起。髁间隆起的前、后方分别有前、后交叉韧带；内、外侧可见股骨内、外侧髁。断层的后中份为腘窝，内有腘动、静脉和胫神经，腘窝的内外侧壁分别为腓肠肌内、外侧头（图 6-3-22）。

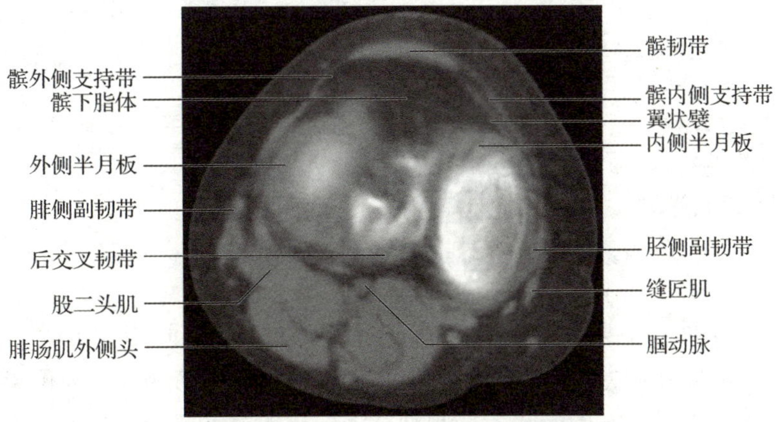

图 6-3-22　经膝关节半月板 CT 横断层面

（3）经胫骨平台横断层面：胫骨平台呈横置类圆形，从前向后依次可见髌韧带、髌下脂肪垫、胫骨和胫骨后肌群。胫骨内侧可见膝关节内侧副韧带。其他结构与经膝关节半月板横断层面类似（图 6-3-23）。

5. 膝关节 MRI 横断层面

微课：膝关节 MRI 解剖

（1）经股骨内、外髁横断层面：股骨位于中央区域，其前方为髌骨下极。髌骨前缘与股四头肌腱紧密相贴，髌骨内、外侧缘向后分别与髌内、外侧支持带相连，支持带对髌骨内、外方向具有加固作用。股骨前面滑车略凹，与髌骨的后面构成髌股关节。股骨内、外侧最前突出为股骨内、外上髁，髂胫束位于外上髁前外侧，内侧副韧带、外侧副韧带附着于内、外上髁后方。股骨由向后内、外突隆为股骨内、外侧髁，其间为股骨髁间窝，内有丰富脂肪组织。股骨外侧髁外后方为股二头肌短头，其深面有腓总神经；腘肌腱起自股骨外髁的外侧面并绕向后下方；股骨外侧髁后方有跖肌、腓肠肌外侧头。股骨内侧髁内后方为缝匠肌，后方为腓肠肌内侧头、半膜肌肌腱、股薄肌肌腱，腘动、静脉和胫神经走行于腓肠肌内、外头肌间隙内（图 6-3-24）。

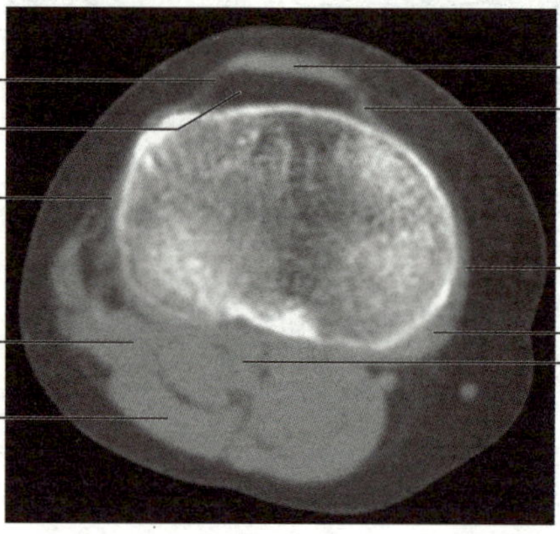

图 6-3-23　经胫骨平台 CT 横断层面

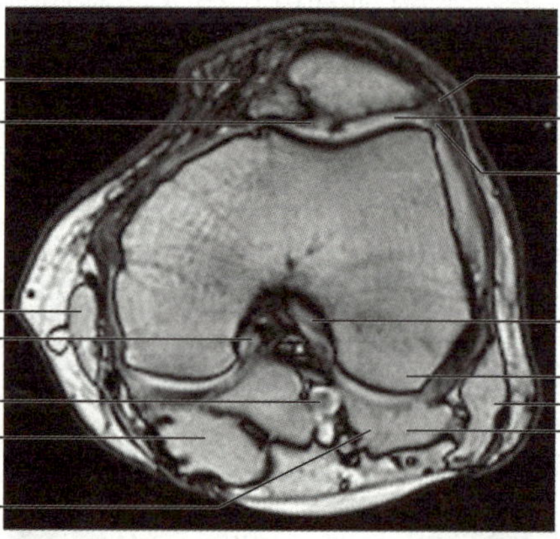

图 6-3-24　经股骨内、外髁 MRI 横断层面

（2）经半月板横断层面：中央区域为股骨内、外侧髁下缘，其间为关节腔区域。内侧半月板包绕股骨内侧髁的前方、内侧和后方，后内侧与内侧副韧带的后份紧密相连。外侧半月板包绕股骨外侧髁的前方、外侧和后方，后外侧有圆索状的外侧副韧带，后者与外侧半月板间隔有腘肌肌腱。髌下脂肪垫填充于股骨内、外髁前方；髌韧带为股四头肌肌腱跨越髌骨后止于胫骨粗隆的延续部分，位于髌下脂肪垫前方；髌内、外侧支持带与髌韧带相延续。股骨外侧髁内侧壁的前缘有前交叉韧带附着，关节腔后部有起自股骨内侧髁外侧面的后交叉韧带穿行。断层后部中间区域为腘窝，腘窝的内、外侧壁分别为腓肠肌内、外侧头，内有腘动、静脉和胫神经（图 6-3-25）。

（3）经胫骨平台横断层面：前部为粗大的胫骨平台，髌韧带位于其前方，两者之间为髌下脂肪垫填充。腓骨小头与胫骨外侧髁后缘构成胫腓近端关节。胫骨平台外侧缘可见外侧副韧带和股二头肌肌腱。在胫骨平台内后方有缝匠肌肌腱、股薄肌肌腱与半膜肌肌腱。胫骨后群肌肉由浅至深依次为腓肠肌、比目鱼肌、腘肌；胫神经位于诸肌间隙内，而腓总神经位于腓骨小头外后方脂肪层内（图 6-3-26）。

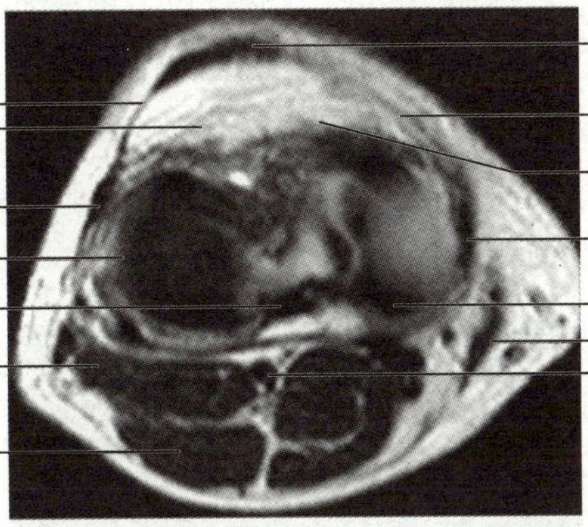

图 6-3-25 经半月板 MRI 横断层面

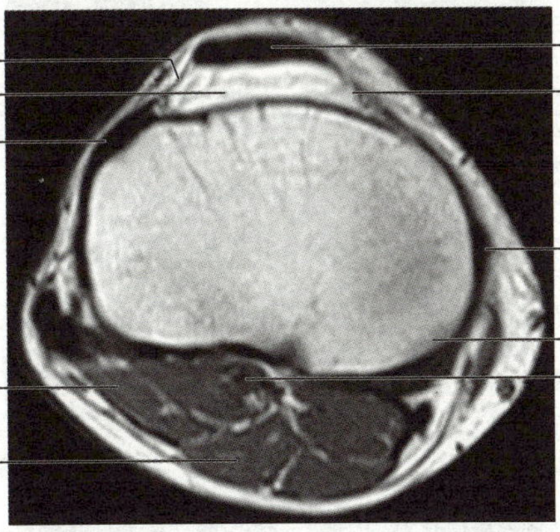

图 6-3-26 经胫骨平台 MRI 横断层面

6. 小腿 MRI 横断层面

（1）经胫骨粗隆横断层面：粗大的胫骨位于前内侧，其前端稍隆起性结构为胫骨粗隆，腓骨位于胫骨外后方。在腓骨的前缘与胫骨内侧缘之间存在骨间膜，其与胫、腓骨一起将小腿分为前、后筋膜鞘，其中前骨筋膜鞘位于胫、腓骨间前部，内有胫骨前肌、趾长伸肌；而后骨筋膜鞘位于胫、腓骨间后部，占据小腿大部分。其中腓肠肌位于骨间膜浅层；腘肌和比目鱼肌位于中层，两者间走行胫神经；胫骨后肌的位置最深，紧贴骨间膜。另外，在腓骨外侧部还有外侧筋膜鞘，其内走行有腓骨长肌，而腓神经则走行在其与腓骨间。断层的内侧和后部的浅筋膜内分别可见大、小隐静脉（图 6-3-27）。

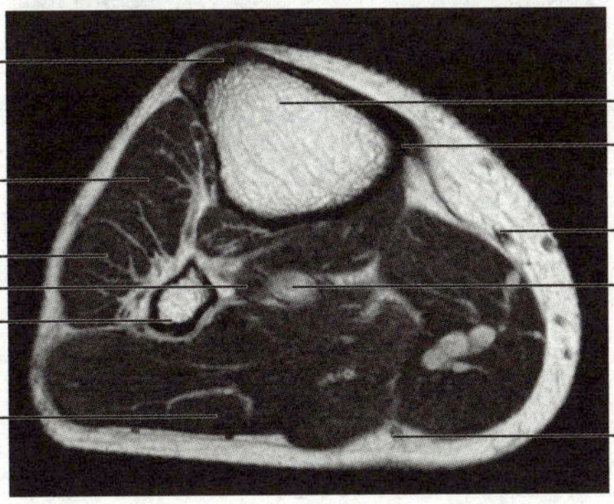

图 6-3-27 经胫骨粗隆 MRI 横断层面

微课：跟腱影像解剖

（2）经小腿下份横断层面：胫、腓骨骨皮质明显较厚。前骨筋膜鞘内自内侧向外侧依次可见胫骨前肌腱、长伸肌和趾长伸肌。后骨筋膜鞘内可见浅层的比目鱼肌与腓肠肌内、外侧头肌腱，在足跟上方约 15cm 处，这 3 条肌腱融合为跟腱，深层可见较大的长屈肌、胫骨后肌和趾长屈肌。胫后血管和胫神经位于浅、深层肌之间。外侧骨筋膜鞘内有腓骨短肌与腓骨长肌前后分布。断层的内侧和后部的浅筋膜内分别有大、小隐静脉（图 6-3-28）。

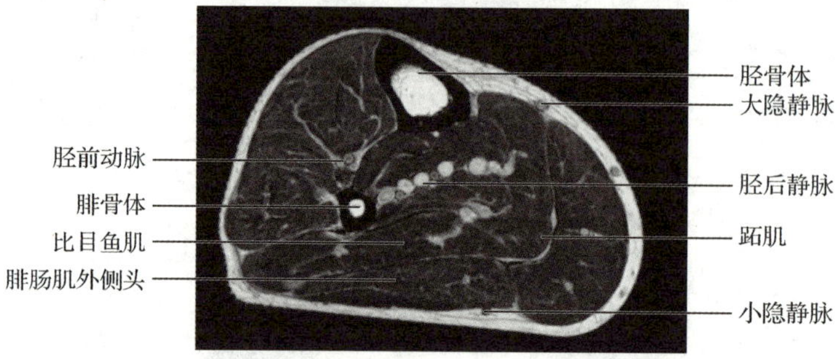

图 6-3-28　经小腿下份 MRI 横断层面

7. 踝关节 CT 横断层面

（1）经远侧胫腓关节横断层面：胫骨远端肥大，位于前内侧，腓骨下端位于其后外侧，两骨之间形成远侧胫腓关节。前方为胫骨前肌腱、长伸肌和趾长伸肌，自内侧向外侧依次排列；后方自内侧向外侧依次为胫骨后肌肌腱、趾长屈肌肌腱、长屈肌肌腱、腓骨短肌肌腱与腓骨长肌肌腱，跟腱位居最后方（图 6-3-29）。

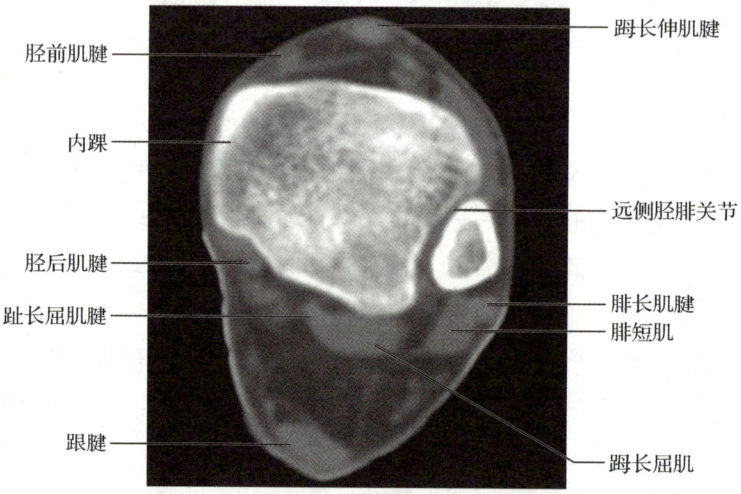

图 6-3-29　经远侧胫腓关节 CT 横断层面

（2）经内、外踝横断层面：中间为距骨体，呈矩形，其内、外侧面分别与内、外踝相关节。踝关节囊周围有强大韧带加强。断层最后方可见粗大的跟腱，其他结构与经远侧胫腓关节横断层面类似（图 6-3-30）。

8. 踝关节 MRI 横断层面

（1）经远侧胫腓关节横断层面：胫骨远端较大，位于前内侧，腓骨下端细小，位于后外侧。胫骨前方自内向外为胫骨前肌腱、长伸肌及其肌腱和趾长伸肌及其肌腱。胫、腓骨后方自内向外显示胫骨后肌肌腱、趾长屈肌肌腱、长屈肌及其肌腱、腓骨短肌和腓骨长肌腱。在断层最后方，浅层走行跟腱（图 6-3-31）。

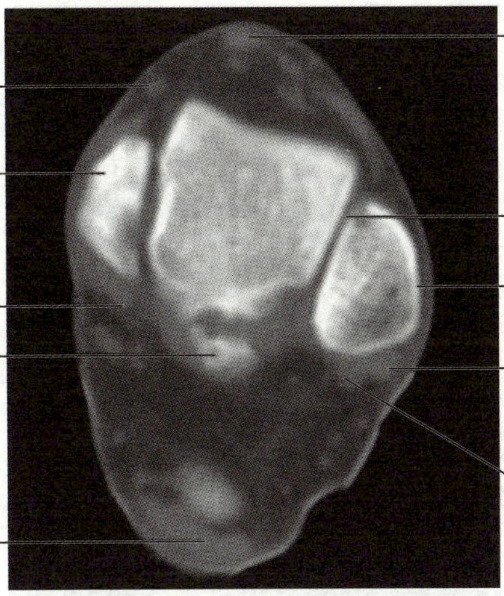

图 6-3-30　经内、外踝 CT 横断层面

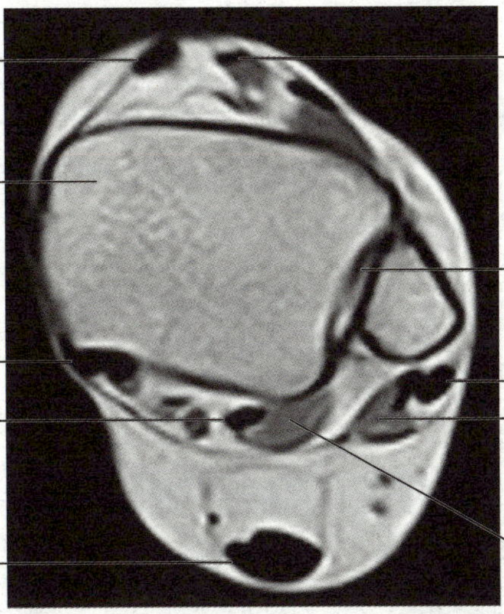

图 6-3-31　经远侧胫腓关节 CT 横断层面

（2）经外踝下部横断层面：中间为距骨体，其外侧为外踝。在外踝前缘与距骨前缘有距腓前韧带，外踝内后侧缘与距骨后外侧缘之间有距腓后韧带，两者和跟腓韧带共同组成踝关节外侧副韧带。而踝关节内侧有呈扇形分布的三角韧带，即踝关节内侧副韧带。在该断层前方有胫骨前肌腱、长伸肌腱、趾长伸肌腱自内侧向外侧依次排列。在距骨内侧的浅筋膜内可见大隐静脉。在内踝与距骨内缘后方有踝管，为小腿后部与足底的通道，其内可见胫骨后肌腱、趾长屈肌腱、胫神经、长屈肌腱及胫后血管。在外踝后方可见腓骨长、短肌腱前后排列。粗大的跟腱则位于最后方浅表层（图 6-3-32）。

（二）冠状层面

冠状层面影像可以更好地显示下肢骨骼的纵向排列和关节的冠状面结构。例如，在冠状层面 MRI 上可以清晰观察髋关节的髋臼唇、股骨头与关节盂的关系及下肢长骨的形态和骨髓情况。对于评估下肢骨骼的畸形、关节的对位对线及软组织损伤的范围等有帮助。在膝关节 MRI 冠状层面图像上可看到内外侧半月板的形态、内外侧副韧带的情况。

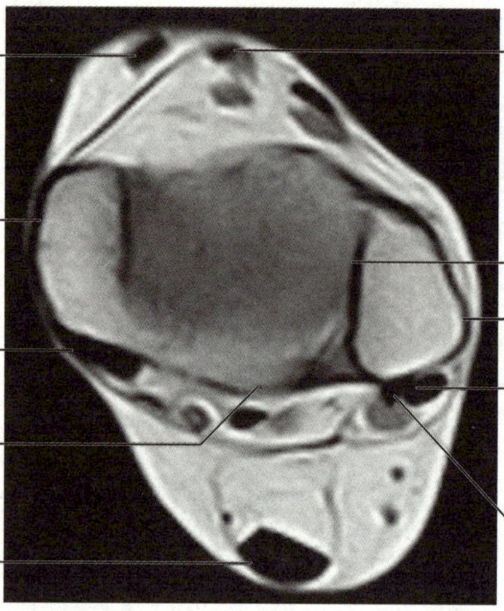

图 6-3-32　经外踝下部 MRI 横断层面

1. 髋关节 CT 冠状层面

（1）经髋关节前份冠状层面：断层被斜行的髋骨分为内上和外下两部分。内上部为髂窝和盆腔，外下部为股部上份。髋关节位于断层的中心，由股骨头、髋臼缘前份构成。股骨头小面圆，位于外下，与其相对的髋臼缘前份位于内上方。髋骨的外下方可见髋关节被骨骼肌包绕，其外侧有臀中、小肌；下方有髂腰肌和大腿前、内侧肌群等（图 6-3-33）。

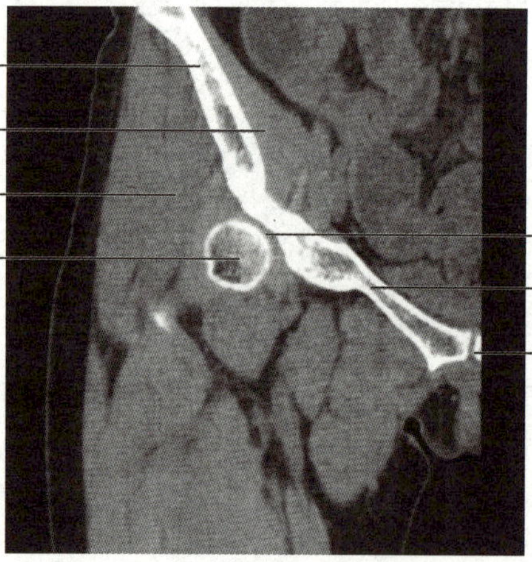

图 6-3-33　经髋关节前份 CT 冠状层面

（2）经髋关节中份冠状层面：断层经髋臼窝底的中央、髋臼切迹和股骨颈前份。股骨头呈半球形，朝向内上方，其向外下的缩窄部分为股骨颈。髋臼朝向外下方，包绕股骨头。髋臼外上连接髂骨翼，内下为闭孔和坐骨支。髂骨、耻骨和闭孔的内上方是腹、盆腔；外下方主要是髋肌、大腿肌和股血管的分支等（图 6-3-34）。

（3）经髋关节后份冠状层面：髂骨肥厚而垂直，髋臼位于其外侧面的中下份。股骨头切面变小呈半球形，朝向内上方，镶嵌于髋臼内。股骨头外下方的股骨颈上缘较短，其向外后方延伸为股骨大转子，而股骨颈与股骨干的移行处为转子间嵴，股骨颈下缘较长与股骨小转子相连（图 6-3-35）。

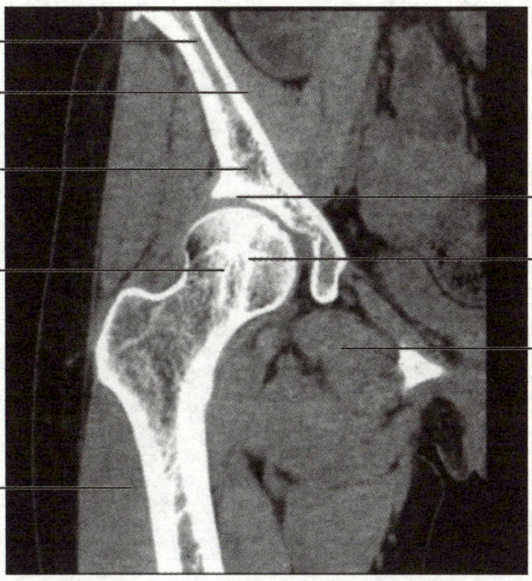

图 6-3-34　经髋关节中份 CT 冠状层面

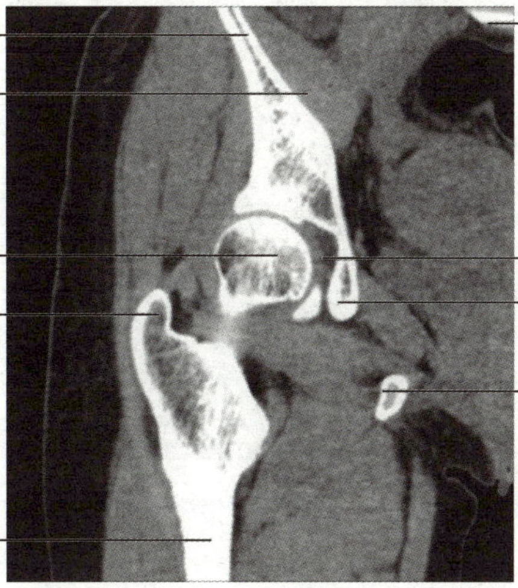

图 6-3-35　经髋关节后份 CT 冠状层面

2. 髋关节 MRI 冠状层面

（1）经髋关节前份冠状层面：髋关节位于断层中心区域，髋臼内上部为髂窝和盆腔区，外下部为股骨上份。髋臼呈杯口状朝向外下方，股骨头位于髋臼外下方。髋臼外上连接髂骨翼，髋骨前下部为耻骨上支，耻骨上、下支汇合部的内侧面为耻骨联合面，与对侧构成耻骨联合。耻骨上支下方可见近水平向内后走行的闭孔外肌；起自耻骨上支的短收肌与耻骨肌自内斜向后下方走行。髂窝内髂肌和腰大肌汇合后走向前下方。髂骨翼外侧有臀中、小肌包绕。髋关节外下方走行有阔筋膜张肌、股四头肌、髂腰肌（图 6-3-36）。

（2）经髋关节中份冠状层面：髋关节位于断层中心区域，与前份相比股骨头增大，其向外下的较细部分为股骨颈。髋臼朝向外下方，其前、后及上缘均被髋臼盂唇包绕，下缘有髋臼横韧带加固而缺少盂唇结构。髋臼窝与股骨头之间有脂肪组织和股骨头韧带，后者向下连于髋臼横韧带。髋臼内侧缘及耻骨上支内后方走行闭孔内肌，断层的其他结构与前份相似（图 6-3-37）。

（3）经髋关节后份冠状层面：髋臼位于其内上方包绕缩小的股骨头。股骨颈外侧端与股骨上端的隆起为大转子，股骨颈内侧端下缘与股骨上端隆起为小转子。闭孔外肌向后终止于转子间，其下方为股方肌、大收肌。关节周围其他结构与中份断层相似（图6-3-38）。

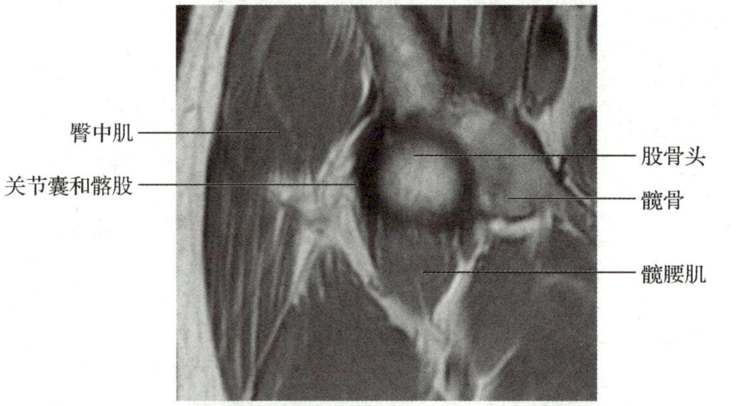

图6-3-36　经髋关节前份MRI冠状层面

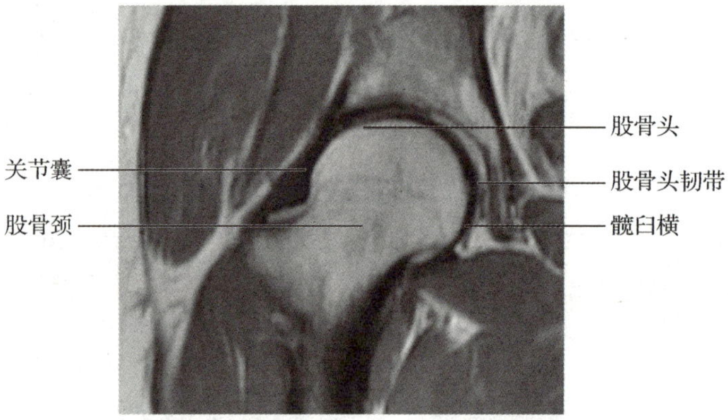

图6-3-37　经髋关节中份MRI冠状层面

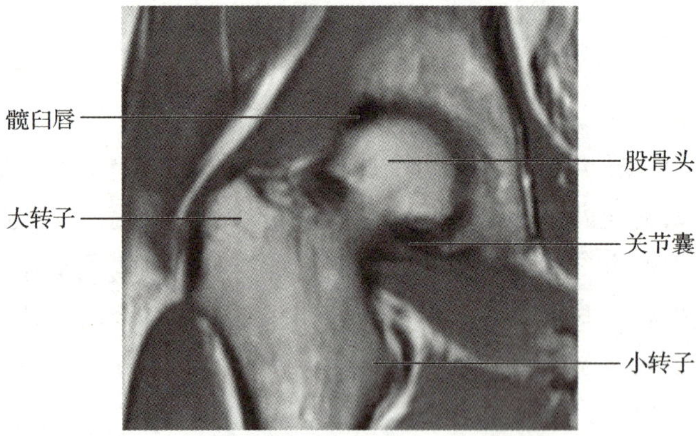

图6-3-38　经髋关节后份MRI冠状层面

3. 膝关节CT冠状层面

（1）经胫骨髁间隆起前缘冠状层面：股骨内、外侧髁与胫骨内、外侧髁相对，其间的关节腔内为呈楔形的内、外侧半月板，关节内侧缘可见内侧副韧带包绕关节。股骨内、外侧缘分别为股内、外侧肌。胫骨外侧为胫骨前肌（图6-3-39）。

（2）经胫骨髁间隆起冠状层面：胫骨内、外侧髁之间骨性隆起即为髁间隆起。股骨内、外侧髁之间为髁间窝。股骨外侧髁内侧壁附着前交叉韧带，股骨内侧髁外侧壁附着后交叉韧带。其他周围结构与经股骨髁间隆起前缘冠状层面类似（图 6-3-40）。

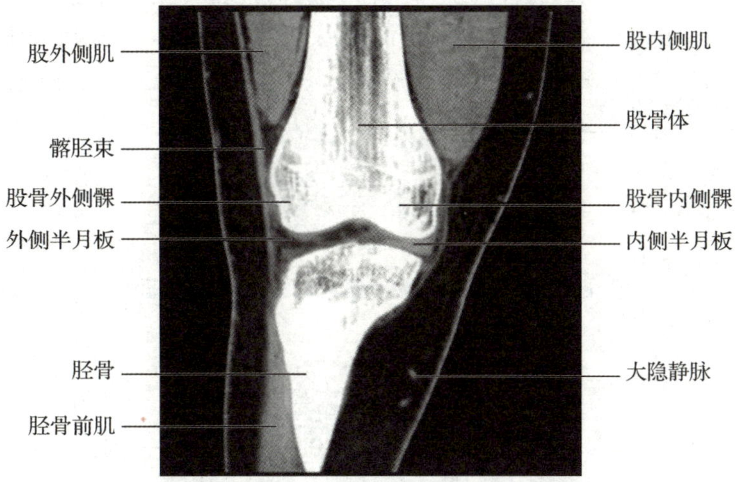

图 6-3-39　经胫骨髁间隆起前缘 CT 冠状层面

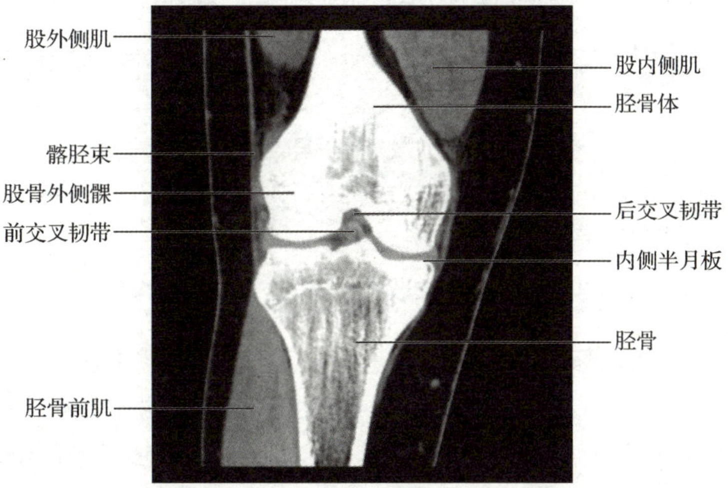

图 6-3-40　经胫骨髁间隆起 CT 冠状层面

（3）经胫骨髁间隆起后缘冠状层面：股骨内、外侧髁缩小且分离，两髁之间为髁间窝，前、后交叉韧带位于其内。前交叉韧带紧贴股骨外侧髁内侧壁，后交叉韧带紧贴股骨内侧髁外侧壁。胫骨内、外侧髁与股骨内、外侧髁之间分别有内、外侧半月板，上方的股骨与大腿肌之间为腘窝，呈三角形。胫骨外侧髁的外下方为腓骨小头，两者构成近侧胫腓关节（图 6-3-41）。

4. 膝关节 MRI 冠状层面

（1）经胫骨髁间隆起前缘冠状层面：股骨内、外侧髁的下缘和胫骨内侧髁的上缘覆盖有关节软骨，而胫骨外侧髁的上面则无关节软骨覆盖。内侧半月板前角出现在胫、股骨内侧髁关节面之间，而胫、股骨外侧髁关节面之间尚未出现外侧半月板。在胫、股骨关节之间可显示横向分布的膝横韧带。股骨内、外侧分别为股内侧肌、股外侧肌。膝关节内侧缘有髌骨内侧支持带，外侧缘有髂胫束（图 6-3-42）。

微课：膝横韧带 MRI 解剖

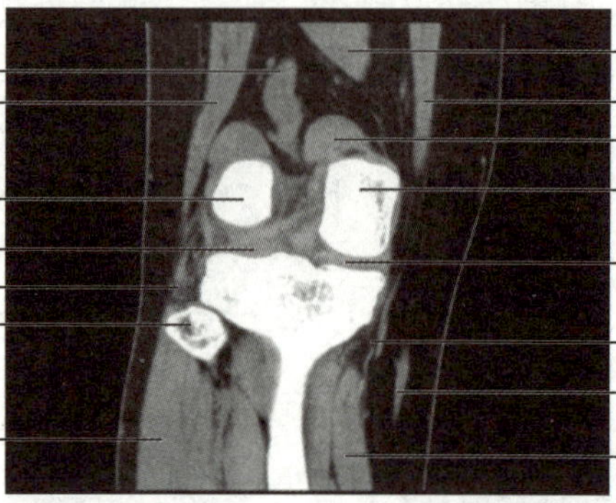

图 6-3-41　经胫骨髁间隆起后缘 CT 冠状层面

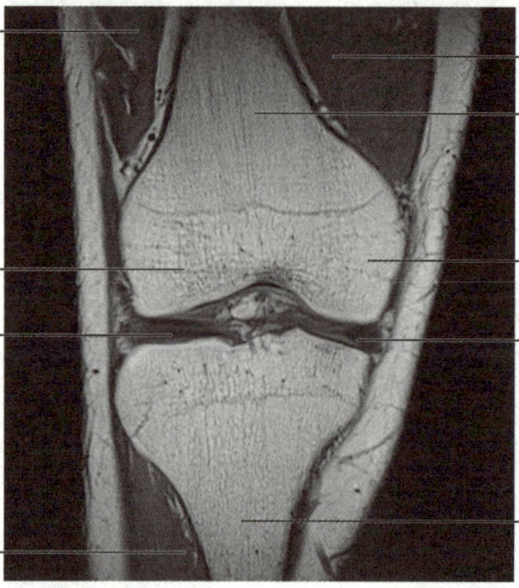

图 6-3-42　经胫骨髁间隆起前缘 MRI 冠状层面

（2）经胫骨髁间隆起冠状层面：髁间窝内可见前、后交叉韧带。股骨与胫骨关节面之间，靠近内、外侧髁边缘处分别可见三角形的内、外侧半月板。胫股关节内侧有内侧副韧带，股骨外侧髁缘可见腘肌腱。胫骨干外侧有胫骨前肌、趾长伸肌。其他结构类似于经股骨髁间隆起前缘冠状层面（图 6-3-43）。

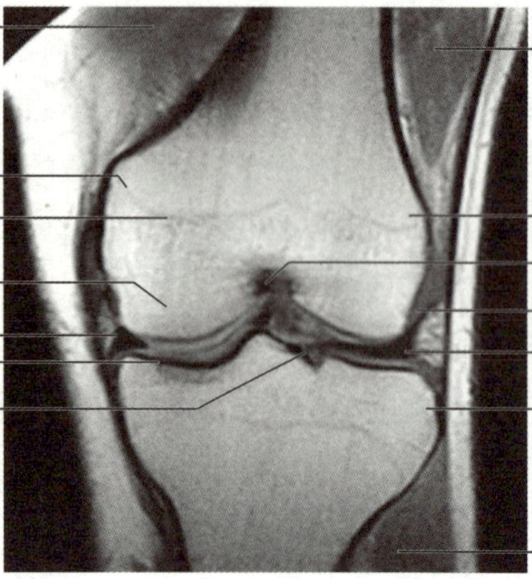

图 6-3-43　经胫骨髁间隆起 MRI 冠状层面

（3）经股骨髁间隆起后缘冠状层面：股骨内、外侧髁明显缩小且分离，之间为髁间窝。髁间窝内侧份有后交叉韧带，外侧份有前交叉韧带。胫骨与股骨之间为呈三角形的内、外侧半月板后角。在腓骨小头与股骨外侧髁上缘之间有外侧副韧带，股骨外侧髁下方可见腘肌肌腱附着。膝关节内侧缘附着于内侧副韧带。髁间窝上方腘窝内有纵行的腘动、静脉。关节外上方有股二头肌，关节下方从内向外依次是腓肠肌内侧头、腘肌、胫骨后肌、胫骨前肌、趾长伸肌、腓骨长肌等（图 6-3-44）。

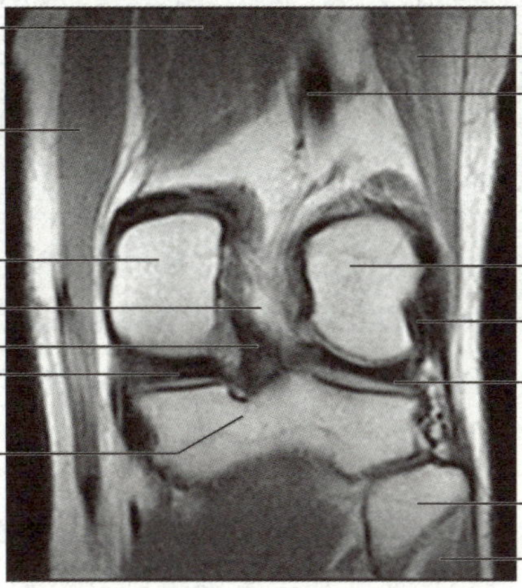

图 6-3-44　经股骨髁间隆起后缘 MRI 冠状层面

5. 踝关节 CT 冠状层面

（1）经前距跟关节冠状层面：踝关节下方可见距骨体前下方的前距关节面与跟骨前突上关节面构成前距跟关节。而在前距跟关节下方可见骰骨。距骨与跟骨间的跗骨窦内可见有强厚的距跟骨间韧带相连（图 6-3-45）。

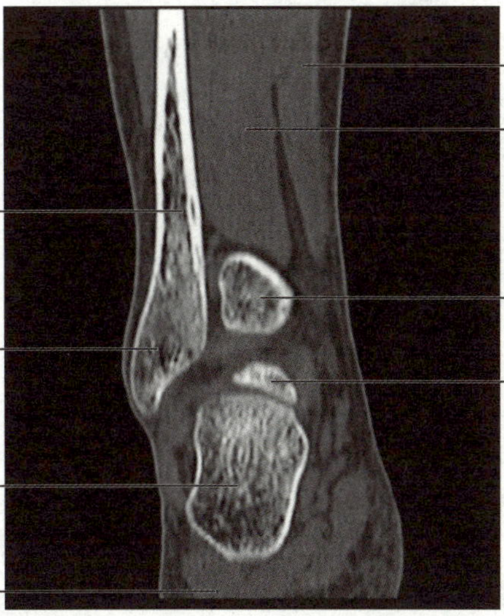

图 6-3-45　经左侧前距跟关节 CT 冠状层面

（2）经后距跟关节冠状层面：跟骨呈尖向内的楔形，其与上方的距骨构成后距跟关节。外踝下方有腓骨短肌腱、腓骨长肌腱穿行。内踝下方有胫骨后肌腱、趾长屈肌腱穿行。足底部及内侧部分布各展肌群（图 6-3-46）。

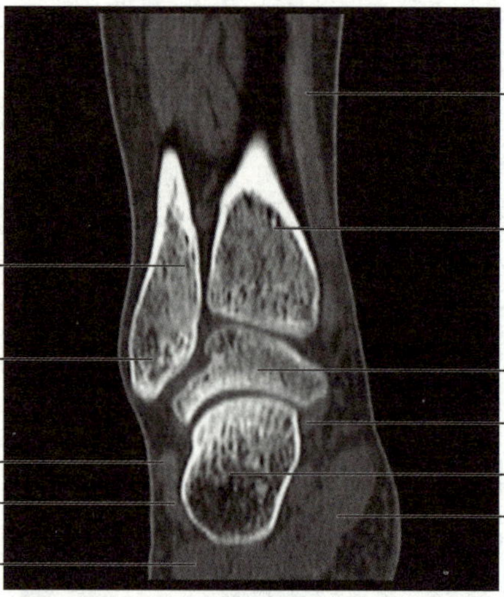

图 6-3-46　经左侧后距跟关节 MRI 冠状层面

6. 踝关节 MRI 冠状层面

（1）经前距跟关节冠状层面：中心区域为前距跟关节。关节内侧缘为大量高信号脂肪组织填充的跗骨窦。在胫骨外侧有长伸肌、趾长伸肌，在跟骨外侧则有趾短伸肌，其下方可见小隐静脉穿行。足底部自内向外依次有展肌、长屈肌肌腱、足底方肌、趾短屈肌、腓骨长肌肌腱、小趾展肌等（图 6-3-47）。

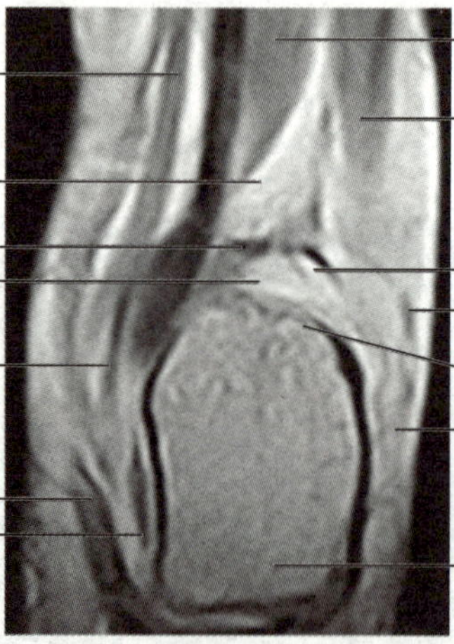

图 6-3-47　经右侧前距跟关节 MRI 冠状层面

（2）经后距跟关节冠状层面：距骨位于断层中心。腓骨位于关节外侧，可见到连接于腓骨后缘与距骨外后缘之间的距腓后韧带，内侧有三角韧带。腓骨远端下方穿行有腓骨短、长肌肌腱，在内踝下方紧贴有胫后肌肌腱与趾长屈肌肌腱。跟骨内侧缘有展肌、足底方肌。足底部有趾短屈肌、小趾展肌，在其最浅层有足底腱膜（图 6-3-48）。

（三）矢状层面

矢状层面图像有助于观察下肢各关节屈伸状态下的结构，如膝关节在屈伸过程中，股骨、胫骨和髌骨之间的关系。在矢状面 MRI 上还可以观察到肌肉、肌腱的走行和连续性。对于诊断关节活动受限、肌肉和肌腱损伤等有重要意义。例如，在矢状面 MRI 上可以看到前交叉韧带在膝关节屈伸时的紧张和松弛状态，有助于诊断前交叉韧带损伤。

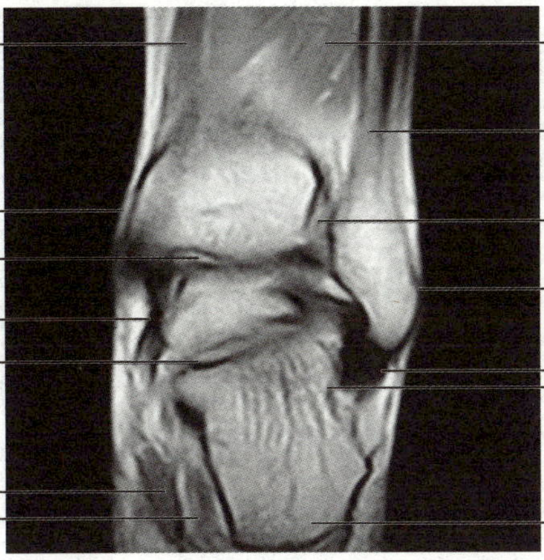

图 6-3-48 经右侧后距跟关节 CT 冠状层面

1. 膝关节 CT 矢状层面

（1）经股骨内侧髁矢状层面：股骨内侧髁近似圆锥状，构成膝关节的上部。膝关节的下部为胫骨的内侧髁，呈向下的三角形。股骨和胫骨的前方有髌骨内侧缘。股骨内侧髁后上方为充填有脂肪组织的腘窝。股骨前方为股内侧肌，后方为半膜肌。胫骨内侧髁后下方有腓肠肌内侧头（图 6-3-49）。

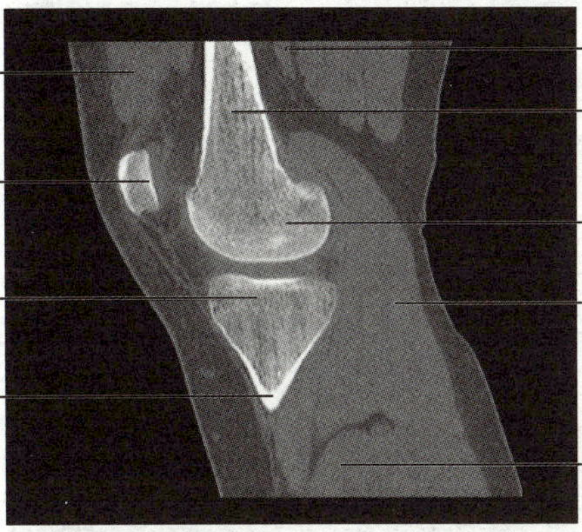

图 6-3-49 经股骨内侧髁 CT 矢状层面

（2）经股骨髁间窝矢状层面：胫骨上面中份的凸起为髁间隆起。股骨下端呈半圆形，其前面与髌骨构成髌股关节。髌骨上连于股四头肌肌腱，下连髌韧带。髌骨上方的股四头肌肌腱与股骨之间为髌上囊，向下与膝关节腔相通，关节的后方为腘窝。股骨前方为股四头肌，后方为半膜肌、半腱肌。胫骨后方由浅至深为腓肠肌、比目鱼肌、腘肌（图 6-3-50）。

（3）经股骨外侧髁矢状层面：股骨外侧髁相对较大，胫骨外侧髁相对较小，两骨之间为膝关节。两骨的前方自上而下为相互连续的股四头肌肌腱、髌骨和髌韧带。膝关节后方浅层有腓肠肌外侧头，深部为跖肌（图 6-3-51）。

2. 膝关节 MRI 矢状层面

（1）经股骨内侧髁中份矢状层面：膝关节位于断层中心，股骨与胫骨内侧髁关节表面覆盖一层薄薄的关节软骨，两骨关节面之间夹有类似于“领结”状的内侧半月板，在此断层前部为前角，后部为后角，前、后角均呈三角形，中间薄，边缘较厚。关节前上方有股内侧肌，后上方有缝匠肌。关节后方有半膜肌肌腱。关节后下方有腓肠肌内侧头（图 6-3-52）。

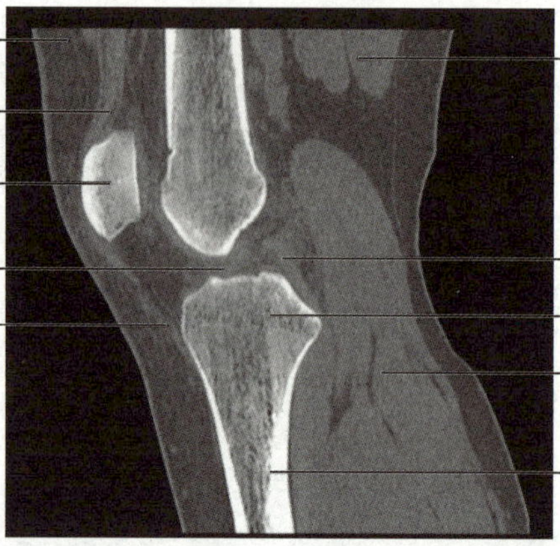

图 6-3-50　经股骨髁间窝 CT 矢状层面

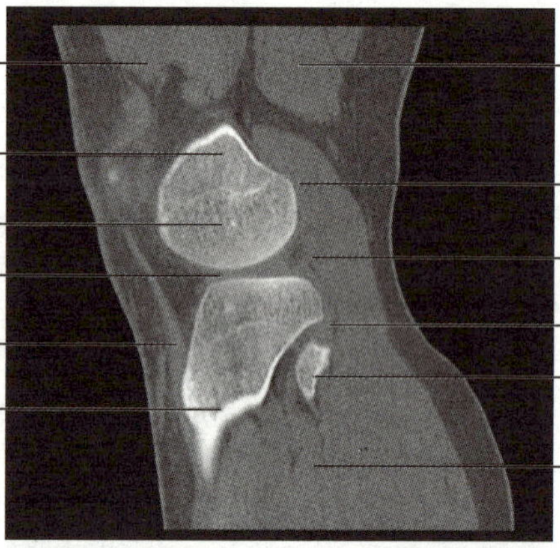

图 6-3-51　经股骨外侧髁 CT 矢状层面

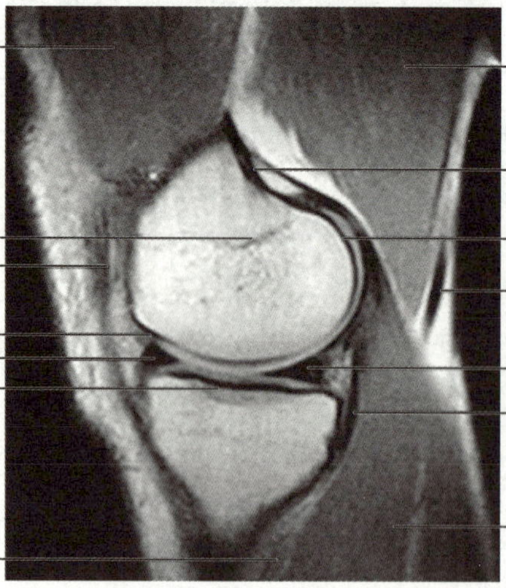

图 6-3-52　经股骨内侧髁中份 MRI 矢状层面

（2）经股骨髁间窝矢状层面：股骨与胫骨间前、后分别有前、后交叉韧带。在前、后交叉韧带之间区域无半月板组织存在，但在前交叉韧带前方有连接两侧半月板前端的膝横韧带。板股韧带起自外侧半月板后缘走行于后交叉韧带前、后缘，终止于股骨内侧髁内侧面，位于后缘者称为板股后韧带，其出现率较高；位于前缘者称为板股前韧带，出现率较低。髌骨上连于股四头肌腱，其向下延续为髌韧带，后者向下附着于胫骨前缘粗隆。髌韧带与股骨、胫骨之间可见三角形的髌下脂肪垫。膝关节后上方为半膜肌，后下方为腓肠肌内侧头、比目鱼肌、腘肌。膝关节的后方为腘窝，其内可见纵行的腘动、静脉（图 6-3-53）。

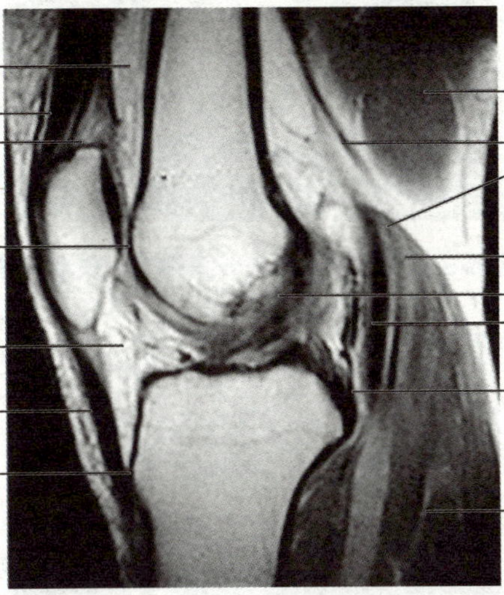

图 6-3-53　经股骨髁间窝 MRI 矢状层面

（3）经股骨外侧髁中份矢状层面：胫、股骨之间的外侧半月板形态类似于领结状，前部为前角，中部为体部，后部为后角。膝关节前上方为股四头肌外侧头；关节后上方为股二头肌及其肌腱；关节后下方为腓肠肌、比目鱼肌、跖肌；关节前下方为胫骨前、后肌（图 6-3-54）。

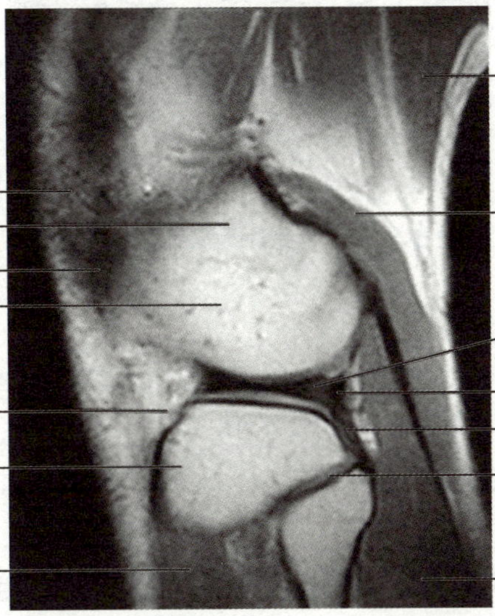

图 6-3-54　经股骨外侧髁中份 MRI 矢状层面

3. 踝关节 CT 矢状层面　经胫距关节正中矢状层面，距骨穹隆和胫骨下关节面相对应组成胫距关节。距骨前部为距骨头，与舟骨形成距舟关节。距骨体下方的关节面与跟骨上方关节面可构成距跟关节，又称距下关节，自前向后分别为前、中、后距跟关节。前、中、后距跟关节之间为跗骨窦（图

6-3-55）。

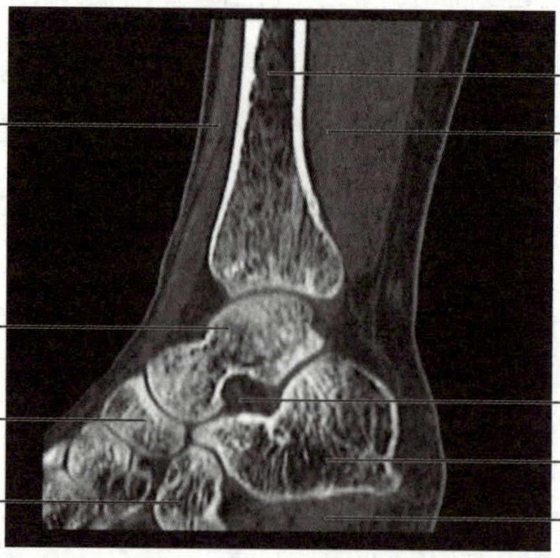

图 6-3-55　经胫距关节正中 CT 矢状层面

4. 经跟腱 MRI 矢状层面　以距骨体为中心，可清晰显示踝关节、跟距关节、跗骨窦、跟腱。在踝关节后上方深层为比目鱼肌和长屈肌，前方有长伸肌。足底部由浅至深依次为足底筋膜、小趾展肌、足底方肌、腓骨长肌肌腱和跟骰足底韧带等（图 6-3-56）。

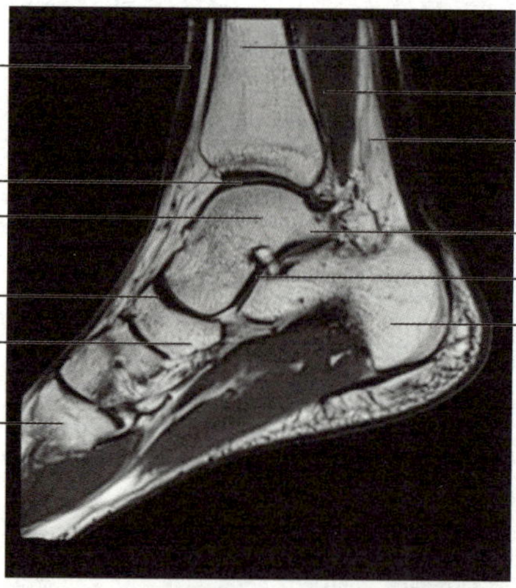

图 6-3-56　经跟腱 MRI 矢状层面

（四）下肢 CTA 与 MRA

CTA 主要用于显示下肢的血管情况，如下肢动脉（包括股动脉、腘动脉、胫前动脉、胫后动脉、腓动脉等）和下肢静脉（包括股静脉、腘静脉等）。通过向血管内注入对比剂后进行 CT 扫描，利用计算机重建技术生成血管的三维图像，可以清晰地观察血管的形态、走行、有无狭窄或闭塞等病变，在诊断下肢血管损伤、血管畸形或评估肿瘤的血供等方面有重要应用。例如，在下肢动脉硬化闭塞症时，CTA 可显示动脉狭窄或闭塞的部位和程度。

MRA 利用磁共振原理，用于显示下肢血管。MRA 对血管的显示具有无创、无需对比剂（部分情况下）的优点。其可以清晰显示下肢血管的走行和血流情况，对于诊断血管病变，尤其是对对比剂过敏或肾功能不全的患者，是一种很好的检查方法。例如，在诊断下肢深静脉血栓形成时，MRA 可显示静脉内的血栓情况。

考试知识点总结

本章小结

协和云课堂……　拓展练习及参考答案

（崔荣花　黄琳璐）

教学课件

第七章　血　管

学习目标

素质目标

（1）具有对阅片规范的重要性的认识，提高安全意识和规范意识。

（2）具有良好的影像技师职业素养，增强职业适应能力。

（3）具备良好的职业道德、医患沟通能力和团队协作精神。

知识目标

（1）掌握：动、静脉血管局部解剖构造，动脉血管 DSA 解剖。

（2）熟悉：静脉血管 DSA 解剖。

（3）了解：动、静脉血管应用解剖。

能力目标

（1）具有绘制动、静脉血管局部解剖构造的能力。

（2）具有识别动、静脉血管正常影像图像的能力。

（3）具有识别动脉血管正常 DSA 图像的能力。

·核心知识拆解·

第一节　概　述

一、血管及血液循环概述

人体的血管由动脉、毛细血管和静脉组成。血液在神经系统的调节下，通过动脉、毛细血管及静脉形成的管道实现全身循环。动脉（artery）是从心脏的心室出发，输送血液离开心脏的管道，沿途可分为大动脉、中动脉和小动脉。静脉（vein）起自毛细血管网，负责运输血液回流心脏，行程中逐渐汇成小静脉、中静脉、大静脉，最终注入心房。毛细血管（blood capillary）是连接于动脉与静脉之间的微细血管，是血液和组织液进行物质交换的场所。

除毛细血管外，血管壁从内向外依次为内膜、中膜和外膜。内膜（tunica intima）由内皮和内皮下层组成，是最薄的一层。中膜（tunica media）位于内膜和外膜之间，其厚度及组成成分因血管种类而异。大动脉以弹性膜为主，含少许平滑肌；中动脉主要由平滑肌组成。外膜（tunica adventitia）由疏松结缔组织组成，含螺旋状或纵向分布的弹性纤维和胶原纤维，构成外膜的结缔组织细胞以成纤维细胞为主。大动脉弹性膜和弹性纤维丰富，又称弹性动脉。内、中膜较厚，外膜较薄。中动脉平滑肌较多，又称肌性动脉。静脉管径较粗，壁较薄，平滑肌及弹性组织较少。管径在 1cm 以上的静脉有静脉瓣，2mm 以上的静脉瓣膜常见于四肢静脉，椎体静脉及肺静脉没有静脉瓣。

血液循环可分为体循环（systemic circulation，又称大循环）和肺循环（lesser circulation，又称小循环）两部分，且相互连续（图 7-1-1）。

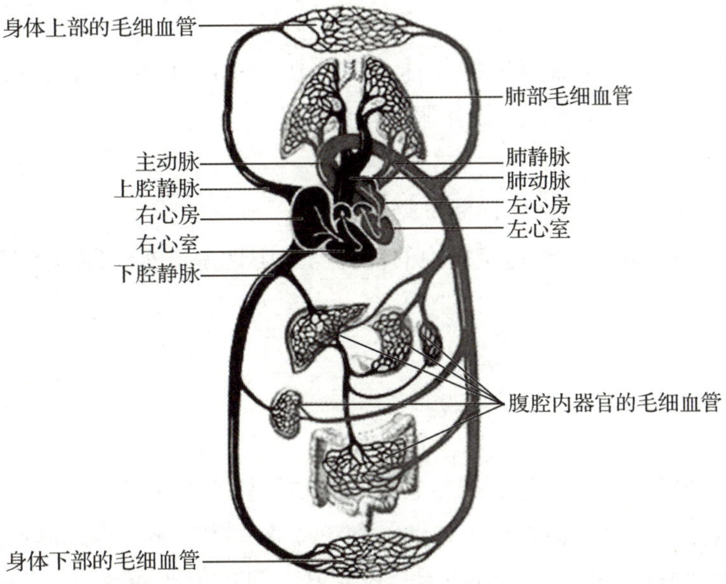

图 7-1-1 血液循环示意图

1. 体循环 左心室收缩，将动脉血射入主动脉，经各级分支到达全身毛细血管，与组织细胞进行物质交换后，经小静脉、中静脉及上、下腔静脉返回右心房。

2. 肺循环 从体循环回右心房的静脉血流入右心室，右心室收缩，将静脉血射入肺动脉，经各级分支至肺泡周围毛细血管网，进行气体交换，使静脉血变为动脉血，再经肺静脉进入左心房。

二、主要体表标志

1. 甲状软骨上缘 颈总动脉在此平面分为颈外动脉和颈内动脉。

2. 胸锁关节 右胸锁关节的后方头臂干分为右颈总动脉和右锁骨下动脉，颈内静脉与锁骨下静脉在此汇合形成头臂静脉。

3. 胸骨角 平对主动脉弓起始的部位。

4. 髂嵴 两侧髂嵴最高点的连线经过第 4 腰椎的棘突，腹主动脉在第 4 腰椎下缘分为左、右髂总动脉。

第二节 动 脉

案例导入

【案例】

患者，男，56 岁，因“右下肢间歇性跛行 2 个月，加重伴右足发凉、麻木 1 周”入院。患者 2 个月前开始出现行走一段距离（约 500 米）后，右下肢小腿后侧出现酸胀、疼痛，迫使患者停下休息，休息片刻后症状缓解，可继续行走，如此反复。近 1 周来，上述症状发作愈发频繁，且行走距离缩短至 200 米左右，同时出现右足发凉、麻木，足趾皮肤颜色稍变紫，无夜间痛性痉挛，无外伤史。

既往有高血压病史 10 年，血压控制欠佳，波动在 150～170/90～100mmHg；吸烟史 30 年，平均每天 20 支；高脂血症史 5 年，未规律服药治疗。

【问题】

1. 该患者目前的诊断考虑什么？诊断依据有哪些？
2. 下肢动脉超声在诊断下肢动脉疾病中的优势与局限性是什么？结合本病例说明。

一、应用解剖

主动脉作为体循环动脉的主干，起始于左心室。其初始段为升主动脉，上升至右侧第 2 胸肋关节水平后，转变为弓形的主动脉弓，向左后方弯曲。在第 4 胸椎体下缘，主动脉弓延续为胸主动脉，沿脊柱左侧下行，至第 12 胸椎水平穿经膈肌的主动脉裂孔，进而变为腹主动脉。腹主动脉沿脊柱左前方继续下降，至第 4 腰椎下缘处分叉为左、右髂总动脉。髂总动脉沿腰大肌内侧下行，至骶髂关节处再分叉为髂内动脉和髂外动脉（图 7-2-1）。

肺动脉是肺循环的动脉主干，由右心室发出。在主动脉前方向左后上方斜行，至主动脉弓下方分为左、右肺动脉，伴支气管入肺，随支气管反复分支，最后形成毛细血管网包绕肺泡。

（一）头颈部的动脉

头颈部动脉主要源自颈总动脉，部分源于锁骨下动脉，二者均为主动脉弓分支。

1. 颈总动脉 左颈总动脉起自主动脉弓，右颈总动脉起自头臂干，均经胸锁关节后方入颈。随后，沿食管、气管及喉外侧上行，至甲状软骨上缘水平分为颈内、外动脉。颈总动脉分叉处有颈动脉窦压力感受器及颈动脉小球化学感受器。压力感受器能感知血管内压力变化，血压升高时，可反射性引发心跳减缓、末梢血管扩张，进而降低血压。化学感受器感受血液中二氧化碳和氧气浓度变化，二氧化碳浓度升高时可反射性地促进呼吸加深加快。取下颌角与乳突尖连线的中点向胸锁关节画一连线，甲状软骨上缘以下为颈总动脉的体表投影，以上为颈外动脉的体表投影。

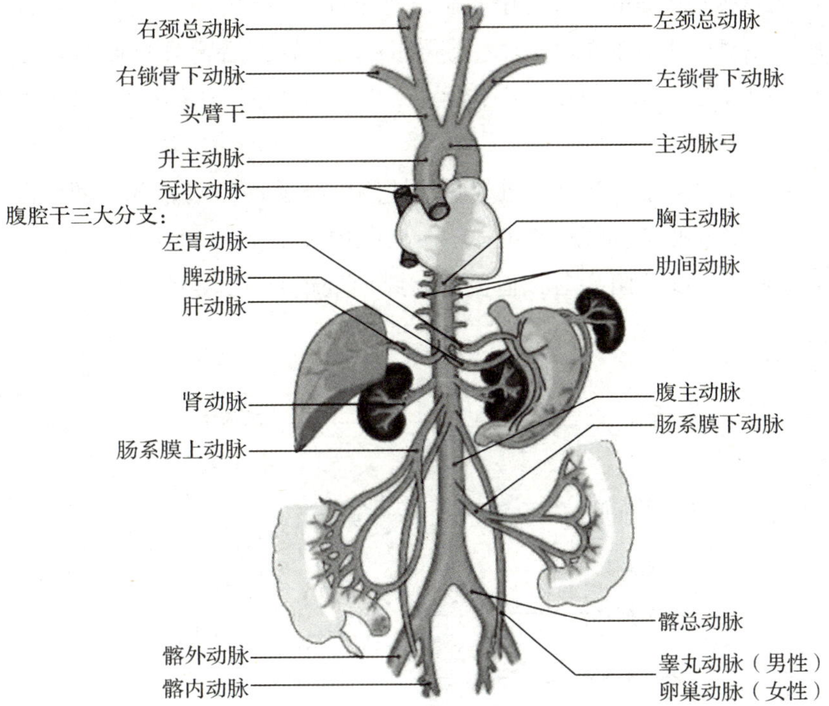

图 7-2-1　主动脉分布及其分支示意图

（1）颈外动脉：起初位于颈内动脉前内侧，后经其前方转至外侧，穿腮腺至下颌颈高度分为颞浅动脉和上颌动脉。面动脉在下颌角前约 3cm 处可触及搏动，用于颜面部出血的压迫止血；颞浅动脉在外耳门上方颧弓根部可摸到搏动，可压迫此处使颞部和头顶部止血。上颌动脉较重要的分支有脑膜中动脉、下牙槽动脉、上牙槽后动脉和眶下动脉。脑膜中动脉向上穿棘孔入颅，分为前、后两支，分布于硬脑膜，前支较大，经过颅骨翼点深面，颞部骨折时此处易受损伤，引起硬膜外血肿。

（2）颈内动脉：经颈动脉管进入颅腔，营养脑和视器，按其行程可分为 4 部分：颈部、岩部、海绵窦部和前床突上部。其中海绵窦部和前床突上部合称虹吸部，常呈“U”形或“V”形，是动脉硬化的好发部位。颈内动脉在海绵窦处发出眼动脉，经视神经管入眶，在颅内的主要分支有大脑前动脉、大脑中动脉、脉络丛前动脉、后交通动脉。大脑前动脉经视交叉上方，进入大脑纵裂，沿胼胝体上方向后行，沿途分支分布于额叶、顶叶的内侧面及其上外侧面边缘部。前交通动脉连接两侧大脑前动脉；大脑中动脉是颈内动脉的直接延续，沿大脑外侧沟向后行，沿途发出皮质支和中央支（又称豆纹动脉），中央支分布于尾状核、豆状核、内囊膝和后肢的前部，这些动脉容易破裂，有“出血动脉”之称；后交通动脉向后与大脑后动脉吻合，将颈内动脉系与椎-基底动脉系连接起来。

2. 锁骨下动脉　左侧起自主动脉弓，右侧起自头臂干，出胸廓上口弯向外，在锁骨与第 1 肋骨之间通过，到第 1 肋骨外缘处移行为腋动脉。其体表投影为胸锁关节至锁骨下缘中点间的向上凸起的弓形线（弓的最高点在锁骨上缘 1cm）。主要分支如下。

（1）椎动脉：在前斜角肌内侧起自锁骨下动脉，向上穿过第 6 至第 1 颈椎横突孔，经枕骨大孔入颅腔，行于髓腹侧。在脑桥下缘，左、右侧椎动脉合成 1 条基底动脉，沿脑桥基底沟上行至脑桥上缘分为左、右大脑后动脉。

（2）甲状颈干：在椎动脉外侧起自锁骨下动脉，为一粗短干，分成数支至颈部和肩部。主要分支甲状腺下动脉向上内经颈动脉鞘的后方至甲状腺侧叶下端。

（3）胸廓内动脉：由锁骨下动脉的下面发出，向下入胸腔，沿胸骨外侧缘约 1.2cm，贴第 1～7 肋软骨后面下行，行程中分支营养胸前壁、心包等处；末支穿膈肌至腹前壁，改名为腹壁上动脉，营养膈肌和腹直肌。

3. 大脑动脉环 又称 Willis 环，由前交通动脉、两侧大脑前动脉起始部、两侧颈内动脉、两侧后交通动脉及两侧大脑后动脉起始部构成。Willis 环在颅底中央形成一动脉环，使颈内动脉与椎-基底动脉相通，当某一动脉血流减少或阻塞时，血流可经此环重新分配，起到一定代偿作用（图 7-2-2）。

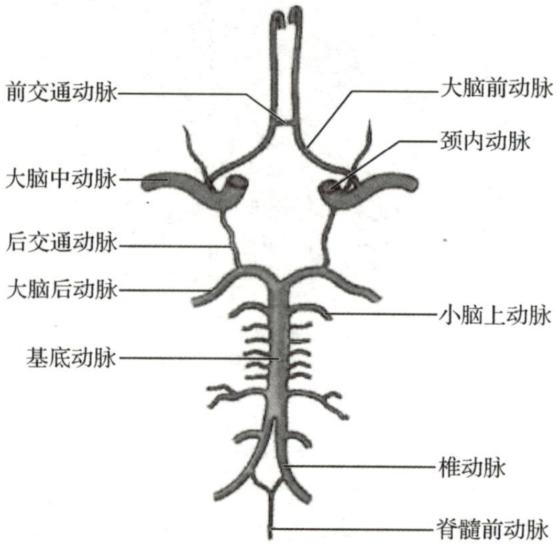

图 7-2-2 大脑动脉环示意图

（二）胸部的动脉

胸部动脉包括肺循环的动脉和体循环的动脉两部分。

1. 肺循环的动脉 肺动脉干起自右心室，在升主动脉前方向左后上方斜行，在主动脉弓下方分为左、右肺动脉。左肺动脉较短，在左主支气管前方水平行至左肺门处分为上、下 2 支，进入左肺上、下叶。右肺动脉稍长，经升主动脉和腔静脉后方水平向右，在右肺门处分为 3 支进入右肺上、中、下叶。左、右肺动脉在肺内反复分支，与支气管的分支伴行，最后在肺泡壁上形成毛细血管网。

2. 体循环的动脉 主动脉起于左心室，为体循环的主动脉干，按其走行可以分为升主动脉、主动脉弓和降主动脉 3 部分。

（1）升主动脉：根部发出左、右冠状动脉行于心冠状沟内，分布于心脏。

1）左冠状动脉起于主动脉左窦，向左走行于左心耳和肺动脉干之间，分为前室间支和左旋支。前室间支又称前降支，沿前室间沟下行，发出左室前支、右室前支和室间隔前支分布于前室间沟两侧左、右心室游离壁和室间隔前 2/3。左旋支在冠状沟内继续走行，绕心左缘至其膈面，多数止于心左缘与房室交点之间。左冠状动脉的分支主要分布于左心房、左心室、室间隔前 2/3 和右心室前壁的一部分。

2）右冠状动脉起于主动脉右窦，经右心耳和肺动脉根之间沿冠状沟右行，绕心右缘至隔面，分为后室间支（后降支）和右旋支。后室间支在后室间沟内下行，其下部与前室间支末梢吻合。右旋支细小，向左行，分布于左心房后壁。右冠状动脉的分支主要分布于右心房、右心室、室间隔后 1/3 和左心室下壁的一部分，还包括窦房结和房室结。

（2）主动脉弓：凸侧自右向左依次发出头臂干、左颈总动脉和左锁骨下动脉。头臂干短而粗，向右上方斜行，至右胸锁关节后方分为右颈总动脉和右锁骨下动脉。锁骨下动脉发出椎动脉、甲状颈干和胸廓内动脉。

（3）降主动脉：于第 4 胸椎体下缘续于主动脉弓，先沿脊柱左侧下行，后逐渐转向其前方。沿途发出壁支和脏支，壁支有第 3~11 对肋间后动脉和 1 对肋下动脉、2~3 小支膈上动脉；脏支有支气管支、食管支和心包支等。

（三）腹部的动脉

腹主动脉是腹部的动脉主干，在膈的主动脉裂孔处续于胸主动脉，至第 4 腰椎下缘处分为左、右髂总动脉，发出壁支和脏支。

1. 壁支 主要有膈下动脉、腰动脉和骶正中动脉。左、右膈下动脉起于腹主动脉上端，分布于膈的下面，膈下动脉发出肾上腺上动脉至肾上腺。腰动脉有 4 对，分布于腹后壁和脊髓；骶正中动脉沿骶骨下行进入骨盆，分布于盆后壁。

2. 脏支 包括成对和不成对脏支。成对的脏支有肾上腺中动脉、肾动脉和睾丸（或卵巢）动脉；不成对的脏支有腹腔干、肠系膜上动脉和肠系膜下动脉。

（1）肾上腺中动脉：约平第 1 腰椎椎体高度起于腹主动脉，而肾上腺上动脉则发自于膈下动脉，肾上腺下动脉起于肾动脉。

（2）肾动脉：约平第 1 腰椎椎体下缘起于腹主动脉两侧，左、右各一，较粗大。其在肾静脉后方横行向外，至肾门附近分为前、后两干入肾。肾动脉在入肾门之前发出肾上腺下动脉至肾上腺。

（3）睾丸动脉：亦称精索内动脉，为一对细长动脉，分别起源于腹主动脉前壁，位于肾动脉起始处稍下方。该动脉沿腰大肌表面斜向外下方行走，穿过腹环进入腹股沟管，成为精索的组成部分，主要负责为睾丸和附睾提供营养。在女性体内，相应的动脉为卵巢动脉，它经由卵巢悬韧带下行进入盆腔，为卵巢和输卵管供应血液。

（4）腹腔干：此动脉为一短粗动脉干，起源于腹主动脉前壁，位于主动脉裂孔稍下方，分为胃左动脉、肝总动脉和脾动脉三大分支。肝总动脉进一步分为肝固有动脉和胃十二指肠动脉，其中肝固有动脉又分为肝左、右动脉，进入肝门。胆囊动脉通常源自肝右动脉。脾动脉发出分支至胰。胃十二指肠动脉则分为胃网膜右动脉和胰十二指肠上动脉等分支（图 7-2-3）。

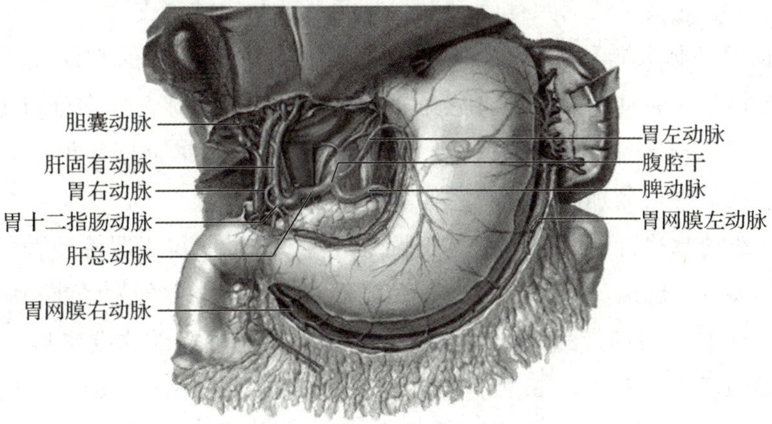

图 7-2-3 腹腔干

（5）肠系膜上动脉：在腹腔干稍下方、约平第1腰椎高度发自腹主动脉前壁，经胰头与胰体交界处的后方下行，越过十二指肠水平部的前面进入小肠系膜根，向右髂窝方向走行。主要分支有胰十二指肠下动脉、空肠动脉和回肠动脉、回结肠动脉、阑尾动脉、右结肠动脉、中结肠动脉。

（6）肠系膜下动脉：约平第3腰椎高度发自腹主动脉前壁，在腹后壁腹膜的后面向左下方走行。分支分布于降结肠、乙状结肠和直肠上部，其主要分支有左结肠动脉、乙状结肠动脉、直肠上动脉。

（四）盆部与会阴的动脉

髂总动脉左、右各一，在第4腰椎体下缘由腹主动脉分出后，沿腰大肌内侧下行，至骶髂关节处分为髂内动脉和髂外动脉。

1. 髂内动脉 是盆部的动脉主干，粗而短，沿盆腔侧壁下行，发出壁支和脏支。壁支主要有闭孔动脉、臀上动脉和臀下动脉等。脏支主要分布于盆腔脏器和外生殖器，有脐动脉、膀胱上动脉、子宫动脉、阴部内动脉、膀胱下动脉、直肠下动脉等。

2. 髂外动脉 自髂总动脉发出后，沿腰大肌内侧缘下降，经腹股沟韧带中点深面至股前部移行为股动脉，在腹股沟韧带稍上方发出腹壁下动脉，经腹股沟管深环的内侧上行进入腹直肌鞘，营养腹直肌。

（五）四肢的动脉

1. 上肢的动脉 腋动脉移行于锁骨下动脉，至大圆肌下缘移行为肱动脉，至前臂分为桡动脉和尺动脉。

（1）腋动脉：位于腋窝内，主要分支有胸肩峰动脉、胸外侧动脉、肩胛下动脉、旋肱后动脉。

（2）肱动脉：与正中神经伴行，沿肱二头肌内侧沟下行至肘窝，平桡骨颈高度分为桡动脉和尺动脉。在肘窝内上方肱二头肌肌腱内侧可触及肱动脉的明显搏动，是测量血压时的听诊部位，当前臂大出血时，可在肱二头肌内侧沟将肱动脉压向肱骨止血，肱动脉的分支主要分布于肱骨、肱三头肌、臀部和肘关节。

（3）桡动脉：自肱动脉发出，与桡骨平行下降。在桡骨茎突前内侧，位置标线，可摸到其搏动，是临床常用的摸脉点，也是中医切脉进行脉诊的部位。主要分支有掌浅支、拇主要动脉。

（4）尺动脉：自肱动脉发出后，在指浅屈肌和尺侧腕屈肌之间伴尺神经下行，经屈肌支持带浅面、豌豆骨桡侧至手掌，主要分支有尺侧返动脉、骨间总动脉、掌深支。

（5）掌浅弓：由尺动脉末端和桡动脉掌浅支吻合而成，位于屈指肌腱浅面。从弓上发出1支小指尺掌侧动脉和3支指掌侧总动脉，各支再分为2支指掌侧固有动脉，分别分布于第2~5指相对缘。

（6）掌深弓：由桡动脉末端和尺动脉掌深支吻合而成，位于屈肌总腱鞘的深面。由弓发出3条掌心动脉，行至掌指关节附近分别注入相应的指掌侧总动脉。

2. 下肢的动脉 股动脉移行于髂外动脉，在股三角内，股动脉位于股神经和股静脉之间，下行进入收肌管，出收肌腱裂孔至腘窝，移行为腘动脉，至小腿骨间膜上方分为胫前动脉和胫后动脉。

（1）股动脉：位于腹股沟韧带深面，延续自髂外动脉，是下肢的主要动脉。其主要分支为股深动脉，该动脉在腹股沟韧带下方2~5cm处起源于股动脉，向后内下方行走，沿途分出旋股内侧动脉供应大腿内侧肌群、旋股外侧动脉供应大腿前群肌、3~4条穿动脉供应大腿后群肌及内侧群肌和股骨。

（2）腘动脉：在收肌腱裂孔处接续股动脉，在腘窝深部下行，至小腿骨间膜上方分为胫前动脉和胫后动脉。腘动脉在腘窝发出分支，供应膝关节及周围肌肉，并参与构成膝关节血管网。

（3）胫后动脉：沿小腿后方浅、深屈肌之间下行，经内踝后方至足底，分为足底内侧动脉和足底外侧动脉。

（4）胫前动脉：由腘动脉发出后，即穿经小腿骨间膜至小腿前群肌间下行，至踝关节前方转变为足背动脉。

二、动脉血管影像解剖

心血管影像显示的方法很多。随着 DSA、US、CTA、MRA 等医学影像技术的发展，心血管的腔内情况、管壁的结构、血管的走行、位置、形态及毗邻关系等得以清晰显示。其中 DSA 对血管的腔内显示仍为金标准，无创检查的 US、MRA、CTA 在管壁结构及解剖位置的显示优于 DSA，已作为体检和大部分情况临床诊断检查首选方法。

（一）头颈部的动脉

主动脉是体循环的动脉主干，由左心室发出，起始段为升主动脉，至右侧第 2 胸肋关节高度移行为主动脉弓，弓形弯向左后方至第 4 胸椎体下缘移行为胸主动脉，沿脊柱左侧下行至第 12 胸椎水平穿膈肌的主动脉裂孔处移行为腹主动脉，至第 4 腰椎下缘处分为左、右髂总动脉。髂总动脉于骶髂关节处又分为髂内、外动脉。

微课：颅底动脉环影像解剖

主动脉弓凸侧从右向左依次发出 3 大分支：头臂干、左颈总动脉和左锁骨下动脉。头臂干在右胸锁关节的后方分为右颈总动脉和右锁骨下动脉。头颈部的动脉主干包括颈总动脉和锁骨下动脉（图 7-2-4）。

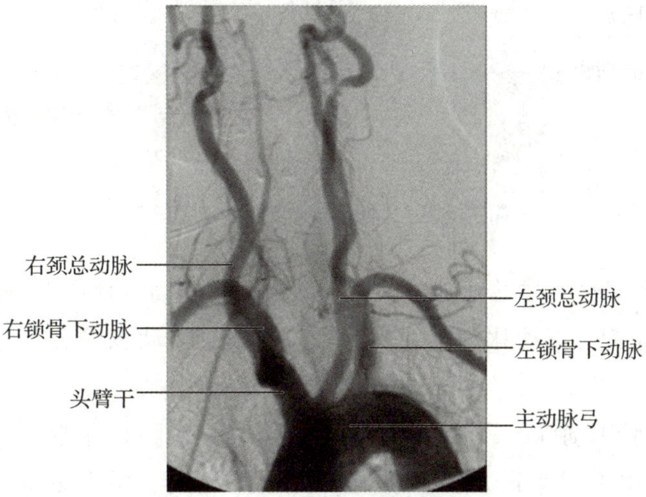

图 7-2-4　头颈部动脉血管 DSA

1. 头颈部动脉　左颈总动脉直接起自主动脉弓，右颈总动脉起自头臂干。两侧颈总动脉均于胸锁关节后方经胸廓上口至颈部，沿食管、气管和喉的外侧上行，到甲状软骨上缘平面分为颈外动脉和颈内动脉。

（1）颈外动脉

1）甲状腺上动脉：于舌骨大角下方，从颈外动脉发出，向前下方分布于甲状腺上部，主要分支为喉上动脉。

2）舌动脉：平舌骨大角处，甲状腺上动脉的上方发自颈外动脉，向前内走行，经舌骨舌肌深面进入舌。分布于舌、舌下腺和腭扁桃体。

3）面动脉：于下颌角高度、舌动脉上方发自颈外动脉，向前经下颌下腺的深面，于下颌角前约3cm处跨下颌骨下缘达面部，再经口角、鼻翼外侧向上行，至眼内眦，改称为内眦动脉。在下颌角前约3cm处可触及搏动和压迫止血。面动脉营养咽、软腭、咽鼓管、腭扁桃体、下颌下腺和面部软组织。

4）颞浅动脉：为颈外动脉的一个终支，于外耳门前方上行，越颧弓根至颞部。分布于腮腺及颞部软组织。在外耳门上方颧弓根部可摸到此血管的搏动，并可压迫止血。

5）上颌动脉：为颈外动脉的另一终支，平下颌颈处成直角自颈外动脉向前发出，在翼外肌外面或内面向内上达翼腭窝。其中脑膜中动脉自上颌动脉发出后，向上穿棘孔入颅，分为前、后两支，分布于硬脑膜。前支较大，经过颅骨翼点深面，颞部骨折时易受损伤，引起硬膜外血肿。

6）枕动脉：向后上行于乳突根部内侧，在斜方肌枕部起于胸锁乳突肌止点之间浅出，分布于枕部（图7-2-5）。

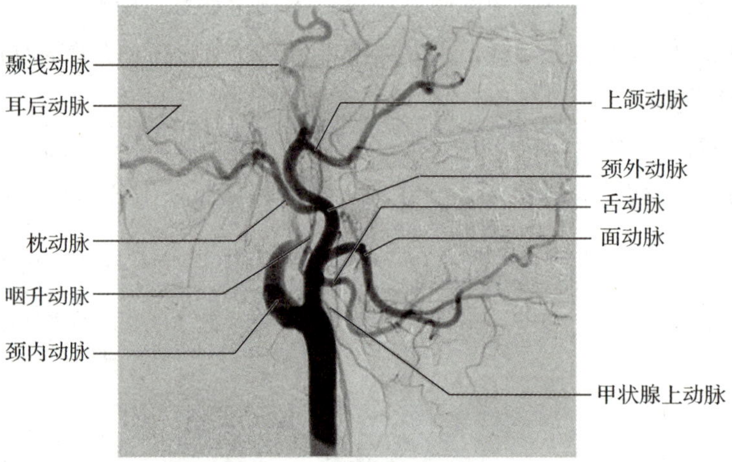

图7-2-5　颈外动脉及其分支DSA

（2）颈内动脉：颈内动脉自颈总动脉分出后，向上经颈内动脉管进入颅腔，分布于脑和视器。

（3）锁骨下动脉：左锁骨下动脉发自主动脉弓，右锁骨下动脉发自头臂干。锁骨下动脉主要分支如下。

1）椎动脉：作为锁骨下动脉的最大分支，其分支主要供应脑和脊髓。

2）胸廓内动脉：起源于锁骨下动脉近端，经胸廓上口下行，沿第1至7肋软骨后方、距胸骨外侧缘约1cm处垂直下降，至第6肋间隙附近分为腹壁上动脉和膈肌动脉两个终末支。该动脉沿途分布于胸前壁、乳房、心包、膈肌及腹直肌等部位。

3）甲状颈干：以短干形式在椎动脉外侧起自锁骨下动脉上壁，随即分为甲状腺下动脉、肩胛上动脉和颈横动脉等多个分支。

锁骨下动脉的直接延续是腋动脉。锁骨下动脉的主要分支广泛分布于头、颈、胸等范围内。

2. 脑的动脉 脑的动脉来自颈内动脉和椎动脉。

（1）颈内动脉：起自颈总动脉，自颈部向上经颈动脉管外口、颈动脉管、颈动脉管内口入颅，紧贴海绵窦的内侧壁穿海绵窦腔行向前上，穿出海绵窦而分支。颈内动脉按其行程可分为 4 部：颈部、岩部、海绵窦部和前床突上部。其中海绵窦部和前床突上部合称虹吸部，常呈“U”形或“V”形，是动脉硬化的好发部位。

颈内动脉在穿出海绵窦处发出眼动脉，经视神经管入眶。颈内动脉供应脑的主要分支有大脑前动脉、大脑中动脉，沿途发出豆纹动脉、额顶动脉、顶后动脉、角回动脉、颞后动脉、脉络丛前动脉、后交通动脉。

（2）椎动脉：起自锁骨下动脉，向上穿行第 6 至第 1 颈椎的横突孔，经枕骨大孔入颅。左、右椎动脉在脑桥基底部汇合成一条基底动脉。椎动脉的主要分支有脊髓前、后动脉，是供应脊髓的血管；小脑下后动脉，是椎动脉的颅内分支。基底动脉的主要分支有小脑下前动脉、小脑上动脉、大脑后动脉。

（3）大脑动脉环：又称 Willis 环、脑底动脉环。由两侧大脑前动脉起始部、两侧颈内动脉末端、两侧的大脑后动脉起始部，借前、后交通动脉联通而共同构成。此环使颈内动脉系与椎-基底动脉系相通，当某一动脉血流减少或阻塞时，血流可经此环重新分配，得到一定代偿（图 7-2-6）。

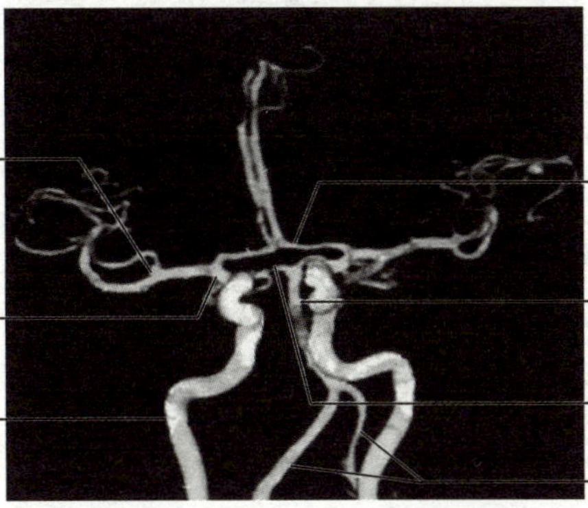

图 7-2-6 大脑动脉环血管 DSA

（二）胸部的动脉

肺有两套血管，一套是参与气体交换的功能性的肺血管；另一套是向肺提供营养的支气管血管。

1. 肺动脉 以肺动脉干起自右心室，在升主动脉前方向左后上方斜行，在主动脉弓下方分为左、右肺动脉（图 7-2-7）。左肺动脉，在左主支气管前方水平行至左肺门，分为上、下 2 支，进入左肺上、下叶。右肺动脉长于左肺动脉，在升主动脉和上腔静脉后方水平向右至右肺门处分为 3 支进入右肺上、中、下叶。

2. 支气管动脉 左支气管动脉一般为 2 支，平第 4~6 胸椎高度起自胸主动脉；右支气管动脉一般为 1~2 支，多数起自第 3 肋间后动脉，或起自左支气管动脉。

3. 心脏动脉 左、右冠状动脉为心的供血动脉，源自主动脉起始部（图 7-2-8）。

（1）左冠状动脉：源于主动脉左窦，向左行进于左心耳与肺动脉主干间，分为前降支和左回旋支。前降支沿前室间沟下行，分支供应前室间沟两侧的左心室前壁、部分右心室前壁及室间隔前 2/3。左回旋支在冠状沟内继续前行，绕过左心缘至心脏膈面，分布于左心房、左心室侧壁及膈面。

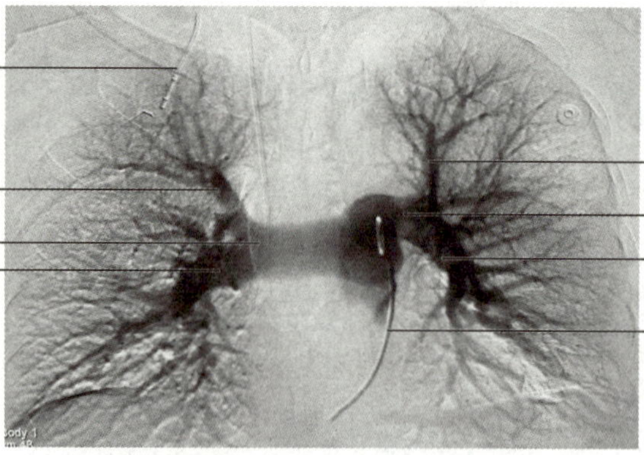

图 7-2-7　肺动脉及其分支 DSA

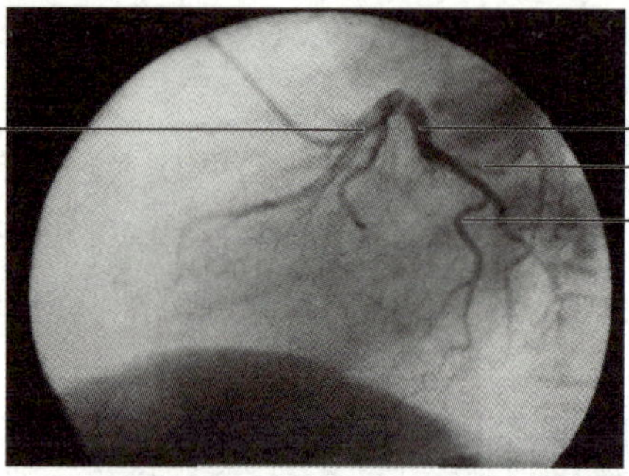

图 7-2-8　冠状动脉 DSA

（2）右冠状动脉：起始于主动脉右窦，经右心耳与肺动脉根之间进入冠状沟向右行，绕过右心缘至膈面，分为后降支和右心室支。后降支在后室间沟内下行。右冠状动脉分支主要供应右心房、右心室、室间隔后 1/3 及部分左心室下壁，还包括窦房结和房室结。

（三）腹部的动脉

1. 腹主动脉　为腹部主要动脉，于膈肌主动脉裂孔处续接胸主动脉，沿脊柱左前方下行，至第 4 腰椎下缘分为左、右髂总动脉，另分出终支骶正中动脉。其分支有壁支和脏支两类。

壁支含成对的膈下动脉、腰动脉及单支骶正中动脉。脏支则包括不成对的腹腔干、肠系膜上动脉、肠系膜下动脉，以及成对的肾上腺中动脉、肾动脉、睾丸动脉（女性为卵巢动脉）（图 7-2-9）。

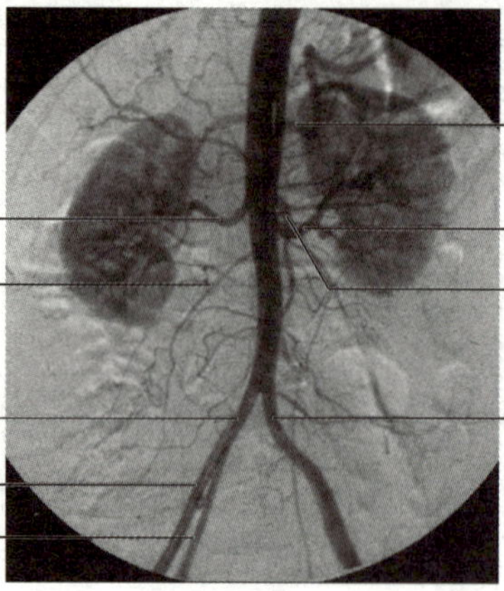

图 7-2-9　腹主动脉及其分支 DSA

2. 腹腔干 又称腹腔动脉，在第 12 胸椎水平，从腹主动脉前壁发出的一短粗干，随即分为胃左动脉、肝总动脉和脾动脉 3 大分支。肝总动脉再分支为肝固有动脉和胃十二指肠动脉，肝固有动脉又分支为肝左、右动脉，胆囊动脉发自于肝右动脉；胃十二指肠动脉分支为胃网膜右动脉和胰十二指肠上动脉。

3. 肠系膜上动脉 约平第 1 腰椎水平，在腹腔干下方，由腹主动脉前壁发出（图 7-2-10）。肠系膜上动脉的分支有胰十二指肠下动脉、空肠动脉和回肠动脉、回结肠动脉、右结肠动脉、中结肠动脉。

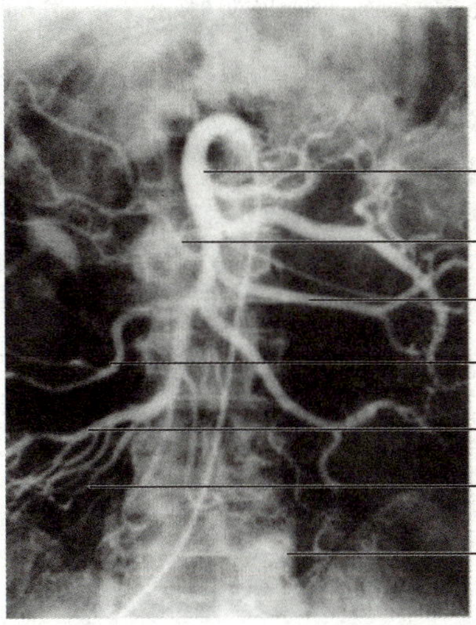

图 7-2-10 肠系膜上动脉及其分支 DSA

4. 肠系膜下动脉 约在第 3 腰椎水平起源于腹主动脉前壁，其分支包括左结肠动脉、乙状结肠动脉和直肠上动脉。

5. 肾动脉 位于肠系膜上动脉起点稍下方，起自腹主动脉两侧，左右各一，较粗大。肾动脉在肾静脉后方横向延伸至肾门附近，分为前、后两干进入肾脏。在进入肾门前，肾动脉发出肾上腺下动脉至肾上腺。

6. 肾上腺中动脉 肾上腺的血液供应主要来自肾上腺上、中、下动脉。通常情况下，肾上腺中动脉起源于腹主动脉，肾上腺上动脉发自膈下动脉，肾上腺下动脉起自肾动脉。

7. 睾丸或卵巢动脉 睾丸动脉左右各一，细长，起自腹主动脉前壁，位于肾动脉稍下方，斜向外下方行走，穿入腹股沟管，参与精索的构成。女性相应的动脉为卵巢动脉，经卵巢悬韧带下行进入盆腔。

（四）盆部的动脉

腹主动脉在第 4 腰椎下缘分为左、右髂总动脉，并于骶髂关节处又分为髂内、外动脉。髂内动脉向小骨盆腔内走行，为盆部的动脉主干。髂外动脉为髂总动脉的延续，到腹股沟韧带中点深面以下移行为股动脉。

1. 髂内动脉 由髂总动脉分出，沿盆腔侧壁下行入小骨盆，发出壁支和脏支。壁支包括闭孔动脉、臀上动脉、臀下动脉。脏支包括脐动脉、子宫动脉、阴部内动脉、膀胱下动脉、直肠下动脉。

2. 髂外动脉 髂外动脉于髂总动脉分出，沿腰大肌内侧缘下行，经腹股沟韧带中点深面移行为股动脉。分支有腹壁下动脉、旋髂深动脉。

（五）四肢的动脉

1. 上肢的动脉 上肢动脉主干移行于锁骨下动脉，主干包括腋动脉、肱动脉、桡动脉和尺动脉（7-2-11）。

（1）腋动脉：由锁骨下动脉经第1肋骨外缘直接移行而来，在腋窝深部下降，移行为肱动脉。主要分支有胸肩峰动脉、胸外侧动脉、肩胛下动脉、旋肱前动脉和旋肱后动脉。

（2）肱动脉：为腋动脉的直接延续，是上臂的动脉主干，至肘窝中点于桡骨颈水平分为桡动脉和尺动脉。

（3）桡动脉、尺动脉：为肱动脉的两条终支。桡动脉行于前臂的外侧，尺动脉行于前臂的内侧。其中桡动脉在手腕处仅被皮肤和筋膜覆盖，位置表浅，是临床触摸脉搏的部位。

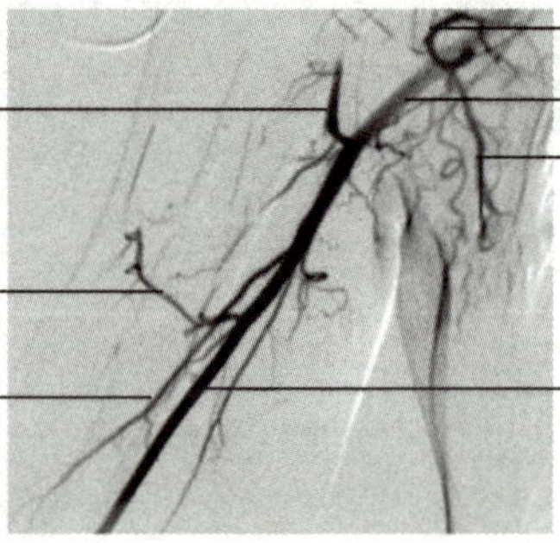

（a）

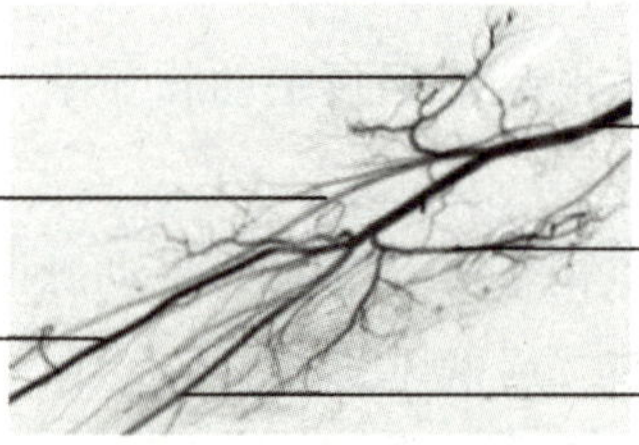

（b）

图 7-2-11 上肢动脉 DSA

（a）侧位；（b）正位

2. 下肢的动脉 下肢动脉主干移行于髂外动脉，主干包括股动脉、腘动脉、胫前动脉、胫后动脉和足背动脉（图 7-2-12）。

（1）股动脉：为下肢的动脉主干，在腹股沟韧带深面续于髂外动脉，至腘窝处移行为腘动脉。股动脉的主要分支为股深动脉。

（2）腘动脉：续于股动脉，在腘窝下部分为胫前动脉和胫后动脉。

（3）胫前动脉：是腘动脉终支的一支，在小腿前群肌深面下行，至距小腿关节前方移行为足背动脉。

（4）胫后动脉：为腘动脉的另一终支，在小腿后群肌浅、深层肌间下行，经内踝后方入足底，分为足底内侧动脉和足底外侧动脉。

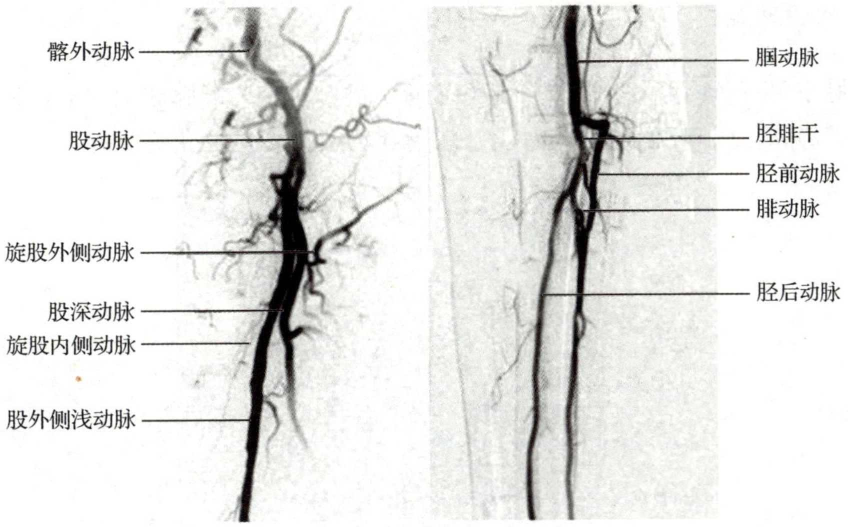

（a）（b）

图 7-2-12 下肢动脉 DSA

（a）正位；（b）侧位

第三节 静 脉

案例导入

【案例】

患者，女，38 岁，因“左下肢肿胀、疼痛 1 周，皮肤发红 3 天”入院。患者 1 周前无明显诱因出现左下肢轻度肿胀，伴有酸胀、疼痛感，尤其是长时间站立或行走后症状加重，休息后稍有缓解。近 3 天来，肿胀进一步加剧，且左下肢皮肤开始发红，局部皮温升高，自觉发热，但体温测量在 37.5~38℃波动，无寒战，无咳嗽、咳痰，无外伤史。

既往从事长时间站立的工作，如导购员，每天工作时长 8~10 小时；无慢性病史，顺产 1 胎，孕期及产后无并发症；无药物过敏史。

【问题】

1. 该患者目前的诊断考虑什么？诊断依据有哪些？
2. 下肢静脉超声在诊断下肢静脉疾病中的优势与局限性是什么？

一、应用解剖

静脉起自毛细血管，逐级汇合，最后汇合成大静脉注入心房。肺循环的静脉经上、下肺静脉注入左心房。体循环的静脉经上腔静脉、下腔静脉和心静脉注入右心房。

（一）头颈部的静脉

头颈部的静脉主要有颈内静脉、颈外静脉和锁骨下静脉。颈内静脉和锁骨下静脉在同侧的胸锁关节后方汇合成头臂静脉，同侧颈内静脉和锁骨下静脉汇合处形成的夹角称静脉角，是淋巴导管的注入处（图 7-3-11）。

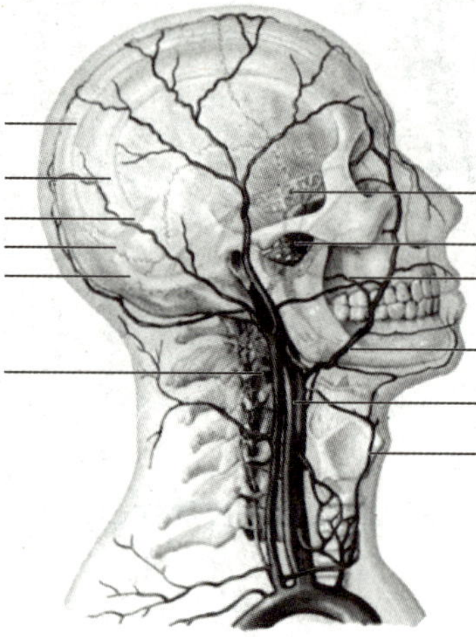

图 7-3-1　头颈部的静脉示意图

1. 颈内静脉　于颈静脉孔处续于乙状窦，在颈动脉鞘内沿颈内动脉和颈总动脉的外侧下行，至胸锁关节的后方与锁骨下静脉汇合成头臂静脉。颈内静脉的属支分为颅内支和颅外支。

（1）颅内支：通过颅内静脉和硬脑膜窦收集脑膜、脑、颅骨、视器和前庭蜗器等处的静脉血，经硬脑膜窦注入颈内静脉。

脑的静脉一般无动脉伴行、无静脉瓣，分为浅、深两组，两组之间相互吻合。浅组直接汇入邻近的硬脑膜窦，深组经大脑大静脉注入直窦，两组静脉最终经乙状窦至颈内静脉。浅静脉的主要属支有大脑上静脉、大脑下静脉、大脑中静脉。深静脉的主要属支有大脑内静脉、大脑大静脉、基底静脉。硬脑膜窦位于两层硬脑膜之间，包括上矢状窦、下矢状窦、直窦、横窦、海绵窦等。

（2）颅外支：颅外支包括舌、咽、甲状腺、面部及头部的静脉，大部分与同名动脉伴行，较重要的有下颌后静脉和面静脉。

1）下颌后静脉：由颞浅静脉和上颌静脉在腮腺内汇合而成，分别收集同名动脉分布区的静脉血，下行至腮腺下端分为前、后两支，前支汇入面静脉，后支与耳后静脉及枕静脉汇合成颈外静脉。

2）面静脉：起自内眦静脉，与面动脉伴行斜向外下，在下颌角下方接受下颌后静脉前支，至舌骨大角附近注入颈内静脉。此外，颈内静脉在颅外尚有舌静脉、咽静脉、甲状腺上静脉、甲状腺中静脉等属支。

2. 颈外静脉　是颈部最大的浅静脉，由下颌后静脉后支、耳后静脉和枕静脉等在下颌角处汇合而成。沿胸锁乳突肌的表面下行，在锁骨中点上方 2~5cm 处注入锁骨下静脉。

3. 锁骨下静脉　在第 1 肋的外缘续于腋静脉，与同名动脉伴行，向内横过第 1 肋骨上面至胸锁关节的后方与颈内静脉汇集成头臂静脉。锁骨下静脉主要收集上肢、颈部浅层的静脉血。锁骨下静脉与附近的筋膜结合紧密，位置固定，管腔较大，临床上常在此进行静脉穿刺或静脉导管插入。

（二）胸部的静脉

1. 肺循环的静脉　左、右两肺共有 4 条肺静脉，即左上、左下肺静脉和右上、右下肺静脉。肺静脉起自肺门，向内穿过纤维心包，将含氧量丰富的动脉血注入左心房。

（1）左肺静脉：包括左上肺静脉和左下肺静脉。左上肺静脉收集左肺上叶的血液，在左肺动脉和左上叶支气管的前下方进入左心房；左下肺静脉收集左肺下叶的血液，经左下肺门支气管后方进入左心房。

（2）右肺静脉：包括右上肺静脉和右下肺静脉。右上肺静脉位于右下肺动脉前面，接受右上叶和中叶的血液，注入左心房；右下肺静脉收集右肺下叶的血液，在右下肺门支气管后方横向进入纵隔，连于左心房后壁。

2. 体循环的静脉　包括上腔静脉、下腔静脉和心静脉。胸部体循环的静脉（心静脉除外）直接或间接汇入上腔静脉。

（1）上腔静脉：由左、右头臂静脉在右侧第 1 胸肋结合处汇合而成，沿升主动脉的右侧垂直下降，至第 2 胸肋关节后方穿纤维心包，平第 3 胸肋关节下缘注入右心房。在穿纤维心包之前，有奇静脉注入。

（2）胸前外侧壁及脐以上腹前外侧壁的浅静脉：沿胸腹壁静脉行向外上方，在胸外侧区上部汇合成胸腹壁静脉，注入腋静脉；胸前壁深静脉一部分沿胸廓内静脉直接注入头臂静脉，其他的胸壁深静脉沿肋间后静脉回流，直接或间接汇入奇静脉。

（3）胸腔脏器（心和肺除外）的静脉：也直接或间接汇入奇静脉，再经上腔静脉注入右心房。支气管静脉出肺门沿支气管后面走行，左侧注入半奇静脉或上位肋间静脉；右侧一般注入奇静脉，也可直接注入上腔静脉。

（4）椎静脉丛：分布于椎管内外，沿脊柱全长纵向延伸，分为椎内静脉丛和椎外静脉丛，二者间存在丰富吻合。该静脉丛负责汇集脊髓、脊膜、椎骨及周围肌肉的静脉血液，向两侧分别与椎静脉、腰静脉和骶外侧静脉相连，向上与颅内硬脑膜窦相通，向下与盆腔静脉丛相接。

（三）腹部的静脉

下腔静脉系统由下腔静脉及其属支构成，负责收集腹部、盆部和下肢的静脉血，是人体最大的静脉。它起始于第 4 至第 5 腰椎水平，由左、右髂总静脉汇合形成，沿脊柱右前方、腹主动脉右侧上行，穿过膈肌的腔静脉裂孔进入胸腔，最终注入右心房。

腹部静脉分为壁支和脏支，多数与同名动脉伴行。成对的壁支和脏支直接或间接汇入下腔静脉；而不成对的脏支（除肝静脉外）先汇合成肝门静脉入肝，再经肝静脉注入下腔静脉。

1. 壁支　腹部静脉壁支包括 1 对膈下静脉和 4 对腰静脉，均与同名动脉伴行。每侧腰静脉间有纵行交通支，称为腰升静脉。左侧腰升静脉向上延续为半奇静脉，右侧腰升静脉向上延续为奇静脉，向下则分别与同侧髂总静脉相连。

2. 成对脏支　腹部静脉成对脏支包括肾上腺中静脉、肾静脉、睾丸（卵巢）静脉。肾静脉较粗大，通常在肾门处由 3 至 5 支静脉汇合成 1 支主干，经肾动脉前方内行，注入下腔静脉。左肾静脉比右肾静脉长，跨越腹主动脉前方。左肾静脉收纳左睾丸（卵巢）静脉和左肾上腺静脉。左侧肾上腺静脉注入左肾静脉，右侧肾上腺静脉直接注入下腔静脉。睾丸（卵巢）静脉起源于睾丸（卵巢）的小静脉，左侧以直角注入左肾静脉，右侧以锐角注入下腔静脉。

3. 不成对脏支 腹部静脉不成对的脏支主要收集腹腔消化管、胰、脾、胆囊等器官的静脉血，汇合成肝门静脉入肝，再经肝静脉注入下腔静脉。肝静脉由肝内小静脉汇合而成，分为肝左静脉、肝右静脉和肝中静脉 3 支。肝静脉收集肝血窦回流的静脉血，在腔静脉沟处直接注入下腔静脉，该处称为第二肝门。

4. 肝门静脉 肝门静脉主干长 6～8cm，由肠系膜上静脉与脾静脉在胰头后方汇合形成，经胰颈与下腔静脉间上行，穿过肝十二指肠韧带，在肝固有动脉和胆总管后方上行至肝门，分为左、右两支分别进入肝左叶和右叶。在肝内，肝门静脉反复分支，最终注入肝血窦。肝血窦内含肝门静脉和肝固有动脉的血液，经肝静脉出肝后注入下腔静脉。肝门静脉及其属支均无瓣膜，门静脉血流受阻时内压升高，血液可倒流。其属支多与同名动脉伴行，包括肠系膜上静脉、脾静脉、肠系膜下静脉、胃左静脉、胃右静脉、胆囊静脉和附脐静脉等（图 7-3-2）。

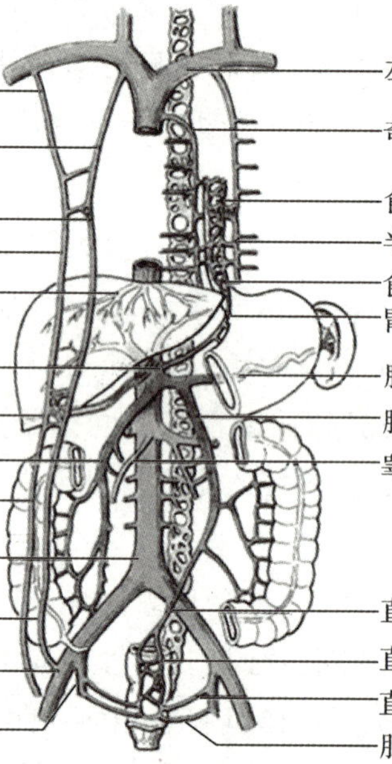

图 7-3-2　肝门静脉系示意图

肝门静脉与上、下腔静脉系间存在交通途径，主要通过 3 处吻合：一是经食管静脉丛与上腔静脉系吻合；二是经直肠静脉丛与下腔静脉系吻合；三是通过脐周静脉网分别与上下腔静脉系吻合。正常时，这些吻合处静脉细小，血流量少，各自分流所属静脉系统。当肝门静脉血液回流受阻，如肝硬化时，肝门静脉血液可通过与上、下腔静脉的吻合处回流入右心房，此循环称肝门静脉侧支循环。

（四）盆部与会阴的静脉

盆部与会阴的静脉收集盆腔脏器、盆壁及会阴部静脉血液，形成髂内静脉，髂内静脉与髂外静脉共同形成髂总静脉。

1. 髂内静脉 髂内静脉与髂内动脉伴行，收集同名动脉分布区的静脉血液。其属支分为壁支和脏支。壁支包括闭孔静脉、臀上静脉、臀下静脉等；脏支包括膀胱下静脉、直肠下静脉、子宫静脉、阴部内静脉等。这些静脉均起于盆腔脏器周围的静脉丛（如膀胱静脉丛、直肠静脉丛、子宫静脉丛等），静脉丛的静脉腔内无静脉瓣，各丛之间吻合丰富，可自由交通，在盆内脏器扩张或受压迫时有助于血液回流。

2. 髂外静脉 是股静脉的直接延续，与髂外动脉伴行，收集同名动脉分布区的静脉血液。

3. 髂总静脉 由髂内静脉和髂外静脉在骶髂关节的前方汇合而成。伴髂总动脉上行至第5腰椎体右前方，与对侧髂总静脉汇合成下腔静脉。髂总静脉还收集髂腰静脉、骶外侧静脉和左、右腰升静脉的静脉血。

（五）四肢的静脉

四肢静脉分为浅静脉和深静脉，富有静脉瓣。浅静脉位于浅筋膜内，一般无动脉伴行；深静脉位于深筋膜内，与同名动脉伴行。

1. 上肢静脉 上肢静脉系统分为深静脉和浅静脉，最终汇合成腋静脉并注入锁骨下静脉。

上肢的深静脉通常与同名动脉伴行，一般成对出现，负责收集相应动脉分布区域的静脉血液。这些深静脉在大圆肌下缘处汇合，形成腋静脉，并在第一肋骨处转变为锁骨下静脉。

上肢的浅静脉主要包括头静脉、贵要静脉及肘正中静脉等，以及其分支，它们与深静脉之间存在丰富的交通支。这些浅静脉在不同部位与深静脉相汇合，从而完成血液的回流。

（1）头静脉：起源于手背静脉网的桡侧部分，沿着前臂桡侧、前臂上部及肘部前方、肱二头肌外侧沟向上行走，穿过三角肌与胸大肌间隙，穿透深筋膜后，注入腋静脉或锁骨下静脉，主要收集手背和前臂桡侧的浅层静脉血液。

（2）贵要静脉：始于手背静脉网的尺侧，转向前臂前面，沿着前臂尺侧、肱二头肌内侧沟向上行至臂部中点，穿深筋膜后注入肱静脉或腋静脉，负责收集手背和前臂尺侧的浅层静脉血液。

（3）肘正中静脉：斜行于肘窝皮下，连接头静脉和贵要静脉，常接受前臂正中静脉汇入。肘正中静脉变异较多，是临床常用的注射、输液或取血部位。

2. 下肢静脉 下肢静脉分深、浅静脉。经股静脉汇入髂外静脉（图7-3-3）。

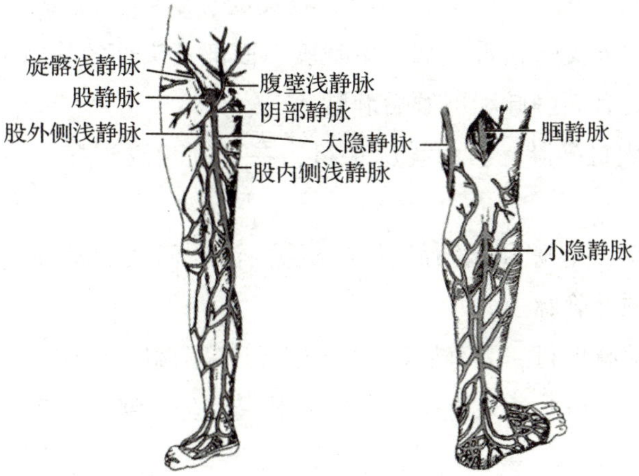

图7-3-3 下肢静脉示意图

（1）下肢深静脉：伴行于同名动脉旁，负责收集相应动脉分布区域的静脉血液，最终汇聚成股静脉，穿过腹股沟韧带深部，延续为髂外静脉。

（2）下肢浅静脉：主要包括大隐静脉、小隐静脉及其分支。大隐静脉为全身最长的浅静脉，起始于足背静脉弓内侧缘，依次经过内踝前方、小腿内侧、膝关节内后方、大腿内侧向上行走，至耻骨结节外下方3~4cm处，穿阔筋膜的隐静脉裂孔注入股静脉。在注入股静脉前，还收纳腹壁浅静脉、旋髂浅静脉、阴部外静脉、股内侧浅静脉、股外侧浅静脉5条属支，主要收集足部、小腿内侧、大腿前面、腹壁下部及外阴等部位的静脉血。大隐静脉内有9~10对静脉瓣，确保血液向心流动。因其在内踝前方位置表浅且恒定，常作为临床注射、输液及静脉穿刺或切开的首选部位。小隐静脉起始于足背静脉弓外侧缘，经外踝后方，沿小腿后面上行，至腘窝处穿深筋膜注入腘静脉，内有3~4对静脉瓣，并通过交通支与深静脉及大隐静脉相连。

下肢静脉拥有丰富的静脉瓣，浅、深静脉间交通支丰富，下肢肌肉的舒缩活动等均有助于血液自下而上向心回流。若静脉瓣发育不良或深静脉回流受阻，可引发静脉淤血或曲张，其中大隐静脉是下肢静脉曲张的高发血管。

二、静脉血管影像解剖

（一）头颈部的静脉

微课：颅内静脉窦MRV成像

头颈部的静脉可分为浅静脉和深静脉。浅静脉包括面静脉、颞浅静脉、颈前静脉和颈外静脉；深静脉则涵盖颅内静脉、颈内静脉和锁骨下静脉等。头部回流的血液通常首先汇聚于颈内静脉，而颈部浅层的静脉则直接注入锁骨下静脉。颈内静脉与锁骨下静脉共同形成头臂静脉，左、右头臂静脉再进一步汇合，最终组成上腔静脉。

1. 颈外静脉 作为颈部最大的浅静脉，最终注入锁骨下静脉。主要收集头皮和面部的静脉血。

2. 颈内静脉 颈内静脉的上端在颅底颈静脉孔处与乙状窦相续，并且和颈内动脉、颈总动脉一同走行于颈动脉鞘内。其下端较为膨大且位置较深，在胸锁关节的后方与锁骨下静脉汇合，构成头臂静脉。

颈内静脉的属支分为颅内支和颅外支。颅内支收集脑、脑膜、颅骨、视器和前庭蜗器的静脉血，经静脉窦注入颈内静脉。颅外支包括舌、咽、甲状腺、面部及头部的静脉，其中舌静脉和甲状腺静脉均与同名动脉伴行。重要的有面静脉和下颌后静脉。

（1）面静脉：起始于内眦静脉，与面动脉伴行，在下颌角附近接收下颌后静脉，然后下行注入颈内静脉。

（2）下颌后静脉：由颞浅静脉和上颌静脉在腮腺内汇合而成。其前支与面静脉汇合，后支则与耳后静脉及枕静脉汇合成颈外静脉。

3. 脑的静脉 通常无动脉伴行，无静脉瓣，分为浅、深两组，两组之间相互吻合。浅组直接汇入邻近的静脉窦，深组经大脑大静脉注入直窦，两组静脉最终经静脉窦至颈内静脉。脑血管造影的静脉期可显示脑静脉及静脉窦。

（1）浅静脉的主要属支：大脑上静脉、大脑下静脉、大脑中静脉。

（2）深静脉的主要属支：大脑内静脉、大脑大静脉、基底静脉。

（3）静脉窦位于两层硬脑膜之间：上矢状窦、下矢状窦、直窦、横窦、海绵窦。

（二）胸部的静脉

仅介绍肺的静脉，其他血管可参阅第三章第二节。

1. 肺静脉 左、右两肺共有 4 条肺静脉干，即左上、左下肺静脉和右上、右下肺静脉。肺静脉起自肺门，向内穿过纤维心包，注入左心房，将含氧量高的血液输送到左心房。

（1）左肺静脉：左上肺静脉收集左肺上叶的血液，在左肺动脉和左上叶支气管的前下方进入左心房；左下肺静脉收集左肺下叶的血液，经左下肺门支气管后方进入左心房。

（2）右肺静脉：右上肺静脉位于右下肺动脉前面，接受右上叶和中叶的血液，注入左心房；右下肺静脉收集右肺下叶的血液，在右下肺门支气管后方横向进入纵隔，连于左心房后壁。

2. 支气管静脉 支气管静脉出肺门沿支气管后面走行，左侧注入半奇静脉或上位肋间静脉；右侧一般注入奇静脉，也有直接注入上腔静脉。

（三）腹部的静脉

下腔静脉是人体最大的静脉主干，负责收集腹部、盆部及下肢的静脉血。它起源于第 4 至第 5 腰椎水平，由左、右髂总静脉汇合而成。沿着脊柱右前方、腹主动脉右侧上行，穿过膈肌的腔静脉裂孔进入胸腔，最终注入右心房。下腔静脉的分支分为脏支和壁支，多数与同名动脉伴行。

1. 脏支 成对脏器的静脉直接或间接进入下腔静脉，不成对脏器的静脉汇成门静脉系统，经肝静脉注入下腔静脉。

（1）肝静脉：在肝实质内，由小叶间静脉汇合而成，收集门静脉和肝固有动脉进入肝血窦的血液。肝左静脉、肝中静脉和肝右静脉在腔静脉沟处注入下腔静脉，此处称第二肝门。

（2）肾静脉：成对且粗大，与同名动脉伴行。通常在肾门处由 3~5 支静脉集合成一干，经肾动脉前面向内横行，注入下腔静脉。左肾静脉比右肾静脉长，跨越腹主动脉的前面，左肾静脉接受左睾丸（卵巢）静脉和左肾上腺静脉。

（3）肾上腺静脉：左侧肾上腺静脉注入左肾静脉，右侧肾上腺静脉直接注入下腔静脉。

（4）睾丸（卵巢）静脉：起源于睾丸和附睾（卵巢）的小静脉，左侧以直角注入左肾静脉，右侧以锐角进入下腔静脉。

2. 壁支 包括膈下静脉和 4 对腰静脉，均与同名动脉伴行，各腰静脉之间的纵支合成腰升静脉。

肝门静脉主干长 6~8cm，多由肠系膜上静脉和脾静脉在胰头后方汇合而成，少数由肠系膜上静脉、肠系膜下静脉和脾静脉汇合而成。主干沿胆总管和肝固有动脉的后侧斜向右上方达肝门，分为左、右两支分别进入肝左叶和肝右叶。门静脉在肝内反复分支，注入肝血窦。肝血窦含有来自肝门静脉和肝固有动脉的血液，经肝静脉出肝注入下腔静脉。门静脉及其属支均无瓣膜，当门静脉血流受阻内压升高时，血液可发生倒流。

肝门静脉系与上、下腔静脉的交通途径主要有三处吻合：一是经食管静脉丛与上腔静脉系吻合；二是经直肠静脉丛与下腔静脉系吻合；三是通过脐周静脉网分别与上下腔静脉系吻合。在正常情况下，这些吻合处的静脉较细小，血流量较少，各自分流所属静脉系统。当门静脉出现阻塞时，血液无法顺畅流入肝脏，部分血液则通过这些吻合处建立侧支循环，流入上、下腔静脉。

（1）肠系膜上静脉：伴行于同名动脉，沿肠系膜根部上行，在胰头后方与脾静脉汇合，形成门静脉。

（2）脾静脉：起始于脾门，汇集多条静脉，沿胰腺后方向右与同名动脉伴行，与肠系膜上静脉汇合，构成门静脉。

（3）肠系膜下静脉：伴行于同名动脉，但在上部会离开同名动脉，其注入部位存在差异，部分注入肠系膜上静脉，部分注入肠系膜上静脉与脾静脉交汇处，但多数汇入脾静脉。

（4）胃左静脉：伴行于同名动脉，向右注入门静脉。

（5）胃右静脉：伴行于同名动脉，接纳幽门前静脉后，注入门静脉。幽门前静脉沿幽门与十二指肠交界处前面上行，是手术中区分幽门和十二指肠上部的重要标志。

（6）胆囊静脉：起源于胆囊，注入门静脉主干或门静脉右支。

（7）附脐静脉：起始于脐周静脉网，沿肝圆韧带上行至肝下面，注入门静脉。

（四）盆部静脉

1. 髂总静脉 于骶髂关节处由髂内静脉与髂外静脉汇合形成，是盆部的主要静脉。左、右髂总静脉在第 4 至第 5 腰椎水平汇合，构成下腔静脉。

2. 髂内静脉 沿小骨盆侧壁内侧与髂内动脉伴行。其分支分为壁支和脏支，均有相应的动脉伴行。

3. 髂外静脉 伴行于髂外动脉，于腹股沟韧带深面延续自股静脉。

（五）四肢静脉

1. 上肢静脉 上肢静脉含有静脉瓣，分为深、浅两组，最终汇合成腋静脉，腋静脉延续为锁骨下静脉。

（1）深静脉：从手指至腋窝，均伴行于同名动脉，与掌浅弓、掌深弓伴行的静脉，以及桡静脉、尺静脉和肱静脉均有两条。

（2）浅静脉：在向心回流过程中汇成三条主要的恒定干，即头静脉、贵要静脉和肘正中静脉。头静脉位于前臂外侧，贵要静脉位于前臂内侧，肘正中静脉位于肘窝内，是连接头静脉和贵要静脉的短干。

2. 下肢静脉 下肢静脉分为深、浅两组。

（1）深静脉：从足底至股部，均伴行于同名动脉，小腿以下部分通常有两条同名静脉伴行，最终汇合成股静脉，经腹股沟韧带深部延续为髂外静脉。

（2）浅静脉：大隐静脉和小隐静脉是下肢浅静脉的两大主要干。

1）大隐静脉：是全身最长的静脉。起始于足背内侧的足背静脉弓，经内踝前方，沿小腿及股内侧上行至腹股沟下方，穿过隐静脉裂孔注入股静脉。大隐静脉在内踝前方位置表浅且固定，常用于静脉注射、输血、输液。

2）小隐静脉：起始于足背外侧的足背静脉弓，经外踝后方，沿小腿后面上行至腘窝注入腘静脉。大隐静脉和小隐静脉通过穿静脉与深静脉相互交通。

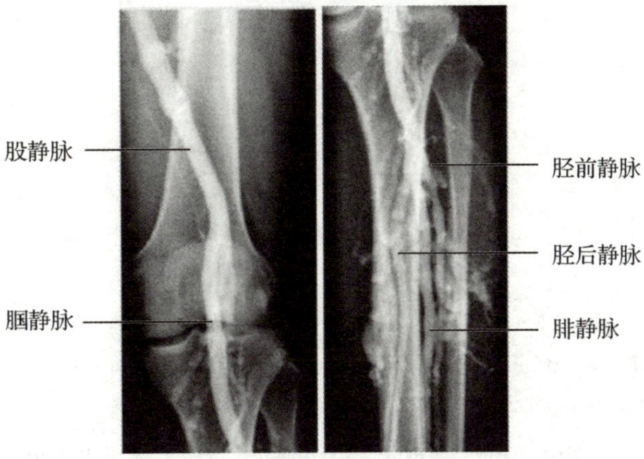

图 7-3-4 下肢静脉 DSA

▶**知识拓展**

下肢静脉造影

下肢静脉造影是诊断下肢静脉血栓的“金标准”。它是一种有创检查，通过向静脉内注入对比剂，然后在 X 线下观察静脉的形态和血流情况。下肢静脉造影可以准确地显示静脉血栓的位置、范围、侧支循环等情况。但由于有创，该检查可能会引起一些并发症，如对比剂过敏、穿刺部位出血等，所以一般不作为首选检查方法，主要用于超声检查不能明确诊断或者需要进行介入治疗前的精确评估等情况。

—• 考试知识点总结 •—

—• 本章小结 •—

—• 协和云课堂…… 拓展练习及参考答案 •—

（陈 涛 李 春）

参考文献

[1] 柏树令．系统解剖学（八年制）[M]．北京：人民卫生出版社，2010.

[2] 柏树令，应大君．系统解剖学 [M]．6 版．北京：人民卫生出版社，2004.

[3] 柏树令，应大君．系统解剖学 [M]．8 版．北京：人民卫生出版社，2013.

[4] David P. Naidich．胸部 CT 和 MRI [M]．蔡祖龙，赵绍宏译．北京：人民卫生出版社，2009.

[5] 曹厚德．现代医学影像技术学 [M]．上海：上海人民出版社，2016.

[6] 陈子琏，曾圆山，张惠君．人体结构学 [M]．北京：科学出版社，2001.

[7] 程田志．医学影像解剖学 [M]．北京：高等教育出版社，2006.

[8] 崔志潭，严加和．X 线解剖学 [M]．北京：北京医科大学、中国协和医科大学联合出版社，1991.

[9] 丁乙，胡春洪．医学影像解剖学 [M]．北京：人民卫生出版社，1998.

[10] 丁自海，刘树伟．格氏解剖学 [M]．济南：山东科学技术出版社，2017.

[11] 段崇文，王金锐．临床超声医学 [M]．北京：科学技术文献出版社，2017.

[12] 付升旗，黄文华．人体断层解剖学 [M]．2 版．西安：世界图书出版公司，2013.

[13] 付升旗，徐国成．断层解剖学 [M]．2 版．北京：高等教育出版社，2015.

[14] 付升旗，杨石照，陈成春．人体断层影像解剖学图谱 [M]．2 版．西安：世界图书出版公司，2017.

[15] 谷涌泉，张建．全身血管影像解剖学图谱 [M] 北京：人民卫生出版社，2012.

[16] 顾冬云，戴尅戎．骨关节功能解剖学 [M]．北京：人民军医出版社，2011.

[17] 郭启勇，王振常．放射影像学 [M]．北京：人民卫生出版社，2015.

[18] 郭启勇．介入放射学 [M]．4 版．北京：人民卫生出版社，2017.

[19] 郭万学．超声医学 [M]．北京：人民军医出版社，2012.

[20] 韩萍，于春水．医学影像诊断学 [M]．4 版．北京：人民卫生出版社，2017.

[21] 何从军，张承彦．正常人体结构 [M]．陕西：陕西科学技术出版社，2016.

[22] 侯树勋．现代创伤骨科学 [M]．北京：人民军医出版社，2002.

[23] 胡春洪，吴献华，王冬青．医学影像解剖学 [M]．北京：人民卫生出版社，2015.

[24] 胡春江，崔磊．脊柱四肢影像图解 [M]．北京：人民军医出版社，2011.

[25] 霍勇，冠状动脉疾病影像学 [M]．北京：北京大学医学出版社，2015.

[26] 贾蕾．胰腺体尾部及脾门区血供的应用解剖学研究 [D]．长沙：中南大学，2012.

[27] 姜树学，马述盛．CT 与 MRI 影像解剖学图谱 [M]．沈阳：辽宁科学技术出版社，2000.

[28] 姜玉新，冉海涛．医学超声影像学 [M]．2 版．北京：人民卫生出版社，2018.

[29] 金征宇．医学影像学 [M]．北京：中国协和医科大学出版社，2006.

[30] 靳安民，汪华桥．钟世镇现代临床解剖学全集 [M]．济南：山东科学技术出版社，2010.

[31] 靳激扬，滕皋军．影像诊断应用解剖基础 [M]．北京：人民军医出版社，2007.

[32] 李金钟．人体解剖学 [M]．2 版．北京：人民卫生出版社，2007.

[33] 李国珍．临床 CT 诊断学 [M]．北京：中国科学技术出版社，2005.

[34] 李泉，翟长彬，张成周．实用临床 X 线诊断图解 [M]．2 版．北京：化学工业出版社，2018.

[35] 李彦豪．实用介入诊疗技术图解 [M]．北京：科学出版社，2002.

[36] 梁碧玲. 骨与关节疾病影像诊断学［M］. 北京：人民卫生出版社，2006.
[37] 廖伟雄，韩晓磊，谭理连. 医学影像诊断学［M］. 武汉：华中科技大学出版社，2018.
[38] 廖伟雄，孟祥，夏正超. 医学影像诊断学［M］. 北京：科学出版社，2018.
[39] 刘丰春. 人体 X 线解剖学［M］. 北京：军事医学科学出版社，2008.
[40] 刘荣志，夏克言. 医学影像解剖学［M］. 北京：科学出版社，2019.
[41] 刘树伟，李瑞锡. 局部解剖学［M］. 8 版. 北京：人民卫生出版社，2013.
[42] 刘树伟. 断层解剖学［M］. 3 版. 北京：高等教育出版社，2017.
[43] 刘树伟. 人体断层解剖学图谱［M］. 济南：山东科学技术出版社，2007.
[44] 刘斯润，李恒国，周全，等. 2018 放射医学精选习题集［M］. 北京：人民卫生出版社，2017.
[45] 刘秀平，赵江民. 医学影像解剖学［M］. 北京：人民卫生出版社，2017.
[46] 吕永利. 人体形态科学［M］. 北京：科学出版社，2010.